U0395756

现代医院管理学与档案数字化

高毅静　等 主编

上海科学普及出版社

图书在版编目（CIP）数据

现代医院管理学与档案数字化／高毅静等主编. —上海：上海科学普及出版社，2023.6
ISBN 978-7-5427-8466-7

Ⅰ. ①现… Ⅱ. ①高… Ⅲ. ①医院–管理学 ②数字技术–应用–医院–档案管理–研究 Ⅳ. ①R197.32
②G275.9–39

中国国家版本馆CIP数据核字（2023）第097010号

统　　筹　张善涛
责任编辑　陈星星
助理编辑　郝梓涵
整体设计　宗　宁

现代医院管理学与档案数字化
主编　高毅静　等
上海科学普及出版社出版发行
（上海中山北路832号　邮政编码200070）
http://www.pspsh.com

各地新华书店经销　山东麦德森文化传媒有限公司印刷
开本 787×1092 1/16　印张 28.25　插页 2　字数 723 000
2023年6月第1版　2023年6月第1次印刷

ISBN 978-7-5427-8466-7　定价：168.00元
本书如有缺页、错装或坏损等严重质量问题
请向工厂联系调换
联系电话：0531-82601513

编委会

◎ **主　编**

高毅静　王咏梅　王　珍　王彩霞
孙永建　张翠红　范艺馨

◎ **副主编**

曹晓平　纪媛媛　路　鹏　郝兆华
许　丛　贾思宁　高　阳　潘帮峰

◎ **编　委**（按姓氏笔画排序）

王　珍　承德市荣复军人医院

王咏梅　山东省慢性病医院（山东省康复中心）

王彩霞　山东省临清市人民医院

许　丛　滨州市第二人民医院

孙永建　聊城市人民医院

纪媛媛　单县中心医院

张翠红　济宁医学院附属医院

范艺馨　新疆医科大学附属肿瘤医院

季克峰　山东第一医科大学附属省立医院

郝兆华　广州医科大学附属肿瘤医院

侯　敏　新疆医科大学附属肿瘤医院

贾思宁　济宁医学院附属医院

高　阳　邹平市中医院

高毅静　山东中医药大学第二附属医院

曹晓平　博兴县中医医院

路　鹏　潍坊医学院附属医院

潘帮峰　剑河县人民医院

前 言
Foreword

医院管理学是综合了科学和艺术、技术和人文、医疗和服务的特殊学科。参考国内医院管理相关著作，汲取国外经验，汇编管理制度及理论介绍，这些均对推动我国医院发展和科学管理起到了非常重要的作用。在以往的发展中，我们坚持管理规范化、科学化、国际化、本土化的原则，通过传承创新、战略定位和文化引领，不断推动中国医院的发展和改革。这些前期探索和实践，积累了丰富、多元、本土化的医院管理案例和素材，培养了一大批具有理论和实战经验的管理者。

随着社会经济的发展及人民群众对医疗服务需求和期望的提高，医院的功能与任务随之发生了较大的变化，并由此带来了医院管理理论和方法的创新与变革。作为一名医院管理者，必须关注医院管理的发展趋势和改革方向，主动调整医院的经营理念和发展战略，完善医院内部管理，以适应社会经济发展的需要、人民群众对医疗服务的需求及政府对医疗服务宏观调控的要求。基于此，我们决定组织编者撰写《现代医院管理学与档案数字化》一书。

本书在密切结合我国医院改革和发展实际的前提下，总结多年的医院管理经验，以实现医院现代化管理为目标，系统地介绍了各项管理在临床工作中的应用，内容涉及医院信息管理、质量管理及人力资源管理等多个方面。本书基于现代医院管理系统性、科学性、前沿性和实务性的要求，运用现代管理学理论和方法，以国内外医院管理研究的最新进展和成果为基础，全面审视了医疗发展的前沿及动态。同时，本书也兼顾了医院一线管理者和实践者的部分需求，力求向读者提供一本能全面系统展示医院管理发展前沿与方向的参考书。

由于编者编写经验不足，加之编写时间有限，书中存在的疏漏与错误之处，还望广大读者不吝指正，以期再版时予以修订完善。

《现代医院管理学与档案数字化》编委会

2023 年 3 月

目 录

Contents

第一章

绪 论

第一节 医院管理学概述

一、医院管理及医院管理学的概念

(一)医院管理的概念

医院管理是指根据医院的环境和特点,运用现代管理理论和方法,通过计划、组织、控制、激励和领导等活动,使医院的人力、物力、财力、信息、时间等资源得到有效配置,以期更好地实现医院整体目标的过程。医院管理活动的目的是要在有限的医疗卫生资源条件下,以充分实现医院的最佳社会效益和经济效益,发挥医院的整体效能并创造出最大的健康效益。医院管理的主要任务是认真贯彻执行国家的卫生方针政策,增进医院发展活力,充分调动医院及医务人员的积极性,不断提高医院服务质量和效率,更好地为人民健康服务,为构建社会主义和谐社会服务。

(二)医院管理学的概念

医院管理学是运用现代管理科学的理论和方法,研究并阐明医院管理活动的规律及其影响因素的应用学科。医院管理学是管理学的一个分支,既与医学科学相联系,又与其他社会科学及自然科学紧密相连,是医学和社会科学的交叉学科。医院管理学与管理学、组织行为学、社会学、公共政策学、经济学、卫生事业管理学、卫生经济学、卫生法学、卫生统计学、流行病学等许多学科有着十分密切的关系。

二、医院管理研究的主要任务与研究对象

(一)医院管理研究的主要任务

医院管理研究的目的是发现医院管理活动的客观规律,完善和发展医院管理科学理论,指导医院管理活动实践。医院管理研究的主要任务是研究医院系统的管理现象和运行规律,医院系统在社会系统中的地位、功能和制约条件,医院管理体制,监督、补偿、治理和运行等机制,医院内部组织领导、经营管理、质量控制和资金、人力、物流、信息等要素的组织协调等。

医院管理研究是卫生政策与管理研究的重要领域,是研究医院管理现象及其发展规律的科学,综合运用政策学、经济学、管理学的原理和方法,研究影响医院发展的宏观管理体制、运行机制和提高医院内部管理水平、运营效率的理论和方法,其目的是要促进医院实现组织目标、提高

医院工作效率和效果。

(二)医院管理学的研究对象

医院管理学的研究对象主要是医院涉及的要素、医院系统及各子系统的管理现象和规律,系统之间的关系、定位、作用和制约机制,医院运行的过程以及影响其运行的内外环境,同时也要研究医院系统在社会大系统中的地位、作用和制约条件。

三、医院管理学的研究内容和学科体系

(一)医院管理学的研究内容

医院管理学的研究内容主要包括医院管理的基本理论和方法,与医院管理紧密相关的卫生发展战略与卫生政策、卫生服务体系、卫生资源及筹资体系等卫生管理内容,医院人力资源管理、质量管理、信息管理、财务管理、经营管理、后勤保障管理、绩效管理等内部运行管理内容。

也有将医院管理研究分为理论研究、宏观政策研究、服务体系研究、微观运行管理研究等内容。理论研究包括医院管理思想、管理原则、医院管理研究方法论、研究对象、学科体系、医院管理职能等。宏观政策研究包括运用系统论思想,研究医院在卫生体系中的地位、作用及运行规律,管理体制、运行机制、监管机制,以探索医院整体发展思路和战略目标等宏观战略研究;法律法规、政策、税收、支付等政策环境,群众卫生服务需要、需求等社会环境,经济环境,竞争环境等环境研究。服务体系研究包括医疗服务体系、区域医疗规划及资源配置、城乡医疗服务网、医院分级管理等。微观运行管理研究主要包括运用管理学基本理论,研究医院管理的各个环节、领导、计划、决策、控制、效率(人员、设备的利用)、业务流程等;组织人事管理、经营管理、质量管理、财务管理、信息管理、后勤管理等。

(二)医院管理学的学科体系

医院管理学的研究内容非常广泛,有必要对其学科体系进行划分,明确该学科的研究对象、研究范畴及其之间的有机联系,促进医院管理学的学科建设和发展。关于医院管理学的学科体系目前国内外还没有形成完全一致的看法,有以医院科室和部门设置为基础进行分类的,如医疗科室管理、医技科室管理、护理管理、病案管理等;也有划分为业务管理、行政管理、经济管理等;这些分类方法概念不够清晰,难以形成理论体系。为了突出医院管理的理论性、整体性、层次性、实践性及实用性等特点,多数医院管理研究者将其分为综合理论和应用管理两大部分。

1.综合理论部分

综合理论部分也称之为医院管理学总论,主要研究医院管理的基本原理与医院概论等基本理论问题,包括医院管理学的概念、研究对象、学科体系与发展,医院管理职能和方法、医院管理的政策等。

医院概论主要从社会角度来研究医院这个特定系统的一般规律,主要包括医院的发展历史、定义和类型、性质、地位、工作特点、任务和功能、医院管理的方针政策、医院发展趋势、医疗法规等。

此外,还要研究医院体系的管理,包括医院管理体制、治理机制、补偿机制、运行机制和监管机制,医院服务体系的布局与发展规划、医院资源的筹集与使用(如医疗保障制度、医院支付方式改革等)、城乡医疗服务网建设和医院之间协作等。

2.应用管理部分

应用管理部分也可以称为医院管理学各论,主要研究医院管理这个系统中既相互联系又有

区别的各个要素及其之间的关系等。这些要素管理主要有组织及人力资源管理、质量管理(医疗管理、技术管理、质量改进、安全管理)、信息管理、财务与经营管理(即经济管理)、科教管理、后勤管理(包括物资设备、后勤保障)等。由这些要素形成各个专业的管理,有些专业管理又可以分为若干子系统。

(1)组织管理。为了实现医院目标,将医院的人员群体按照一定的功能分工划分成相应的组织机构并有机结合,使其按一定的方式与规则进行活动的集合体。医院组织机构设置是医院进行各项活动的基本条件,医院组织管理也是整个医院管理的基础。

(2)人力资源管理。人力资源是任何组织中的第一资源,在医院中则更为重要。医院人力资源管理包括人员的录用、培养、使用等相关的体制和激励约束机制、人员的编配、职权的划分、医德医风建设等。

(3)质量管理。对医院活动全过程进行组织、计划、协调和控制,从而提高技术水平、医疗质量和技术经济效果,包括医疗服务的及时性、有效性、安全性,患者的满意度,医疗工作效率,医疗技术经济效果等内容,可以具体划分为医疗管理、技术管理、质量改进和安全管理。

(4)信息管理。信息处理、信息系统的建立和情报资料的管理,如医院统计、病案管理、资料管理等。它作为一项专业管理,贯穿在各项专业及其相互联系中。

(5)财务管理。进行经济核算和成本核算,降低医疗成本,避免浪费。管好用好资金,合理地组织收入和支出,以较少的财力和物力发挥较大的医疗技术经济效果,保证医疗业务的开展及发展业务的需要。

(6)经营管理。从医院经济实体性的角度,将医院经济活动与医疗服务活动相结合,社会效益与经济效益相统一基础上的经济管理过程。医院经营主业是医疗业务,同时有科研、教学、预防保健服务、医药器材物品生产与加工,以及其他生产经营活动。

(7)科教管理。将现代管理学原理、方法应用于医院的科技活动及教学中,调动临床科技人员和医院有关部门的积极性,实现在科技活动中各要素的最佳组合并发挥最大效能。内容包括医院科研规划及实施管理、科研制度管理、科研人才管理、科研经费管理、临床医学教育管理、住院医师规范化培训、继续医学教育管理等。

(8)后勤管理。围绕医院的中心任务,对医院的能源供给、环境卫生、保养维修、车辆调度、生活服务、药品器材、医疗设备等进行计划、组织、协调和控制,以保障医院工作的顺利进行,可以划分为总务保障管理、物资管理和设备管理。

医院管理系统各部分可以有各自的目标,但医院作为一个整体系统则有一个总的目标,医院各个子系统的运行和各项专业的管理都必须围绕医院总体目标的实现而进行。医院各项专业管理各有特点,但又密切联系,在实际管理工作中相互交叉、难以分割。不同历史时期,医院管理学研究的内容也各有侧重。在新的形势下,"以人为本"的服务观与"以患者为中心"的医疗观已成为医院管理研究的主旋律。如何完善医疗服务体系,改革医院管理体制和治理、运行、补偿和监管机制,转变医院发展模式,加强医院内部管理,减轻患者负担等已经成为当前医院管理研究的重要内容。而关于医院质量管理、医院经营管理、医学科技与教育、职业道德建设、医院管理理论等的研究,则是医院管理学研究的长久课题。

四、医院管理学的研究方法

目前我国医院管理正处于从经验管理向科学管理的转变之中,医院管理实践中产生许多新的问题,迫切需要从医院管理学学科发展的角度进一步研究,这就必然需要了解医院管理学的一般研究方法,属于方法论中一般科学方法论和具体科学方法论的范畴。医院管理学是一门交叉学科,其研究方法多为借鉴管理学、社会学、经济学和医学等学科的理论和方法,结合医院管理的特点和规律,研究解决医院管理中的问题。主要方法可以分为定性研究和定量研究。

(一)定性研究方法

定性研究方法是社会学常用的一种探索性研究方法,多运用在关于事物性质的研究。通常是根据研究者的认识和经验确定研究对象是否具有某种性质或某一现象变化的过程及原因。定性研究方法主要是通过特定的技术或方式获得人们的一些主观性信息,对特定问题的研究具有相当深度,通常是定量研究的先前步骤。常用的定性研究方法如下。

1.观察法

观察法是社会学研究的最基本方法之一,它不同于日常生活中的一般观察,而是一种有意识的系统行为。定性观察法是指在自然状态下对研究对象的行为和谈话进行系统、详细的观察,并记录其一言一行。

2.访谈法

访谈法是指研究者在一定的规则下,按照事先确定的目的和内容,面对面地询问被访者并通过与其交谈获取有关信息的方法。可以分为非结构式访谈、半结构式访谈和结构式访谈,通常与观察法结合使用。

3.专题小组讨论法

专题小组讨论法也称焦点小组讨论法,是由一个经过训练的主持人以一种无结构的自然形式召集一小组同类人员(通常不超过 12 人),对某一研究专题在主持人协调下展开讨论,从而获得对讨论问题的深入了解的一种定性研究方法。该方法常用于收集目标人群中较深层次的信息,定性了解人们对某问题的看法和建议等。经常作为定量调查的补充。

4.选题小组讨论法

选题小组讨论法是一种程序化的小组讨论过程,召集 6～10 人来讨论某个特定问题的有关方面及原因,并对其进行收集判断,以确定优先方案,该方法既提供了表达个性和权威的机会,也照顾到了大多数人的意见,常用于社会需求评估。

5.文献分析方法

文献分析方法是通过查阅有关文献资料或记录,在较短时间内尽快了解某个研究问题相关情况的一种方法,是开展各种研究通常必不可少的一种重要方法。

6.德尔菲法

德尔菲法是一种预测和决策的方法,通过匿名方式,让专家独立地针对一个问题进行思考,并采用信函方式与研究者建立信息联系。研究者对信函信息汇总整理并将主要结果反馈给各位专家,供专家再次分析判断,反复多次后,专家意见趋于一致。该方法通常用于预测领域,也可广泛应用于各种评价指标体系的建立和具体指标的确定过程。

7.新发展的研究方法

新发展的研究方法主要有头脑风暴法、SWOT 分析法、利益相关者分析法、情景分析法等。

(二)定量研究方法

定量研究方法是指运用概率论及统计学原理对社会现象的数量特征、数量关系及变化等方面的关系进行研究,并能用定量数据表示结论的一种研究方法。该方法使人们对社会现象的认识趋向精确化,与定性研究相结合以进一步准确把握事物发展的内在规律。

常用方法有系统分析法、预测分析法、投入产出分析法、统计分析法和层次分析法等。

(贾思宁)

第二节 医院管理学的方法论与基本原则

一、医院管理学的方法论

方法论是指认识世界和改造世界的一般方法,在不同层次上有哲学方法论、一般科学方法论、具体科学方法论之分。关于认识世界、改造世界、探索实现主观世界与客观世界相一致的最一般的方法理论是哲学方法论;研究各门学科,带有一定普遍意义,适用于许多有关领域的方法理论是一般科学方法论;研究某一具体学科,涉及某一具体领域的方法理论是具体科学方法论。三者是互相依存、互相影响、互相补充的对立统一关系。哲学方法论在一定意义上带有决定性作用,它是各门科学方法论的概括和总结,是最为普遍的方法论,对一般科学方法论和具体科学方法论有着指导意义。

每一门学科都有其方法论,也就是总的指导思想和原则。研究我国医院管理,其方法论应该包括,必须从我国的国情和医院发展的实际出发,掌握有关社会科学、现代管理科学和医学科学等知识,并以此为基础,运用一般科学研究的基本方法,如定性调查的方法、统计和实验等定量的方法、综合分析的方法等。同时要研究现代管理科学在医院管理中的应用,紧密结合国情和实际,借鉴国外一切先进的科学管理理论和经验。重视我国医院管理的实践经验,全面理解医院作为社会事业重要组成部分的性质,坚持社会效益第一的原则和促进人民健康的根本宗旨,合理运用医院管理的相关理论和方法。

二、医院管理学的基本原则

医院管理学作为一门科学,其发展既要遵循哲学层面的普遍客观规律、也要遵循管理科学的一般规律,还要紧密结合本学科领域的特点。医院管理学的发展应坚持以下原则。

(一)遵循医院管理客观规律

马克思主义认为,规律是事物、现象或过程之间的必然关系。规律具有本质性的内部联系,也是现象间的必然关系,是现象中的普遍东西。管理作为一门科学,存在不以人们意志为转移的客观规律。医院管理者的责任就是要正确认识并把握医院管理的客观规律,运用科学管理方法,使医院良好运行并实现其发展目标。切忌脱离客观实际、主观随意。

(二)坚持发展的观点

一切客观事物都处在不断运动、发展、变化之中,因此医院管理必须与不断发展变化着的客观实际相适应。医院管理的对象是发展、运动着的,新情况、新问题不断出现,发展观点强调管理上的动态性、灵活性和创造性。要始终坚持发展的观点,改革创新,切不可满足现状,墨守成规,停滞不前,思想僵化。

(三)坚持系统的观点

系统,一般是指由相互作用和相互依赖的若干组成部分相结合而成为具有特定功能的有机整体,任何系统都不是孤立的,它总是处在各个层次的系统之中,它在内部和外部都要进行物质、能量、信息的交换。系统的观点,就是把所研究的事物看作是一个系统。医院正是这样一个系统,因此研究医院管理必须坚持将医院作为一个整体系统加以研究。医院作为一个系统,由人员、设备、物资、经费、信息等要素组成,并按功能划分为若干子系统及更小的子系统,形成层次结构。

(四)坚持"以人为本"的理念

人是一个系统中最主要、最活跃的要素,也是一切活动的最重要资源。重视人的因素,调动人的积极性,已成为现代管理的一条重要观点。传统管理以管理事务为主体,现代管理则发展到以人为主体的管理,即只有充分调动人的积极性、主动性、创造性,才能实现管理的目标。在医院系统中,服务提供者是医院员工,服务对象是病患中的人,这就要求在医院管理中既要充分调动医院员工的积极性、主动性和创造性,又要切实尊重患者,服务患者,真正做到"以人为本"。

(五)遵循医疗行业特点

医疗行业作为一个服务行业,有其显著特点。医院是一个劳动、知识和资金密集型兼有的组织,对生产诸要素中劳动力素质的依赖更为明显;医疗服务具有明确的区域性、连续性、协调性和可记性等特点,且调节供需矛盾的方法少、效果差、难度大和周期长;医疗服务的产出直接依赖消费者的协作,医疗服务消费者严重依赖提供者;由于医疗服务的需求弹性较小,医疗服务的价格和服务的效用、意愿之间的关系并不紧密。医院提供的服务是直接面对消费者的即时性供给,具有明显的不确定性、专业性、垄断性和不可替代性,同时责任重大、客观上要求无误和完整,还有部分福利性的特点。医疗服务的需求者具有明确的目的性,即以较少的花费治愈疾病;但其寻求服务的过程则是盲目的、被动的和不确定的;同时医疗服务要求公益性和公平性,往往表现为第三方付费。

医疗服务具有其他服务性行业难以比拟的复杂性,医院管理者要认真研究。

(六)坚持一切从实际出发

医院管理研究在我国还是一门新兴学科,其理论体系、研究方法还很不完善,大多是直接学习和借鉴其他一些学科的理论和方法,尚未形成独立的学科体系。在这样一个阶段,我们必须加强医院管理理论的研究,同时又要认真总结我国医院改革发展的经验和教训,紧密结合医药卫生体制改革的实际,坚持理论研究与医院实践相结合。在研究方法上,要坚持定性与定量研究相结合,针对研究问题,采取适宜研究方法。在推进医院改革发展中,要坚持借鉴国际经验与开拓创新相结合,既要从中国国情出发、坚持走中国特色的创新之路,又要学习借鉴国际的先进经验,同时避免其已走过的弯路。

(贾思宁)

第三节 医院管理学的主要范畴

医院管理学作为管理科学的一个分支,已经形成了较为完备的学科体系。然而,其作为一门应用学科,所涵盖的内容也是随着医院管理理论研究和实践探索的进展与时俱进的。

一、质量管理

医院质量是指以医疗工作为中心的医学服务质量,强调医疗服务和生活服务的统一,是医院各种活动表现出来的综合效果和满足要求的优劣程度。医院质量管理是为了保证和不断提高医院各项工作质量和医疗质量而对所有影响质量的因素和工作环节实施计划、决策、协调、指导及质量信息反馈和改进等以质量为目标的全部管理过程。医院质量管理是医院各部门和各科室质量管理工作的综合反映,是医院六要素(人、财、物、任务、信息、时间)发挥作用的集中表现,也是医院管理的有机组成部分。医院质量管理包括结构质量管理、环节质量管理和终末质量管理,其职能就是有效地、科学地运用现代医学科学管理理论、技术与方法,对结构质量、环节质量和终末质量进行有效的管理。医院质量管理的主要任务是进行质量教育和培训、建立质量管理体系、制订质量管理制度,它是医院管理的核心,强化医院质量管理对加速医院建设与发展起着重要作用。同时,医院质量管理受诸多因素的影响,为正确有效地实施医院质量管理,需借鉴国内外企业质量管理的先进理论和方法,结合医院所面临的国家卫生改革的新形式、新要求,应遵循以患者为中心的原则、领导作用的原则、全员参与的原则、全过程管理的原则、持续改进的原则、以数据为基础的原则、系统管理的原则和医患诚信合作的原则。

医院质量管理体系是由医院质量方针和质量目标及为实现这些目标而相互联系、相互制约的所有相关事物构成的一个有机整体。它把影响医院质量的技术、管理、人员和资源等因素都综合在一起,使之为了一个共同的目的,在医院质量方针的引导下,实现相互配合、相互促进、协调运转。医院建立的质量管理体系一般包含组织机构、管理职责、资源管理和过程管理四个方面的内容。

医疗质量的形成过程,由三个层次构成,称之为"三级质量结构",即结构质量、环节质量和终末质量。遵照医疗质量形成的过程及规律,按层次对构成医疗质量的各环节进行有效地控制是医疗质量管理的根本。医疗质量的三级结构是密切联系,互相制约,互相影响的。结构质量贯穿于质量管理的始末,终末质量是结构质量和环节质量的综合结果,对结构和环节质量起反馈作用。

医疗质量控制是质量管理的基本手段。完整的医疗质量控制是以个体质量控制、科室质量控制、院级职能部门质量控制和区域性的专业学科质量控制四级层次展开。医疗质量的改进与提高,离不开法律法规的保障。要建立职业道德考核与评价制度,加强医务人员医学理论、法学知识与能力的培养。要坚持人本管理的原则,重视医院文化建设,引导、激励工作人员为患者提供安全、有效、方便、价廉的医疗卫生服务。

二、教学、科研管理

医学是一门实践性很强的学科,医学教育具有社会性、实践性和服务性的特点。临床医学的教学在附属医院、教学医院内进行,是保证和提高医学人才培养质量的重要环节和必要手段,国内外医学教育发展趋势强调医学生早期接触临床、促进基础与临床的融合,倡导从传统的"以学科为中心"向"器官系统为中心"的转变,进一步凸显临床教学的重要性。

医院担负着医疗、科研和医学人才培养的重任,在医学教育中起着非常重要的作用。目前我国大多数医学院校并入综合性大学,国际化进程加速,面对新形势,要充分认识到医院(尤其是附属医院)在医学教育中的重要作用,把教学建设纳入附属医院发展的整体规划,建立一支稳定、优秀的临床教学队伍,不断创新、完善医学实践教学体系,为社会培养合格、优秀的医学人才。附属医院、教学医院承担着医学院校基础教育中的临床教学(理论授课、临床见习、实习),毕业后教育和继续医学教育必须在省市的各级医院开展。随着新医改方案的逐步实施,住院医师规范化培训制度将不断推进,分布在各附属医院、教学医院的培训基地将承担住院医师的规范化培训,医学生从学校毕业后,必须经过规范、系统的培训后再正式走上工作岗位。

医学科学研究是医学可持续发展的基础,是保证和不断提高医疗质量、培养医学人才和实现医院管理现代化的需要,也是现代医院的一项重要任务。医院从来就是开展医学科研的基地,是否开展科学研究、科研课题、科技成果和科技人才的多少以及科研水平的高低已经成为一所现代化医院不可缺少的标志。医院的临床需求是医学科研的动力,医学科研的成果必须在医院得到验证,医院是医学科研的重要载体。医学科学研究是促进医学发展的重要手段,是保证并不断提高医疗质量、增进人民健康、培养高素质医学人才、提高医院学术地位、促进医院管理现代化、实现"科技兴院"的必要措施。重视医学科研工作的开展,有助于基础医学研究与临床的密切结合。科研的首要目的是发现临床需要解决的问题。从科学研究的流程来看,没有临床需求的研究往往是空想的研究,而没有基础研究的深入和对临床的支撑,便很难有临床治疗的创新和进一步发展。只有从临床发现问题来进行基础研究,才能找到科研的出路。才能在获得理论创新的同时又能够显著促进临床治疗进步。医院承担着医疗、教学、科研和预防保健四大任务。医院科研的进展,科技成果和科技人才的多寡及水平的高低,新业务、新技术的引进与应用,是衡量一所现代医院医疗水平、学术水平高低的重要标志。

综观国内外医院科研的发展,大致呈现如下趋势:①向综合性更强的研究发展。随着向"生物-心理-社会"医学模式的转变,现代医院科研要揭示疾病的内在机制,必须以综合应用各门自然科学的最新成果为条件。可以预测,今后其他学科最新的研究成果将更多地向医学研究渗透。②向动态和定量的研究转变。现代科学技术的发展,已经为动态的定量研究提供了必要的手段,在临床医学中,可以使用各种先进仪器设备对生命现象进行更加精确、微量的分析,甚至可以应用量子力学来研究复杂生物分子价电子的运动规律。③向更注重辩证思维发展。现代医学中,理论对实践的指导作用大大加强。在临床医学的研究中,不仅需要仔细观察、实验和记录,还需要大量的辩证思维,从多角度来进行合理的推理和分析,科学思维将占据越来越重要的地位。④研究方法不断改进。电子显微镜、放射性同位素、计算机和计算机网络已经在医院广泛应用,今后医学实验仪器将向更高、更精、更尖方向发展,使医院可以开展更加精密、更加复杂的研究。

医疗工作既是医院的根本任务,又是医院生存发展的基础,与此同时,教学与科研的作用亦不可或缺。科学研究在新世纪医学发展中的重要性日益凸显,它离不开教育和人才培养,而良好的科研基础可以显著促进医疗和教学质量的提高,乃至引领发展的方向。总而言之,医院医疗、教学、科研工作相辅相成,作为附属医院、教学医院,三项任务缺一不可,正确处理三者之间的关系,才能使医院全面协调、可持续发展。

三、人力资源管理

医院人力资源是指为完成医院各项任务,在医疗、护理等各种活动中所投入的人员总和。医院开展的各项医疗活动中,人力是最重要、最核心的资源,人的主动性、创造性及技术水平的发挥,是医院活力的源泉和发展的基础。医院人力资源具有社会责任重大,工作风险性高,从事知识技能高度密集型的劳动,团队协作性强,实现自我价值的愿望强烈,道德潜质要求高等特点。

医院人力资源管理是为了更好地完成医院的各项任务而充分发挥人力作用的管理活动,是人力资源有效开发,合理配置,充分利用和科学管理的制度、法令、程序和方法的总和。医院人力资源管理贯穿于医院人力资源活动的全过程,包括人力资源的预测与规划、工作分析与设计、人力资源的维护与成本核算、人员的甄选录用、合理配置和使用,还包括对人员的能力开发、教育培训、调动人的工作积极性、提高人的科学文化素质和思想道德觉悟等。现代医院人力资源管理强调"以人为本",坚持医院内部成员参与管理的原则,注重战略性,建立战略性人力资源管理体系,强调人力资源是"资源"而非"成本"的观念,倡导"主动式管理",开展"动态管理"。

改革开放以来,我国医院人事制度不断改革与创新,医院人力资源的招聘选拔、评价使用、培训开发等方面取得了明显成效,医院领导干部的选拔任用和岗位规范、医务人员综合评价制度、岗位绩效工资制度以及人才流动与稳定等制度在各地的不断探索中积累了很好的实践经验。医院人力资源管理改革与发展主要体现在以下几个方面。

(一)医院领导体制改革

20 世纪 80 年代以来,我国医院普遍推行了院长负责制。实践证明,实行院长负责制有利于医院的管理和发展,应当坚持和完善。但在实行院长负责制中也存在一些问题,需要进一步明确党政领导干部的责权,明确党委会和行政会议研究问题的内容和分工,形成权力与责任相统一的机制,建立健全有效的监督和问责机制,发挥职代会的监督作用,建立科学的领导干部任职标准,并加强考核制度,促进院长负责制的健康发展。通过制定院长任期目标责任制等方式,确保其管理的主动性、积极性和创造性的发挥。同时完善监督机制,保证院长在其职责范围内,有效行使权力,合理配置资源。同时,根据医药卫生体制改革需要,探索完善医院法人治理结构,探索理事会或董事会决策制、监事会监管制等新型管理体制,形成有责任、有激励、有约束、有竞争、有活力的医院管理体制。

(二)医院人事制度改革

实行聘用制,进行科学合理的岗位设置。医院管理人员实行职员聘任制,卫生专业技术人员实行专业技术职务聘任制,工勤人员实行合同制。建立和完善岗位考核制度,建立解聘、辞聘制度,对新进人员实行公开招聘制度,采取新人新办法,实行人事代理制。

(三)医院分配制度改革

按照按劳分配和生产要素参与分配的原则,结合卫生工作知识密集、脑力与体力结合、高风险等特点,在逐步推进管理体制改革的条件下,扩大各医院的分配自主权。根据按岗定酬、按任务定酬、按业绩定酬的精神,建立起重实绩、重贡献,向优秀人才和关键岗位倾斜,自主灵活的分配激励机制。积极开展按生产要素参与分配的改革试点,研究探索技术、管理等生产要素参与分配的方法和途径。根据不同岗位的责任、技术劳动的复杂和承担风险的程度、工作量的大小等不同情况,将管理要素、技术要素、责任要素一并纳入分配因素确定岗位工资,按岗定酬。拉开分配档次,对于少数能力、水平、贡献均十分突出的技术和管理骨干,可以通过一定形式的评议,确定较高的内部分配标准。

(四)医院人力资源流动配置改革

运用市场机制,调整医疗卫生人力资源结构,促进人员合理流动。有条件的地区可根据实际情况,按规定申请建立卫生人才交流服务中心,积极配合医院等卫生事业单位人事制度改革,为卫生专业人员和其他卫生工作人员在行业内或行业间流动提供服务。医院可将未聘人员向卫生人才交流服务中心申请托管,由人才交流中心、医院和托管人员签订协议,明确三方责任及有关事项,对未聘人员集中管理,以减轻医院的冗员负担。

四、经营管理

经营管理是企业、事业单位在市场经济条件下,进行以"效益为中心"的全面统筹和管理运转,把计划、生产或服务、业务管理、经济管理、质量管理、市场营销等各种组织功能有机地结合起来,以追求最佳的社会效益和经济效益。医院以实现社会效益为最高准则,同时又是必须提高经济效益和效率的经济实体,同样应搞好经营管理。

医院的经营管理就是根据医院的特性,结合医疗服务的一般规律,按照不断增长变化的患者需求,通过领导者的谋划、管理者的有效运作和执行者的具体实施,最大限度地发挥医院的人力、财力、物力,有效利用时间、信息、公共关系等资源,不断适应医疗市场的变化,满足患者的需求,取得最大的社会效益和市场占有率,提升员工素质的科学过程。

在医疗保险的环境下,尤其在城市医疗服务供应过剩的条件下,医院必须注重经营管理,以适应市场经济的要求,适应医疗保险的新环境。搞好医院经营管理,不仅是保证医院改革发展的基本措施,也是医院生存的现实需要。

医院经营管理必须坚持把社会效益放在首位,要面对存在市场失灵的医疗服务市场,针对医疗服务存在投入与产出的多元性和一定程度的不确定性,采取相应的经营策略和方法,力求消除医院存在的经营管理的内在缺陷,采取相应的措施,减少由此带来的影响。

医院经营的根本宗旨,在于满足人民群众当前和长远的医疗需求,保护社会劳动力,提高人民群众的健康水平和生命质量。因此,医院经营必须遵循国家卫生工作的方针和政策,坚持服务质量第一以质量取胜;必须与当地社会生产发展水平相适应;必须充分调动医院全体成员的劳动积极性和创造力,充分发挥资源的效益;必须遵循医院医疗活动规律及其经济规律。

医院经营的目标大致包括:①社会责任目标(即医院对社会应尽到的责任和贡献,可以被社会利用的卫生服务程度、规模等)。②发展目标(包括医院发展的规模、技术水平、人才建设、资产增长,以及横向的国内外同类医院相比较而预期的目标等)。③服务目标(医院在一定社区范围内为人群提供的医疗保健服务,不仅优质、高效,而且人群有能力支付)。④经济目标(医院欲达到的收入水平,亦包括开拓医疗服务市场的程度,以及医院职工待遇和福利的改善程度)。⑤市场目标(医院医疗服务的市场占有率、营销的目标市场、医院竞争力、医疗市场开发和渗透的潜力等)。

医院经营结构主要由四个方面的经营活动构成。①医疗资源经营活动:包括医疗资源的筹集与开发、积累和投入。②医疗生产经营活动:建立和健全医疗护理活动的规章制度,完善医疗服务功能;提高医疗服务质量,发展医疗服务项目;开展医疗服务公关、改善服务态度、提高医院信誉,开拓医疗服务市场;扩大医疗协作,促进医院发展等。③医疗产出及其成本经营管理。④医院收益分配管理:医院经营活动内容及其过程,都要涉及经营意识、经营组织及方式的问题。只有将意识、组织、结构、方式有机构成一个系统,医院经营管理才能卓有成效地运行。

医院经营体制包含三个层面的内涵:①医院的经营自主权及其内部经营管理层次划分和经营权的分配。②经营管理手段方法的选择。③医院内部各科室、部门之间行政性的和经济性的相互关系。

国内外医院的经营体制,大致分为三种:第一种是集权经营体制;第二种是高度分权经营体制;第三种是集权、分权平衡的经营体制。各国医院经营体制的发展趋势都是或早或晚,不同程度地从高度集权经营或高度分权经营向着集权、分权平衡的经营体制转变。我国医院向经营管理转轨的体制改革,也应该是逐步实现从集权经营向集权、分权平衡的经营体制转变。医院要建立集权、分权平衡的经营体制,应该坚持目标一致原则、责权一致原则、利益一致原则和决策一致原则。

医院经营机制按照经营关系的内容和性质,主要分为由医院适应市场经济环境所形成的市场经营机制和内部经营环节所形成的内部经营机制,包括经济补偿机制、经营竞争机制、分配激励经营动力机制、自我约束机制、质量保证机制等。

根据经营目的,医院经营模式分营利性和非营利性医院。在我国,以国有医院、集体所有制医院为主体,因此医院的经营模式也以非营利性模式为主。但是,随着社会主义市场经济的建立,营利性的医院也正在出现。

五、信息管理

医院信息系统(hospital information system,HIS)是医学信息学(medical informatics,MI)的重要组成部分,同时也是信息技术十分重要的应用领域。美国该领域的著名教授莫里斯·卡伦于1988年曾为医院信息系统下了如下定义:利用电子计算机和通信设备,为医院所属各部门提供患者诊疗信息和行政管理信息的收集、存储、处理、提取和数据交换的能力,为医院所属各部门提供信息服务,并满足所有授权用户的功能需求。一个完整的医院信息系统应该包括医院管理信息系统和临床医疗信息系统。

医院信息系统的基本框架模式是采用计算机和网络通信设备,对医院的医疗信息和业务信息进行管理,进而在有条件的情况下,开发管理决策支持和医疗决策支持系统,帮助医院管理者和医务人员做出决策咨询。医院信息系统基本实现了对医院各个部门的信息收集、传输、加工、保存和维护。可以对大量的医院业务层的工作信息进行有效的处理。完成日常基本的医疗信息、经济信息和物资信息的统计和分析,并能够提供迅速变化的信息,为医院管理层提供及时的辅助决策信息。医院信息系统的运用,是医院科学管理和医疗服务现代化的重要标志。

医院的管理过程,实质上就是信息的收集、加工与决策过程。根据医院各部门的不同情况,医院信息按内容大致可分为医疗临床信息和医院管理信息。国外也有人进一步将管理信息分成医务管理信息和行政管理信息两部分。医院管理信息一般有两个层次:①业务管理层次,它是以业务信息为基础的专业管理信息。②综合管理信息和计划决策信息。医院管理信息系统(hospital management information system,HMIS)提供信息以支持医院的计划、控制和操作。它提供既适应过去,也适应现在和将来的有关内部操作和外部情报的信息以帮助运行、管理和决策。它把从事务处理到医院环境(国家立法、卫生政策及国内外经济情况)中选出的数据浓缩、加工成为用于管理的信息。其主要目标是支持医院的行政管理与事务处理业务,减轻事务处理人员的劳动强度,辅助医院管理,辅助高层领导决策,提高医院的工作效率,从而使医院能够以少的投入获得更好的社会效益与经济效益。临床信息系统(clinical information system,CIS)的主要目标是支持医院医护人员的临床活动,收集和处理患者的临床医疗信息,丰富和积累临床医学知识,并提供临床咨询、辅助诊疗、辅助临床决策,提高医护人员的工作效率,为患者提供更多、更快、更好的服务。

近年来,区域卫生信息化正在成为医疗卫生信息化发展的热点。医院信息系统是区域卫生信息化发展的不可或缺的重要基石。尽管居民健康档案的建立和患者临床信息的共享能够极大地发挥分散在各独立医疗服务机构(主要是医院)信息系统内已存储信息的价值,打破信息"孤岛"和"烟囱"的局限,但不可否认的是,没有一定范围内相当数量的医院信息系统的成功应用,没有医院临床信息系统的成功应用,区域卫生信息系统就变成了无源之水,无本之木,它的成功建设就无从谈起。

医院信息系统属于迄今世界上现存的企业级(Enterprise)信息系统中最复杂的一类。它不仅要同其他所有管理信息系统一样追踪伴随人流、财流、物流所产生的管理信息,从而提高整个医院的运作效率,而且还应该支持以患者医疗信息记录为中心的整个医疗、教学、科研活动。因此,鉴于医院环境的独特性,信息系统在医院的实现应具有其特殊的功能要求:①有一个大规模、高效率的数据库管理系统的支持。②有很强的联机事务处理(on line transaction processing,OLTP)支持能力。③典型的 7 天/24 小时不间断系统,要求绝对安全、可靠。④易学易用的、友善的人机界面。⑤可剪裁性和可伸缩性,能适应不同医院的发展计划需求。⑥开放性与可移植性,适应不同软硬件平台。⑦模块化结构,可扩充性好。

迄今为止,中国医疗卫生信息化的投入 80% 以上是医疗卫生服务机构投入的,主要是医院。在新医改启动之前,医院已经基本上处于市场环境之中,医院面对市场竞争,基本上是自负盈亏,医院希望借助信息化改善管理,降低成本,提高收益。医院愿意在信息化上投资除了要满足医保、行政管理的强迫性需求外,改善医院本身的运营效率,提高核心竞争力是主要目的。医疗体制的改革对中国医疗卫生信息化,包括区域卫生信息化的建设无论是当前还是长远,肯定会产生极大的影响。

六、医院文化

医院文化是整个社会大文化中的亚文化,是带有鲜明行业特点的文化。医院文化的特定性,突出表现在"救死扶伤,实行社会主义的人道主义"这一职业特点上,体现在"精诚""救人"的事业行为上。进入21世纪后,经济全球化的进程加快,医疗卫生体制改革全面推进,医院进入市场并面临着国内、国外两个竞争,这种竞争不仅表现为技术水平、医疗质量、服务质量等的竞争,而且表现为管理理念、管理思想、管理环境、创新能力的竞争,归根到底是医院文化的竞争。因此,文化建设已成为医院在激烈的市场竞争中成败的一个关键。

医院文化的构成要素如下。①医院价值观:医院价值观决定了医院的基本特征,是医院文化的核心。②医院哲学:医院哲学处于医院文化的深层结构中,它主导和制约着医院文化其他部分的发展方向。③医院精神:医院精神是医院群体意识的展现,对内起导向、激励、凝聚作用,对外起展示、吸引、辐射作用。④医院道德:医院道德是医院员工的行为规范,是从伦理上调整医院与社会、医院与医院、医务人员与患者、医院管理人员与被管理者、医院员工与员工之间关系的行为规范的总和。⑤医院制度:医院制度是医院文化建设中不可缺少的方面,是完成各项医疗任务、实现医院工作目标的重要保证。⑥医院形象:医院形象是医院文化个性化的表现,它是由医院的集体风尚、经营风格和主要领导人的作风决定的。⑦医院环境:医院环境是医院生存和发展所依赖的社会、自然和文化诸条件的总和,是医院文化形成和发展的最基本的要素。

医院文化一般分为核心层精神文化、中层制度文化、浅层行为文化、表层物质文化四个层次,这四个层次相互联结、相互影响、相互作用、相互渗透,共同构成了医院文化的整体结构,以实现其导向作用、凝聚作用、激励作用、协调作用、约束作用和育人作用。医院文化具有时代性、人文性、社会性、继承性、创新性和传播性等基本特征。

在我国,目前医院文化的研究还不深不透,有些关于医院文化的理论研究,还停留在一般概念的表述上。有些医院在实践中做了很多有益探索,但缺乏从理论上归纳总结提升,医院文化研究任重而道远。医院文化作为一门新兴的管理科学,就其研究的要素来说,在理论方面应放在医院文化结构、医院精神的确立、医院文化的探索上;在实践方面应放在医疗服务的改善、医院形象的塑造、医德的整肃等研究上。医院文化的研究从理论构架到研究方法,都必须借鉴社会科学的研究方法,吸收社会科学的研究成果。医院文化研究应当借鉴企业文化的研究方法,吸收企业文化的研究成果。当然,医院文化有其自身发展的特点和规律,因此,医院文化的研究也应有自身的方法。医院文化的研究应是开放的,而不是封闭的;应是创新的,而不是守旧的;应是实践性的,而不是书院的。

七、护理管理

护理管理是卫生保健事业管理中的重要组成部分,其任务是研究护理管理工作的特点、理论、规律、方法,并对护理工作进行计划、组织、控制、协调以提高护理工作的质量,为患者提供优质的护理服务。世界卫生组织(WHO)对护理管理的定义是:"护理管理是发挥护士的潜在能力和有关人员及辅助人员的作用,或者运用设备和环境、社会活动等,在提高人类健康这一过程中有系统地发挥这些作用"。1989 年美国护理专家吉利斯提出"护理管理过程应包括资料收集、规划、组织、人事管理、领导与控制的功能。卓越的护理管理者若能具备规划、组织、领导、控制的能力,对人力、财力、物力、时间能做最经济有效的运用,必能达到最高效率与收到最大效果。"护理管理学要研究护理管理工作的特点,并找出其规律性。因此首先要对人员、设备、技术、信息、资金、时间等进行科学的研究分析,对涉及护理活动的有关方针、政策、理论和方法进行认真研究,把二者有机地结合起来,进行综合分析后,制定出合理的工作计划,进行管理中的组织、控制、协调,使护理系统的管理活动在理论指导下达到最优运行,放大系统的效能,为社会和患者提供最优服务。

护理管理学要研究护理的行政管理、业务管理、教育管理,以及这三部分之间的关系。行政管理属于体制管理、机制管理、政策管理,也即组织管理。它是一切管理取得高效率的组织保证。行政管理的目的是达到护理目标,提高护理质量。要求有合理的组织结构,正确的领导方法,科学的管理思想,严密的工作计划和方案,政策上的各种激励机制,评估、手段、方法、分配与使用的艺术。业务管理是为实现行政管理目标而设的,只有二者有机结合,才能真正实现管理的目的。业务管理除了业务技术、护理学术、不同层次的专业人才配置和科研与教育外,重点还有护理质量和工作效率与效益的管理,其中又以质量管理为主的规章制度、技术操作规范、质量标准的制定、执行和控制为基本内容。教育管理直接关系到各种护理人员的素质与业务水平的提高,特别是护理临床专家、护理管理专家等高层次专家队伍的建设,是护理专业发展的重心。教育管理要研究人才队伍的结构,护理人员知识的结构,岗位职责对护理素质的要求,人才培养的理论、方式、方法,教育的各种投入和组织管理等。其中既有学历教育,又有在职培训与继续教育,形成教育管理系统。现代护理管理学研究的内容很广泛,其基本点还是研究护理领域里护理管理活动的基本规律和一般方法。它具有护理专业的特色,又具有管理领域的特点。护理管理要遵循系统原理、"人本"原理、动态原理和效益原理。

我国医院的护理管理始于制度管理,20 世纪 30 年代后,一些条件好的医院开始形成"护理主任-护士长-护士"的管理层次;20 世纪 50 年代起逐渐形成了比较全面、系统的管理制度;20 世纪

80年代起步入科学管理阶段。本时期的医院护理管理的特征体现在：护理管理组织体系不断完善，护理管理理论体系初步形成，护理管理人员的素质和管理水平不断提高，护理质量管理初步实现标准化，初步建立了适合我国国情的护理模式，护理管理手段逐步现代化，护理管理走向法制化，制定并实施了中国护理发展规划纲要。未来护理管理学发展的特点将涵盖新的内涵、新的模式、新的思路、新的理论：以人为本将更被重视，护理管理体制将进一步改革，临床护理支持系统日益重要，信息技术在护理管理中的运用将普及，科学的管理理论与技术应用于护理管理实践，社区护理管理得到发展。

八、药事管理

医院药事管理是一个完整的系统，这个系统由运行、支持和扩展三个基本分系统组成。它们既有联系又有区别，既相互制约又相互促进，对这些分系统的管理就是医院药事管理要研究的内容。其中医院药事组织管理是研究医院药学部门的结构和人员的管理。①业务部门管理是通过科学的组织、计划与控制，使药品制剂流通过程中的诸因素——药学人员、药学技术、仪器设备、药事法规、药学信息得到合理的结合和有序的实施，以提高工作效率，保证药品质量，达到临床用药安全、有效、经济的目的。②技术管理是指医院药学实践中的技术活动以及提高与发展所进行的计划、组织、调控和实施的管理。③物资设备管理是指医疗过程中需要的药品、相关医用材料以及仪器设备的选购、保管、使用等所进行的一系列管理工作。④质量管理是运用标准、规范、规程、监控等管理措施，对临床用药和医院药学部门工作质量实施管理。⑤经济管理包括适宜引进新药，制定药品采购计划，做好药品成本核算和账务管理，开展药物经济学的研究，开展医院处方点评，找出存在问题，分析其原因，减少用药盲点和资源浪费。⑥信息管理是研究药学部门工作和临床用药的信息特点、信息收集、信息处理和信息反馈。

医院药事管理既有纵向管理，又有横向管理。纵向管理是对药学部门的自身管理，横向管理是对医院各科室药品供应和临床药品使用的管理。医院药事管理这种统一体的两个侧面，两者相辅相成，才能相得益彰。药品在医院使用环节的科学管理和药品的合理使用，是医院药事管理的重点与难点。药品管理既与药剂科提供的药品和药学服务有关，又与各医疗科室是否适宜、正确使用药品密切相关。建立临床医疗团队，医药护紧密合作，共同对患者的药物治疗负责，促进合理用药，保证医疗质量，就成了医院管理的最根本职责。为了协调、指导医院合理用药和科学管理药品，对医院药事各项重要问题做出专门决定，并使药品在使用环节上，最大限度地发挥效益，我国有关药事法规规定，二级以上医院应当设立药事管理与药物治疗学委员会，其他医疗机构应当成立药事管理与药物治疗学组。

医院管理的趋势，已从线形管理向以患者为中心的同心形管理发展。对医院药事管理来说，意味着其职责观念和业务延伸及运作方式的变化。这具体体现在临床药学的深入发展，临床药师的专职化与专科化参与临床药物治疗、药物经济学及循证药学的出现和发展。医院药学部门的服务对象是所有患者，但其工作关系几乎涉及全院所有部门和医务人员。医院药师的职业道德，业务技术水平和服务水准，通过这个窗口来展示医院风貌，对树立医院的形象和声誉起到重要的作用。医院药学是以药学的理论和技术为基础，并运用现代管理学的理论与方法，研究如何实现最佳的药品供应、药品的合理使用、良好的药学技术服务，以及在此实施过程中对一切药事活动的管理。医院药学的全部实践是医院医疗行为的一部分，并随着以患者为中心的药学实践模式的建立和发展，医院药学的临床性质将会更加凸显。药师的知识结构也会随着变化更趋合理,重塑药师形象也成为未来一个重要课题。综观国内外医院药学发展趋势,今后发展将具有以下特征:①临床药学学科建设将迅速发展。②转向临床,面对患者,直接服务于患者。③针对患者药学服务技术含量和临床药师的数量与参与药物治疗质量必将逐步提升。④药品调剂、医院制剂工作的重点将大步转移。⑤医院药学工作的信息化和自动化将迅猛发展。

九、临床实验室管理

根据国际标准化组织 ISO 15189:2007《医学实验室质量和能力认可准则》中的定义:临床实验室是"以为诊断、预防、治疗人体疾病或评估人体健康提供信息为目的,对来自人体的材料进行生物学、微生物学、免疫学、化学、血液免疫学、血液学、生物物理学、细胞学、病理学或其他检验的实验室",并指出:"实验室可以提供其检查范围内的咨询服务,包括解释结果和为进一步的适当检查提供建议"。2006 年,原卫生部颁布的《医疗机构临床实验室管理办法》(以下简称《管理办法》)中对临床实验室的定义为:"取自人体的各种标本进行生物学、微生物学、免疫学、化学、血液免疫学、血液学、生物物理学、细胞学等检验,并为临床提供医学检验服务的实验室"。实验室的最终服务对象是患者,直接服务对象是临床医师。实验室应以采用对患者伤害最小的方式,及时、准确地提供临床医师所需的诊断和治疗信息为服务宗旨。《管理办法》对实验室服务提出了"正确、及时、经济、便民、保护隐私"的要求,这是每个临床实验室应该努力做到的。近年来实验室的服务范围逐渐扩大,在我国,目前临床准入的检验项目已超过 1 000 项,临床实验室提供的信息为临床医师所获得患者辅助诊疗信息的 60% 以上。

随着经济的发展和社会的进步,整个医疗事业已成为社会关注的焦点之一。作为提供预防、诊断、治疗、健康状况评估等重要信息提供者的临床实验室在新的形势下面临着新的挑战,人们对医疗服务水平的要求越来越高,医疗保障制度改革提出的新要求,科学技术的进步也不断给临床实验室带来新的挑战。加强实验室的管理是应对这些挑战重要手段之一,临床实验室应充分体现"以人为本"的指导思想,坚持以质量管理为中心的工作原则,最大限度地满足患者和临床需求。

目前,新技术已使主要检验分析仪器的组合成为现实,这必将引发实验室内部组织结构的变化,专业实验室的合并促进了实验室人力、设备和空间等资源的有效利用,减少了费用支出,规模大、标本量多的实验室可以通过实验室自动化系统,提高生产效率、缩短检验时间。实验室全自动化有效运行的前提是实验室具备使用真空采血管、条码系统、模块化智能设备等条件,医院信息系统(HIS)和实验室信息系统(LIS)的完成也对实验室全自动化系统的使用有积极的作用。实验室自动化系统减少了人工操作,强化了工作流程,降低了对实验室工作人员数量上的需求。参考实验室、参考测量程序的建立,参考物质的研制,量值溯源及不确定度知识的普及,可加深对检测系统完整性、有效性的认识,这些新的理念对提高检验质量会产生重要的影响。随着高新技术的逐步应用,检验范围不断扩大,在检验信息为临床更有效利用的需求越来越高的情况下,对高级检验人员需求的增加,对检验医师需求的增加,这些都将给我国检验人才培养和教育体制带来影响。

我国政府对临床检验工作十分重视,特别是改革开放以来采取了一系列措施以促进临床检验质量的提高:颁布了《医疗机构临床实验室管理办法》;各级都组建了临床检验中心,负责临床实验室管理;出台了相关部门的规章和文件,实行规范化管理。近年来我国临床实验室的硬件环境有了较大的改善,检验人员的技术素质也有了提高,但实验室内部的质量管理与发达国家相比仍有一定的差距,我们还应该学习和借鉴国际上先进的实验室管理经验,在已取得经验的基础上,进一步规范实验室管理,以高质量、高水平的服务最大限度地以满足临床医师和患者对检验工作的需求。应进一步贯彻、落实《医疗机构临床实验室管理办法》,完善与国际接轨的临床实验室认可制度,在对医疗保险定点医疗机构的选择中应对已通过临床实验室认可的医疗机构予以重点关注,形成实验室努力提高检验质量的动力,改变以往以行政命令为主要手段的管理模式,使临床检验管理的各项措施真正落到实处。

十、医学影像管理

医学影像学科作为在传统放射学基础上发展起来的一个新兴学科,是近 20 年来医学领域中知识更新最迅速的分支,学科的进步导致可提供的诊断信息量骤增,使影像医学在临床医学中的作用日显重要,影像医学的发展水平已处于可直接促进或迟滞一个医院学术发展水平和地位。现代放射学科的宏观布局包括如下职能板块。

(一)放射诊断板块

在大型综合医院的放射科,放射诊断工作通常划分为以下系统:呼吸系统、消化系统、骨与关节系统、中枢神经系统、泌尿与生殖系统、心血管与介入放射学系统及儿科系统。一些学科基于医院的专业侧重可能会划分出更细的领域,也可能会合并某几个系统。依照合理的、与国际接轨的知识结构模式,每一系统应当由一个专业组完成诊断工作。涉及同一患者主要疾病的各种检查应当由同一专业组综合提供诊断报告,提供经过归纳、分析的"唯一"的结论。这就意味着在形成最终的、唯一的诊断结论之前,如果必要的话,诊断医师应该根据最初的检查所见决定下一步的检查方法及阐明检查目的,以最大的可能给临床医师提供最明确的诊断。放射诊断板块的专业组不仅承担本专业放射诊断的相关工作,同时还应是本专业的教研室(组),实施本专业的教学工作;也同时是本专业的研究室(组),实施本专业内的科学研究,从而实现医、教、研的有机结合。

(二)放射技术板块

大型医院放射科的放射技术工作涉及所有的检查方式。放射技师应该熟悉和掌握科内所有设备的操作,还应有所侧重。和传统上的"医嘱技从"或医技分家的工作模式不同,现代放射学科的放射技术是为一个独立的专业,具有自己专业的特征及工作上的特定范畴。现代的放射学科在技师板块的管理上应着重体现放射技师工作模式的转变。

(三)生物医学工程与物理板块

生物医学工程与物理板块是现代放射学科内的较新的板块。这个板块内应包括工程师、物理师,特别是有高学历层次的专业人才。该板块的职能与放射科内大型设备的功能开发、运行状态及科学研究有密切的关系。

(四)计算机与网络板块

计算机技术已经深入到了现代放射科的每一角落。使计算机技术与装备合理配置、合理布局、发挥与拓展功能、开发与更新软件、硬件装备的及时升级与更新乃至计算机的保养与维修等工作在大型甚至中型放射科均已需要专业的计算机工程师直接管理与运作。此外,计算机工程师还需要密切深入到放射学科的每一工作环节,解决各环节运行中的具体问题。计算机工程师的另一项重要职能是建立、管理放射科内的"放射科信息系统"(radiological information system,RIS)。在结合 RIS 与"医院信息系统"(HIS)方面,计算机工程师也需发挥不可替代的作用。当进一步发展"图像存档与传输系统"(picture archiving communication system,PACS)、远程放射学（teleradiology）和远程医学（telemedicine）系统阶段,则计算机工程师已是该项工作的主角了。

（五）护理与其他专业板块

护理职能是随放射科近年来业务范畴的扩展而更多地引入放射科的,尤其是伴随介入放射学的开展,放射科护理工作的层次和专业内涵有了大幅度的引申。有条件的放射科还建立了专门的病房。从另一方面讲,放射科的护理工作也开辟了护理学的新领域。在有条件的放射科还应设有心理学、统计学、社会学等相关专业的专业人员。

（六）新型的板块互动模式

在现代放射科中,各板块间的工作关系应是互相依托、互相渗透、互相促进的。尤为突出的互动关系体现在几个板块之间的医工结合工作关系在医疗、科研和教学工作领域的体现。这种互相渗透势必派生出临床、科研和教学方面大量新的增长点,使学科的水平不断增长。

放射学科的经济管理、住院医师和专科医师的培养、放射学科运行管理中横向与纵向工作关系的有机协调、进修医师的管理、学科的人员流动、学科带头人的培养以及学科工作流程中各环节的质量管理和质量控制都是医学影像学科管理关注的重点内容。

十一、病案管理

病案是有关患者健康状况的文件资料,包括患者本人或他人对病情的主观描述和医务人员对患者的客观检查结果及医务人员对病情的分析、诊疗过程和转归情况的记录以及与之相关的具有法律意义的文书、单据。记录患者健康状况的记录可以是以文字形式,也可以是图表、图像、录音等其他形式。它们的载体可以是纸张、缩微胶片、磁盘、硬盘、光盘或其他设备。目前,病案的称谓已不再仅指医疗记录（medical records）,而是指更为广义的健康记录（health records）。通过家庭医师或诊所的初步诊疗,健康检查,记录个人健康历史,补充了医院接诊前和医疗后患者的健康信息,形成完整的个人健康档案。病案信息管理也涉及这些资料的收集与管理。

病案管理是指对病案物理性质的管理,即对病案资料的回收、整理、装订、编号、归档和提供等工作程序。病案信息管理除了对病案的物理性质管理外,还包括对病案记录内容的深加工,由病案资料中提炼出有价值的信息,并进行科学的管理,向医务人员、医院管理人员及其他信息的使用人员提供高质量的卫生信息服务。病案信息管理是病案管理的高级阶段,是病案管理本质上的飞跃,它需要更高的技能、更好的工具和更复杂的加工方法。

目前,我国正处于从病案管理阶段过渡到病案信息管理阶段。病案信息学,是研究病案资料发生、发展、信息转化、信息传递、信息系统运行规律的学问。除病案管理、疾病分类、手术分类等自身专业外,还涉及基础医学、临床医学、流行病学、心理学、组织管理学、统计学、计算机技术和国家政策及法律法规等相关专业内容。

病案具有备忘、备考、凭证、守信的功能,这些功能在医院中发挥着不同的作用。病案的医疗作用主要是备忘。病案记录是医务人员对疾病诊断治疗的依据,病案资料可以维系医疗团体内或医疗机构之间的信息传递,成为医务人员工作的桥梁、纽带。病案的备忘功能使医务人员在短时间内便可复习到患者健康史、家族史、既往病史、近期用药史、医疗史、药物过敏史等重要的信息,它对于当前患者病情判断、诊疗计划至关重要。临床研究与临床流行病学研究是利用了病案的备考功能。上述的研究是通过统计分类,比较、观察病例之间的特性、关联性以获得对疾病发生、发展规律的解释,找出最佳的治疗方案。如果要充分发挥病案的备考作用,仅病案本身还不够,必须根据不同的目标建立完善的索引系统作为辅助。利用病案进行临床教学同样是利用病案的备考作用。病案作为教材的优点在于它的实践性,它记录了人们对疾病的认识、辨析、治疗的成功与失败的过程。病案在医院管理中的作用也是利用病案的备考作用。病案中包含了大量人、财、病症、手术操作的信息,通过对病案资料的统计加工,便可以了解医疗水平、管理水平,从而提高对医院的效率管理和医疗质量的管理水平。医疗付款作用是应用病案的凭证功能。病案如果丢失,在医疗付款中失去了凭据,将会遭到拒付。这对病案记录的完整性、保管的完好性等提出了严格的要求。守信是医患之间建立的法律关系。医疗是一个高危市场,医院是以患者为医疗对象,极容易出现医疗意外、医疗事故,产生医疗纠纷和法律事件。在病案中,有一系列的患者或家属签字文件,这些患者或家属签字的知情同意书等文件赋予医院某种权力,它具有法律作用。除守信功能外,医疗纠纷和法律依据的作用还涉及病案的备考功能,它可以证实医疗活动的真实性。病案在医疗统计中同样是利用病案的备考作用。病案涵盖了患者身份证明和有关医疗活动的信息,是医疗业务活动数量和质量统计分析的原始资料,医院领导制订计划、监督和指导工作所需要的统计数据,国家规定的医疗统计指标都可从病案信息中取得。医疗统计数据可为国家卫生统计部门提供疾病分布、发病率、死亡原因等数据,为研究疾病的防治和监测提供参考。病案的历史作用是利用病案的备忘和备考作用。病案记录了个人的健康历史,也记录了人类对疾病的抗争史,同时病案记录也可以反映某一历史时期的特殊历史事件。

病案信息管理工作不仅是病案专业人员的责任,也是全体医院职工的共同责任。每个人对病案都负有一定的责任。病案是医院的财产,要保证病案的正常流通,保护它的完整性。

病案管理正逐步向病案信息管理,向计算机化方向发展,其具体表现是电子化病案。即无论患者在医院的任何专科治疗,都可以获得在医院各部门治疗的医疗信息;电子病案有警示系统,当出现不正常的化验报告时或药物配伍有禁忌时,计算机可以发出警告;电子病案系统还应当有电子资料库的支持,连接到一些电子图书、杂志资料库。当需要了解某种病的最新诊断、治疗方法时,可以获得参考资料,循证医学的方法可以直接引入病例治疗。在对新信息收集、加工和管理的同时,传统的资料也存在加工管理、快速传输的要求。纸质病案转换为影像病案一定要考虑医院电子病案的进程,最好与医院的电子病案系统同步。

十二、医院建筑

医院建筑是人们用建筑材料搭建的并向人提供医疗护理服务的使用空间。我国医院一般由以下用房组成:急诊部、门诊部、住院部、医技科室、保障系统、行政管理、生活用房等。承担医学科研任务的综合医院,根据副高级以上职称人数配套建设科研用房;有教学和实习任务的医院配套建设教学用房。根据交通和民防部门的规定医院要建设一定数量的停车和人防设施。目前我国医院建筑一般分为三种组合形式,即分散式、集中式、混合式等。那么,医院建筑与医院管理的关系如何呢?

医院建筑和医院管理是相辅相成密不可分的,一方面医院建筑应该体现和方便医院的管理,体现使用者和管理者的理念,促进和便于医院管理。反过来使用者的要求和医院管理者的理念,要告诉建筑师促进医院建筑的设计。由于医院是一个复杂的系统工程,涉及的部门和专业非常广泛,因此医院建筑设计是民用建筑设计中最为复杂的。医院建筑与一般民用建筑不同,有它独特的功能要求。医院建筑建造中要充分体现医院管理的要求,最主要的是卫生管理的要求、经济管理的要求和安全管理的要求。

医院建筑设计时在认真研究和合理配置各部门之间关系的同时,还应进行各种流线的规划,包括门诊、急诊、住院患者、访客与工作人员之间的相互关系。在医院各个不同内部流线的规划中，应减少交叉。尤其是在管理上应分隔的流线，如清洁物品与污物流线、访客与后勤流线，或手术患者与工作人员流线等。部门内部的工作流程是在流线规划后的重要设计环节，每一个部门的内部设计应包含该学科医疗模式的探讨、治疗程序的拟定、医疗设备的选用与部门内部管理的考虑，同时还必须从以患者为中心的角度来考虑整体作业。此外，门、急诊就医的合理流程、住院部门的病房安排与护理功能以及后勤部门的相关配套与充分保障都是医疗作业管理的重点。

为使医院建筑达到美观、适用、经济和可发展的要求，科学、高效地完成好医院建设前期工作是医院建设把控的关键，关系到项目整体质量及使用效果的优劣、成败。医院建设前期包括以下工作：①项目可行性研究与立项工作。②设计组织工作。③工程组织工作。④建设投资管理工作。

医院建设的规划设计包括医院建筑总体规划、医院建筑选址、医院建筑的总平面设计、医院建筑的交通组织、医院建筑空间组合模式、医院建筑的环境设计。医院建筑装备总体规划及设计包括：医院给水、排水及消防系统；医院采暖、通风及空调系统；电气系统；医院智能化系统；医院热力系统；医用气体和医院物流传输系统。在医院建筑装备总体规划及设计中还要充分考虑医院建筑物理环境设计要求和辐射防护设施的设计要求。

医院的建设项目在完成立项和设计后，即进入施工阶段及运行维护阶段。施工阶段和运行维护阶段的主要工作包括申请批准工程项目建设（列入基建年度计划）、建设准备、工程组织和管理、工程验收和运行维护等五个方面。

十三、医学装备管理

医学装备作为预防、诊治、保健、康复、研究、教育等领域应用的装备技术是随着综合科技及医学的发展而产生的。随着人类文明和科学技术的进步，医学装备取得了令世人瞩目的成就。医学装备管理学是卫生管理学的一个分支学科，除具备自身的独特的理论与实践操作体系外还集成了多学科理论和方法学。装备管理工作目标和发展方向的确定离不开卫生事业管理学和医学诸学科理论的指导，装备的配置、物资与应用管理、技术评估需要运用设备管理学、物资管理学、技术工程学、技术经济学、卫生经济学、技术评估学、安全管理学、计量学、信息学、统计学、伦理学、物流学等学科知识，装备的安全、质量控制、维修保养需要生物医学工程学与临床工程学等技术支持。医学装备管理是以医学装备的"一生"为对象、沿着生命周期的不同阶段展开的动员全员参加的一项系统工程。在不断实践中生成了两个重要管理体系，一是全程、全员、全方位管理；二是寻求装备的寿命周期费用最经济为目的，讲究效率的综合管理，即寿命周期费用管理。我国一些医院采用装备综合工程学和LCC对规划立项、采购、使用与保养维修、效益分析、耗材、档案、计量、数据信息等医学装备环节实施全程管理，取得了较好效果。

医学装备项目管理应具有明确的项目目标，规范的项目活动领域，充实的项目活动内容，科学的项目实施计划及评价指标体系。我国开展医学装备项目管理已获得许多成功的实践，项目管理在增强医院以医疗服务质量和水平为标志的综合能力、促进临床学科发展、扶植相关新临床医学学科进步、带动医学模式和技术流程改革、优化医学装备技术资源配置等方面取得了显著成效；同时为深化卫生技术评价以及探索医学装备理论提供了一个可操作的运行载体。项目管理经验的推广产生了辐射、指导效应，越来越受到各级卫生事业管理部门和卫生单位的重视，并扩展到卫生管理的其他领域，带动了各省市卫生管理部门和医院装备管理工作，与医院发展、学科建设结合开展医学装备项目管理取得了良好效果。

医学技术评估(medical technology assessment,MTA)广义上称为卫生技术评估(healthcare technology assessment,HTA)是应医学技术特别是医学装备技术迅猛发展在 20 世纪 70 年代起步的,其研究内容是从安全性、有效性、经济性(成果-效益/效果分析)、社会适应性(社会、伦理、道德、法律问题)四个方面对技术进行评估。HTA 的目的是对技术的开发、应用、推广与淘汰实行政策干预提供依据。由于医学装备技术是医学技术中发展速度快,作用影响凸显的领域,则成为 HTA 研究的热点。在我国开展医学装备技术评估的进程中,从始至今贯穿有介绍 HTA 在医学装备领域里的应用、意义、方法学、基本步骤等报道;在 HTA 的实践研究方面多体现在医学装备技术的安全性和有效性评价、技术利用效率、成本及成本效益评价上。运用 HTA 成本分析的理念,研究建立了医学装备技术成本效益分析模型,并载入 HIS 平台。近年来,循证医学的发展也对 HTA 起到了协同作用。鉴于医学装备的认证管理和应用质量管理已经成为社会各界关注的焦点,循证医学也逐步在医学装备的安全有效性及其质量控制方面发挥作用。国家层面的法律法规也正在加强。逐步建立起医学装备循证管理体系对有效发挥医学装备保障作用是非常必要的,即医学装备质量循证管理。这并不意味着将循证医学简单地照搬于医学装备质量管理领域,而是基于标准、计量检测充分收集和利用科学证据,按循证医学研究方法进行科学分析,提升医学装备管理质量。循证医学贯穿于医学装备的认证、规划、配置、应用、计量、维护、报废等生命周期环节,有助于医学装备管理的科学发展,提高管理水平。对医院装备的配置论证、应用规范、检测维护与效果评价、改进方案等一系列质量控制过程实践 PDCA 循环管理,提高了在用医学装备质量,减低了医学装备安全事件的发生率。由于医学装备在设计生产上可能存在的某些缺陷、受市场前验证的局限、使用环境问题或错误操作等原因,所以会导致不安全风险事件的发生。20 世纪 90 年代欧美国家在医学装备管理中引入了风险管理概念,即基于风险分析的医学装备管理。风险管理包括一套应付风险的政策和程序,也包括风险分析、风险评估和风险控制三方面实务工作,为装备管理工作提供了理论依据。目前,风险管理的举措表现在市场准入、安全监测控制、不良事件产品召回三个环节上。

十四、后勤管理

医院后勤管理是围绕医院的中心任务,组织、协调、监督后勤部门及所属人员有序地开展工作,为保障医疗、教学、科研、预防、保健等工作正常进行而组织的各种活动。医院后勤管理是医院管理的重要组成部分,是构成医院工作的重要支柱,是医疗工作得以顺利完成的可靠保障。其工作效果直接影响到医院的建设发展与医疗质量的提高和综合效益的增长。摆正后勤在医院工作中的位置,提高后勤管理能力,加强后勤科学管理,是医院领导者的重要职能。

医院后勤管理主要担负着筹划、组织、管理、保障和服务职能,工作内容和管理范围包括医院物资供应、生活服务、后勤设备和环境与卫生、行政安全等方方面面,涉及后勤管理、卫生经济、卫生环境、营养膳食、园艺绿化、物资设施、机械设备、通信网络等多种学科领域,蕴涵着深刻的学术理论,涵盖着多方面的专业知识,具有较强的技术性和专业性。

医院后勤是医院运行与发展不可缺少的支持保障系统,是患者恢复健康的必备条件,是医务人员生活与工作的有力保证,是提升医院发展建设层次的重要基础。医院后勤管理具有与医疗活动相适应的连续性,与先进设施设备管控相适应的技术性,与社会专业化分工相适应的社会性,与市场经济条件相适应的经济性,与人性化相适应的服务性,与社会稳定相适应的安全性。

医院后勤管理的效益体现在服务保障的高效率上，体现在良好的经济效益上，体现在决策科学上，体现在统筹规划上，体现在良好的组织协调上，体现在制度健全、管理规范上，体现在奖勤罚懒，有效激励上，体现在以人为本，最大限度地调动员工的积极性、创造性上。

医院后勤工作按其从事的内容不同，可进一步细分为两类：一是后勤管理工作，一是后勤服务工作，前者是运用科学的方法、手段，通过有目标的组织协调工作搞好后勤各项工作，主要指进行计划、组织、控制等管理活动的后勤部门所从事的工作。后者则是为保证医院各项生产、经营和职工生活提供必需的物质条件所做的工作，主要是指能直接地、具体地提供产品和劳务的后勤部门所从事的工作。

为医院全面工作的运行以及职工、患者提供各项劳务和技术服务保障是医院后勤服务工作的基本任务，主要包括：物业管理（园林绿化与环境保洁，设施设备的管理、运行和维修保养，餐饮服务，公寓宿舍管理）；交通通信工具的运行管理；建筑物维修；医用文本印刷；物资供应；被服制作和洗涤；污水污物和医疗废弃物的无害化处理等。医院后勤服务是医院内部的服务生产活动，它既具有与社会服务业相同的性质，又因其服务对象和范围而具有不同于社会服务业的特点。主要表现在服务对象需求高，工作的时限性、随机性大，服务范围、内容广泛复杂等。

伴随社会的进步，医院后勤服务工作范围将越发广泛，涉及医院内部所有的医疗、生活的各个方面，而服务对象的特殊性又给管理增加了难度。良好的后勤服务管理对医院树立品牌形象，提高医院经济效益和社会效益，具有重要的作用和意义。要正确认识后勤服务的地位和作用，努力强化后勤员工的服务理念，提高后勤员工综合素质，建立健全各项规章制度，实施目标管理，提高医院后勤服务质量和顾客满意度。在医疗卫生体制改革和医院后勤社会化逐渐深化的过程中，通过引导，建立合理的竞争机制，把医院内部后勤服务项目与社会上的服务行业融为一体，建立起双方对称合理的责权利关系，更好地为患者和职工提供优质、高效、低耗的工作与生活保障服务。

十五、医院管理法律事务

医院管理法律事务是医院管理的重要组成部分，其依据为医院管理相关法律法规。"医院相关法律法规"，是指适用于"医院"这一特定类型医疗机构的一整套庞杂的法律规范体系。我国的医院法律规范体系是在实践和改革中逐渐形成的，其宗旨与核心是对医院的开办、运行、终止整个生命周期内的行为做出定义和规范。

我国目前的卫生法律为《中华人民共和国基本医疗卫生与健康促进法》（简称《基本医疗卫生与健康促进法》），本法于2019年颁布，作为我国卫生健康领域内的第一部基础性、综合性的法律，是一个重要的里程碑，从基本医疗卫生服务、医疗卫生机构、医疗卫生人员、药品供应保障、健康促进、资金保障、监督管理和法律责任等方面，以国家法律的形式对医疗卫生健康领域里的社会关系和行为进行了规范。

医院作为提供医疗预防健康保健服务的场所，其服务性质决定医院工作内容涉及三个方面，一是面对患者服务，诊疗行为和医院场所的安全管理行为；二是落实国家公共卫生及疾病控制工作；三是医院内部人、财、物的运营管理工作。三个方面的工作均受我国行政、卫生、民事以及刑事法律的约束，主要包括：①医疗服务管理相关法律，涉及医疗机构、医务人员执业、资质准入、医疗技术准入、医疗质量管理、病案管理、医疗安全管理、医疗感染管理、疾病控制应急处理、血液药品管理以及医学伦理、医患沟通、医疗纠纷处理等规范。②医院劳动人事管理相关法律，此部分涉及医院干部人事制度和工人劳动合同制度以及聘用制工人和临时工人的管理规范,劳酬分配制度等。③合同管理相关法律,此部分涉及医院药品、设备、设施以及物品的采购活动,建筑、后勤维修活动,经营合作活动等规范。④医院教学、科研管理相关法律,此部分涉及医学教学中的规范,临床新药试验、临床试验、临床新技术开展、科研开发、知识产权等规范。⑤医疗保险管理相关法律,此部分涉及国家推行社会医疗保障制度、医疗责任保险、医疗意外等保险制度。⑥医院财务管理相关法律,此部分涉及国家税收、物价管理等规范。

(王彩霞)

第四节　医院管理的发展历程

纵观国外医院管理的发展历程,其大致经历了经验管理、科学管理、现代科学管理和文化管理四个阶段。

一、经验管理阶段

经验管理阶段是以宗教的或原始的行政性管理为主的阶段。在19世纪末工业革命以后,管理学首先从工厂(企业)管理产生并发展起来。它对医院的早期管理产生了极大的影响。当时,在欧美国家,由宗教团体建立的医院仍占主导地位,部分医院由慈善家发起,也有政府兴办的公立医院和医师们兴建的医院。医院只设病房(不分科室)和厨房等,以抚慰不能在家中治疗的贫穷和垂危患者为目的。医院的医师都是凭自己的经验操作,医师的培养以师傅带徒弟的个人传授方法为主。医院的投资者和医师们直接担任管理者,凭其个人意志和经验进行管理,管理的方式没有摆脱小生产和纯粹经验医学的传统。在西方国家,医院管理者多数是(宗教)董事会、慈善团体理事会的工作人员,医院的具体管理工作是在医院总护士长协助下完成的。公立医院任命在职医师为医监或者医务长,在宗教或慈善团体理事会管理人员的协助下对医院进行管理。其管理职能主要局限于为医院筹措资金,协调患者、医师、护士之间的关系等一般行政性管理。

二、科学管理阶段

科学管理阶段是以技术性的标准管理为主的阶段。20世纪开始以来,随着社会经济和科学技术的迅速发展,医院的规模、结构、医学科学技术和医疗活动不断扩充与进步。在科学管理思想的影响下,医院要求管理者不但要有一定的医学知识,而且还要有相应的管理知识和技能,使得在以医师为主体的医疗技术活动的基础上,初步形成科学的医疗技术管理。它一方面表现为一系列医疗技术常规和技术操作规程的统一制订和实施的管理;另一方面表现为逐步严密起来的科学组织和分工。1910年美国学者豪兰等提出医院管理是一门独立的科学,提倡对医院管理人员进行管理教育。1913年美国外科医师协会成立,把医院标准化作为目标之一。1917年召开了医院标准化大会,此后,在全美国开展了医院标准化运动,并开始医院评审。该协会对不符合标准的医院的医师不予承认会员资格。1935年该协会调查委员会主席麦凯克恩出版了《医院的组织和管理》专著,开始形成医院管理学科体系。为适应医院管理工作的需要,美国医学会开始组织医院管理人员讲习会。从1934年开始,美国芝加哥大学设立了医院管理的课程。之后,许多大学都设立了医院管理课程,由大学培养医院管理专业人员。美国的医院管理学以及医院管理学大学教育的成果,引起了世界各国的重视,第二次世界大战后欧洲等许多国家都效仿美国的做法,纷纷在大学设立医院管理课程(讲座)或管理专业,促进了医院管理学的发展。

三、管理科学阶段

管理科学阶段是协作的系统的管理阶段。第二次世界大战以后特别是进入 20 世纪 60 年代,医疗技术飞速发展,促进了医院现代化建设的进程。由于基础医学各学科进一步广泛地应用于临床医疗,打破了各科独立进行医疗技术的科学管理界限,医师仅凭个人的经验为患者提供全面的服务显然不够了,而形成多学科乃至医院非医疗部门的协作。又因新学科的不断出现,医院的组织结构、技术结构日趋复杂,使得以医师为主体的医师、护士、患者之间的简单运行关系转向一个组织过程。医院的组织指挥不再是以单一的权力结构形式沿着一条指挥链向下传递,而是对医院各专业系统组织有效的协调。现代管理科学的许多理论、观点和方法,大量被医院管理所引用,电子计算机等技术也广泛应用于医院管理,加速了医院现代化进程。

20 世纪 80 年代,世界卫生组织确定了"2000 年人人享有卫生保健"的全球性卫生战略目标,促进了医学模式向生物、心理、社会医学模式转变,医院功能扩大,出现了与社区相联系的医院外周功能单位,促使医院将传统的封闭管理模式改变为系统的开放式管理。医院作为一个不断发展的复杂的技术服务系统,着眼于医院发展的社会利益目标,组织院内外多层次多系统的协作,优化自身的结构,提高在社会卫生保健系统中的竞争能力,从整体上寻求医院新的发展。

为了适应医院管理的实践与发展,欧美各国与日本进一步发展了专业机构、学术团体和行业协会,出版医院管理专业的杂志和专著,各医学院校纷纷开展了医院管理专业教育,使医院管理实践、管理人才培养和研究工作结合起来,推动了医院管理科学的进步与发展。

四、文化管理阶段

文化管理是近年医院管理领域的又一个新的阶段。在企业界,20 世纪 60 年代就有人开始进行文化管理的研究,到了 20 世纪 80 年代,对这一课题进行探讨的文章数量大大增加。很多管理者期望通过有效管理并弘扬组织文化,以创出良好业绩。在众多的文化管理的专著中,影响最大的要属于彼得·圣吉的著作《第五项修炼——学习型组织的艺术和实务》。在企业界文化管理思潮的影响下,医院文化管理也日益受到医院管理者的重视。医院管理者开始逐渐认识到文化是医院经营管理中宝贵的无形资产,文化管理是现代管理的前沿,是核心竞争能力的原动力,医院文化管理是医院获得持续发展的有效手段。

医院文化作为文化管理理论在医院的表现形式,它既是社会文化在医疗卫生领域的拓展和延伸,又具有自己的框架结构、价值取向和个性特征。医院一旦形成自己特有的文化氛围,就会反过来对医院组织的发展、医院主体的行为产生巨大的推动或制约作用。医院文化作为医院这个特殊的社会组织,在一定的民族文化传统中逐步形成的具有本医院特色的基本信念、价值观念、道德规范、规章制度、生活方式、人文环境,以及与此相适应的思维方式和行为方式的总和,其内涵包括由物质、制度、精神文化构成的三大子系统以及医院哲学、医院精神、医院道德、医院民主、医院制度、医院公共关系等六个方面的内容。其中医院价值观念是医院文化的核心与灵魂。价值观是医院在追求成功过程中所推崇、信奉的原则和价值取向。医院文化作为医院经营管理的新型管理理论,一是能较全面地认识和运用医院管理各要素的实施管理。医院中不仅存在经济的、技术的要素,还存在着文化的、心理的要素,积存着大量的价值观念、道德规范。把管理当作"一种文化和一种价值观及信念的系统",从而完全适应了新技术革命以来管理人文化建设的趋势。二是它着重从管理的哲学层面阐述管理要点。它研究的不是医院管理中的具体问题和具体方法,而是医院管理中的世界观和方法论;它回答的是医院是什么? 医院应该具有什么样的基本信念、价值观、道德规范等反映管理理论中的"哲学"层面的重大问题。目前,国内外医院都十分重视医院文化的研究及其在医院管理中的应用,我国医院近年来绝大多数建立了自己的形象识别系统,提炼了医院精神和核心价值观,建立了医院员工的行为规范,普遍提出建设学习型医院的理念并加以实践,也有医院提出较为系统的研究型医院、学院型医院的文化建设理念、管理思路和具体措施。

(张翠红)

第二章

医院信息系统管理

第一节　医院信息系统的管理模式概述

一、医院信息系统管理模式的内涵

管理模式是在管理人性假设的基础上设计出的一整套具体的管理理念、管理内容、管理工具、管理程序、管理制度和管理方法论体系。医院信息系统的管理模式就是在医院管理理念的指导下在医院信息系统管理过程中固化下来的一套操作系统,与管理模式有关的英文表达有管理交流(management system)和管理模型(management model)。它可以用公式表述为:管理模式＝管理理念＋系统结构＋操作方法,可简单表述为:管理模式＝理念＋系统＋方法。

下面将简单介绍医院信息系统管理模式的要义。

二、医院信息系统的管理理念

随着信息技术的迅速发展,信息化、数字化已经进入各行各业和人们生活中的许多方面,我国的医院也不知不觉地进入了数字化和信息化时代。据中国医院协会信息管理专业委员会的调查显示,我国医院信息化建设正处于由管理信息化向临床信息化过渡的阶段,部分有条件的地区和医疗机构已在开展区域卫生信息化的实践探索工作。医院在实施信息化系统工程的过程中,经验在不断累积,其信息环境、信息意识以及管理理念都发生着积极的变化。

医院信息系统的管理理念总结起来主要体现以下几方面。

(一)医院的发展离不开医院信息系统的有效管理

医院随着自身的发展,需要将各种新技术和医院的需要相结合,通过改造和创新,提高医院的医疗质量、工作效率,提高管理水平,更好地服务于医院外部顾客(患者和社会公众)和内部顾客(医护人员、管理人员等),并提高医院的科研、技术水平。实践证明,医院信息化的水平决定着这些目标实现的程度。

(二)医院信息系统的管理要"以人为本"

医院信息化的一个重要灵魂就是要"以人为本",即以患者为中心,以医务人员为主体,二者并行不悖,有机统一。让患者从进入医院的第一个流程——挂号开始,就可以感受到信息技术带来的便利。同时,还要充分尊重医务人员的价值,帮助他们提供更便利快捷的工作环境,使得医务人员可以更好地为病患服务,最终使患者获益。人性化的思想,要最终落实在人性化的信息系统设计和后期的管理上。

(三)医院信息系统的管理要着眼于资源整合

医院的资源整合涉及学科、人力资源、设备、信息等方面,医院信息系统的管理要以整个医院的科学发展规划为蓝本,为医院的全方位的资源整合提供技术和管理上的支持。此外,医院信息系统的管理还要着眼于区域卫生信息化的目标,协同区域内信息共享工程的实施和管理。

(四)医院信息系统的管理要体现科学性、灵活性

管理是一门科学,它具有科学性和艺术性。医院信息系统的管理只有坚持可持续健康发展的总体目标,执行相关策略和方案,才能破解医院管理中的实际问题。由于信息化规划、设计开发环节,没有充分考虑到医院信息系统的可扩展性以及医院经营活动的变化等因素,医院信息系统的管理经常遇到棘手的问题。因此,医院信息系统的管理要能支持以工作流为基础,满足医院业务流程和管理流程的优化、重构等变化的要求,改变传统的模块化管理模式。

三、医院信息系统管理的系统结构

医院信息系统管理的系统结构不同于技术系统结构。根据一般系统结构理论及其延伸的全面关系流管理理论,在给定的系统环境中,系统行为仅由系统基层次上的系统结构决定和支配。社会和组织网络的构成部分之间的关联是通过关系流(即信息流、物流、资金流、人员流和能量流等)建立起来的,为了理解和控制社会或组织行为,归根到底是理解和控制社会或组织网络的全面关系流。因此,这里的医院信息系统管理的系统结构是指为实现医院信息系统的科学有效管理,而建立的保障医院信息系统良性发展的医院资源关系结构。医院信息系统管理就是以医院整体与整个医院环境相互关系为出发点,在纵向上按层次进行管理,在横向上分系统管理,在纵向与横向的交错点上按开放动态管理,并在层次与层次之间、子系统与子系统之间、层次与子系统之间的决策、组织、协调和控制的有机性、相关性、联动性等方面进行系统辩证的考量。

四、医院信息系统的管理方法

医院信息系统的管理说到底就是对人的管理,所以任何医院信息系统的管理方法都要首先考虑人的因素。管理方法有行政方法、经济方法、制度方法和教育方法四类。行政方法是通过直接的行政系统采用行政手段作用于管理客体的方法。经济方法是运用奖金、津贴、福利、待遇等手段激励被管理人员的方法,由于这种方法与人们的物质利益紧密相连,对于调动人员的积极性有较大的作用。制度方法又叫"法律方法",是指用一定的规范约束管理客体的方法,它对于保持管理的稳定性、连续性和标准性有很大的作用。教育方法是用不同的形式解决被管理人员思想问题的方法,人们常说的精神激励、思想政治工作、行为科学就属于教育方法。

医院信息系统的管理方法是在医院信息系统管理实践中产生和发展的,一般是综合上述四类方法而制定的符合医院实际和信息化特点的制度规范以及评价工具。例如医院信息系统基础设施运行与管理规范。

实现医院信息系统的科学管理,可以引入备受企业界推崇的全质量管理方法和六西格玛管理方法。六西格玛是一项以数据为基础,追求几乎完美的质量管理方法,通过消除变异和缺陷来实现零差错率。六西格玛可解释为100万个机会中有3.4个出错的机会,即合格率是99.999 66%,而3个西格玛的合格率只有93.32%。六西格玛的管理方法重点是将所有的工作作为一种流程,采用量化的方法分析流程中影响质量的因素,找出最关键的因素加以改进从而达到更高的客户满意度。

值得注意的是,我国医院信息系统的管理方法正朝着标准化、规范化的方向发展。

(高 阳)

第二节 医院信息系统的开发与实施管理

医院信息系统建设是一项庞大的系统工程,它涉及各层次管理人员、多业务范围、多学科领域,必须严密组织、科学管理和精心操作。严密组织是医院信息系统顺利实施并取得成功的保证。组织工作包括领导与组织实施两个方面。

一、系统软件供应商的选型问题

根据相关文献的报道,目前我国 HIS 企业的数目数以百计;总结过去十余年我国医院信息化的历程,在市场机制的驱动作用下形成了今天我国 HIS 系统产业快速增长、百花齐放的喜人局面,但缺少集中、规划和协调统一又成为今天 HIS 市场混乱、高失败率、信息交换困难的根源。在目前市场激烈竞争的状况下,而 HIS 市场的不规范,引发了厂商之间的不正当竞争。软件公司为了生存,盲目签单,没有开发与实施实力,而这又引起了医院客户的应用需求得不到满足,服务不满意,形成恶性循环。因此综合评价供应商,搞好系统软件选型对于医院的信息系统的开发、实施和应用的成功至关重要。一般需要委托咨询公司或者特别的专家小组来进行综合评判论证。而恰恰当前医院普遍没有对 HIS 的选型与实施的咨询引起重视。

HIS 系统软件供应商的评价工作主要包括如下几方面。

(一)详细考察与评价供应商提供产品的功能

1.观看产品演示和功能讨论

系统演示可以起到一个参考作用,但不能把它与真实系统当作一个概念。可以讨论功能的完备程度、界面的设计、操作的方便灵活性、标准化程度、系统安全性和数据安全性设计等。

2.访问与考察用户

可以找规模、性质、管理体制尽可能接近的医院进行深入细致的访问。看系统运行的状况,实际应用模块的数量等。

3.其他

比较同一系统在不同医院的实现,相同功能模块在不同医院运行的情况。

(二)技术评价

技术评价的主要目的是对 HIS 开发商在系统研发中采用的技术的科学性和先进性进行评价。评价可以围绕以下的主体进行。

(1)系统的体系结构(两层/三层,C/S 或 B/S 或 B/S/C 混合结构),网络结构与协议,主服务器类型等。

(2)操作系统,数据库系统的选择,主题数据库设计水平;系统的标准化程度,开放性。

(3)系统实现的难易程度,系统数据的继承性。

(4)继承程度与外部系统的互联性。

(5)系统运行的可靠性,安全与保密性设计。

(6)操作的方便与系统的实时性设计。

(三)厂商资质评价

1.产品与服务的销售额(市场份额)

当然,并不能把这一因素作为一个重要的依据,在中国目前的 HIS 市场环境下,往往会出现,战线拉得过长,反而对用户后继服务不利的情况。

2.财务状况

判断其持续盈利的能力。如产品链、持续的研发能力、新技术的跟踪能力。

3.技术管理能力

文档版本。

4.维护与服务

如承诺;组织机构;服务的水平、态度,及时性等。

5.员工素质

包括管理人员、技术人员、服务人员。

(四)报价或投标价格分析

实际上是性价比分析。鉴于目前我国 HIS 产品市场的不成熟性,产品鱼目混珠、价位相差有时大得惊人。与我国企业信息化领域 ERP 市场的状况有些相似。要认真甄别 HIS 产品与服务的价格构成,绝不能认为价位越低越好。价格分析的内容包括:①软件费用评估。②网络和硬件费用评估。③安装和培训费用。④系统支持和维修服务费用。

二、医院信息系统建设中的组织工作

医院信息系统建设中的组织工作,主要是对医院信息系统建设全过程中进行合理的组织,对职员任务、工作计划、人员分工、实施方案等都做出明确的规定,并随时进行必要的调整。

(一)医院信息系统建设中的组织领导

实施医院信息系统是一项重要任务,必须加强领导工作,其中最重要的是坚持"一把手"原则。就是要求主要院领导对系统建设、应用工作的组织协调给予高度重视,亲自参与。主管院领导不仅要从形式上担任医院信息系统建设领导小组组长,而且要真正从思想上和行动上成为医院信息化建设的组织者、领导者和指挥者。要根据系统实施的总体目标,将不同部门的人员组织起来,按照既定的规划和实施计划,有条不紊地进行工作。

医院信息系统的组织工作应遵循组织管理原则,实行责权一致、统一指挥、分工协作,这是有序、高效运行的组织保证。信息技术和通信技术的飞速发展,使阻滞医院信息系统发展的种种技术难题都能得到合理的解决,而真正困扰医院信息系统建设的难题往往不是技术性问题,而是管理、意识、行为等方面的问题。因此,关注和解决医院信息系统建设中的管理、意识、行为等非技术性问题非常重要。

医院信息系统是由相互作用和相互依赖的若干不同层次的子系统组合而成的、具有特定功能的有机整体。创造一个好的软、硬件条件是应用医院信息系统的重要保证。要想顺利有序、快速高效地建立医院信息系统,涉及网络建设、规划计划、软硬件建设、人员培训等一系列工作。更重要的是涉及医院体制、结构、管理模式和运行机制等方面的优化调整和重组。而且,各项工作都要符合规范,以标准和制度为依据,从而保障医院信息系统有条不紊地进行,不致发生相互推诿、人浮于事、质量低劣、信息紊乱等现象。因此,应根据医院规模和系统建设规划,建立相应的领导机构,如医院信息系统建设领导小组和相应的保障小组,按照规划和设计总体方案,精心策划,严密组织,严格管理保证完成各个阶段的任务。

1.医院信息系统建设领导小组成员与职责

医院信息系统建设领导小组组长一般由院长或主管业务的副院长担任,成员包括医务部(处)主任及主管医疗的助理员、护理部主任及主管护理的助理员、信息科主任、经管科主任、药剂科主任、计算机室负责人等。领导小组的职责是对医院计算机网络系统建设和应用进行总体规划,审查和制订系统应用中有关的业务功能、技术规范、工作流程、性能指标和工作制度,负责协调解决医院信息系统建设中的重大问题;审核、部署系统建设和应用中的重要活动,如阶段计划、网络管理、系统配置、人员培训等。医务部(处)主管领导负责医疗工作流程优化重组、医疗数据质量管理等。信息科主任负责日常工作的组织协调和管理。计算机室负责人是技术应用的领导者和指挥者,应按应用规模安排好系统配置、系统调试、系统维护、安全管理、人员培训等工作。

2.工程保障小组组织与职责

根据系统建设阶段性任务的需要,建立若干保障小组。保障小组包括工程技术组、行政协调组、技术维护组、模拟运行组等。各组责任到位、密切配合。各组的成员和主要任务如下。

(1)工程技术组。组长一般由计算机室负责人担任,成员主要是计算机工程技术人员,还可临时聘请既熟悉计算机技术,又熟悉医疗专业的科室人员。该组全面负责信息系统工程建设技术方面的实施工作,负责医院信息系统安装调试、技术维护等工作。

(2)技术保障组。组长由计算机工程技术人员兼任;成员有药品管理人员、卫生经济管理人员、卫生统计人员、医疗护理管理人员。主要负责相关数据库字典的建立和维护,协助工程技术组做好基础工作或其他日常工作。

(3)模拟运行组。组长由计算机工程技术人员兼任,或由机关职能部门人员担任。本组主要任务:一是负责相关子系统应用软件的试运行,校验应用软件之间的对应关系,找出运行中存在的问题,与工程技术组共同协商解决办法或上报;二是筹划和安排人员培训中的应用示范。

(4)行政协调组。由医院领导、部门领导、机关干部、信息科有关人员组成,全面负责医院信息系统建设中的行政管理、组织协调、实施运作等非技术性问题。尤其在工程建设初期,要对原有的管理模式、工作流程做较大的改动,这涉及各部门的人员调整、工作量调整等一系列问题。协调科室之间、专业之间、上下之间、个人之间的关系需要花费大量的精力,因此,行政协调组就要行使最高组织权力,充分做好协调工作。

(5)质量监控组。应由主持医疗工作的院领导任组长,成员有医务处、统计室、卫生经济管理科、药剂科等单位的负责人。本组负责医院信息系统网络的各类数据、信息质量,检查收费管理、药品管理等执行情况,利用网络监控各种问题,并立即通知当事人予以纠正。特别是在医院信息系统运行期间,质量监控必须强而有力,要制定约束用户使用医院信息系统的规则,并严格检查落实情况,确保医院医疗工作和经济活动处于标准化、规范化管理之中。

(6)宣教文秘组。成员由政治处和信息科有关人员组成,负责宣传教育工作,收集、整理有关会议记录、技术资料文档、重大活动纪实性图片、录像,草拟相关规划计划、规章制度等。

(二)医院信息系统建设的组织工作

在医院信息系统建立过程中存在大量的组织、协调工作,这些工作甚至比技术工作更重要。

从医院信息系统本身的特点来看,特别是在手工方式向计算机系统转换的过程中,必须要由医院领导和机关进行组织协调,才能使医院信息系统顺利启动应用。在医院信息系统实施中,如何把各部门、科室、专业组合成最优协调的综合整体,是组织工作的主要任务。在医院信息系统使用过程中,要监督和协调各个部门信息录入的时间和质量。在网络环境下,各个部门信息的协调性是信息质量非常重要的保证。所以,在组织实施中应注重理清思路,把复杂的流程分解为简单的操作,从杂乱的工作中理出头绪来,进行层层分解。在最基础的具体工作项目上下功夫,使组织机构、人员配备、计划协调、岗位职责、培训教育、物资保障等各个方面的工作有组织、有计划地进行。例如,在病房做入出转处理前,住院处必须完成患者入出转信息的处理,要求住院处必须保质保量、按时完成患者入出转信息的处理,否则后续工作将无法进行。在医院信息系统中的每一个子系统使用前,管理部门都要充分动员,组织试点,严密部署应用步骤,适时制定相应的管理制度与规范,把应用工作的每一个步骤都落到实处。

在组织实施过程中,要认真研究工作任务的划分,权衡归类,确定各阶段管理幅度和划分各小组管理关系。同时,要把握好计划与目标,人员组成,工作任务和相互协调。换句话说,医院信息系统领导小组首先要将实施过程进行周密的计划,确定各阶段要达到的基本目标,界定有关的基本工作内容,并把它们逐步进行分解,重新组合成若干单元。其次,根据工作内容组成相应的工作小组,各小组人员与相关工作单元相结合,双双落实。最后要把所分配的相关工作任务联系起来,不定期地进行有效地交流、协商,随时发生的变化随时进行协调处理,保证系统目标的顺利实现。

1.把握好工程建设中的组织协调工作

医院信息系统建设中的各个环节是一个有机的整体,在组织结构体系上要反映信息系统建设的内在联系,形成统一的管理系统。各个部门、科室必须在医院信息管理系统的统一部署下,按照各自的实际情况进行结构调整,使全院信息系统建设、应用与管理工作相互衔接配合。医院信息系统建设中的组织协调工作主要分为以下几个方面。

(1)预先性的组织协调。在医院信息系统建设工程计划实施前,应事先拟订工程实施中可能出现问题的处理方案。要根据工程建设的计划、目标和任务,选择和配备有关人员、设备和技术,落实工程经费。

(2)过程性的组织协调。在工程实施过程中,组织协调的主要内容有根据工程实施情况进行定期和不定期的检查、指导、现场办公,积极、主动地处理和解决发现的各种问题。

(3)反馈性的组织协调。根据已经发生的情况来协调控制未来的实施过程,包括各项实施活动的结果分析、人员情况分析、计划完成情况分析、设备使用状况分析和经费开支分析等,进行及时的协调反馈。

(4)总体性的组织协调。根据医院信息系统建设目标,协调控制医院体制、任务安排资源配备和经费投入等方面的关系。

2.把握好组织实施中的几个重要环节

(1)强化组织管理,确保运行畅通。医院信息系统的实施和应用,必然会与医院原有的管理观念、管理模式、运行机制、工作方法和习惯发生一系列的冲突与矛盾。这些冲突和矛盾往往不一定是技术上的问题,而是组织协调不当或认识偏差造成的。在系统建设初期,首先遇到的问题是部分人员思想上存有消极情绪,根源在于他们普遍认为计算机联网是多此一举,几十年来没有计算机系统不是照样工作?尤其是运行初期,常因操作不熟练或方法不当造成错误,出现不少麻烦,导致消极情绪,其表现是热心不足或拒绝接受等。计算机系统的效益究竟如何呢? 巨资建网络是否抵得上引进设备呢? 这是少数人员的忧虑,他们精力不足,顾虑重重。还有的人认为,工程建设与己无关。因此,应根据上述种种问题,开展有针对性的宣传教育活动,强化组织领导的作用。

(2)要精心部署协调,严密组织管理。医院各级领导要积极利用各种场合和机会,不失时机地大力宣传医院信息系统建设的意义,把工程建设成绩作为衡量各级领导干部和各类人员业绩的重要标志。医院领导必须主动参与协调各部门的关系,采取一切行之有效的办法,营造出一种人人关心工程建设,个个能够献计献策的良好氛围。

在建设初期,各种问题千头万绪,涉及观念、认识、管理、协调等一系列非技术性问题,更需要强有力的组织领导、广泛动员、严密组织、精心部署和合理协调。如在手工操作转换到计算机系统应用的初期,部分人员不能适应新的工作环境和要求。又如,系统的应用新增了一些工作内容,同时为提高工作效率,取消了一些不适应系统运行的环节或岗位等。这些变化,导致其工作方式、任务与原来习惯有较大改变,涉及部分人员或单位的工作量和利益的重新分配。因此,必须充分估计各个环节可能发生的问题,制定组织保障措施,全力保障工程建设安全顺畅地实施。

(3)循序渐进上网,稳步实施应用。在实施步骤方面,要依据应用系统设计功能和要求,在医院总体规划的指导下,结合管理、人员、技术、经费、培训及其他条件,采取"四先四后"的方法进行,即:先重点后一般、先门诊后临床、先模拟后推广、先培训后上网,分期分批、循序渐进,做到应用软件成熟一个上网运行一个,避免出现忙乱现象。

在设备的选型配置方面,要遵照医院信息系统设备选型的要求,结合医院的财力状况和对设备的认识程度,采取先论证后谈判、先试用后定型的原则,选定质优价廉的硬件设备,解决好网络设备、计算机型号、技术性能指标、工程建设投资四个方面的问题,确保工程建设质量和投资效益。

在人员培训方面,要根据系统运行计划和力求实用的指导思想,搞好人员培训,采取先集中后分散、先典型后普及、先理论后实践、先基础后应用的方式,保证培训质量。

(4)组织精兵强将,搞好内外专业结合。医院信息系统建设,需要计算机专业技术人才与懂管理、懂医学专业的人才密切配合。实践经验说明,仅依靠计算机专业技术人员不可能完美地完成子系统软件的设计与应用。在医院信息系统建设过程中,要从业务管理机关及科室中选调责任心强、具有较高专业水平和计算机知识的精兵强将,参与技术保障组的工作,协助计算机工程技术人员完成基础数据准备、定义字典、人员培训等工作。这部分人员熟悉系统建设过程,又掌握了数据库知识和网络技术,基本系统完成后又回到原来的工作岗位,成为系统应用的行家里手,起到小教员和应用骨干的作用。

(5)处理好计划与控制、规范与习惯、责任与权力的关系。计划与控制,就是工程建设对医院来说是一件前所未有的大事,不确定因素较多,风险较大,必须进行周密计划和严格控制,将工程各个阶段的时间、经费、进度、协作单位、设备配置、影响因素等列入计划,实行动态跟踪监控,随时掌握情况。所谓规范与习惯,指不断强化新规范,克服旧习惯。由于医院内部的工作千差万别,数据种类繁多,执行操作难以统一。原来不规范、不统一的地方都需要调整到系统应用的基础上,强化标准化、规范化意识,遏制不规范的行为和习气。所谓责任与权力,就是不能只注重建立合理、精干的组织机构形式,而应根据各小组的分工、特点和任务,赋予各小组相应的职责和权力。这样,既有利于发挥各小组成员专业特长和工作能力,又能保持协调一致。

(高　阳)

第三节 医院信息系统的应用管理

医院信息系统的应用管理应该是一个建章立制的过程。医院信息系统的应用加强了医院管理,同时也带来了许多新问题,需要不断制定和完善制度。这里就当前医院信息系统应用中的网络安全管理、各类人员职责、系统操作要求做一个简要的介绍。

一、网络安全管理制度与规则

(一)网络安全管理制度

(1)医院信息系统网络系统的建设和应用,应遵守国家有关计算机管理规定。

(2)医院信息系统网络系统实行安全等级保护和用户使用权限控制。安全等级和用户使用权限以及用户口令密码的分配、设置由计算机中心专人负责制定和实施。

(3)计算机中心机房应当符合国家相关标准与规定。

(4)在医院信息系统网络系统设施附近实施的病房维修、改造及其他活动,不得危害医院信息网络系统的安全。如无法避免而影响医院信息系统网络系统设施安全的作业,须事先通知计算机中心,经中心负责人同意并采取相应的保护措施后,方可实施作业。

(5)医院信息系统网络系统的使用单位和个人,都必须遵守计算机安全使用规则,以及有关操作规程和规定制度。对医院信息网络系统中发生的问题,有关使用单位负责人应当立即向计算机室有关工程技术人员报告。

(6)对计算机病毒和危害网络系统安全的其他有害数据信息的防范工作,由计算机中心负责处理。

(7)所有上网计算机绝对禁止进行国际联网或与院外其他公共网络直接连接。

(二)网络安全管理规则

(1)网络系统的安全管理包括系统数据安全管理和网络设备设施安全管理。

(2)网络系统应由专人负责管理和维护,建立健全医院信息网络系统各种管理制度和日常工作规章,如值班制度、维护制度、数据备份制度、工作移交制度、登记制度、设备管理制度等,以确保工作有序进行,网络运行安全稳定。

(3)设立系统管理员,负责注册用户、设置口令、授予权限、对网络和系统进行监控,重点对系统软件进行调试,并协调实施。同时,负责对系统设备进行常规检测和维护,保证设备处于良好功能状态。

(4)设立数据库管理员,负责用户的应用程序管理、数据库维护及日常数据备份。每周、每月必须进行一次全备份,每天进行一次日志备份,数据和文档及时归档,备份介质应由专人负责登记、保管。

(5)对服务器必须采取严格保密防护措施,防止非法用户侵入。系统保密设备及密码、密钥、技术资料等必须指定专人保管,设专用库房或专柜存放。拷贝或者借用涉密载体必须按同等密级文件确定权限,履行审批手续,严禁擅自拷贝或借用。

(6)系统应有切实可行的可靠性措施,关键设备需有备件,出现故障应能够及时恢复,确保系统不间断运行。

(7)所有进入网络使用的软盘,必须经过严格杀毒处理,对造成"病毒"蔓延的人员,严格按照有关条款给予行政和经济处罚。

(8)网络系统所有设备的配置、安装、调试必须指定专人负责,其他人员不得随意拆卸和移动。

(9)所有上网操作人员必须严格遵守计算机及相关设备的操作规程,禁止无关人员在工作站上进行系统操作。

(10)保持机房清洁卫生,并做好防尘、防火、防水、防触电、防磁、防辐射、防雷击等安全防护工作。

(11)计算机工程技术人员有权监督和制止一切违反安全管理的行为。

(三)网络安全监督制度

计算机室对医院信息、网络系统安全保护工作行使下列监督职权。

(1)监督、检查、指导医院信息系统网络系统安全保护工作。

(2)查处危害医院信息系统网络系统安全的违规行为。

(3)计算机工程技术人员发现医院信息系统网络系统安全隐患时,可立即采取各种有效措施予以消除。

(4)计算机工程技术人员在紧急情况下,可以就涉及医院信息系统网络安全的特定事项采取特殊措施进行防范。

(5)履行医院信息系统网络系统安全保护工作的其他监督职责。

(四)网络技术管理规则

(1)计算机工程技术人员是网络系统技术管理的直接责任者,应为满足系统功能要求和用户需求对网络系统进行操作和维护的全部活动进行管理。

(2)网络系统中各类设备的配置,由系统负责人提出计划,报医院信息系统建设领导小组审批后实施。系统硬件设备的购买、使用、保管、登记、报废等,均按医院医疗设备管理规定执行。

(3)系统软件在交付用户使用前,计算机工程技术人员必须严格按照功能要求全面调试,达到系统功能要求后交用户使用。

(4)计算机工程技术人员实行分工负责制。

(五)人员培训制度

(1)医院要设立教学功能齐全的计算机培训教室。培训用的机器数量要满足全院人员培训需要。

(2)要制定培训大纲、培训计划,并严格按计划实施。所有计算机操作人员都要经过考试合格后持证上岗。

(3)人员上岗的要求是掌握计算机基本知识和基本操作技能,能够严格按照计算机操作规程和系统应用要求进行操作;录入数据快、准、全,熟练掌握相关应用系统的操作。

(六)数据质量分析评价制度

(1)统计室负责每月定期在医务统计子系统中完成月统计工作,保证院领导及时查询医院医疗工作效率、效益及质量。

(2)完成统计分析和统计简报,将统计分析结果及时提供给医疗管理部门和院领导。

(3)医务部门负责人不定期地在全院大会上用网络数据进行讲评,讲评内容包括全院医疗工作效率、效益和工作质量指标完成情况、医疗费用收入、病种管理等情况。

(七)工作站管理规则

(1)各工作站一律不配软驱和光驱,避免因病毒传播造成数据丢失或网络瘫痪。

(2)严格按照计算机操作使用规程进行操作。操作中必须做到细致认真、快速准确,及时完成各项录入工作。

(3)经常保持各种网络设备、设施整洁,认真做好网络设备的日清月检,使网络设备始终处于良好的工作状态。

(4)加强设备定位定人管理,未经计算机工程技术人员允许,不得随意挪动、拆卸和外借。

(5)机房内严禁存放易燃、易爆、易腐蚀及强磁性物品;遇有临时停电及雷电天气,应采取保护措施,避免发生意外;机房内不准吸烟、进食、会客、大声喧哗;严禁无关人员上机操作或进行其他影响网络正常运行的工作。

(6)严格交接班制度,工作中遇到的问题要及时妥善报告和处理。

二、医院信息系统人员职责

系统管理人员负责监控全院网络工作情况,及时处理网络中所遇到的问题,重大问题和难以解决的问题要及时上报,并请有关部门给予指导和解决。

(一)网络系统管理人员职责

(1)系统管理人员负责注册用户、设置口令、授予权限,并适时加以修改,以便增强系统的保密程度。

(2)对网络和系统进行监视并适时协调管理。

(3)对系统设备经常检测和维修,防微杜渐,保证网络和系统设备处于良好的工作状态。

(4)坚持经常到站点巡视,了解各站点人员、设备、系统应用等情况,以便适时进行调整和维护。

(二)网络中心人员职责

(1)负责网络维护工作,对全院网络情况实施监控,随时解决网络中出现的各种情况,并在适当时候,根据医院的需求,对网络实施改造和更新。

(2)负责新上网系统的调试,参与制订启用计划,并指导应用。

(3)负责网络计算机的安装、调试、保养和维修工作。

(4)负责对医疗信息、设备资料及消耗材料进行管理,使之充分发挥作用。

(5)负责全院人员计算机知识、系统应用的培训指导工作,使全院人员都能正确地利用计算机进行工作。

(6)设置数据库管理员,保证数据库 24 小时正常工作,做好数据月、周、日备份工作,备份介质由专人登记、归档、保管,确保数据的准确无误。

(7)采取严格的保密措施,防止非法用户入侵,防止病毒传播。

(8)根据医院的特点,适时开发新的应用系统,以满足医院信息的要求,扩展网络的应用范围。

(三)系统维护人员职责

1.公共字典库维护人员职责

(1)了解公共字典库在系统应用中的作用、相互关系及目前使用情况。

(2)正确掌握公共字典库的创建、维护及各种参数的作用。

(3)对公共字典库进行监控和管理,防止擅自修改字典库。

(4)及时调整公共字典库的内容,确保系统的正常运行,对出现的问题能够及时加以处理。

2.系统字典库维护人员职责

系统字典是系统本身定义的、相对固定的数据。系统字典库维护人员要保证系统字典的完整性,不要随意修改。确实需要对系统字典进行修改时,要全面考虑其作用以及与其他表的相互关系,在保证不影响其应用的前提下进行修改。

3.药品字典库维护人员职责

(1)了解药品字典库在系统中的作用、地位、使用情况及药品字典库与其他字典库的关联关系。

(2)正确掌握药品管理的规则,合理地创建药品字典库,使各系统之间协调一致,正常有序地运行。

(3)对药品字典库进行监控,对出现的异常情况及时予以排除,及时对药品字典库的内容进行更新,以满足各子系统的应用。

(4)积累药品字典库的维护经验,加强药品字典库的维护,确保优质高效地为临床服务。

4.价表字典库维护人员职责

(1)了解价表字典库在全院医疗信息中的中坚作用、地位、使用情况及字典库变化引起的连锁反应。

(2)根据国家物价局有关文件,合理创建价表字典库,使医疗收费合理、清楚。

(3)及时对价表字典库进行监测和维护,及时处理收费项目的漏费、交计费等情况,努力使得医疗费用准确收取。

(4)对价表字典库的更新要考虑周全,确保各系统正常运行的情况下进行运作,同时把改变情况通报各有关人员,并做记录归档。

(四)监控人员职责

1.收费管理监控人员职责

(1)负责监控门诊收费处、住院收费处规章制度落实情况。

(2)负责监控价表项目是否符合当地收费标准,新增项目是否有严格的申报审批手续,以及会计项目分类、核算项目分类归类的准确性。

(3)负责监控收费的费别、身份、体系合同单位及收费项目等基础数据录入的准确性,发票打印是否标准,项目归类是否准确,底联发票保存是否按照财务制度要求执行。

(4)负责监控预交金录入的及时性、准确性,监控患者医疗过程的预交金使用情况,按规定及时进行催款,防止患者欠费、逃费,严格执行奖罚规定,对有欠费、逃费患者的科室予以处罚。

(5)负责监控收费结账人员执行医院有关减免费、费别修改审批权限及减免额度的情况。

(6)参与门诊收费和住院收费的日结、月结工作,监控日结账与医疗会计现金交接工作;监控核对会计转记账数据准确性;参与监控成本核算数据的准确性、可靠性。

2.药品管理监控人员职责

(1)负责监控全院药品采购的入库上账,药品发放的出库上账及各药房药品请领的入库上账等数据的准确性和及时性。

(2)负责监控门诊药房、住院药房、药库规章制度落实情况,要求门诊药房必须核对处方与计算机处方信息后方可发药;要求住院药房严格按计算机医嘱摆药。

(3)参与门诊药房、住院药房、药库的日结和月结工作,严格审核汇总数据的准确性。每月底凭各点月结报表库存数进行清点库存工作,做到账物相符。

(4)监督药库及各药房月底盘点工作,要求做到账物相符,并与药剂科主任经常抽查。

3.医疗质量监控人员职责

(1)负责指导和监督所有医疗信息工作站的业务工作,如门诊挂号、住院登记、入出转院、数据录入、护士工作站、差错与事故、病案编目、病案流通、综合查询等系统。

(2)负责监控门诊就诊患者、住院患者的费别、体系单位等患者基本信息的准确性;确保诊断、入院时间、入院科室等医疗信息的准确性;监控住院患者入科时间、等级护理、病情状态等数据的准确性;监控患者入出转院情况,确保流动日报的准确性;监控医技科室工作量录入的准确性;监控手术例数与大、中、小手术数据的准确性。

(3)负责制定本院医疗质量等级标准,监控数据分析结果的质量和可靠性,并用于指导科室工作。

三、医院信息资源管理

信息资源管理(information resource management,IRM)的问题在20世纪70年代就提出来了。根据美国学者诺兰的六阶段模型,在组织引进信息系统后,开始的三个阶段(开始、扩散、控制)中人们注意的多是计算机的管理,然而在后三个阶段(综合、数据管理和成熟)中,人们开始注意组织的数据资源管理。这就是数据资源管理研究的开端。

比较新的观点把IRM定义为对组织中数据、模型等信息资源控制和管理问题。信息资源管理研究既涉及如何对组织中信息资源进行开发,也关系到如何保证已有信息资源的安全性,还包括如何提高信息资源的利用效率,组织内部信息资源的标准化、一致化,以及和组织外部的信息交换等问题。

(一)信息管理部门与CIO

当组织引进信息系统之后,随着信息技术的普及,信息的重要性逐渐被组织中成员所认识,组织中专门从事信息工作的人会增加,这时往往会产生信息资源不足。过去,组织中信息工作都是和组织的业务融合在一起,以后由于信息工作量的增加,可能要产生新的组织机构专门做信息处理工作。那么,这个信息处理部门和组织其他部分是什么关系?对信息处理部门的管理如何进行?这些都是当信息系统建立以后,组织很快就会面临的课题,也是信息资源管理重要的侧面。

早期引进信息系统的组织,往往是使用大型计算机主机系统,因此,一般是成立一个计算中心之类的部门,但这个部门主要工作只是数据处理,很少会建立专门的信息管理机构。而现在信息资源管理工作需要有专门机构,应设定专职工作人员来做这方面的工作。目前,在一些发达国家的公司、企业中,往往要设立专门的信息管理部门,这个部门过去类似于一个管理部门,但现在通常是组织高层机构的直属部门。类似于企业的总会计师、总工程师,信息管理部门领导人被称为首席信息官(chief information officer,CIO)。医院CIO往往是由组织高层决策人士,如医院的副院长来兼任,这一现象表明在发达国家对于信息管理的高度重视。以CIO为首的信息管理部门工作责任主要包括:①负责信息系统的正常运行和维护。②建立并实施对组织内信息系统的使用指南和规程。③向组织中各部门提供信息技术服务。④开展对于新项目的学习、研究和开发。

(二)信息资源的控制方式

信息管理部门对信息资源控制基本上有以下两种方式。

1.集中控制

所有信息资源都集中在信息资源管理部门,由该部门统一管理。集中控制比较易于管理,能有效地防止数据流失、破坏等。在金融、证券类企业、高技术信息企业多采用这种方式。集中控制问题之一是用户对于信息资源的使用有陌生感,难以经常接触新数据资源和新信息技术。医院适用于采用集中控制。

2.分散控制

信息资源分散在各处,由有关人员分别控制。这样有益于鼓励用户更好地使用信息资源,但就整体的管理比较困难。

目前有些城市的医保管理信息系统的部分功能前移至医院,实际上是一种分散控制和集中控制相结合的方式。

(三)职责和分工

对于信息管理部门中工作人员的职责和分工设计是十分重要的。对于信息管理部门中工作人员可以根据组织具体情况制定合适的职务。这些职务与工作内容如表2-1所示。

表 2-1 职务与工作内容

工作职务	说明
信息分析人员	同用户一起进行信息分析,具有组织、管理和决策等方面知识
系统设计师	设计信息系统的人员,需要懂得更多的技术知识
系统分析师	兼任信息分析人员和系统设计师
应用程序员	进行程序设计、编码和调试,并能编写技术文件
维护人员	维护现有的系统
程序库管理员	对程序内容进行维护管理,当程序库内容发生变化时,要向管理部门书面报告
系统程序员	维护操作系统,精通硬、软件
数据通信专家	为数据通信和分布式处理方面的专家
数据库管理员	管理和控制公共数据库
用户联络员	在规划信息系统和进行新的系统开发时,协调用户与系统分析员进行交流
办公自动化协调员	需要有办公自动化各方面的软/硬件及专业知识
信息中心分析员	在解决用户问题方面,对用户提供分析和指导
操作员	指主机操作人员
数据控制管理员	对数据输入进行检查,对系统输出进行发布的人员
数据输入员	从事数据输入者
安全协调员	建立系统安全规程、监视系统安全情况、调查违章问题

职务设计给我们提供了一个很好的思路,使得在建设信息资源管理部门时有一个思考的起点。在一个管理混乱的信息部门,往往是"技术决定一切",结果使得信息工作部门无法和医院的管理部门相配合。信息资源管理部门应当实行分工合作。部门中不仅要有精通技术的系统工程师、程序员等,还要有资源管理人员、系统教育人员等。信息资源管理部门工作人员、特别是领导人员不仅要懂得技术,同时也应懂得管理。必须将许多技术手段与管理方法结合起来,相互协

作,才能保证该部门在组织中发挥作用,确保组织整体目标得以实现。

(四)外部资源利用

由于信息系统更新换代周期特别短,设备购置相当昂贵,所以在服务比较好的前提下,也可以采用外部资源利用。外部资源利用又称外包,指组织专注于自己的业务,而将有关信息技术业务承包给外部的信息服务机构,一般让这些机构使用公用数据库、通信设施或主机为本组织的信息需要服务。

外包有许多优点,组织无须自己培养许多技术人员,能够提高组织对信息系统运用的效率,是许多先进国家广泛采用的方法。有的管理学家认为:在 15 年内,所有企业中,凡不创造营业额的后台服务性工作都将外包出去。一些统计资料也表明,许多美国企业工资业务、税务业务都已经外包,一些电子化业务也开始外包,目前美国外包的增长率为 30%。国内医院信息服务外包尚缺乏成熟可行的模式,不过也有个别医院有这方面的尝试。

(高 阳)

第四节 医院信息系统的安全管理

一、医院信息系统安全概述

(一)医院信息系统安全的概念

医院信息系统网络安全可以理解为:通过采取各种技术和管理措施,使医院信息系统网络正常运行,从而确保网络数据的可用性、完整性和保密性。其目的是确保经过网络传输和交换数据不会发生增加、修改、丢失和泄露等。

医院信息系统网络的安全性问题实际上包括两方面的内容:一是网络的系统安全,二是网络的信息安全。一个安全的医院信息系统网络应该具有以下几个特点。

1.可靠性

可靠性是指网络系统能够在规定条件下和规定的时间内完成规定的功能。可靠性是网络安全最基本要求之一,是所有网络系统建设和运行目标。可靠性主要包括四个方面:硬件可靠性、软件可靠性、人员可靠性和环境可靠性。硬件可靠性主要指物理线路和设备的可靠性。软件可靠性是指在规定的时间内,程序成功运行的概率。人员可靠性在整个网络系统可靠性中最为重要,因为系统失效的大部分原因是人为差错造成的。因此,人员的教育、培养、训练和管理以及合理的人机界面是提高可靠性的主要方面。环境可靠性是指在规定的环境内,保证网络成功运行的概率。这里的环境主要指自然环境特别是电磁环境。

2.可用性

可用性一般指存放信息的可用性和可操作性。病毒常常破坏信息的可用性,使系统不能正常运行,数据文件面目全非。

3.保密性

保密性是指网络上存储和传输的信息不被泄露给非授权个人或实体,只为授权用户使用。为用户提供安全可靠的保密通信是医院信息系统网络安全最重要的内容。

4.完整性

完整性是指网络信息在存储或传输过程中保持不被偶然或蓄意地删除、修改、伪造等。信息完整性是信息安全的基本要求,破坏信息的完整性是影响信息安全的常用手段。

5.真实性

真实性指信息的可用度,包括信息的完整性、准确性和发送人身份证实等方面,它也是信息安全的基本要素。从技术角度看,医院信息系统网络安全的内容大致包括四个方面。

(1)网络实体安全,如机房的物理条件、物理环境及设施的安全标准,计算机硬件、附属设备及网络传输线路的安装及配置等。

(2)软件安全,如保护网络系统不被非法侵入,系统软件与应用软件不被非法复制、篡改,不受病毒的侵害等。

(3)网络数据安全,如保护网络信息的数据安全不被非法存取,保护其完整一致等。

(4)网络安全管理,如运行时突发事件的安全处理等,包括采取计算机安全技术,建立安全管理制度,开展安全审计,进行风险分析等内容。

由此可见,医院信息系统网络安全不仅要保护医院信息系统网络设备安全、医院信息系统网络系统安全,还要保护数据安全等。其特征是针对医院信息系统网络本身可能存在的安全问题,实施网络安全保护方案,以保证医院信息系统网络自身的安全性为目标。

(二)医院信息系统网络面临的威胁

医院信息系统网络所面临的威胁大体可分为两种:一是对网络中信息的威胁;二是对网络中设备的威胁;影响医院信息系统网络的因素很多,有些因素可能是有意的,也可能是无意的;可能是人为的,也可能是非人为的。

归结起来,针对网络安全的威胁主要有三类。

1.人为的无意失误

如操作员安全配置不当造成的安全漏洞,用户安全意识不强,用户口令选择不慎,用户将自己的账号随意转借他人或与别人共享等都会对网络安全带来威胁。

2.人为的恶意攻击

这是医院信息系统网络所面临的最大威胁,敌手的攻击和计算机犯罪就属于这一类。此类攻击又可以分为以下两种:一种是主动攻击,它以各种方式有选择地破坏信息有效性和完整性;另一类是被动攻击,它是在不影响网络正常工作的情况下,进行截获、窃取、破译以获得重要机密信息。这两种攻击均可对医院信息系统网络造成极大的危害,并导致机密数据的泄露。

3.网络软件的漏洞和"后门"

网络软件不可能是百分之百无缺陷和无漏洞的,然而,这些漏洞和缺陷恰恰是黑客进行攻击的首选目标,曾经出现过黑客攻入网络内部的事件,这些事件的大部分就是因为安全措施不完善所招致的苦果。另外,软件的"后门"都是软件公司的设计编程人员为了自便而设置的,一般不为外人所知,一旦"后门"洞开,其造成的后果将不堪设想。

二、医院信息系统网络安全管理体系的建立

在安全策略的指导下,建立医院信息系统安全的对策、措施,构筑一个由外及内,从上到下、从硬到软、从物到人的一个立体的系统的综合性医院信息系统网络安全管理体系。一个完整的医院信息系统网络安全体系结构应包含网络的物理安全、访问控制安全、系统安全、用户安全、信

息加密、安全传输和管理安全等。充分利用先进的主机安全技术、身份认证技术、访问控制技术、密码技术、防火墙技术、安全审计技术、安全管理技术、系统漏洞检测技术、黑客跟踪技术,在攻击者和受保护资源间建立多道严密的安全防线,极大地增加了恶意攻击的难度,并增加了审核信息数量,利用这些审核信息可以跟踪入侵者。

在实施网络安全防范措施时:要加强主机本身的安全,做好安全配置,及时安装安全补丁程序,减少漏洞;用各种系统漏洞检测软件定期对网络系统进行扫描分析,找出可能存在的安全隐患,并及时加以修补;从路由器到用户各级建立完善的访问控制措施,安装防火墙,加强授权管理和认证;利用 RAID 5 等数据存储技术加强数据备份和恢复措施;对敏感的设备和数据要建立必要的物理或逻辑隔离措施;对在公共网络上传输的敏感信息要进行数据加密;安装防病毒软件,加强内部网的整体防病毒措施;建立详细的安全审计日志,以便检测并跟踪入侵攻击等。

三、医院信息系统的安全管理措施

安全管理措施的重点是安全组织机构的设立、安全人事管理、安全责任与监督等。其任务是建立内部控制机制。

对医院信息系统的内部控制包括对于信息资源的控制和对人的控制。在某些工作中,控制者需要在网络上监控被控制者的活动。有时要给予用户以不同的权限或口令,某一子系统只允许对其具有权限的人才执行。

以上的几个方面的控制并不是孤立的,它们往往混合在一起,在设定某一项控制的时候就包含了另一方面的控制。这些控制有的是由计算机操作系统功能来完成,有的是信息系统应用层来提供,还有的是由管理制度来设定。因此,设计一个完善的系统控制实际上是一项综合性、复杂工程。

构成一个内部控制系统至少应考虑四个方面的问题:控制对象、组织机构、工作程序及规章制度、用于内部控制的信息技术。内部控制信息技术在前面已经阐述。

(一)控制对象

构成一个内部控制系统时,首先应识别哪些资源是关系到组织生命的贵重资源,信息资源哪些部分是易受攻击,需要实施何种防护措施。

医院信息系统控制应在系统中设置一系列信息控制点。信息控制点应设在系统易受攻击点的附近。

(二)组织机构

建立内部控制的组织机构是非常重要的。对于资源安全问题应当明确规定责任人,通常他们应遵循检查规则定期检查,并定期提交安全检查报告。

要根据医院实际情况确定保证系统安全性的人员并确定信息安全组织机构及规模。安全组织机构不应该隶属于网络运行和应用部门,应该由管辖网络系统的医院主要领导主管,保持相对的独立性和一定权威性。安全组织机构内需要多方面人才,如需要有人负责确定安全措施,制定方针、政策、策略,并协调、监督、检查安全措施的实施;还需要有人进行各种管理系统的安全工作,包括保安员(负责非技术的、常规的安全工作)、安全管理员(负责软硬件安装、维护、日常操作的监视,应急条件下的安全恢复等)、安全审计员(负责监视系统运行情况,收集对系统资源各种非法访问事件并进行记录,然后进行分析、处理。必要时,还要将审计的事件及时上报主管领导)、系统管理员(负责安装系统,控制系统操作、维护、管理系统等)。

安全组织机构还应该有一个全面负责人,负责整个医院网络系统的安全与保密,主要任务包括对系统修改的授权、对特权和口令的授权、审阅违章报告,审计记录和报警记录、制订安全人员的培训计划并加以实施、遇到重大安全问题时及时报告医院主要领导等。安全组织机构制定的安全政策应该指出每个工作人员的责任,并明确安全目标。对各级安全组织机构,应明确其责任和监督功能,负责安全政策的贯彻,安全措施的执行和检查,严格管理。安全组织机构制定的规章制度应作为日常安全工作应遵守的行为规范。过时的安全条例应该及时修改、补充和完善。安全组织机构应该经常分析安全规章制度的可操作性和落实情况,真正把安全摆在重要的议事日程上,而不能流于形式。安全组织机构还要制定安全规划和应急方案。在风险和威胁的基础上采取主动和被动相结合的防治措施。在医院信息系统网络规划、设计建设与应用过程中,要有网络安全的规划,避免网络安全先天不足,并有计划地不断加强安全措施。对意外事故和人为攻击造成损失的事件提出应急方案,一旦发生,立即实施。安全组织机构还要制定信息保护策略,确定需要保护的数据范畴、密级或保护等级,根据需要和客观条件确定存取控制方法和加密手段。是否拥有健全的医院信息系统安全管理组织机构与医院信息系统的安全密切相关。

在技术上,对于信息系统资源管理操作往往是通过分配访问对象权限来决定,但其前提应当是根据组织结构和业务需要来决定。一个常见情况是:在组织中 A 是 B 的领导,但是由于 B 对于信息技术掌握得比 A 好,B 在信息系统管理上就比 A 有更大的权限。这种做法不仅是不安全的,而且往往是一些纠纷的根源。信息系统的权限不是因技术水平而定的,而是根据组织目标、结构等来定。要保证信息系统与组织目的、目标一致,就必须保证组织领导人对信息系统操作有相应的权限。也就是说,信息系统技术专家应当对系统控制有相当的权限,但是同时他们应当又受到组织领导层的管理和制约。在这样一种制度下,才能够保证信息系统权限分配的合理性。

(三)工作程序和规章制度

医院信息系统中的安全技术归根结底是由人来控制,其控制对象也包括医院信息系统中的人员。仅仅靠技术还不能完全解决安全问题,内部控制一定要建立在一系列工作程序和规章制度之上。建立一个医院信息系统控制系统时一定要考虑:系统人员应如何分工? 各有什么职责? 应当有哪些明确的规章制度,才能够保证分工得以实现? 例如,对于具有系统管理员权限用户的认定手续,如何进行对权限的分派和修改等,都必须按照明确的工作步骤或遵照规章制度来进行。要严格防止权力过分集中、无一定工作程序的控制方法。

在医院信息系统中,对个人保密信息如何处理也是重要的问题。医院信息系统中的信息应有多种保密程度。一般信息对外界其他用户是保密的。有的信息不仅对外部用户是保密的,对医院信息系统内部的某些工作人员也应保密。但是,因为工作需要,工作人员又必须涉及一些隐私数据。对于特定信息,哪些人可以读,哪些人可以改写,哪些人可以复制等,必须对此都给出严格规定。即使是采用了安全措施,一些人仍然可能违法地进入系统。因此,对于设备的使用权限问题也是必须考虑的。对于重要信息可采用隔离的方法。对于可能连入系统的硬件设备作严格的控制,这是防止外来人员、计算机网络入侵者的一种有效方法。

在建立内部控制系统时,应进行分工和职责设计,统一规划各级网络系统的安全、制定完善的安全策略和措施、协调各方面安全事宜。例如,前面介绍的医院信息系统中人员的职务设计中,直接与信息系统内部控制工作有关的人员包括负责全面工作的 CIO、负责日常安全运行的系统维护人员、负责数据管理的数据库管理员、负责程序库管理的程序库管理员、负责权限分配的系统管理员等。

人事安全是安全管理的重要环节,特别是各级关键部位的人员,对网络信息的安全与保密起着重要作用。实际上,大部分安全和保密问题是由人为差错造成。人本身就是一个复杂的信息处理系统,而且人还会受到自身生理和心理因素的影响,受到技术熟练程度、责任心和道德品质素质等方面影响。人员的教育、奖惩、培养、训练和管理技能以及设计合理的人机界面对于医院信息系统安全与保密有很大影响。

对人员的安全管理主要有人事审查和录用、岗位和责任范围的确定、工作评价、人事档案管理、提升、调动和免职、基础培训等。安全人事管理应遵守以下原则。

1.多人负责制原则

两人或多人互相配合、互相制约。从事每项安全活动,都应该有至少两人在场,他们要签署工作情况记录,以证明安全工作已经得到保障。

2.任期有限原则

任何人最好不要长期担任与安全有关的职务。

3.职责分离原则

不要了解职责以外的与安全相关的事情。至少下面几项信息处理工作应当分开:计算机操作与计算机编程、机密资料的接收与传送、安全管理与系统管理、密钥管理与其他工作、计算机操作与数据管理。

4.最小权限原则

只授予用户和系统管理员执行任务所需要的最基本权限。对超级用户的使用要权限分散。

四、医院信息系统的容灾

(一)医院信息系统的备份容灾的必要性

现在国内的医院用户大多数还没有认识到容灾的必要性。系统建设的时候,对数据和应用的容灾考虑得非常少,一旦发生火灾、地震等灾难性事故,或者人为的误操作都会使整个系统毁于一旦,数据将一去不复返,医院将遭受无法估量的巨大损失。

(二)医院信息系统的容灾需求

医院业务的连续性决定了医院信息系统不可中断的特性。如果瘫痪将使医院各个部门无法正常工作;数据丢失更将对医院与患者造成不可估量的损失,甚至会导致重大的医疗事故。因此保障其稳定可靠运行和数据不丢失是必需的。

根据医院信息系统信息量大、结构复杂、数据在线、可靠性要求高的特点,在备份容灾方面的需求具体归纳如下:①强调持续化服务能力,业务运行不允许中断。②强调数据的准确性,不允许丢失数据或出错。③需要可靠的备份恢复方案,保证数据的安全及提供快速的恢复能力。

需建立一套实时的、可用的备用系统,减少主系统的单个故障点,从而保障业务系统的持续服务能力。

(三)数据容灾策略

目前,在已经应用网络技术环境的医院中,绝大多数用户都采用了群集技术(双机热备份)来保证服务的持续运行,或者在用户可以容忍的时间之内,自动进行服务恢复。群集技术在应对服务器故障方面有着显而易见的效果,这一技术已经得到了国内大多数用户的认可,并已经得到很大程度上的普及。

但是,随着群集技术运用的普及,很多用户也不约而同地发现群集所存在的一些非常明显的不足:由于传统的群集解决方案多采用"2+1"(即两台服务器间配一台磁盘阵列)的"双机热备份"模式,这个为了在两台服务器之间共享数据而存在的独立磁盘阵列,往往就成为核心系统一个突出的故障点;一旦磁盘阵列发生故障,整个系统就会停机。作为 7×24 营业的医院来说,这种意外的停机对业务的影响可想而知。

为此,在"2+1"的基础上,增加了一台磁盘阵列,构成"2+2"群集模式,院方将每一台服务器定义为一个"运算节点",而将每一台磁盘阵列定义为一个"存储节点"。从功能上来讲,这种模式突破了系统全冗余、无任何单点故障点,以及数据和应用的园区范围的容灾,使系统的运行真正没有了后顾之忧。不过,"2+2"群集模式的部署对于网络数据的传输距离也会有一定的限制。由于采用的是同步传输的方式,两个节点之间的距离不能相隔太远,如果距离过远,就会明显地影响业务系统的运行性能。对于远距离限制的应用环节,我们则采用了异步的传输方式,因为异步方式不会造成在线业务系统性能的下降。不过医院的园区级别的容灾要求距离基本不会太远。

（季克峰）

第三章

医院感染管理

第一节 重症监护病房的医院感染管理

重症医学（CCM）是研究危及生命的疾病状态的发生、发展规律及其诊治方法的临床医学学科。重症监护病房（ICU）是重症医学学科的临床基地，它为因各种原因导致一个或多个器官与系统功能障碍危及生命或具有潜在高危因素的患者，及时提供系统的、高质量的医学监护和救治技术，是医院集中监护和救治重症患者的专业科室。重症医学和ICU自20世纪80年代进入我国，到今天，从业者已经达到相当的规模，国内各大医院纷纷成立重症监护病房，并且从一开始单一的中心重症监护病房逐渐发展成为专科的重症监护病房，其中包括呼吸重症监护病房、心脏重症监护病房、神经科重症监护病房、外科重症监护病房、儿科重症监护病房、急诊重症监护病房等。2005年3月，中华医学会重症医学分会成立，同时颁布了第一个《中国重症加强治疗病房（ICU）建设和管理指南》。2009年1月，国务院卫生主管行政部门发文，临床增加一级诊疗科目——重症医学科，重症医学的发展步入了快车道，并于2016年12月27日颁布了《重症监护病房医院感染预防与控制规范》WS/T509，于2017年6月1日正式实施。该标准规定了医疗机构重症监护病房医院感染预防与控制的基本要求、建筑布局与必要设施及管理要求、人员管理、医院感染的监测、器械相关感染的预防和控制措施、手术部位感染的预防与控制措施、手卫生要求、环境清洁消毒方法与要求、床单元的清洁与消毒要求、便器的清洗与消毒要求、空气消毒方法与要求等。ICU作为20世纪医学的重要进展之一，其挽救生命、支持技术的水平，直接反映了医院综合救治能力，体现医院整体医疗实力，是现代化医院的重要标志之一。ICU的出现是医学发展史上的一次飞跃，但它也带来了新的问题，其中很重要的一方面就是重症监护病房医院感染的增加。

危重症医学的发展离不开现代化的医疗技术和设备，这其中包含了心肺复苏、气管插管技术的出现、数代呼吸机的更新、心电监测、血流动力学监测技术的发展等。随着医师对危重疾病认识水平的提高和新医疗设备和技术的不断出现，危重症医学正处于快速发展的阶段。但在ICU患者抢救成功率大大提高的同时，越来越多的医疗干预措施，尤其是介入性操作已经成为医院感染发生的危险因素。加之ICU患者的病情危重、自身免疫力低下，不合理使用抗菌药物，环境因素以及患者间的交叉感染等，导致ICU患者无论是发生内源性或是外源性医院感染的机会都有所增加，ICU成为医院感染的高发区域，医院感染成为导致抢救失败的重要原因。

医院感染的发生不仅增加危重患者的治疗难度和死亡率,还会增加医疗费用,降低医疗资源的效益。国外报道中 ICU 患者的医院感染发生率可达 26%,发生医院感染患者的死亡率高达 60.9%,与无医院感染者的 22.1% 在统计学上有显著性差异。医院感染发生率因国家和地区不同而有较大差异。2005 年英国公共健康实验室服务中心 PHLS 进行的调查显示,住院患者的医院感染发生率为 10%,发生医院感染患者的住院费用是未发生医院感染者的 3 倍,且要为医院感染的诊治花费约 5 500 美元的额外费用及增加 11 个住院日。美国每年发生 200 万例以上医院感染,造成超过 40 亿美元的额外费用和 8 万病例死亡。我国卫健委医院感染监控管理培训基地公布的 1998—2003 年 5 年的监测结果显示,依医院级别及专业的不同,医院感染发生率为 0.21%～8.25%,平均 3.92%,如果考虑漏报率的因素,实际感染率将会更高。国内有研究显示,发生医院感染的患者比未发生医院感染的患者平均住院日延长 7 天,平均每例医院感染多花费总医疗费 16 026.66 元。多项研究发现,平均住院日与出院人数、病床周转次数和病床使用率呈显著负相关,与治愈率呈正相关。这就意味着发生医院感染不仅增加患者痛苦和经济负担、影响预后,还延长住院时间、降低医院病床周转率,影响医院的社会效益和经济效益。因此,有效控制 ICU 医院感染的发生是提升医疗技术和服务质量的重要方面,应为临床医师和医院管理者所重视。

一、医院感染预防与控制的基本要求

(1)ICU 应建立由科主任、护士长与兼职感控人员等组成的医院感染管理小组,全面负责本科室医院感染管理工作。

(2)应制订并不断完善 ICU 医院感染管理相关规章制度,并落实于诊疗、护理工作实践中。

(3)应定期研究 ICU 医院感染预防与控制工作存在的问题和改进方案。

(4)医院感染管理专职人员应对 ICU 医院感染预防与控制措施落实情况进行督查,做好相关记录,并及时反馈检查结果。

(5)应针对 ICU 医院感染特点建立人员岗位培训和继续教育制度。所有工作人员,包括医师、护士、进修人员、实习学生、保洁人员等,应接受医院感染预防与控制相关知识和技能的培训。

(6)抗菌药物的应用和管理应遵循国家相关法规、文件及指导原则。

(7)医疗废物的处置应遵循《医疗废物管理条例》《医疗卫生机构医疗废物管理办法》和《医疗废物分类目录》的有关规定。

(8)医务人员应向患者家属宣讲医院感染预防和控制的相关规定。

二、建筑布局、必要设施及管理要求

(1)ICU 应位于方便患者转运、检查和治疗的区域。

(2)ICU 整体布局应以洁污分开为原则,医疗区域、医疗辅助用房区域、污物处理区域等应相对独立。

(3)床单元使用面积应不少于 15 m^2,床间距应>1 m。

(4)ICU 内应至少配备 1 个单间病室(房),使用面积应不少于 18 m^2。

(5)应具备良好的通风、采光条件。医疗区域内的温度应维持在 24 ℃±1.5 ℃,相对湿度应维持在 30%～60%。

(6)装饰应遵循不产尘、不积尘、耐腐蚀、防潮防霉、防静电、容易清洁和消毒的原则。

(7)不应在室内摆放干花、鲜花或盆栽植物。

三、人员管理

(一)医务人员的管理要求

(1)ICU应配备足够数量、受过专门训练、具备独立工作能力的专业医务人员,ICU专业医务人员应掌握重症医学的基本理论、基础知识和基本操作技术,掌握医院感染预防与控制知识和技能。护士人数与实际床位数之比应不低于3:1。

(2)护理多重耐药菌感染或定植患者时,宜分组进行,人员相对固定。

(3)患有呼吸道感染、腹泻等感染性疾病的医务人员,应避免直接接触患者。

(二)医务人员的职业防护

(1)医务人员应采取标准预防,防护措施应符合《医院隔离技术规范》WS/T311的要求。

(2)ICU应配备足量的、方便取用的个人防护用品,如医用口罩、帽子、手套、护目镜、防护面罩、隔离衣等。

(3)医务人员应掌握防护用品的正确使用方法。

(4)应保持工作服的清洁。

(5)进入ICU可不更鞋,必要时可穿鞋套或更换专用鞋。

(6)乙肝表面抗体阴性者,上岗前宜注射乙肝疫苗。

(三)患者的安置与隔离

(1)患者的安置与隔离应遵循以下原则:①应将感染、疑似感染与非感染患者分区安置。②在标准预防的基础上,应根据疾病的传播途径(接触传播、飞沫传播、空气传播),采取相应的隔离与预防措施。

(2)多重耐药菌、泛耐药菌感染或定植患者,宜单间隔离;如隔离房间不足,可将同类耐药菌感染或定植患者集中安置,并设醒目的标识。

(四)探视者的管理

(1)应明示探视时间,限制探视者人数。

(2)探视者进入ICU宜穿专用探视服。探视服专床专用,探视日结束后清洗消毒。

(3)探视者进入ICU可不更鞋,必要时可穿鞋套或更换专用鞋。

(4)探视呼吸道感染患者时,探视者应遵循《医院隔离技术规范》WS/T311的要求进行防护。

(5)应谢绝患有呼吸道感染性疾病的探视者。

四、器械相关感染的预防和控制措施

(一)中央导管相关血流感染的预防和控制措施

(1)应严格掌握中央导管留置指征,每天评估留置导管的必要性,尽早拔除导管。

(2)操作时应严格遵守无菌技术操作规程,采取最大无菌屏障。

(3)宜使用有效含量≥2 g/L氯己定乙醇(70%体积分数)溶液局部擦拭2~3遍进行皮肤消毒,作用时间遵循产品的使用说明。

(4)应根据患者病情尽可能使用腔数较少的导管。

(5)置管部位不宜选择股静脉。

(6)应保持穿刺点干燥,密切观察穿刺部位有无感染征象。

(7)如无感染征象时,不宜常规更换导管;不宜定期对穿刺点涂抹送微生物检测。

(8)当怀疑中央导管相关性血流感染时,如无禁忌,应立即拔管,导管尖端送微生物检测,同时送静脉血进行微生物检测。

(二)导尿管相关尿路感染的预防和控制措施

(1)应严格掌握留置导尿指征,每天评估留置导尿管的必要性,尽早拔除导尿管。

(2)操作时应严格遵守无菌技术操作规程。

(3)置管时间＞3天者,宜持续夹闭,定时开放。

(4)应保持尿液引流系统的密闭性,不应常规进行膀胱冲洗。

(5)应做好导尿管的日常维护,防止滑脱,保持尿道口及会阴部清洁。

(6)应保持集尿袋低于膀胱水平,防止反流。

(7)长期留置导尿管宜定期更换,普通导尿管7～10天更换,特殊类型导尿管按说明书更换。

(8)更换导尿管时应将集尿袋同时更换。

(9)采集尿标本做微生物检测时应在导尿管侧面以无菌操作方法针刺抽取尿液,其他目的采集尿标本时应从集尿袋开口采集。

(三)呼吸机相关肺炎的预防和控制措施

(1)应每天评估呼吸机及气管插管的必要性,尽早脱机或拔管。

(2)若无禁忌证应将患者头胸部抬高30°～45°,并应协助患者翻身拍背及震动排痰。

(3)应使用有消毒作用的口腔含漱液进行口腔护理,每6～8小时1次。

(4)在进行与气道相关的操作时应严格遵守无菌技术操作规程。

(5)宜选择经口气管插管。

(6)应保持气管切开部位的清洁、干燥。

(7)宜使用气囊上方带侧腔的气管插管,及时清除声门下分泌物。

(8)气囊放气或拔出气管插管前应确认气囊上方的分泌物已被清除。

(9)呼吸机管路湿化液应使用无菌水。

(10)呼吸机内外管路应按照第6部分环境清洁消毒中的呼吸机及附属物品消毒的方法做好清洁消毒。

(11)应每天评估镇静药使用的必要性,尽早停用。

(四)手术部位感染预防与控制措施

(1)应严格掌握患者出入ICU的指征,缩短住ICU天数。

(2)应符合国家关于外科手术部位医院感染预防与控制的相关要求。

五、手卫生

(1)应配备足够的非手触式洗手设施和速干手消毒剂,洗手设施与床位数比例应不低于1∶2,单间病房应每床1套。应使用一次性包装的皂液。每床应配备速干手消毒剂。

(2)干手用品宜使用一次性干手纸巾。

(3)医务人员手卫生应符合《医务人员手卫生规范》WS/T313的要求。

(4)探视者进入ICU前后应洗手或用速干手消毒剂消毒双手。

六、环境清洁消毒

(1)物体表面清洁消毒方法:①物体表面应保持清洁,被患者血液、体液、排泄物、分泌物等污染时,应随时清洁并消毒。②医疗区域的物体表面应每天清洁消毒 1～2 次,达到中水平消毒。③计算机键盘宜使用键盘保护膜覆盖,表面每天清洁消毒 1～2 次。④一般性诊疗器械(如听诊器、叩诊锤、手电筒、软尺等)宜专床专用。⑤一般性诊疗器械(如听诊器、叩诊锤、手电筒、软尺等)如交叉使用应一用一消毒。⑥普通患者持续使用的医疗设备(如监护仪、输液泵、氧气流量表等)表面,应每天清洁消毒 1～2 次。⑦普通患者交叉使用的医疗设备(如超声诊断仪、除颤仪、心电图机等)表面,直接接触患者的部分应每位患者使用后立即清洁消毒,不直接接触患者的部分应每周清洁消毒 1～2 次。⑧多重耐药菌感染或定植患者使用的医疗器械、设备应专人专用,或一用一消毒。

(2)地面应每天清洁消毒 1～2 次。

(3)安装空气净化系统的 ICU,空气净化系统出、回风口应每周清洁消毒 1～2 次。

(4)呼吸机及附属物品的消毒如下:①呼吸机外壳及面板应每天清洁消毒 1～2 次。②呼吸机外部管路及配件应一人一用一消毒或灭菌,长期使用者应每周更换。③呼吸机内部管路的消毒按照厂家说明书进行。

七、床单元的清洁与消毒

(1)床栏、床旁桌、床头柜等应每天清洁消毒 1～2 次,达到中水平消毒。

(2)床单、被罩、枕套、床间隔帘应保持清洁,定期更换,如有血液、体液或排泄物等污染,应随时更换。

(3)枕芯、被褥等使用时应保持清洁,防止体液浸湿污染,定期更换,如有血液、体液或排泄物等污染,应随时更换。

八、空气消毒

(1)ICU 空气应达到《医院消毒卫生标准》GB15982 的要求。

(2)空气消毒可采用以下方法之一,并符合相应的技术要求:①医疗区域定时开窗通风。②安装具备空气净化消毒装置的集中空调通风系统。③空气洁净技术:应做好空气洁净设备的维护与监测,保持洁净设备的有效性。④空气消毒器:应符合《消毒管理办法》的要求。使用者应按照产品说明书正确使用并定期维护,保证空气消毒器的消毒效果。⑤紫外线灯照射消毒:应遵循《医疗机构消毒技术规范》WS/T367 的规定。⑥能够使空气达到卫生标准值要求的合法有效的其他空气消毒产品。

九、便器的清洗与消毒要求

(1)便盆及尿壶应专人专用,每天清洗、消毒。

(2)腹泻患者的便盆应一用一消毒。

(3)有条件的医院宜使用专用便盆清洗消毒机处理,一用一消毒。

十、医院感染的监测

(1)应常规监测 ICU 患者医院感染发病率、感染部位构成比、病原微生物等,做好医院感染监测相关信息的记录。监测内容与方法应遵循《医院感染监测规范》WS/T312 的要求。

(2)应积极开展目标性监测,包括呼吸机相关肺炎(VAP)、血管导管相关血流感染(CLBSL)、导尿管相关尿路感染(CAUTI)、多重耐药菌监测,对于疑似感染患者,应采集相应标本做微生物检验和药敏试验。具体方法参照《医院感染监测规范》WS/T312 的要求。

(3)早期识别医院感染暴发,实施有效的干预措施,具体如下:①应制订医院感染暴发报告制度,医院感染暴发或疑似暴发时应及时报告相关部门。②应通过收集病例资料、流行病学调查、微生物检验,分析确定可能的传播途径,据此制订并采取相应的控制措施。③对疑有某种微生物感染的聚集性发生时,宜做菌种的同源性鉴定,以确定是否暴发。

(4)应每季度对物体表面、医务人员手和空气进行消毒效果监测,当怀疑医院感染暴发、ICU新建或改建以及病室环境的消毒方法改变时,应随时进行监测,采样方法及判断标准应依照《医院消毒卫生标准》GB15982 的要求。

(5)应对监测资料进行汇总,分析医院感染发病趋势、相关危险因素和防控工作存在的问题,及时采取积极的预防与控制措施。

(6)宜采用信息系统进行监测。

(曹晓平)

第二节　血液透析室的医院感染管理

血液透析是使用血液透析机及其相应配件,利用血液透析器的弥散、对流、吸附和超滤原理给患者进行血液净化治疗的措施,是一种较安全、易行、应用广泛的血液净化方法之一。随着血液透析技术疗法的广泛应用,伴随而来的各种感染已成为世界性的严重问题。血液透析患者一直被美国疾病预防控制中心(CDC)列为医院感染的高危险群。因血液透析患者免疫力差,以长期反复穿刺血管作为治疗的通路,血液在体外的循环,致血行感染的概率增高。血液透析感染是较常见的医院感染。近年来血液透析(HI)患者日益增多,资料显示感染是导致尿毒症透析患者死亡的第二位原因,仅次于心血管疾病。加强血液透析室医院感染的预防控制,有助于早期预防和治疗,提高患者生存率及生活质量,降低医疗费用,缩短住院时间。

一、医院感染管理要求

(一)医疗机构的管理要求

(1)应建立由中心(室)主任、护士长与兼职感控人员等组成的医院感染管理小组,全面负责本中心(室)医院感染管理工作。

(2)独立设置的血液透析医疗机构的管理要求应遵循《血液透析中心管理规范(试行)》。

(3)应将血液透析中心(室)医院感染预防与控制工作纳入医疗质量管理,制订和完善血液透析中心(室)医院感染管理的各项规章制度并落实,加强监测。

(4)护理管理、人事管理、医院感染管理、设备及后勤管理等部门,应在各自职权范围内,对血液透析中心(室)的管理履行以下职责:①根据工作量合理配置血液透析中心(室)的工作人员。②落实岗位培训制度。将血液透析专业知识和相关医院感染预防与控制知识纳入血液透析中心(室)人员的继续教育计划。③对血液透析中心(室)工作和质量监测进行指导和监督,定期进行检查与评价。④发生可疑血液透析相关感染时,组织、协调血液透析中心(室)和相关部门进行调

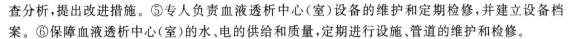

查分析,提出改进措施。⑤专人负责血液透析中心(室)设备的维护和定期检修,并建立设备档案。⑥保障血液透析中心(室)的水、电的供给和质量,定期进行设施、管道的维护和检修。

(二)血液透析中心(室)的管理要求

(1)应遵循医院感染管理相关法规,结合本医疗机构具体情况,建立健全岗位职责、技术操作规范、消毒隔离、质量管理、监测、设备管理及操作规程、职业安全防护等管理制度和突发事件的应急预案。

(2)医务人员在血液透析工作中,应遵循标准预防原则和《医院隔离技术规范》WS/T311 的要求做好个人防护,穿戴必要的防护用品。

(3)应建立医务人员的继续教育制度,医务人员应接受血液透析相关的岗位培训,正确掌握以下知识和技能:①血液透析医院感染的特点。②标准预防、手卫生、患者筛查、医疗用品规范使用、环境监测等医院感染预防与控制相关知识。③无菌技术操作和消毒隔离的基本原则与技能。④仪器设备(水处理、血液透析机、透析器复用及相关物品等)、环境清洁、消毒及其监测的知识和技能。⑤职业防护原则和方法。

(4)应建立患者档案,包含进行血液透析的日期、班次、床位、透析机编号及操作者信息等。应在排班表、病历及相关文件对感染患者作明确标识。

(5)对经血传播疾病,如乙型肝炎病毒(HBV)、丙型肝炎病毒(HCV)、梅毒螺旋体及艾滋病病毒(HIV)感染患者,应遵循《医疗机构血液透析室管理规范》的要求分别在各自隔离透析治疗间(区)进行专机血液透析。

(6)应对隔离透析治疗间(区)患者实施专区管理,使用的设备和物品如透析机、血压计、听诊器、治疗车、抢救车及耗材等应专区使用并有标识。

(7)隔离透析治疗间(区)护理人员应相对固定。

(8)患有传染病的血液透析患者,应遵循《医院隔离技术规范》WS/T311 的要求进行透析治疗。

(9)当患者疑似感染经空气传播的传染病时,应遵循《经空气传播疾病医院感染预防与控制规范》WS/T511 的要求,做好患者隔离、环境消毒、医务人员的个人防护工作。

二、医院感染预防与控制

(一)建筑布局

(1)应布局合理,功能分区明确,标识清楚,洁污不交叉、不逆流。隔离区相对独立,集中管理。

(2)工作区域包括候诊区、接诊区、血液透析治疗室、血液透析治疗区、水处理区、污物处理区等。辅助区域包括库房、工作人员更衣室、医护办公室和卫生间等。若需要配置血液透析液的,应设置配液间。若开展血液透析器复用的,应当设置复用间。

(3)血液透析中心(室)环境应达到《医院消毒卫生标准》GB15982 中的相关规定。

(4)透析治疗区应光线充足、通风良好。透析治疗区的每个透析单元使用面积不少于3.2 m^2,血液透析床(椅)间距不少于 0.8 m。

(5)水处理区环境保持清洁、干燥。水处理设备应避免日光直射。

(二)环境清洁与消毒

(1)血液透析单元的清洁消毒:①每次透析结束后,应对透析机表面和机器内部管路进行清洁与消毒。透析机消毒方法应遵循透析机的使用说明。②透析时如发生透析器透析膜破损,应及时更换透析器,并在透析结束后对透析机内部及表面进行消毒。动、静脉传感器保护罩渗漏时应立即对透析机污染表面进行清洁与消毒并更换。③每例患者透析结束后应更换床单、被套及枕套,清洁消毒床头、床尾、床框和床头柜。④应定期对床单元进行终末消毒。非隔离区床单元宜每3个月消毒1次,隔离区床单元宜每月消毒1次。

(2)血液透析中心(室)物体表面、地面应保持清洁、干燥,每次透析结束后进行清洁消毒,遇明显污染随时清洁与消毒。当物体表面、地面有血液、体液或分泌物污染时,先用吸湿材料去除可见的污染物,再进行清洁与消毒。消毒剂的选择、消毒方法及消毒频次应遵循《医疗机构环境表面清洁与消毒管理规范》WS/T512的要求。

(3)空气净化方法应遵循《医院空气净化管理规范》WS/T368的要求。

(4)下机操作时应排空血液透析器及其管路,排出的污水应遵循《医疗机构水污染物排放标准》GB18466的要求处理。医疗废物应遵循《医疗废物管理条例》及其配套文件的要求进行分类管理,封闭转运。

(三)手卫生要求

(1)应根据床位数和工作量在透析治疗区、隔离透析治疗区和血液透析治疗室配备非手触式流动水洗手设施和速干手消毒剂,以满足手卫生需求。

(2)医务人员手卫生应符合《医务人员手卫生规范》WS/T313的要求,手卫生时机见表3-1。

表3-1 血液透析手卫生时机

手卫生时机种类	举例
接触患者前	进入透析单元给患者提供护理前,连接血管通路前,调节或拔除穿刺针前
无菌操作前	置管或接入导管前,处理插管及通路部位前,进行肠外用药准备前,进行静脉注射或静脉滴注药物前
体液接触风险后	接触任何血液或体液后,接触污染液体后(如使用后的透析液),处理使用后的血液透析器、血液透析管路和冲洗桶后,进行伤口护理或换药后
接触患者后	实施护理离开透析单元时,脱手套后
接触患者周围环境后	接触透析机后,接触透析单元其他物品后,离开透析单元时,脱手套后

(四)医务人员的职业防护要求

(1)应配备个人防护用品手套、口罩、隔离服、防水围裙、面罩、护目镜等和洗眼装置。

(2)HBV血清标志物阴性的医务人员应进行乙肝疫苗接种,具体接种方法遵循疫苗使用说明。

(3)呼吸道传染病流行期间,应根据疫情需要,开展工作人员的症状监测,必要时应为高风险人群接种经空气传播疾病疫苗。

(4)若发生职业暴露,遵照《血源性病原体职业接触防护导则》GBZ/T213的要求进行处置。

(五)经血传播疾病的预防

(1)第1次透析的患者或由其他医疗机构转入的患者宜在治疗前进行HBV、HCV、梅毒螺旋体及HIV感染的相关检查。登记患者检查结果,并保留原始资料。

(2)长期透析的患者每6个月进行1次HBV、HCV、梅毒螺旋体及HIV感染的相关检查;登记并保留原始资料。

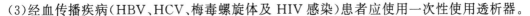

(3)经血传播疾病(HBV、HCV、梅毒螺旋体及 HIV 感染)患者应使用一次性使用透析器。

(六)血管通路的感染预防

(1)自体动静脉内瘘和移植物血管内瘘手术均应在手术室完成。

(2)使用自体动静脉内瘘进行透析的重点操作如穿刺、与透析管路连接和断开,应遵循无菌技术操作原则。

(七)中心静脉置管的感染预防

(1)置管操作时应评估环境是否符合要求。

(2)应严格执行无菌技术操作规程。置管时应遵守最大限度地无菌屏障要求。置管人员应戴帽子、口罩、无菌手套,穿无菌手术衣。

(3)应严格遵照《医务人员手卫生规范》WS/T313 的要求,认真执行手卫生并戴无菌手套后,尽量避免接触穿刺点皮肤。置管过程中手套污染或破损应立即更换。

(4)中心静脉导管连接与断开操作流程。

(八)设备/设施的医院感染管理要求

1.水处理系统

(1)宜采用直接供水模式。

(2)采用间接供水模式时,应达到《血液透析和相关治疗用水处理设备技术要求 第 1 部分:用于多床透析》YY0793.1 的要求。

(3)水处理系统的消毒和监测应遵循厂家的使用说明和《血液透析和相关治疗用水处理设备常规控制要求》YY/T1269 的相关要求。

2.透析机

透析机排液管与排水管之间应有一定的气隔。

3.血液透析浓缩液配制容器

(1)血液透析浓缩液配制容器应每天用透析用水清洗 1 次;应每天至少消毒 1 次,消毒剂的使用及残余量的测试应遵循消毒剂产品使用说明书。

(2)血液透析浓缩液配制容器滤芯应每周至少更换 1 次。

(3)碳酸氢盐浓缩物溶液应在配制后 24 小时内使用。

(4)若使用血液透析浓缩液集中供液系统,应符合《血液透析机相关治疗用浓缩物》YY0598 的相关要求,其消毒和监测应遵循厂家的使用说明。

(九)医疗用品的管理

(1)一次性使用的无菌物品应一次性使用。

(2)应在透析治疗室准备治疗物品,并将所需物品放入治疗车,带入透析单元的物品应为治疗必须且符合清洁或消毒要求。

(3)带至透析单元的一次性医疗用品(如无菌纱布),若开封后未使用完应按医疗废物处置,不应给下一位患者使用,也不应带回透析治疗室。

(4)带至透析单元的可重复使用的物品如听诊器等,应规范清洁消毒后方可给下一位患者使用或返回贮存区。

(5)动静脉压力传感器外部保护罩应一人一用一更换。

(6)不应用同一注射器向不同的患者注射肝素或对深静脉置管进行肝素封管。

三、血液透析器复用的管理

(1)可重复使用的血液透析器应专人专用。

(2)每次使用后应规范灭菌。

(3)应采用血液透析器复用机灭菌。复用血液透析器消毒剂的使用应遵循消毒产品使用说明书,最长不应超过 14 天。

(4)复用血液透析器下机后应及时处理。血液透析器的血室应无菌。血液透析器的血液出入口和透析液出入口均应消毒。血液透析器外壳应使用与其外部材料相适应的消毒剂消毒。

(5)血液透析器复用的操作流程应参照《血液透析器复用操作规范》。

四、医院感染监测及处置要求

(一)透析用水的监测

(1)细菌监测应每月 1 次,采样部位为反渗水供水管路的末端,细菌数≤100 cfu/mL。细菌数≥50 cfu/mL 为干预水平。

(2)内毒素监测应每 3 个月 1 次,采样部位为反渗水供水管路的末端,内毒素≤0.25 EU/mL。内毒素≥0.125 EU/mL 为干预水平。

(二)血液透析液的监测

(1)应每月进行血液透析液的细菌监测,在透析液进入血液透析器的位置收集标本,细菌数≤100 cfu/mL。细菌数≥50 cfu/mL 为干预水平。

(2)应每 3 个月进行血液透析液的内毒素监测,留取标本方法同细菌培养,内毒素≤0.5 EU/mL。内毒素≥0.25 EU/mL 为干预水平

(3)超纯净透析液应每月进行细菌监测,在透析液进入血液透析器的位置收集标本,细菌数≤0.1 cfu/mL。超纯净透析液应每 3 个月进行内毒素监测,留取标本方法同细菌培养,内毒素≤0.03 EU/mL。

(4)自行配置的碳酸氢盐浓缩物溶液,应遵循《血液透析机相关治疗用浓缩物》YY0598 的要求进行监测,细菌总数应≤100 cfu/mL,真菌总数应≤10 cfu/mL,大肠埃希菌不得检出。

(5)血液透析液的细菌和内毒素监测每年应覆盖所有透析机。

(6)内毒素检测应遵循《中国药典》。

(三)环境卫生学监测

(1)每季度应对空气、血液透析机表面及医务人员手等进行微生物监测,登记并保留原始资料。

(2)空气中的细菌菌落总数应≤4 cfu/(5 分钟 9 cm 直径平皿),物体表面细菌菌落总数应≤10 cfu/cm^2,卫生手消毒监测的细菌菌落总数应≤10 cfu/cm^2。

(四)血源性传播疾病的医院感染监测及处置

(1)应监测并记录每位患者首次和其后每 6 个月 1 次的 HBV、HCV、梅毒螺旋体及 HIV 感染的相关检查结果。

(2)若患者在血液透析期间血清标志物及病毒核酸由阴性转为阳性,则为新发感染。若出现一例新发感染,医疗机构应启动原因调查,分析血液透析全过程,寻找高危因素和隐患并改进。

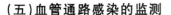

(五)血管通路感染的监测

(1)可开展血管通路感染的监测。

(2)可通过使用抗菌药物、血培养结果阳性和血管部位出现脓液、发红或肿胀加剧来推断血流感染和血管通路感染。

(六)医院感染暴发处置

发生与血液透析相关的医院感染暴发时,应根据《医院感染管理办法》《医院感染暴发报告及处置管理规范》与《医院感染暴发控制指南》WS/T524 的相关规定进行处置、上报。

(曹晓平)

第三节 手术室的医院感染管理

手术室为承担医院手术的独立部门是医院感染管理的重点部门之一。在医疗服务的过程中,手术操作是感染风险最关键的环节之一,由于手术感染的成因复杂,有患者因素、疾病的因素、技术的因素、设备材料的因素、管理因素、环境的因素等多环节、多因素,因此手术室医院感染管理是保障患者手术安全、保障医院手术质量的重中之重。就手术室医院感染管理而言,通常应包括建筑布局、规章制度、人员管理、器械管理、物品管理、环境控制、感染监测、培训教育等 8 个方面。根据 2006 年颁布的《医院感染管理办法》和 2009 年下发的《医院手术室理规范(试行)》的规定,医院手术室建立医院感染管理小组,由手术室主任、护士长和感染管理兼职人员(护士和麻醉师)组成。主要负责本部门医院感染的管理,制订并不断完善本部门的感染控制方案,组织具体实施,保障手术过程的无菌操作;环境的污染控制;器械及设备的管理;协调感染相关的人和事物等,保障患者手术安全。

一、医院感染控制原则

(1)医院手术室应集中设置和管理。

(2)医院应建立手术室预防医院感染基本制度,具体内容包括以下 6 项:①手术室医院感染预防与控制管理制度。②手术室无菌技术操作制度。③手术人员手卫生制度。④手术人员感染控制基本知识培训制度。⑤手术室医院预防感染相关制度,包括参观与外来人员管理制度;更衣制度;医护人员职业安全制度;手术室清洁消毒与隔离制度;手术室仪器设备管理制度;外来器械管理制度;感染手术的管理制度;手术室日常清洁管理制度;手术室环境清洁消毒效果监测制度;手术器械管理制度;手术敷料管理制度;接送手术患者制度;手术室无菌物品管理制度;一次性物品管理制度;病理标本送检制度;医疗废物管理制度;腔镜器械管理制度、手术室工作人员感染控制培训制度等。⑥洁净系统管理制度和空调净化设备过滤器阻力和空调器积水盘清洁度的日常监测记录制度。

(3)手术室建筑布局应符合国家的相关标准,满足污染控制的要求。

(4)有条件的医院可设隔离手术间或负压手术间。

(5)根据手术室洁净等级与感染的风险合理安排手术的区域与台次。

(6)对传染性疾病的患者或确诊携带耐甲氧西林金黄色葡萄球菌(MRSA)等多重耐药菌

(MDROs)的患者施行手术前,临床科室应通知手术室做好相应的隔离准备。

(7)有条件的医院开展关节置换和器官移植等手术宜在Ⅰ级洁净手术间进行。

(8)手术室的建设应纳入医院建设规划,使之与本单位的建设规模、任务和发展规划相适应,将手术室的管理纳入医疗质量管理,保障医疗安全。

二、环境控制

(一)建筑与布局要求

(1)手术室应独立成区,与临床手术科室相邻,与放射科、病理科、消毒供应中心、血库等部门间路径便捷;出入路线应符合洁污分开、医患分开的原则。

(2)根据医院感染控制要求,手术室应分为限制区、半限制区和非限制区。

(3)医院应根据规模、性质、任务需求,设置普通手术间和/或洁净手术间。

(4)每个手术间应只设 1 张手术床,净使用面积应≥30 m²。

(5)有条件的医院可设术前准备间。

(6)手术间的电脑终端宜使用触摸屏。

(7)刷手区域(间)应至少容纳 3 名医护人员同时刷手。

(8)刷手池安置在便于手部、手臂清洁的高度,边缘应距地面高 1 m,并设有内缘。在刷手池侧面应设置检修门。

(9)水龙头应为非触摸式,推荐长度为 250 mm,并在适宜的位置安置外科手消毒剂、指甲刷和壁挂式的纸巾架等设施。

(10)配备外科洗手设施,应符合《医务人员手卫生规范》WS/T313 的要求。

(11)应配备维持围术期患者体温的基本设备与物品。

(12)应设污物处理与暂存间以满足污染器具如引流瓶、污物桶的处理及手术后大量废物的暂时存放。

(13)普通手术间要求如下:①墙面应平整,应采用防潮、防霉、不积尘、不产尘、耐腐蚀、易清洁的材料。墙面与地面成一整体,踢脚与地面交界的阴角应做成 R≥30 mm 的圆角,墙体交界处的阴角应成小圆角。②地面应平整、防水,采用耐磨、耐腐蚀、易清洁、浅色材料,不应有开放的地漏。③吊顶不应采用多缝的石膏板。④门窗密闭性好。

(14)洁净手术间的建筑设施应符合《医院洁净手术部建筑技术规范》GB50333 的要求。

(15)隔离手术间(或负压手术间)宜在手术室的一端,自成区域,并设缓冲间。

(16)非净化的隔离手术间无法进行有效通风换气时,可根据需要安装合法、有效的空气消毒装置。

(二)物体表面的清洁和消毒

(1)应采取湿式清洁消毒方法。

(2)清洁消毒用品应选择不易掉纤维的织物,不同区域应分开使用,并有明确标识,用后清洗消毒干燥存放。

(3)每天清晨应对所有手术间环境进行清洁。

(4)手术间所有物体表面,如无影灯、麻醉机、输液架、器械车、地面、手术床等宜用清水擦拭,并至少于手术开始前 30 分钟完成。

(5)手术中尽量避免血液、体液污染手术台周边物体表面、地面及设备,发生可见污染或疑似

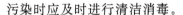

污染时应及时进行清洁消毒。

（6）每台手术后应对手术台及周边至少 1 m 范围的物体表面进行清洁消毒。

（7）全天手术结束后应对手术间地面和物体表面进行清洁消毒,如无影灯、麻醉机、输液架、器械车、地面等用清水擦拭,之后采用合法有效的消毒剂进行消毒。

（8）每周应对手术间进行全面的清洁与消毒,如回风口、门窗、柜内、墙壁、污物桶、无影灯、麻醉机、输液架、器械车、地面等用清水擦拭,之后采用合法有效的消毒剂进行消毒。手术室的清洁与消毒基本要求具体见表 3-2。

表 3-2 手术室清洁与消毒基本要求

项目	手术前 30 分钟	手术之间	每天	每周
地面(手术区域、暴露区域)	√	√	√	√
所有地面			√	√
内外走廊	√		√	√
物体表面(手术区域、暴露区域)	√	√	√	√
手术床各部位	√	√	√	√
手术凳(表面及登腿)	√		√	√
器械台、仪器车、污物车等各种车辆	√		√	√
手术间墙壁、天花板、玻璃、输液滑轨				√
无影灯	√		√	√
无影灯臂				√
中央负压吸引器(连接墙壁与引流瓶的吸引管)		√	√	√
移动式负压吸引器(瓶间连接管)			√	
回风口栏珊			√	√
新风口及过滤网				√
一次性物品柜、药品柜内				√
保温柜、冷藏柜内			√	√
体位垫		√	√	√
手术间所有仪器设备如电刀、双极电凝器、显微镜、麻醉机、监护仪、体外循环机、超声、仪器电线和各种连线等	√		√	√
患者转运车(非对接式)			√	√
对接式患者转运车			√	√

注:以上建议为正常情况下执行频度,有污染或其他情况时应及时进行清洁消毒处理。

（9）克雅病、气性坏疽、呼吸道传染病及突发原因不明的传染性疾病患者手术结束后,参照《疫源地消毒准则》GB19193 的要求进行终末消毒,普通手术间消毒后通风时间≥30 分钟;洁净手术间自净时间≥30 分钟。

（三）空气污染控制

（1）手术进行中手术间的门应保持关闭。

（2）有外窗的普通手术间每天手术结束后,可采用自然通风换气,通风后进行物体表面清洁消毒,也可采用获得卫生许可批件的空气消毒装置。

（3）普通手术间空调系统的新风口与回风口应采取防止管道污染的有效措施。

（4）洁净手术室各功能区域的空气净化系统应独立设置。

（5）洁净手术间空气净化系统的回风口应设低阻中效或中效以上过滤设备。

（6）空气净化系统的送风末端装置应有阻漏功能，实现零泄漏。

（7）空气净化系统的送风末端装置不应使用非阻隔式净化装置。

（8）负压手术间应采用独立空气净化系统，新风口和排风口间距离不少于 10 m，应采用零泄漏负压高效的排风设备。

（9）负压手术间内宜配备专门控制、收集、过滤、排放气溶胶和外科烟雾的装置。

（10）洁净手术间空气净化系统的日常管理，符合以下要求：①洁净手术间空气净化系统的日常管理和维护应由专业技术人员负责。②空气处理机组的普通送风口应每月检查、清洁。当送风末端出风面被污损时应及时更换。③当测压孔或微压计显示的压差达到需更换的设定参数时，应更换过滤器。④粗效滤网至少每周清洗 1 次并无肉眼可见的毛絮等附着物。⑤每天术前应记录洁净手术间的静压差、温度、湿度。⑥应于每天第 1 台手术前 30 分钟正常开启空气净化装置，环境参数应达到《医院洁净手术部建筑技术规范》GB50333 要求。⑦连台手术按（二）物体表面的清洁和消毒（6）中的要求进行物体表面清洁消毒，间隔时间：Ⅰ级手术≥10 分钟，Ⅱ、Ⅲ级手术≥20 分钟，Ⅳ级手术≥30 分钟。⑧全天手术结束并进行清洁消毒后，空气净化系统需继续运行 30 分钟。⑨空气净化装置应在有效期内使用，按生产厂家的说明进行维护并定期更换，污染后及时更换。⑩负压手术间使用后进行空气净化的处理。

三、人员管理要求

（一）人员基本要求

（1）手术室人员配备应符合国家有关规定。

（2）医护人员、工勤人员应定期接受医院感染预防与控制知识的培训并进行考核。

（3）应限制与手术无关人员及外来医疗器械厂商人员上台，并应限制其随意出入手术间；进入限制区的非手术人员应按照人员流动路线要求，在限制范围内活动。

（4）在满足手术基本需要的情况下应控制手术间人数。

（5）患有急性上呼吸道感染、感染性腹泻、皮肤疖肿、皮肤渗出性损伤等感染期的医务人员不应进入手术室的限制区。

（6）参加手术人员在实施手术前应做好个人的清洁。

（7）手术中应避免人员频繁走动和随意出入手术间。

（8）每个巡回护士同一时间宜只负责 1 台手术的配合。

（9）观摩人员管理要求如下：①观摩人员及临时需要进入限制区的人员应在获得手术室管理者批准后由接待人员引导进入，不应互串手术间。②每个手术间不应超过 3 个观摩人员，观摩人员与术者距离应在 30 cm 以上，脚凳高度不应超过 50 cm。

（二）人员的着装要求

（1）工作人员进入手术室，应先进行手卫生，再更换手术室专用刷手服、鞋帽、外科医用口罩等；使用后及时更换，若使用布帽应每天清洁。

（2）参与手术人员更衣前应摘除耳环、戒指、手镯等饰物，不应化妆。

（3）刷手服上衣应系入裤装内，手术帽应遮盖全部头发及发际，口罩应完全遮住口鼻。

（4）不宜二次更鞋，不宜穿着手术裙。

（5）离开手术室时应将手术衣、刷手服、鞋帽、口罩脱下并置于指定位置。

（6）手术室人员临时外出时需更换鞋和外出衣。

（7）手室部（室）的刷手服、手术衣不应在非手术科室使用。

（8）刷手服、手术衣面料应舒适、透气、防渗透、薄厚适中、纤维不易脱落、不起静电；用后及时清洗、消毒或灭菌。

（9）专用鞋应能遮盖足面，保持清洁干燥；每天清洁或消毒，遇污染及时更换。

（三）医务人员职业安全防护

（1）手术室应配备具有防止血液、体液渗透、喷溅的个人防护设备，如防护镜、面罩及全遮盖式手术帽等，并符合《患者、医护人员和器械用手术单、手术衣和洁净服 第2部分：性能要求和性能水平》YY/T0506.2的要求。

（2）手术人员使用的外科医用口罩，应符合《医用外科口罩》YY/T0469的要求。进行空气传播性疾病患者的手术，如开放性肺结核或产生气溶胶及大量烟雾的手术时，应佩戴一次性医用防护口罩并符合《医用防护口罩技术要求》GB19083的要求。

（3）医务人员应定期体检及进行必要的免疫接种。

（4）医务人员参加传染患者手术后或刷手服被血液体液污染时，应及时沐浴并重新更换刷手服，方可进行下1台手术。

（5）手术室宜使用有安全防护装置的手术器械、注射器具及其他安全辅助工具。

（6）医务人员应熟练掌握各种穿刺方法及锐利器械的操作方法，遵守操作规程，防止刺伤自己或他人。操作时应注意以下事项：①传递锐器时应采用间接传递法。②注射器用后不应手执针帽回套，需回帽时可借助工具或单手操作。③组装拆卸锐器时应借助工具，不应徒手操作。④实施骨科等具有高损伤暴露风险手术时应戴双层手套或专用防护手套。⑤每个手术间应备有利器盒或刀片回收器。

（四）手术患者皮肤准备

（1）患者术前应沐浴、清洁手术部位，更换清洁患者服。

（2）手术部位皮肤准备应于当日临近手术前，在病房或手术室限制区外[患者准备区（间）]进行。

（3）当毛发影响手术部位操作时应选择不损伤皮肤的方式去除毛发。

（4）急诊或有开放伤口的患者，应先简单清除污渍、血迹、渗出物，遮盖伤口后再进入手术室限制区。

四、无菌技术操作管理

（1）严格执行无菌技术操作原则和外科手消毒规范。

（2）无菌区范围：铺好无菌敷料后的器械台及手术台上方、术者手术衣前面（腰以上、肩以下、腋前线前），以及手部至肘部视为无菌区，手术中如怀疑无菌区有污染应加盖无菌单。

（3）无菌器械台的铺设要求：①可重复使用的手术器械按《医院消毒供应中心 第3部分：清洗消毒及灭菌效果监测标准》WS310.3的要求检查各种无菌包，并可追溯；对包内湿包、可疑污染、包装破损或灭菌不合格的器械、敷料包不应使用，按《医院消毒供应中心 第1部分：管理规范》WS310.1、《医院消毒供应中心 第2部分：清洗消毒及灭菌技术操作规范》WS310.2的标准重新进行处理。②无菌器械台宜使用单层阻菌隔水无菌单(性能符合《患者、医护人员和器械用手术单、手术衣和洁净服 第 2 部分:性能要求和性能水平》YY/T0506.2 的要求);若使用棉质则应铺置 4 层以上。铺置时应确保无菌单四周下垂30 cm 以上,距地面 20 cm 以上,无菌单潮湿后应视为污染。③铺设无菌器械台应尽量接近手术开始时间,超过 4 小时未用应视为污染需重新更换。无菌物品应在最接近手术使用的时间打开。④最后一层无菌单的铺设和使用单层阻菌隔水无菌单,应由穿戴好手术衣和无菌手套的医护人员完成。⑤手术器械、器具与用品应一人一用一灭菌,其中无菌持物钳及容器使用超过 4 小时应视为污染需重新更换。⑥麻醉及术中用药应盛放于无菌治疗巾内。

(4)操作管理要求:①手术区皮肤消毒以污染手术切口为中心向外 15～20 cm,由内向外;感染切口应由外向内。②手术过程中需更换手术衣时,应先脱手术衣再脱手套,更换手套前,宜先进行手消毒。③术中疑手套破损时,应及时更换。④手术中对无菌物品的安全性有疑问时,应及时进行更换。⑤手术中使用的无菌溶液,应一人一用。⑥手术台上接触过与外界相通的空腔脏器或其他污染部位的器械、物品视为污染,应单独放置。⑦术中应保持器械台干燥,传递无菌器械时应避开术野,术者不应自行拿取或从背后传递。

五、预防性抗菌药物使用

(1)预防手术切口感染的抗菌药物应按手术类别、指征及可能引起手术部位感染的致病菌选择使用。

(2)除非必要,避免使用新的广谱抗菌药。

(3)不宜使用氟喹诺酮、糖肽类抗菌药物作为常规外科预防用药。

(4)使用品种、剂量参考最新的临床抗菌药物使用指南或医院抗菌药物管理委员会建议。

(5)清洁手术宜在术前 0.5～2 小时或麻醉开始前给药,如果手术时间＞3 小时,或失血量＞1 500 mL,可在术中给予第 2 剂,抗菌药物的有效覆盖时间应包括整个手术过程和手术结束后4 小时。

(6)常规预防性应用抗菌药物的时间不应超过 24 小时。

(7)如需在有静脉通路的肢体的近心端用止血带,预防用抗菌药物应在止血带充气之前输注完毕。

六、仪器设备管理

(1)手术室使用的仪器设备清洗、消毒、灭菌方法应参照产品使用说明。

(2)仪器设备应去除外包装、彻底清洁后方可进入手术室,每次使用后应检查调试并彻底清洁擦拭或消毒。

(3)C 型臂主机及显示器均应在手术间内。

(4)显微镜、C 型臂等设备跨越无菌区部分应使用无菌罩,术中污染时应及时清洁消毒并覆以无菌巾。

(5)直接与患者接触的设备管路及附件的清洗、消毒应遵循《医院消毒供应中心 第 2 部分:清洗消毒及灭菌技术操作规范》WS310.2 的规定。

(6)喉镜与喉罩的清洁消毒处理,应参照生产厂家提供的方法,至少应达到高水平消毒。

七、物品管理

(1)手术室应严格所用物品的管理。

(2)灭菌物品应存放于手术室限制区,存放有效期应符合《医院消毒供应中心 第2部分:清洗消毒及灭菌技术操作规范》WS310.2 的规定。灭菌物品与其他物品应分开放置,按照消毒灭菌有效期的先后顺序依次摆放和使用。一次性使用物品应在限制区外去除外层包装。

(3)应专人负责检查无菌物品的有效期限,超过有效期限的灭菌物品需按《医院消毒供应中心 第2部分:清洗消毒及灭菌技术操作规范》WS310.2 的规定重新处理。

(4)一次性使用的无菌医疗物品(含植入物)应一次性使用。

(5)无菌物品一人一用,手术开始后,摆放到各手术台上的无菌物品不应与其他手术交叉使用。

(6)重复使用物品的清洗消毒和灭菌应执行消毒供应管理的规定。

(7)重复使用的布类物品,使用后应装入防渗漏的污衣袋中送洗衣部清洗与消毒。

(8)手术室所使用的消毒剂应合法有效,并在有效期内使用。使用方法应依据产品说明书,专人配置。使用中的消毒剂依据《医疗机构消毒技术规范》WS/T367 中的要求进行有效浓度的监测并记录。

(9)消毒剂应由专人管理,选择适宜的环境并与其他药品分开放置。

(10)体位用品,直接接触患者的应一人一用一清洁消毒,不直接接触患者的应一天一用一清洁消毒。

八、手术器械管理

(1)手术器械应分类进行管理。

(2)重复使用的手术器械(含外来器械)、器具及物品的清洗消毒执行《医院消毒供应中心 第1部分:管理规范》WS310.1、《医院消毒供应中心 第2部分:清洗消毒及灭菌技术操作规范》WS310.2 和《医院消毒供应中心 第3部分:清洗消毒及灭菌效果监测标准》WS310.3 的规定。

(3)精密手术器械和不耐热手术器械应专人管理,其清洗消毒处理应参照生产厂家的使用说明或指导手册,并符合国家相关要求。

(4)手术室应急备用的灭菌器不应常规使用快速灭菌程序;其清洗、灭菌物品应纳入质量管理相关信息可追溯。

(5)快速灭菌程序不应作为手术器械的常规灭菌方法。

九、医疗废物管理

(1)医疗废物的处理应遵循国家医疗废物管理的相关规定进行分类收集。

(2)医疗废物应由专用通道或其他封闭隔离方式运送。

(3)病理废物应装入防渗透的医疗废物袋,并按要求标识。

(4)医院具备污水集中处理系统,液体废物可直接排放;无污水集中处理系统的医院,应参照《疫源地消毒准则》GB19193 的要求进行处理。

十、卫生学监测与调查

(一)环境监测

1.常规监测

(1)普通手术间环境常规监测:①每天晨间由专人监测手术间温度、相对湿度并记录。②术前(包括接台手术)由专人检查手术间、辅助间、内走廊环境,包括地面、台面、墙壁是否清洁。③每周由专人监测空调装置的进风口、回风口的清洁状态并记录。④每季度对空气卫生学效果按手术间数10%进行抽测,有问题随时监测,监测方法遵照《医疗机构消毒技术规范》WS/T367的要求。⑤根据设备的使用周期及频度至少每季度对空气消毒设备的消毒效果进行监测,怀疑手术感染与环境有关时应随时监测。

(2)洁净手术室环境常规监测:①洁净手术室在建设竣工后应按照《医院洁净手术部建筑技术规范》GB50333的标准进行工程验收。②洁净手术室的空气净化系统除常规监测外,至少每1~2年由有资质的工程质检部门进行环境污染控制指标的综合性能评价,并要求其出具检测报告。③在综合性能检测时,应对过滤器及其安装边框的泄漏及密闭性按《洁净室施工及验收规范》GB50591的要求进行检测。④空气净化系统卫生学指标监测应在物体表面擦拭清洁消毒后进行,不应对室内空气消毒。⑤宜定期对手术室进行浮游菌的动态抽测,并在1年内对所有术间抽测完毕。⑥每天晨间由专人检查手术间温度、相对湿度、静压差,并记录。⑦每天术前(包括接台手术)由专人检查手术间(辅助间、洁净走廊环境)是否清洁,物品设备是否有序。⑧每周由专人监测手术室空气净化装置的回风口栅栏、网面、管道内壁的清洁度并记录。⑨每月对非洁净区局部空气净化装置送、回风口设备进行清洁状况的检查。

2.专项监测

(1)普通手术间环境专项监测:①如果怀疑术后患者感染与手术室环境相关,可使用浮游菌撞击法进行空气细菌菌落总数监测。②空气消毒设备与空调设备检修或更换后,应按照《医院消毒卫生标准》GB15982的要求进行静态空气细菌菌落总数监测。

(2)洁净手术室专项监测:①如果怀疑术后患者感染与手术室环境相关,可使用浮游菌撞击法进行动态空气细菌菌落总数监测。②净化设备检修或更换后,应按《医院洁净手术部建筑技术规范》GB50333的标准检测空气洁净度、密封性等,合格后,方可使用。

(二)物体表面监测

怀疑术后患者感染与手术室环境相关时,应按照《医院消毒卫生标准》GB15982的方法对手术室的物体表面进行监测。

(三)医务人员手卫生监测

(1)每月应对手术医护人员进行手卫生效果的抽测,抽测人数应不少于日平均手术量医护人员总数的1/10。

(2)监测方法应按照《医务人员手卫生规范》WS/T313的方法进行。

(曹晓平)

第四节 消毒供应中心的医院感染管理

消毒供应中心(CSSD)是医院内承担各科室所有重复使用诊疗器械、器具和物品清洗消毒、灭菌以及无菌物品供应的部门,在医院感染/医源性预防与控制中发挥着举足轻重的作用。医院CSSD管理模式分为集中式和分散式。集中式是将医院所有需要清洗消毒和灭菌的器械、器具和物品回收至消毒供应中心进行处理。分散型的特点为既有消毒供应中心,又有手术室消毒物品供应中心,也有的医院采用在手术室清洗、打包后送消毒供应中心(室)灭菌,使用物品由各个使用部门分别进行管理,消毒供应中心处于从属地位。20世纪80年代以前,消毒供应中心称为供应室或消毒供应室,供应室或消毒供应室的主要任务是满足科室对玻璃注射器、针头、输液(血)器以及共用的导尿包、腰穿包等的需要;专科器械种类和数量较少,手术器械、妇产科、五官科、口腔等科室的诊疗护理器械以及急诊科的开胸包等,由手术室和各临床科室自行负责清洗包装,部分供应室或消毒供应室仅承担灭菌工作,输液热源反应及注射部位感染时有发生,有时甚至威胁患者生命。

1988年,国家从行政管理角度颁布了《消毒供应室验收标准(试行)》,重点规范了注射器、输血和输液器的清洗消毒和管理。但伴随社会经济、科技的快速发展,医院诊疗技术发生了显著变化,大量介入性诊断、微创手术及诊疗技术普遍应用,在提高医疗服务水平的同时增加了患者发生医院感染/医源性感染的风险。为此,经学习和借鉴发达国家管理的成功经验,结合我国国情,于2009年4月1日正式颁布了WS310.1《医院消毒供应中心 第1部分:管理规范》、WS310.2医院消毒供应中心 第2部分:清洗消毒及灭菌技术操作规范》和WS310.3《医院消毒供应中心 第3部分:清洗消毒及灭菌效果监测标准》3项强制性卫生行业标准(以下简称"3项标准"),并于2009年12月1日正式实施。2016年对"3项标准"进行了修订,《医院消毒供应中心 第1部分:管理规范》(WS310.1—2016)、《医院消毒供应中心 第2部分:清洗消毒及灭菌技术操作规范》(WS310.2—2016)、《医院消毒供应中心 第3部分:清洗消毒及灭菌效果监测标准》(WS310.2—2016),于2016年12月27日颁布,2017年6月1日正式实施。"3项标准"规定了医院消毒供应中心的管理要求、基本原则、人员要求、建筑要求、设备设施、耗材要求及水与蒸汽质量要求、诊疗器械、器具和物品处理的基本要求、操作流程、消毒与灭菌效果监测的要求、方法、质量控制过程的记录与可追溯要求。

国外为保证CSSD的消毒灭菌质量,预防医院感染的发生,采用了不同的标准和措施。在美国,医院CSSD执行美国医疗器械协会推荐的美国医疗器械促进协会(AMMI)标准,除了控制过程质量外,十分强调对工作效果的监测,如清洗效果及灭菌效果。强调通过物理监测、化学监测和生物监测确定灭菌物品是否合格。这与我国医院消毒供应工作的质量管理比较相似。在欧洲,医院CSSD执行工业行业标准,主张通过第三方的质量认证予以保证最终的质量,质量认证是从工作起始环节开始,包括CSSD的资质、工作人员及管理人员的资质、各阶段清洗(初洗、漂洗、终末漂洗及灭菌蒸汽)用水标准、各种设备与器械的标准等。工作人员操作必须严格遵循规范、标准的流程,并有记录证明执行的正确性。灭菌过程的监测,在医院从灭菌器的安装质量确认开始,贯穿于操作过程及灭菌结束整个过程。

医院 CSSD 中医院感染防控最主要的对象为通过诊疗器械、器具及用品导致的医院感染和医源性感染。诊疗器械从以往单一的金属材质发展为集光学、电子等技术,由混合材质(金属、塑胶等)构成的复合型产品,形状、结构复杂,管腔类器械增加,向传统的清洗、消毒/灭菌技术提出挑战,医院感染防控对其用后的处置要求提高,难度加大。器械的清洗消毒和/或灭菌效果与手术切口或各种侵袭性诊疗之后患者的感染密切相关。某些发达国家研究证实,手术切口感染在住院患者医院感染总数中占有重要比例,有的排第三位,有的为第二位,占 14%～16%,感染原因约 20%与器械相关。说明手术切口和侵袭性诊疗部位感染的预防,除加强手术室及医务人员无菌技术操作、相关环境等管理外,加强器械与用品清洗、消毒灭菌工作的管理是极其重要的环节。我国一些医疗机构以缩短平均住院日、降低医疗支出而逐步深化的医院改革,手术台次同期相比大幅增长,部分医院根据"以患者为中心"的宗旨不断调整着各部门的职责,医院消毒供应工作承担的任务和内容都在发生改变,从玻璃注射器、输液瓶变为手术器械与复杂、精密的器械等,消毒供应中心已成为医院感染防控的心脏。

一、CSSD 医院感染管理要求

(1)应采取集中管理的方式,对所有需要消毒或灭菌后重复使用的诊疗器械、器具和物品由 CSSD 负责回收、清洗、消毒、灭菌和供应。

(2)内镜、口腔器械的清洗消毒,可以依据国家相关标准进行处理,也可集中由 CSSD 统一清洗、消毒和/或灭菌。

(3)CSSD 应在院领导或相关职能部门的直接领导下开展工作。

(4)应将 CSSD 纳入本机构的建设规划,使之与本机构的规模、任务和发展规划相适应;应将消毒供应工作管理纳入医疗质量管理,保障医疗安全。

(5)宜将 CSSD 纳入本机构信息化建设规划,采用数字化信息系统对 CSSD 进行管理。

(6)医院对植入物与外来医疗器械的处置及管理应符合以下要求。

应以制度明确相关职能部门、临床科室、手术室、CSSD 在植入物与外来医疗器械的管理、交接和清洗、消毒、灭菌及提前放行过程中的责任。

使用前应由本院 CSSD[或依据规定与本院签约的消毒服务机构]遵照《医院消毒供应中心 第 2 部分:清洗消毒及灭菌技术操作规范》WS310.2 和《医院消毒供应中心 第 3 部分:清洗消毒及灭菌效果监测标准》WS310.3 的规定清洗、消毒、灭菌与监测;使用后应经 CSSD 清洗消毒方可交还。

应与器械供应商签订协议,要求其做到:①提供植入物与外来医疗器械的说明书(内容应包括清洗、消毒、包装、灭菌方法与参数)。②应保证足够的处置时间,择期手术最晚应于术前天 15 小时前将器械送达 CSSD,急诊手术应及时送达。③应加强对 CSSD 人员关于植入物与外来医疗器械处置的培训。

(7)鼓励符合要求并有条件医院的 CSSD 为附近医疗机构提供消毒供应服务。

(8)采用其他医院或消毒服务机构提供消毒灭菌服务的医院,消毒供应管理应符合以下要求:①应对提供服务的医院或消毒服务机构的资质(包括具有医疗机构执业许可证或工商营业执照,并符合环保等有关部门管理规定)进行审核。②应对其 CSSD 分区、布局、设备设施、管理制度(含突发事件的应急预案)及诊疗器械回收、运输、清洗、消毒、灭菌操作流程等进行安全风险评估,签订协议,明确双方的职责。③应建立诊疗器械、器具和物品交接与质量检查及验收制度,并设专人负责。④应定期对其清洗、消毒、灭菌工作进行质量评价。⑤应及时向消毒服务机构反馈质量验收、评价及使用过程存在的问题,并要求落实改进措施。

二、相关部门管理职责

应在主管院长领导下,在各自职权范围内,履行对 CSSD 的相应管理职责。

(一)主管部门职责

(1)会同相关部门,制订落实 CSSD 集中管理的方案与计划,研究、解决实施中的问题。

(2)会同人事管理部门,根据 CSSD 的工作量合理调配工作人员;负责 CSSD 清洗、消毒、包装、灭菌等工作的质量管理,制订质量指标,并进行检查与评价。

(3)建立并落实对 CSSD 人员的岗位培训制度;将消毒供应专业知识、医院感染相关预防与控制知识及相关的法律、法规纳入 CSSD 人员的继续教育计划,并为其学习、交流创造条件。

(二)护理管理、医院感染管理、设备及后勤管理等部门职责

(1)对 CSSD 清洗、消毒、灭菌工作和质量监测进行指导和监督,定期进行检查与评价。

(2)发生可疑医疗器械所致的医源性感染时,组织、协调 CSSD 和相关部门进行调查分析,提出改进措施。

(3)对 CSSD 新建、改建与扩建的设计方案进行卫生学审议;对清洗消毒与灭菌设备的配置与性能要求提出意见。

(4)负责设备购置的审核(合格证、技术参数)建立对厂家设备安装、检修的质量审核、验收制度;专人负责 CSSD 设备的维护和定期检修,并建立设备档案。

(5)保证 CSSD 的水、电、压缩空气及蒸汽的供给和质量,定期进行设施、管道的维护和检修。

(6)定期对 CSSD 所使用的各类数字仪表如压力表、温度表等进行校验,并记录备查。

(三)物资供应、教育及科研等其他部门职责

应在 CSSD 主管院长或职能部门的协调下履行相关职责,保障 CSSD 的工作需要。

(四)消毒供应中心职责

(1)应建立健全岗位职责、操作规程、消毒隔离、质量管理、监测、设备管理、器械管理及职业安全防护等管理制度和突发事件的应急预案。

(2)应建立植入物与外来医疗器械专岗负责制,人员应相对固定。

(3)应建立质量管理追溯制度,完善质量控制过程的相关记录。

(4)应定期对工作质量进行分析,落实持续改进。

(5)应建立与相关科室的联系制度,并主要做好以下工作:①主动了解各科室专业特点、常见的医院感染及原因,掌握专用器械、用品的结构、材质特点和处理要点。②对科室关于灭菌物品的意见有调查、反馈、落实,并有记录。

三、基本原则

(1)CSSD 的清洗消毒及监测工作应符合《医院消毒供应中心 第 2 部分:清洗消毒及灭菌技术操作规范》WS310.2 和《医院消毒供应中心 第 3 部分:清洗消毒及灭菌效果监测标准》WS310.3的规定。

(2)诊疗器械、器具和物品使用后应及时清洗、消毒、灭菌,再处理应符合以下要求:①进入人体无菌组织、器官、腔隙,或接触人体破损的皮肤和黏膜的诊疗器械、器具和物品应进行灭菌。

②接触完整皮肤、黏膜的诊疗器械、器具和物品应进行消毒。③被朊病毒、气性坏疽及突发原因不明的传染病病原体污染的诊疗器械、器具和物品,应执行《医疗机构消毒技术规范》WS/T367的规定。

四、人员要求

(1)医院应根据 CSSD 的工作量及各岗位需求,科学、合理配置具有执业资格的护士、消毒员和其他工作人员。

(2)CSSD 的工作人员应当接受与其岗位职责相应的岗位培训,正确掌握以下知识与技能:①各类诊疗器械、器具和物品的清洗、消毒、灭菌的知识与技能。②相关清洗消毒、灭菌设备的操作规程。③职业安全防护原则和方法。④医院感染预防与控制的相关知识。⑤相关的法律、法规、标准、规范。

(3)应建立 CSSD 工作人员的继续教育制度,根据专业进展,开展培训,更新知识。

五、建筑要求

(一)基本原则

医院 CSSD 的新建、扩建和改建,应遵循医院感染预防与控制的原则,遵守国家法律法规对医院建筑和职业防护的相关要求,进行充分论证。

(二)基本要求

(1)CSSD 宜接近手术室、产房和临床科室,或与手术室之间有物品直接传递专用通道,不宜建在地下室或半地下室。

(2)周围环境应清洁、无污染源,区域相对独立;内部通风、采光良好。

(3)建筑面积应符合医院建设方面的有关规定并与医院的规模、性质、任务相适应,兼顾未来发展规划的需要。

(4)建筑布局应分为辅助区域和工作区域。辅助区域包括工作人员更衣室、值班室、办公室、休息室、卫生间等。工作区域包括去污区、检查包装及灭菌区(含独立的敷料制备或包装间)和无菌物品存放区。

(5)工作区域划分应遵循以下基本原则:①物品由污到洁,不交叉、不逆流。②空气流向由洁到污;采用机械通风的,去污区保持相对负压,检查包装及灭菌区保持相对正压。

(6)工作区域温度、相对湿度、机械通风的换气次数宜符合表 3-3 要求;照明宜符合表 3-4 的要求。

表 3-3 工作区域温度、相对湿度及机械通风换气次数要求

工作区域	温度/℃	相对湿度/%	换气次数(次/小时)
去污区	16~21	30~60	≥10
检查包装及灭菌区	20~23	30~60	≥10
无菌物品存放区	低于 24	低于 70	4~10

(7)工作区域中化学物质浓度应符合《工作场所有害因素职业接触限值 第 1 部分:化学有害因素》GBZ2.1 的要求。

表 3-4 工作区域照明要求

工作面/功能	最低照度 1×	平均照度 1×	最高照度 1×
普通检查	500	750	1 000
精细检查	1 000	1 500	2 000
清洗池	500	750	1 000
普通工作区域	200	300	500
无菌物品存放区域	200	300	500

(8)工作区域设计与材料要求,应符合以下要求:①去污区、检查包装及灭菌区和无菌物品存放区之间应设实际屏障。②去污区与检查包装及灭菌区之间应设物品传递窗;并分别设人员出入缓冲间(带)。③缓冲间(带)应设洗手设施,采用非手触式水龙头开关。无菌物品存放区内不应设洗手池。④检查包装及灭菌区设专用洁具间的应采用封闭式设计。⑤工作区域的天花板、墙壁应无裂隙,不落尘,便于清洗和消毒;地面与墙面踢脚及所有阴角均应为弧形设计;电源插座应采用防水安全型;地面应防滑、易清洗、耐腐蚀;地漏应采用防返溢式;污水应集中至医院污水处理系统。

(三)采用院外服务的要求

采用其他医院或消毒服务机构提供消毒灭菌服务的医院,应分别设污染器械收集暂存间及灭菌物品交接发放间。两房间应互不交叉、相对独立。

六、设备设施

(1)清洗消毒设备及设施。医院应根据 CSSD 的规模、任务及工作量,合理配置清洗消毒设备及配套设施。设备设施应符合国家相关规定。应配有污物回收器具、分类台、手工清洗池、压力水枪、压力气枪、超声清洗装置、干燥设备及相应清洗用品等。应配备机械清洗消毒设备。

(2)检查、包装设备。应配有器械检查台、包装台、器械柜、敷料柜、包装材料切割机、医用热封机、清洁物品装载设备及带光源放大镜、压力气枪、绝缘检测仪等。

(3)灭菌设备及设施。应配有压力蒸汽灭菌器、无菌物品装、卸载设备等。根据需要配备灭菌蒸汽发生器、干热灭菌和低温灭菌及相应的监测设备。各类灭菌设备应符合国家相关标准,并设有配套的辅助设备。

(4)应配有水处理设备。

(5)储存、发放设施。应配备无菌物品存放设施及运送器具等。

(6)宜在环氧乙烷、过氧化氢低温等离子、低温甲醛蒸汽灭菌等工作区域配置相应环境有害气体浓度超标报警器。

(7)防护用品。根据工作岗位的不同需要,应配备相应的个人防护用品,包括圆帽、口罩、隔离衣或防水围裙、手套、专用鞋、护目镜、面罩等。去污区应配置洗眼装置。

七、耗材要求

(一)医用清洗剂

应符合国家相关标准和规定。根据器械的材质、污染物种类,选择适宜的清洗剂,使用遵循厂家产品说明书。

(二)碱性清洗剂

pH>7.5,对各种有机物有较好的去除作用,对金属腐蚀性小,不会加快返锈的现象。

(三)中性清洗剂

pH6.5～7.5,对金属无腐蚀。

(四)酸性清洗剂

pH<6.5,对无机固体粒子有较好的溶解去除作用,对金属物品的腐蚀性小。

(五)酶清洗剂

含酶的清洗剂,有较强的去污能力,能快速分解蛋白质等多种有机污染物。

(六)消毒剂

应符合国家相关标准和规定,并对器械腐蚀性较低。

(七)医用润滑剂

应为水溶性,与人体组织有较好的相容性。不应影响灭菌介质的穿透性和器械的机械性能。

(八)包装材料

最终灭菌医疗器械包装材料应符合《最终灭菌医疗器械包装 第1部分:材料、无菌屏障系统和包装系统的要求》GB/T19633的要求。皱纹纸、无纺布、纺织品还应符合《最终灭菌医疗器械包装材料 第2部分:灭菌包裹材料 要求和试验方法》YY/T0698.2的要求;纸袋还应符合《最终灭菌医疗器械包装材料 第4部分:纸袋 要求和试验方法》YY/T0698.4的要求;纸塑袋还应符合《最终灭菌医疗器械包装材料 第5部分:透气材料与塑料膜组成的可密封组合袋和卷材 要求和试验方法》YY/T0698.5的要求;硬质容器还应符合《最终灭菌医疗器械包装材料 第8部分:蒸汽灭菌器用重复性使用灭菌容器 要求和试验方法》YY/T0698.8的要求。普通棉布应为非漂白织物,除四边外不应有缝线,不应缝补;初次使用前应高温洗涤,脱脂去浆。开放式储槽不应用作无菌物品的最终灭菌包装材料。

(九)消毒灭菌监测材料

应符合国家相关标准和规定,在有效期内使用。自制测试标准包应符合《医疗机构消毒技术规范》WS/T367的相关要求。

八、水与蒸汽质量要求

(一)清洗用水

应有自来水、热水、软水、经纯化的水供应。自来水水质应符合《生活饮用水卫生标准》GB5749的规定;终末漂洗用水的电导率≤15 μS/cm(25 ℃)。

(二)灭菌蒸汽

灭菌蒸汽供给水的质量指标见表3-5。蒸汽冷凝物用于反映压力蒸汽灭菌器蒸汽的质量,主要指标见表3-6。

表 3-5　压力蒸汽灭菌器供给水的质量指标

项目	指标
蒸发残留	≤10 mg/L
氧化硅(SiO_2)	≤1 mg/L

项目	指标
铁	≤0.2 mg/L
镉	≤0.005 mg/L
铅	≤0.05 mg/L
除铁、镉、铅以外的其他重金属	≤0.1 mg/L
氯离子(Cl^-)	≤2 mg/L
磷酸盐(P_2O_5)	≤0.5 mg/L
电导率(25 ℃时)	≤5 μS/cm
pH	5~7.5
外观	无色、洁净、无沉淀
硬度(碱性金属离子的总量)	≤0.02 mmol/L

表 3-6 蒸汽冷凝物的质量指标

项目	指标
氧化硅(SiO_2)	≤0.1 mg/L
铁	≤0.1 mg/L
镉	≤0.005 mg/L
铅	≤0.05 mg/L
除铁、镉、铅以外的重金属	≤0.1 mg/L
氯离子(Cl^-)	≤0.1 mg/L
磷酸盐(P_2O_5)	≤0.1 mg/L
电导率(25 ℃时)	≤3 μS/cm
pH	5~7
外观	无色、洁净、无沉淀
硬度(碱性金属离子的总量)	≤0.02 mmol/L

九、器械清洗消毒及灭菌

(一)诊疗器械、器具和物品处理的基本要求

(1)通常情况下应遵循先清洗后消毒的处理程序。被朊毒体、气性坏疽及突发原因不明的传染病病原体污染的诊疗器械、器具和物品应遵循《医疗机构消毒技术规范》WS/T367 的规定进行处理。

(2)应根据《医院消毒供应中心 第 1 部分:管理规范》WS310.1 的规定,选择清洗、消毒或灭菌处理方法。

(3)清洗、消毒、灭菌效果的监测应符合《医院消毒供应中心 第 3 部分:清洗消毒及灭菌效果监测标准》WS310.3 的规定。

(4)耐湿、耐热的器械、器具和物品,应首选热力消毒或灭菌方法。

（5）应遵循标准预防的原则进行清洗、消毒、灭菌，CSSD 人员防护着装要求应符合表 3-7 的规定。

表 3-7　CSSD 人员防护及着装要求

区域	操作	防护着装					
		圆帽	口罩	防护服/防水围裙	专用鞋	手套	护目镜/面罩
诊疗场所	污染物品回收	√	△			√	
去污区	污染器械分类、核对、机械清洗装载	√	√	√	√	√	△
	手工清洗器械和用具	√	√	√	√	√	√
检查、包装及灭菌区	器械检查、包装	√	△		√	△	
	灭菌物品装载	√			√		
	无菌物品卸载	√			√	△#	
无菌物品存放区	无菌物品发放	√			√		

注：√表示应使用；△表示可使用；#表示具有防烫功能的手套。

（6）设备、器械、物品及耗材使用应遵循生产厂家的使用说明或指导手册。

（7）外来医疗器械及植入物的处置应符合以下要求：①CSSD 应根据手术通知单接收外来医疗器械及植入物；依据器械供应商提供的器械清单，双方共同清点核查、确认、签名，记录应保存备查。②应要求器械供应商送达的外来医疗器械、植入物及盛装容器清洁。③应遵循器械供应商提供的外来医疗器械与植入物的清洗、消毒、包装、灭菌方法和参数。急诊手术器械应及时处理。④使用后的外来医疗器械，应由 CSSD 清洗消毒后方可交器械供应商。

（二）诊疗器械、器具和物品处理的操作流程

1.回收

（1）使用者应将重复使用的诊疗器械、器具和物品与一次性使用物品分开放置；重复使用的诊疗器械、器具和物品直接置于封闭的容器中，精密器械应采用保护措施，由 CSSD 集中回收处理；被朊病毒、气性坏疽及突发原因不明的传染病病原体污染的诊疗器械、器具和物品，使用者应双层封闭包装并标明感染性疾病名称，由 CSSD 单独回收处理。

（2）使用者应在使用后及时去除诊疗器械、器具和物品上的明显污物，根据需要做保湿处理。

（3）不应在诊疗场所对污染的诊疗器械、器具和物品进行清点，应采用封闭方式回收，避免反复装卸。

（4）回收工具每次使用后应清洗、消毒，干燥备用。

2.分类

（1）应在 CSSD 的去污区进行诊疗器械、器具和物品的清点、核查。

（2）应根据器械物品材质、精密程度等进行分类处理。

3.清洗

（1）清洗方法包括机械清洗、手工清洗。

（2）机械清洗适用于大部分常规器械的清洗。手工清洗适用于精密、复杂器械的清洗和有机物污染较重器械的初步处理。

（3）清洗步骤包括冲洗、洗涤、漂洗、终末漂洗。

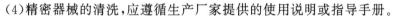

(4)精密器械的清洗,应遵循生产厂家提供的使用说明或指导手册。

4.消毒

(1)清洗后的器械、器具和物品应进行消毒处理。方法首选机械湿热消毒,也可采用75％乙醇、酸性氧化电位水或其他消毒剂进行消毒。

(2)湿热消毒应采用经纯化的水,电导率≤15 μS/cm(25 ℃)。

(3)湿热消毒方法的温度、时间应符合表3-8的要求。消毒后直接使用的诊疗器械、器具和物品,湿热消毒温度应≥90 ℃,时间≥5分钟,或 A_0 值≥3 000;消毒后继续灭菌处理的,其湿热消毒温度应≥90 ℃,时间≥1分钟,或 A_0 值≥600。

表 3-8　湿热消毒的温度与时间

湿热消毒方法	温度/ ℃	最短消毒时间/分
消毒后直接使用	93	2.5
	90	5
消毒后继续灭菌处理	90	1
	80	10
	75	30
	70	100

(4)其他消毒剂的应用遵循产品说明书。

5.干燥

(1)宜首选干燥设备进行干燥处理。根据器械的材质选择适宜的干燥温度,金属类干燥温度70～90 ℃;塑胶类干燥温度 65～75 ℃。

(2)不耐热器械、器具和物品可使用消毒的低纤维絮擦布、压力气枪或≥95％乙醇进行干燥处理。

(3)管腔器械内的残留水迹,可用压力气枪等进行干燥处理。

(4)不应使用自然干燥方法进行干燥。

6.器械检查与保养

(1)应采用目测或使用带光源放大镜对干燥后的每件器械、器具和物品进行检查。器械表面及其关节、齿牙处应光洁,无血渍、污渍、水垢等残留物质和锈斑;功能完好,无损毁。

(2)清洗质量不合格的,应重新处理;器械功能损毁或锈蚀严重,应及时维修或报废。

(3)带电源器械应进行绝缘性能等安全性检查。

(4)应使用医用润滑剂进行器械保养。不应使用液状石蜡等非水溶性的产品作为润滑剂。

7.包装

(1)包装应符合《最终灭菌医疗器械包装 第1部分:材料、无菌屏障系统和包装系统的要求》GB/T19633的要求。

(2)包装包括装配、包装、封包、注明标识等步骤。器械与敷料应分室包装。

(3)包装前应依据器械装配的技术规程或图示,核对器械的种类、规格和数量。

(4)手术器械应摆放在篮筐或有孔的托盘中进行配套包装。

(5)手术所用盘、盆、碗等器皿,宜与手术器械分开包装。

(6)剪刀和血管钳等轴节类器械不应完全锁扣。有盖的器皿应开盖,摞放的器皿间应用吸湿布、纱布或医用吸水纸隔开，包内容器开口朝向一致；管腔类物品应盘绕放置，保持管腔通畅；精细器械、锐器等应采取保护措施。

(7)压力蒸汽灭菌包重量要求：器械包重量不宜超过 7 kg，敷料包重量不宜超过 5 kg。

(8)压力蒸汽灭菌包体积要求：下排气压力蒸汽灭菌器不宜超过 30 cm×30 cm×25 cm；预真空压力蒸汽灭菌器不宜超过 30 cm×30 cm×50 cm。

(9)包装方法及要求：灭菌物品包装分为闭合式包装和密封式包装。包装方法和要求如下：①手术器械若采用闭合式包装方法，应由两层包装材料分两次包装。②密封式包装方法应采用纸袋、纸塑袋等材料。③硬质容器的使用与操作，应遵循生产厂家的使用说明或指导手册，每次使用后应清洗、消毒和干燥。④普通棉布包装材料应一用一清洗，无污渍，灯光检查无破损。

(10)封包要求：①包外应设有灭菌化学指示物。高度危险性物品灭菌包内还应放置包内化学指示物；如果透过包装材料可直接观察包内灭菌化学指示物的颜色变化，则不必放置包外灭菌化学指示物。②闭合式包装应使用专用胶带，胶带长度应与灭菌包体积、重量相适宜，松紧适度。封包应严密，保持闭合完好性。③纸塑袋、纸袋等密封包装其密封宽度应≥6 mm，包内器械距包装袋封口处应≥2.5 cm。④医用热封机在每天使用前应检查参数的准确性和闭合完好性。⑤硬质容器应设置安全闭锁装置，无菌屏障完整性破坏后应可识别。⑥灭菌物品包装的标识应注明物品名称、包装者等内容。灭菌前注明灭菌器编号、灭菌批次、灭菌日期和失效日期等相关信息。标识应具有可追溯性。

8.灭菌

(1)压力蒸汽灭菌。①耐湿、耐热的器械、器具和物品应首选压力蒸汽灭菌。②应根据待灭菌物品选择适宜的压力蒸汽灭菌器和灭菌程序。常规灭菌周期包括预排气、灭菌、后排汽和干燥等过程。快速压力蒸汽灭菌程序不应作为物品的常规灭菌程序，应在紧急情况下使用，使用方法应遵循《医疗机构消毒技术规范》WS/T367 的要求。③灭菌器操作方法应遵循生产厂家的使用说明或指导手册。④压力蒸汽灭菌器蒸汽和水的质量符合表 3-5。⑤管腔器械不应使用下排气压力蒸汽灭菌方式进行灭菌。⑥压力蒸汽灭菌器灭菌参数见表 3-9。⑦硬质容器和超大超重包装，应遵循厂家提供的灭菌参数。

表 3-9　压力蒸汽灭菌器灭菌参数

设备类别	物品类别	灭菌设定温度	最短灭菌时间	压力参考范围
下排气式	敷料	121 ℃	30 分钟	102.8～122.9 kPa
	器械		20 分钟	
预真空式	器械、敷料	132 ℃	4 分钟	184.4～201.7 kPa
		134 ℃		201.7～229.3 kPa

压力蒸汽灭菌器操作程序包括灭菌前准备、灭菌物品装载、灭菌操作、无菌物品卸载和灭菌效果的监测等步骤。具体内容如下所述。①灭菌前准备：每天设备运行前应进行安全检查，包括灭菌器压力表处在"零"的位置；记录打印装置处于备用状态；灭菌器柜门密封圈平整无损坏，柜门安全锁扣灵活、安全有效；灭菌柜内冷凝水排出口通畅，柜内壁清洁；电源、水源、蒸汽、压缩空气等运行条件符合设备要求。遵循产品说明书对灭菌器进行预热。大型预真空压力蒸汽灭菌器应在每天开始灭菌运行前空载进行 B-D 试验。②灭菌物品装载：应使用专用灭菌架或篮筐装载灭菌物品，灭菌包之间应留间隙；宜将同类材质的器械、器具和物品，置于同一批次进行灭菌；材

质不相同时,纺织类物品应放置于上层、竖放,金属器械类放置于下层;手术器械包、硬质容器应平放;盆、盘、碗类物品应斜放,玻璃瓶等底部无孔的器皿类物品应倒立或侧放;纸袋、纸塑包装物品应侧放;利于蒸汽进入和冷空气排出;选择下排气压力蒸汽灭菌程序时,大包宜摆放于上层,小包宜摆放于下层。③灭菌操作:应观察并记录灭菌时的温度、压力和时间等灭菌参数及设备运行状况。④无菌物品卸载:从灭菌器卸载取出的物品,冷却时间>30分钟;应确认灭菌过程合格,结果应符合《医院消毒供应中心 第 3 部分:清洗消毒及灭菌效果监测标准》WS310.3 的要求;应检查有无湿包,湿包不应储存与发放,分析原因并改进;无菌包掉落地上或误放到不洁处应视为被污染。⑤灭菌效果的监测:灭菌过程的监测应符合《医院消毒供应中心 第 3 部分:清洗消毒及灭菌效果监测标准》WS310.3 中的相关规定。

(2)干热灭菌。适用于耐热、不耐湿,蒸汽或气体不能穿透物品的灭菌,如玻璃、油脂、粉剂等物品的灭菌。灭菌程序、参数及注意事项应符合《医疗机构消毒技术规范》WS/T367 的规定,并应遵循生产厂家使用说明书。

(3)低温灭菌。①常用低温灭菌方法主要包括环氧乙烷灭菌、过氧化氢低温等离子体灭菌、低温甲醛蒸气灭菌。②低温灭菌适用于不耐热、不耐湿的器械、器具和物品的灭菌。③应符合以下基本要求:灭菌的器械、物品应清洗干净,并充分干燥;灭菌程序、参数及注意事项符合《医疗机构消毒技术规范》WS/T367的规定,并应遵循生产厂家使用说明书;灭菌装载应利于灭菌介质穿透。

9.储存

(1)灭菌后物品应分类、分架存放在无菌物品存放区。一次性使用无菌物品应去除外包装后,进入无菌物品存放区。

(2)物品存放架或柜应距地面高度≥20 cm,距离墙≥5 cm,距天花板≥50 cm。

(3)物品放置应固定位置,设置标识。接触无菌物品前应洗手或手消毒。

(4)消毒后直接使用的物品应干燥、包装后专架存放。

(5)无菌物品存放要求如下:①无菌物品存放区环境的温度、湿度达到《医院消毒供应中心 第 1 部分:管理规范》WS310.1 的规定时,使用普通棉布材料包装的无菌物品有效期宜为 14 天。②未达到环境标准时,使用普通棉布材料包装的无菌物品有效期不应超过 7 天。③医用一次性纸袋包装的无菌物品,有效期宜为 30 天;使用一次性医用皱纹纸、医用无纺布包装的无菌物品,有效期宜为 180 天;使用一次性纸塑袋包装的无菌物品,有效期宜为 180 天。硬质容器包装的无菌物品,有效期宜为 180 天。

10.无菌物品发放

(1)无菌物品发放时,应遵循先进先出的原则。

(2)发放时应确认无菌物品的有效性和包装完好性。植入物应在生物监测合格后,方可发放。紧急情况灭菌植入物时,使用含第 5 类化学指示物的生物 PCD 进行监测,化学指示物合格可提前放行,生物监测的结果应及时通报使用部门。

(3)应记录无菌物品发放日期、名称、数量、物品领用科室、灭菌日期等。

(4)运送无菌物品的器具使用后,应清洁处理,干燥存放。

十、清洗、消毒及灭菌效果监测

(一)监测要求及方法

(1)应专人负责质量监测工作。

(2)应定期对医用清洗剂、消毒剂、清洗用水、医用润滑剂、包装材料等进行质量检查,检查结果应符合《医院消毒供应中心 第1部分:管理规范》WS310.1的要求。

(3)应进行监测材料卫生安全评价报告及有效期等的检查,检查结果应符合要求。自制测试标准包应符合《医疗机构消毒技术规范》WS/T367的有关要求。

(4)应遵循设备生产厂家的使用说明或指导手册对清洗消毒器、封口机、灭菌器定期进行预防性维护与保养、日常清洁和检查。

(5)应按照以下要求进行设备的检测:①清洗消毒器应遵循生产厂家的使用说明或指导手册进行检测。②压力蒸汽灭菌器应每年对灭菌程序的温度、压力和时间进行检测。③压力蒸汽灭菌器应定期对压力表和安全阀进行检测。④干热灭菌器应每年用多点温度检测仪对灭菌器各层内、中、外各点的温度进行检测。⑤低温灭菌器应每年定期遵循生产厂家的使用说明或指导手册进行检测。⑥封口机应每年定期遵循生产厂家的使用说明或指导手册进行检测。

(二)清洗质量的监测

1.器械、器具和物品清洗质量的监测

(1)日常监测。在检查包装时进行,应目测和/或借助带光源放大镜检查。清洗后的器械表面及其关节、齿牙应光洁,无血渍、污渍、水垢等残留物质和锈斑。

(2)定期抽查。每月应至少随机抽查3～5个待灭菌包内全部物品的清洗质量,检查的内容同日常监测,并记录监测结果。

(3)清洗效果评价。可定期采用定量检测的方法,对诊疗器械、器具和物品的清洗效果进行评价。

2.清洗消毒器及其质量的监测

(1)日常监测:应每批次监测清洗消毒器的物理参数及运转情况,并记录。

(2)定期监测:①对清洗消毒器的清洗效果可每年采用清洗效果测试物进行监测。当清洗物品或清洗程序发生改变时,也可采用清洗效果测试指示物进行清洗效果的监测。②清洗效果测试物的监测方法应遵循生产厂家的使用说明或指导手册。

3.注意事项

清洗消毒器新安装、更新、大修、更换清洗剂、改变消毒参数或装载方法等时,应遵循生产厂家的使用说明或指导手册进行检测,清洗消毒质量检测合格后,清洗消毒器方可使用。

(三)消毒质量的监测

1.湿热消毒

应监测、记录每次消毒的温度与时间或 A_0 值。监测结果应符合《医院消毒供应中心 第2部分:清洗消毒及灭菌技术操作规范》WS310.2的要求。应每年检测清洗消毒器的温度、时间等主要性能参数。结果应符合生产厂家的使用说明或指导手册的要求。

2.化学消毒

应根据消毒剂的种类特点,定期监测消毒剂的浓度、消毒时间和消毒时的温度,并记录,结果应符合该消毒剂的规定。

3.消毒效果监测

消毒后直接使用物品应每季度进行监测,监测方法及监测结果应符合《医院消毒卫生标准》GB15982的要求。每次检测3～5件有代表性的物品。

(四)灭菌质量的监测

1.原则

(1)对灭菌质量采用物理监测法、化学监测法和生物监测法进行,监测结果应符合本标准的要求。

(2)物理监测不合格的灭菌物品不得发放,并应分析原因进行改进,直至监测结果符合要求。

(3)包外化学监测不合格的灭菌物品不得发放,包内化学监测不合格的灭菌物品和湿包不得使用。并应分析原因进行改进,直至监测结果符合要求。

(4)生物监测不合格时,应尽快召回上次生物监测合格以来所有尚未使用的灭菌物品,重新处理;并应分析不合格的原因,改进后,生物监测连续3次合格后方可使用。

(5)植入物的灭菌应每批次进行生物监测。生物监测合格后,方可发放。

(6)使用特定的灭菌程序灭菌时,应使用相应的指示物进行监测。

(7)按照灭菌装载物品的种类,可选择具有代表性的PCD进行灭菌效果的监测。

(8)灭菌外来医疗器械、植入物、硬质容器、超大超重包,应遵循厂家提供的灭菌参数,首次灭菌时对灭菌参数和有效性进行测试,并进行湿包检查。

2.压力蒸汽灭菌的监测

(1)物理监测法。①日常监测:每次灭菌应连续监测并记录灭菌时的温度、压力和时间等灭菌参数。灭菌温度波动范围在±3℃内,时间满足最低灭菌时间的要求,同时应记录所有临界点的时间、温度与压力值,结果应符合灭菌的要求。②定期监测:应每年用温度压力检测仪监测温度、压力和时间等参数,检测仪探头放置于最难灭菌部位。

(2)化学监测法。①应进行包外、包内化学指示物监测。具体要求为灭菌包包外应有化学指示物,高度危险性物品包内应放置包内化学指示物,置于最难灭菌的部位。如果透过包装材料可直接观察包内化学指示物的颜色变化,则不必放置包外化学指示物。根据化学指示物颜色或形态等变化,判定是否达到灭菌合格要求。②采用快速程序灭菌时,也应进行化学监测。直接将一片包内化学指示物置于待灭菌物品旁边进行化学监测。

(3)生物监测法。①应至少每周监测1次。②紧急情况灭菌植入物时,使用含第5类化学指示物的生物PCD进行监测,化学指示物合格可提前放行,生物监测的结果应及时通报使用部门。③采用新的包装材料和方法进行灭菌时应进行生物监测。④小型压力蒸汽灭菌器因一般无标准生物监测包,应选择灭菌器常用的、有代表性的灭菌物品制作生物测试包或生物PCD,置于灭菌器最难灭菌的部位,且灭菌器应处于满载状态。生物测试包或生物PCD应侧放,体积大时可平放。⑤采用快速程序灭菌时,应直接将一支生物指示物,置于空载的灭菌器内,经一个灭菌周期后取出,规定条件下培养,观察结果。⑥生物监测不合格时,应尽快召回上次生物监测合格以来所有尚未使用的灭菌物品,重新处理;并应分析不合格的原因,改进后,生物监测连续3次合格后方可使用。

(4)B-D试验。预真空(包括脉动真空)压力蒸汽灭菌器应每天开始灭菌运行前空载进行B-D测试,B-D测试合格后,灭菌器方可使用。B-D测试失败,应及时查找原因进行改进,监测合格后,灭菌器方可使用。小型压力蒸汽灭菌器的B-D试验应参照《小型压力蒸气灭菌器灭菌效果监测方法和评价要求》GB/T30690。

(5)灭菌器新安装、移位和大修后的监测。应进行物理监测、化学监测和生物监测。物理监测、化学监测通过后,生物监测应空载连续监测3次,合格后灭菌器方可使用,监测方法应符合

《医疗保健产品灭菌医疗保健机构湿热灭菌的确认和常规控制要求》GB/T20367的有关要求。对于小型压力蒸汽灭菌器,生物监测应满载连续监测3次,合格后灭菌器方可使用。预真空(包括脉动真空)压力蒸汽灭菌器应进行B-D测试并重复3次,连续监测合格后,灭菌器方可使用。

3.干热灭菌的监测

(1)物理监测法。每灭菌批次应进行物理监测。监测方法包括记录温度与持续时间。温度在设定时间内均达到预置温度,则物理监测合格。

(2)化学监测法。每一灭菌包外应使用包外化学指示物,每一灭菌包内应使用包内化学指示物,并置于最难灭菌的部位。对于未打包的物品,应使用一个或者多个包内化学指示物,放在待灭菌物品附近进行监测。经过一个灭菌周期后取出,据其颜色或形态的改变判断是否达到灭菌要求。

(3)生物监测法。应每周监测1次。

(4)新安装、移位和大修后的监测:应进行物理监测法、化学监测法和生物监测法监测(重复3次),监测合格后,灭菌器方可使用。

4.低温灭菌的监测

(1)原则:低温灭菌器新安装、移位、大修、灭菌失败、包装材料或被灭菌物品改变,应对灭菌效果进行重新评价,包括采用物理监测法、化学监测法和生物监测法进行监测(重复3次),监测合格后,灭菌器方可使用。

(2)环氧乙烷灭菌的监测。①物理监测法:每次灭菌应监测并记录灭菌时的温度、压力、时间和相对湿度等灭菌参数。灭菌参数应符合灭菌器的使用说明或操作手册的要求。②化学监测法:每个灭菌物品包外应使用包外化学指示物,作为灭菌过程的标志,每包内最难灭菌位置放置包内化学指示物,通过观察其颜色变化,判定其是否达到灭菌合格要求。③生物监测法:每灭菌批次应进行生物监测。

(3)过氧化氢低温等离子灭菌的监测。①物理监测法:每次灭菌应连续监测并记录每个灭菌周期的临界参数如舱内压、温度、等离子体电源输出功率和灭菌时间等灭菌参数。灭菌参数应符合灭菌器的使用说明或操作手册的要求。②可对过氧化氢浓度进行监测。③化学监测法:每个灭菌物品包外应使用包外化学指示物,作为灭菌过程的标志;每包内最难灭菌位置应放置包内化学指示物,通过观察其颜色变化,判定其是否达到灭菌合格要求。④生物监测法:每天使用时应至少进行一次灭菌循环的生物监测。

(4)低温蒸汽甲醛灭菌的监测。①物理监测法:每灭菌批次应进行物理监测。详细记录灭菌过程的参数,包括灭菌温度、相对湿度、压力与时间。灭菌参数应符合灭菌器的使用说明或操作手册的要求。②化学监测法:每个灭菌物品包外应使用包外化学指示物,作为灭菌过程的标志;每包内最难灭菌位置应放置包内化学指示物,通过观察其颜色变化,判定其是否达到灭菌合格要求。③生物监测法:应每周监测1次。

(5)其他低温灭菌方法的监测要求及方法应符合国家有关标准的规定。

(五)质量控制过程的记录与可追溯要求

(1)应建立清洗、消毒、灭菌操作的过程记录,内容包括:①应留存清洗消毒器和灭菌器运行参数打印资料或记录。②应记录灭菌器每次运行情况,包括灭菌日期、灭菌器编号、批次号、装载的主要物品、灭菌程序号、主要运行参数、操作员签名或代号,及灭菌质量的监测结果等,并存档。

(2)应对清洗、消毒、灭菌质量的日常监测和定期监测进行记录。

　　(3)记录应具有可追溯性,清洗、消毒监测资料和记录的保存期应≥6个月,灭菌质量监测资料和记录的保留期应≥3年。

　　(4)灭菌标识的要求如下:①灭菌包外应有标识,内容包括物品名称、检查打包者姓名或代号、灭菌器编号、批次号、灭菌日期和失效日期;或含有上述内容的信息标识。②使用者应检查并确认包内化学指示物是否合格、器械干燥、洁净等,合格方可使用。同时将手术器械包的包外标识留存或记录于手术护理记录单上。③如采用信息系统,手术器械包的标识使用后应随器械回到CSSD进行追溯记录。

　　(5)应建立持续质量改进制度及措施,发现问题及时处理,并应建立灭菌物品召回制度如下:①生物监测不合格时,应通知使用部门停止使用,并召回上次监测合格以来尚未使用的所有灭菌物品。同时应书面报告相关管理部门,说明召回的原因。②相关管理部门应通知使用部门对已使用该期间无菌物品的患者进行密切观察。③应检查灭菌过程的各个环节,查找灭菌失败的可能原因,并采取相应的改进措施后,重新进行生物监测3次,合格后该灭菌器方可正常使用。④应对该事件的处理情况进行总结,并向相关管理部门汇报。

　　(6)应定期对监测资料进行总结分析,做到持续质量改进。

(曹晓平)

第四章

医院质量管理

第一节 医院质量管理的内容

一、医院质量管理概述

(一)相关概念

1.医院质量

医院质量又称医院工作质量或称医学服务质量。它是以医疗工作为中心的医学服务质量,强调医疗服务和生活服务的统一。医院质量包括诊断、治疗、护理、康复、保健、预防、营养卫生、心理和生活服务等。从广义上讲还包括领导决策质量、人员质量、教学质量、科研质量和社会服务质量。它是医院各种活动表现出来的综合效果和满足要求的优劣程度。

2.医院质量管理

医院质量管理是为了保证和不断提高医院各项工作质量和医疗质量而对所有影响质量的因素和工作环节实施计划、决策、协调、指导及质量信息反馈和改进等以质量为目标的全部管理过程。对医院质量管理的理解应包括:①医院质量管理是医院各部门和各科室质量管理工作的综合反映,是医院六要素(人、财、物、设备、信息、时间)发挥作用的集中表现,也是医院管理的有机组成部分。②医院质量管理包括结构质量管理、环节质量管理和终末质量管理。③医院质量管理的职能就是有效地、科学地运用现代医学科学管理理论、技术与方法,对结构质量、环节质量和终末质量进行有效的管理。④医院质量管理的主要任务是进行质量教育和培训、建立质量管理体系、制定质量管理制度。⑤医院质量管理是医院管理的核心,强化医院质量管理对加速医院建设与发展起着重要作用。

3.医疗质量

医疗质量就是医疗效果,即医疗服务的优劣程度。医疗质量的理解应包括如下内容。

(1)狭义医疗质量是指一个具体病例的医疗质量,也称为传统的医疗质量。其概念有 4 个含义:①诊断是否正确、全面、及时。②治疗是否有效、及时、彻底。③疗程是长是短。④有无因院内感染或医疗失误等原因给患者造成不应有的损伤、危害和痛苦。

(2)广义医疗质量包括:①工作效率。②医疗费用合理性。③社会对医院整体服务功能评价的满意程度。它不仅涵盖诊疗质量的内容,还强调患者的满意度、医疗工作效率、医疗技术经济效益及医疗的连续性和系统性,也称医院服务质量。具有技术水平高、服务态度好、护理服务规范、设施环境美、医疗消费合理,得到社会及患者认可的医院整体质量。

4.世界著名学者对医疗质量的定义

(1)多纳伯迪安认为,医疗质量是由结构、过程与结果三者组合,以最小的危险与最小的成本给予患者最适当的健康状态。它把医疗服务分解为基本结构、实施过程和医疗结果。

(2)美国医疗机构评审委员会(JCAHO)将医疗质量定义为对于特定的服务、过程、诊断及临床问题,遵守良好的职业规范,达到预期的结果。

(3)美国医师学会(AMA)的定义。对患者的健康产生适当的改善,强调健康改善与疾病的预防,给予及时的方式提供服务,使患者参与治疗成果的评估。治疗时要遵循科学可接受的原则、服务应具有人性化且关心患者的心理感受,有效利用技术,有效地记录以供评估及持续性的服务。

(4)有学者认为,医疗品质分为 3 个层次。①绝对论:医疗服务产生最佳效果。②个人主义论:好的医患关系使患者产生满足感。③社会论:医疗品质的社会和个人成本。

(5)还有学者认为,医疗服务质量等于消费者实际获得的医疗服务质量减去消费者期望获得的医疗服务质量。

(6)WHO 对医疗质量的定义。医疗质量是卫生服务部门及其机构利用一定卫生资源向居民提供医疗卫生服务,以满足居民明确和隐含需要的能力的综合。

(二)医院质量管理任务与要求

1.任务

任务包括:①制定和实施切实可行的医院质量管理方案。②经常的、系统的质量教育。③制定、修订质量标准,贯彻执行质量标准,进行标准化建设。④选用适当的质量管理形式,改进和完善质量管理方法,建立健全质量管理制度。⑤建立质量信息系统,开展质量监测和质量评价、发展提高质量控制技术。⑥建立和发展质量保证体系。

2.要求

医院质量管理的发展同医学科学技术的发展一样是没有止境的。不过,真正重视质量管理的医院,现阶段在质量管理方面最低限度应达到基本要求。

(1)转变质量观念。要提高各级医疗机构管理人员和医务人员的"服务"意识和"质量"意识。改变和纠正不合时代发展和社会主义市场经济体制要求的陈旧理念,变患者"求医"为"择医",变"以病为中心"为"以患者为中心",变"医疗安全"为"患者安全"。牢固树立"质量第一""服务第一""患者第一"的理念,把它真正落实到为患者提供优质服务的实际行动上去。

(2)引入先进管理思想与方法。要积极借鉴世界各国在医疗质量管理方面的先进思想、先进方法和先进技术,如风险管理、循证医学、持续质量改进、全面质量管理等,逐步形成具有中国特色的医疗质量评价和管理体系。

(3)深化医院改革。①要逐步建立和完善医疗机构法人治理结构和组织机构中充分体现重视医疗质量管理的工作机制,落实组织保障。要建立医疗质量考评制度、责任制度,要把医疗服务质量与人事分配制度改革结合起来,纳入岗位要求,调动医务人员加强质量管理的积极性。②要引入社会和群众监督,提高监督的效果。要加大医疗服务信息公示范围和力度,逐步建立科学、合理的医疗质量、效率、费用评价指标体系和评价方法,加强对医院质量评估和监督,并将评估和监督信息向社会公布,引导患者合理选择医疗机构,促进医疗机构之间的良性竞争。③要建

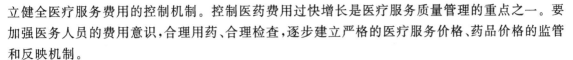

立健全医疗服务费用的控制机制。控制医药费用过快增长是医疗服务质量管理的重点之一。要加强医务人员的费用意识,合理用药、合理检查,逐步建立严格的医疗服务价格、药品价格的监管和反映机制。

(4)加强人力资源管理。加强医务人员的素质培养,不断提高医务人员的职业道德和人员素质。建立各类人员的岗位职责,有明确的竞争和淘汰制度。

(5)实施全面医疗质量管理。人人对医院质量负责。要求各级领导和全体职工对自己的工作质量认真负责,落实质量责任制,层层对医疗质量把关。医院质量管理要按组织系统一层一层地对工作质量进行把关,包括医院控制、检查、监督、评审,以及有关计划、方案的审定。制定行之有效的医院质量标准,以及配套的实施方案或措施,认真执行。建立各个工作环节的质量信息反馈。使各级人员做到对质量胸中有数,并知其然又知其所以然。

(三)医院全面质量管理原则

医院质量管理是医院的核心,是医院各个工作质量的综合反映,受诸多因素的影响,为正确有效地实施医院质量管理,借鉴国内外企业质量管理的先进理论和方法,结合医院所面临的国家卫生改革的新形势、新要求,医院质量管理应遵循以下原则。

1.以患者为中心的原则

全面质量管理的第一个原则是以患者为中心的原则。科学发展观的核心是以人为本,在医疗卫生行业的具体表现形式就是以患者为中心。在当今的医疗活动中,任何一个医院都要依存于他们的患者。医院由于满足患者的需求,从而获得继续生存下去的动力和源泉。也可以说是顾客第一的原则。医院的顾客可分为内部顾客和外部顾客。

(1)外部顾客。①患者(患者家属及其委托人),患者是医院最主要的服务对象。因此,医院工作必须以患者为中心,坚持"患者第一"的原则,树立全心全意为患者服务的思想。不仅要满足患者的必需医疗服务,还要最大限度地满足患者的合理要求。②社区民众,随着医学模式的转变,医院的功能不仅仅是治疗疾病,更重要的是保障人民健康,提供预防、医疗、保健一体的服务。③为医院提供服务的相关单位,如医疗器械供应商等。④社会公益机构,如资助医院举办各种社区性健康讲座的公益团体。

虽然外部顾客多种多样,但最为重要的外部顾客还是患者。所以医院最优先的质量原则还是为患者提供满意的医疗服务,以患者为中心,医院内所有的工作流程要以患者的需要进行设计,让患者满意。

(2)内部顾客。医院的内部顾客是指医院工作的所有员工,包括非固定性的人员,如医院研究生、进修生、实习生等。医院的员工是内部顾客,而且是更重要的顾客。这是因为只有满意的员工才能够创造顾客(患者)的满意。因此,内部顾客的理念包括:①医院要让患者满意,必须首先让医院员工满意。医院领导必须用你希望员工对待顾客的态度和方法来善待你的员工。②要从满足医院员工的需要开始,满足员工的求知需要、发挥才能需要、享有权利的需要和实现自我价值的需要。关心和爱护员工,调动员工的积极性,激发员工的敬业精神,树立员工的自尊心,使他们真正成为医院的主人。诸多管理理念先进的医院已经重视内部顾客,因为只有满意的内部顾客才能提供患者满意的服务。

(3)内部顾客与外部顾客的定位可根据角色不同而改变。当医务人员(内部顾客)患病住院时就成为患者(外部顾客),外部顾客中的患者或家属如果到医院任职,也可能成为内部顾客。内部顾客角色的转换是一种最为直接的体会和评价医院服务质量的结果,因此,互换角色的管理也是一种提高医院服务质量的十分重要的方式。

2.领导作用的原则

全面质量管理的第二大原则是领导的作用。自 2005 年以来的医院管理年活动方案中明确规定医院的第一把手是医院质量管理的第一责任人。因此,一个医院从领导层到员工层,都必须参与到质量管理的活动中来,其中,最为重要的是医院的决策层必须对质量管理给予足够的重视。在我国的《质量管理法》中规定,质量部门必须由总经理直接领导。这样才能够使组织中的所有员工和资源都融入全面质量管理之中。

3.全员参与的原则

全面质量管理的第三大原则,就是强调全员参与。在 20 世纪 70 年代,日本的 QC 小组达到了 70 万个,而到目前为止我国已注册的 QC 小组已经超过了 1 500 万个,这些 QC 小组的活动每年给我国带来的收益超过 2 500 亿元。医院开展的品管圈的活动就体现了全员参与质量活动的现象。因此,全员参与是全面质量管理思想的核心。医院全体员工是医院的主体,医院必须通过全体员工的充分参与,才能提高医院质量,才能为医院带来利益。因此,医院质量管理是通过医院内的各部门各科室的各层次各类不同的员工的参与,保证医疗服务的实施与实现。换言之,医疗服务质量取决于各级人员的意识、能力和主动精神,其中全员参与的核心是调动人的积极性。

(1)激励。在医院质量管理中要得到全体员工的支持和参与,医院管理者必须懂得如何激励员工的士气。士气可以认为是为此达到目标时的一种内心的幸福感和满足。它有很强的激励作用。①激励的动机有内在动机和外在动机两方面,内在动机基本属于社会学大师马斯洛的理论中人类有五大类需求:第一类是生理需求,如食物、水、性方面;第二类是安全需求;第三类是社会需求,如情感、友情等;第四类是尊敬需求,包括被人尊重及社会地位的需求;第五类是自我实现需求,如工作成就感、自我实现的需求。其中激励的内在动机就是针对第三种为人类群体生活中的人际关系需求,第四、五种为人类在工作中被人肯定追求价值需求而言。在现代医院管理中,内在动机有举足轻重的地位,有时甚至超越外在动机的重要性。外在动机指待遇薪水,奖金、福利保险等。就医院激励制度,金钱是重要的,但对员工来说,除了金钱外,还要满足更深一层的价值需要。②激励的正面与负面效应,激励有正面效应,如自我成就感、受人肯定与尊重、求知欲望、群体工作或活动的愉快、乐趣和安全感等。相对也有负面效应,如单纯追求奖金、科室的本位主义、检查与处罚致使弄虚作假等。因此,医院管理者应该多研究和善用激励的正面效应,采用以人为本的引导管理方式为好。

(2)团队。团队是医院推行医院质量管理的基本组织和行动单位,而团队合作则是一种最为有效的方法。①团队可以是一个科室、一个护理单元或者一个质量活动小组,团队凝聚了所有队员各种各样的专业技能和丰富的学识。②团队的角色和任务是通过每一个队员针对工作中的质量问题进行改进。因此,有时质量改进可能看起来是很小的问题,但一定是最为常见、最有成效的质量改进。③团队是一种强有力的黏合剂,它将医院所有人凝聚在一起,把大家的心紧密结合起来,构成整个医院的生命体。如同一个大家庭,通过激发每一个员工潜能,并共同培养一种向前、向上的追求和意愿,最终实现医院的任务、价值观和使命。

4.全过程管理的原则

全面质量管理的第四大原则是过程方法,即必须将全面质量管理所涉及的相关资源和活动都作为一个过程来进行管理。PDCA 循环实际上是用来研究一个过程,因此必须将注意力集中

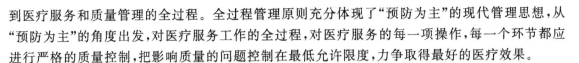

到医疗服务和质量管理的全过程。全过程管理原则充分体现了"预防为主"的现代管理思想,从"预防为主"的角度出发,对医疗服务工作的全过程,对医疗服务的每一项操作,每一个环节都应进行严格的质量控制,把影响质量的问题控制在最低允许限度,力争取得最好的医疗效果。

(1)过程管理方法是将与医疗质量形成有关的许许多多的过程进行划分,包括所有医疗服务工作过程和相关资源的过程,再将每个过程中相互联系、相互制约的环节因素细分细化,并且从每个环节因素中确定其质量内容,最后,将上述环节因素有机地控制起来,达到质量保证目的。通常医院组织结构的划分就具有一定责任和职能划分,如门诊部、临床科室、医技科室及机关、管理或保障部门。但过程方法是基于每个过程考虑其具体的要求,因此,在医疗质量过程管理中更加强调:①以患者的就医流程进行过程管理。②以每一项具体操作的步骤进行过程管理。③以各部门的专业分工的内容进行过程管理。④把以上的3个过程和其他各项相关的工作有机地结合,特别是与多个部门的"接口"管理。

(2)过程管理原则的主要内容:①对医疗服务所有的活动过程进行系统的分析识别,特别是与医疗服务相关辅助性工作。②针对每一过程,明确人员职责和权限。③对过程进行记录、检查、分析和测量。④识别和检查各职能之间与职能内部工作的接口是否运行通畅。

5.持续改进的原则

全面质量管理的第五个原则是持续改进。实际上,仅仅做对一件事情并不困难,而要把一件简单的事情成千上万次都做对,那才是不简单的。因此,持续改进是全面质量管理的核心思想,不断创新正是为了更好地做好持续改进工作。按照 PDCA 循环做事的方法实际上是一种持续改进的过程。PDCA 循环是计划(plan)、执行(do)、检查(check)和总结(action)循环上升的过程。

持续质量改进(CQI)是在全面质量管理基础上发展的,它以系统论为理论基础,强调持续的、全程的质量管理。20 世纪 80 年代,持续质量改进应用于医疗服务质量管理,取得了较好效果。1992 年美国卫生组织联合评审委员会(JCAHO)通过新方案,要求全美所有院长必须经过持续质量改进原则、方法的培训,为持续质量改进的传播、发展提供了基础。实践证明,持续质量改进可以减少医疗服务中的差错、并发症及伤口感染,减少患者用药不合理现象及不按时服药现象,降低患者围术期死亡率,从根本上提高质量,降低医疗成本与减少浪费。

(1)持续质量改进是医院质量管理的一个永恒目标。①顾客不断地提出新的、更高的要求,医院必须适应这种变化要求,满足顾客的需求。②从系统论的角度出发,系统质量需要不断提高。无论系统多么完美,都存在一定的不稳定成分。因此,要求员工关注操作过程中的每一环节、及时有效地发现问题与解决问题,确保质量。③持续质量改进是通过计划、执行、监督和评价的方法,不断评价措施效果并及时提出新的方案,使医院质量循环上升。

(2)方法与步骤。采用指标评价法确定评价指标,CQI 提出了医疗服务的 9 项评价指标:①服务水平。②适宜性。③持续性。④有效性。⑤效果。⑥效率。⑦患者满意度。⑧安全性。⑨及时性。从而对医疗服务的质量进行综合评价。基本步骤:第一步明确任务,包括组织领导,设计和发展持续提高质量的道路,选定提高和评估的重点;第二步划定医疗服务范围,包括明确主要功能和/或程序,治疗及其他组织的活动;第三步明确医疗服务重要方面,包括确定关键功能,治疗程序等;第四步确定指标,包括成立提供医疗服务重要方面指标的小组及选定指标;第五步建立评价标准,包括每一个指标标准,以及选择标准评价模式;第六步收集整理资料,明确推荐指标的来源和资料收集方式,设计最终资料收集方式和其他途径收集资料,包括患者和员工的评价、意见和建议;第七步评价,包括确定评价实绩,考虑有利于确定重点的反馈信息(患者和员工的评价,建议,意见等),确定评估的重点,着手评估等;第八步小组提出建立和/或采取行动提高医疗服务质量;第九步评定效果和保证质量提高的连续性,包括(A)评价医疗服务是否得到提高,(B)假如没有,采取新的行动方案,重复(A)和(B),直到提高得以实现和维持,持续监督,周期性重新评价监测重点;第十步与相关的个人与集体交流结果,小组把结论、结果和措施与领导、相关个人、组织和服务部门进行交流,必要时将信息广泛传播,领导和其他成员接受和传播从相关个人和集体处得到的反馈信息。

(3)CQI 与 TQC(全面质量控制)都强调了人人参与,TQC 只是要求医师和医院管理者共同参与,而 CQI 则是要求医师、护士、管理者、患者及其家属乃至社会共同参与的质量控制活动。CQI 建立了管理者、员工密切交互式网络管理模式,而 TQC 则无此要求,CQI 的顾客概念包括内部的顾客和外部的顾客,而 TQC 顾客概念只是传统意义上的外部顾客。TQC 采用经典的PDCA 循环,而 CQI 则是在 PDCA 循环基础上,采用了 FOCUS-PDCA 法。

6.以数据为基础的原则

社会发展已经进入信息化的时代,有效的决策是建立在对数据和信息进行合乎逻辑和直观分析基础上的。因此,作为迄今为止最为科学的质量管理,全面质量管理也必须以数据为依据,背离了基本数据那就没有任何意义,这就是全面质量管理的第六个原则。

现代质量管理重视用"数据说话",没有数量就没有准确的质量概念。因此,质量管理的关键之一就是把握决定质量的数量界限。医院质量管理必须寻求定量化管理的方法,用通过统计的方法分析判断质量的优劣程度,揭示其规律性,由此,数据和事实判断事物是统计方法的根本要求,也是医院质量管理的基础工作。当然,应看到量化只是认识客观事物的一种手段,而不是唯一手段。在强调数据化原则时,也不应忽视医院质量中的非定量因素,医院质量管理要科学地把握定量与定性的界限,准确判定医院质量水平。

7.系统管理的原则

全面质量管理的第七个原则是系统管理。当我们进行一项质量改进活动的时候,首先需要制定、识别和确定目标,理解并统一管理一个有相互关联的过程所组成的体系。美国医学研究所1999 年所著《人皆有错》一书指出:医疗错误的发生往往是由于系统管理的功能低下造成。这是由于医疗服务并不仅仅是医务部门的事情,因而需要医院组织所有部门都参与到这项活动中来,才能够最大限度地满足患者的需求。

医院是一个系统,医疗质量是医院系统整体功能的综合体现。质量管理就是要应用系统管理思想的整体观,对医疗质量形成的各环节,对医疗质量产生的全过程实施全面管理,着眼于质量形成的整体性和系统性。例如,医疗、护理工作历来重视分工,非常重要,是正确的。分科越细,分工也越细。但分工细也有它的弱点,容易形成管理分散,各自为政。因此,只重视分工是不够的,还必须注意综合。分工是手段,综合是目的。

8.医患诚信合作的原则

全面质量管理的第八大原则就是医患诚信合作的原则,医患之间保持诚信合作的原则,竭诚合作才能取得最理想的效果。2008 年 WHO 提出一个口号就是"患者安全、患者要参与",这就是说患者的知情、理解、配合、支持、合作是获得优质服务的重要因素。因此,全面质量管理应该渗透到医患管理之中。

二、医院质量管理体系

医院质量管理体系是建立医院质量方针和质量目标并为实现这些目标的所有相关事物相互联系、相互制约而构成的一个有机整体。它把影响医院质量的技术、管理、人员和资源等因素都综合在一起,使之为了一个共同的目的,在医院质量方针的引导下,为达到相互配合、相互促进、协调运转。按照 ISO9000 族标准对质量管理体系的定义,医院建立的质量管理体系一般包含组织机构、管理职责、资源管理和过程管理四个方面的内容。

(一)医院质量管理组织机构

医院质量管理体系应与医院机构组织相一致,医院院长、副院长及各部门、各科室、各护理单元、各班组相应担负各自的质量管理的职责、权限。

医院质量管理体系分为院级质量管理、科室管理及各级医务人员个体管理三级。一般来说,医疗质量管理组织体系就是从院到科的各级职能部门,行使部分质量管理职能。

1.院级质量管理

(1)医院质量管理委员会:医院具有权威性的医疗质量管理组织。由院长和分管医疗的副院长分别担任质量管理委员会主任和副主任,委员可聘请有丰富经验的医学专家、教授,以及机关部门负责人担任。医院质量管理委员会负责定期对医院医疗质量进行调查研究、质量分析和决策等。有条件的医院质量管理委员会,根据需要可下设医院质量管理办公室作为常务机构,负责日常医疗质量管理工作。

(2)医院质量管理办公室:由医务部(处)、护理部为主组成。其主要任务和职责是负责组织协调医院质量管理的具体工作的实施、监督、检查、统计分析和评价工作;参与制定全院性的质量管理规划、质量目标、医院质量管理规章制度和主要措施;协调各部门、科室及各个质量管理环节,组织科室质量管理小组开展活动;实施医院质量教育和培训;负责调查分析医院发生的医疗事故的原因,制定改进或控制措施。

2.科室质量管理

医院的科室专业性强,技术复杂,本身就构成了一个复杂的技术系统。科主任的技术水平、管理能力在很大程度上决定着科室的质量水平。应以科主任负责制为主要形式组织实施。实行总住院医师制的医院科室,也可由总住院医师兼任。主要任务是负责组织本科各级人员落实质量管理的各项规章制度,并结合本科室的质量教育、检查等与质量有关的规章制度执行情况,发现问题,以及时纠正;负责收集汇总本科质量管理的有关资料,进行分析研究和总结,并定期向医院质量管理委员会汇报质量管理工作情况。

3.医疗质量个体管理

各级医务人员的医疗质量自我管理是医疗质量的主体,全员参与,全员控制。由于医疗活动有分散独立实施的特点,自主管理更为重要。实施自主管理,首先要加强全员教育,提高各级医务人员职业责任和整体素质。熟悉制度,熟悉标准,严格执行各种规章制度,认真落实各项质量标准;切实做到质量自我检查、自主管理。如"三查七对"等制度,就是制度化了的自主管理方式,含有自我检控的内涵。实施自主管理,要落实各类人员质量责任。人人参与质量控制,承担质量责任,形成一个以个体管理为主、层层负责、逐级把关、相互联系、相互协调、相互控制的质量责任制,并建立相应的考评奖惩制度。

(二)医院质量方针和质量目标

质量方针是医院总方针的重要组成部分,是医院在质量方面的宗旨和方向,是医院全体工作人员必须遵循的准则和行动纲领,是医院对患者和自身要求的承诺。医院应在明确患者和相关方需求和期望的基础上制定质量方针和质量目标。

医院的质量方针与目标应与医院的宗旨相适应的,体现了"以患者为关注焦点"的医院服务理念,是对满足患者和法律法规的要求及其自身有效性的持续改进的承诺。并在医院各级人员中进行沟通,确保各级人员能够理解并使他们意识到自己所从事的活动的重要性和为实现本岗位的质量目标所作的贡献。

医院的质量方针和质量目标是医院最高管理者(院长)正式发布的医院总的质量宗旨和方向,是实施和改进医院质量管理体系的动力。医院应对质量方针和目标的制订、批准、评审、修订和改进实施全面的控制。

医院质量方针与质量目标与管理层次关系:院级管理为最高层,是把握整个医院质量方针和医院质量目标(大目标);科室管理是中间层,是针对某个科室质量目标(中目标);个体管理则是最底层,通常面对某个人和某项工作质量目标(小目标)。

(三)医院质量管理职责

1.院长的质量管理职责和权限

院长的质量管理职责和权限包括:①医院制定质量方针和质量目标,并批准发布实施。②通过各种形式,提高全体工作人员对满足患者要求和法律法规要求重要性的认识,使全院工作人员树立"以患者为中心"的服务理念,医院全体工作人员积极参与质量管理,持续改进服务质量。③为医院质量管理体系的建立、有效运行和持续改进提供必要的资源。④建立、保持和改进质量管理体系,定期主持进行医院质量检查与考评,解决质量管理体系中的重大问题。

2.各副院长质量管理职责和权限

各副院长质量管理职责和权限包括:①协助院长进行医院质量管理体系的建立和实施。②负责对医疗服务质量策划的实施和审批。③解决主管部门质量管理体系运行中的有关问题并与部门管理者沟通情况。④对医院主管部门制定和实施重大的纠正和预防措施。⑤参加医院质量检查与考评,针对医院质量管理问题进行研究,提出医院质量管理体系改进建议。

3.各部门、科室负责人的质量管理职责和权限

各部门、科室负责人的质量管理职责和权限包括:①负责本部门质量管理体系的实施和保持,对质量管理体系在本部门的有效运行负责。②及时解决本部门质量管理体系运行中的有关问题并与有关科室沟通情况。③参加医院质量检查与考评,制定和实施本部门纠正和预防措施。

4.医院质量管理科或相关部门质量管理职责和权限

医院质量管理科或相关部门质量管理职责和权限包括:①负责医院质量管理策划、质量管理体系运行的协调、监督及考核等具体工作的管理。②负责医院质量文件和资料控制的管理。③参与医院与质量有关活动,如参与和监督物资采购招标活动和质量监督检查和抽检等。④负责医疗服务质量体系运行信息的收集反馈等。

5.个体质量管理职责

医院要明确各级各类人员的职责,每个人应对自己的工作质量负责,对每一个患者、每一例手术和每一个操作负责。

(四)资源管理

资源是质量管理体系的物质基础,是医院通过建立质量管理体系实现质量方针和质量目标的必要条件,包括人力资源、基础设施和工作环境等。医院必须根据自身的特点确定所需的资源,并根据外界环境的不断变化,以及时地、动态地提供、调整自身的资源。

1.人力资源的提供和管理

医院的人力资源主要是卫生人力资源,即卫生技术人员的编制、专业结构和职称结构,同时,也包括医院管理人才。①明确规定医院各岗位人员的录用条件和资格要求,医疗服务人员的录用按规定程序进行,并确保录用医疗服务人员符合岗位资格的要求。②医院管理层根据医院的实际情况,确定人力资源的配备和要求。③对医疗服务人员的教育、培训和考核,包括专业技能、质量意识、法律法规及行政规章制度、国家/行业及上级主管机关规定的培训、特殊岗位的培训、新管理方法、手段的培训、设备使用技能等培训。

2.基础设施、设备的提供和管理

医院根据各科室、部门运行的需要,配备必要的设施设备资源,以确保医疗服务工作顺利完成,满足最终服务的质量要求。医院的建筑物、工作场所、运输与通信设备、饮食、副食供应、被服供应、医疗设备、仪器与器械、药品、计算机及网络附属设备等,分别由医院总务科、设备科、药剂科等部门管理。

3.工作环境

(1)必须提供卫生保洁、治安保卫等服务,创造良好的工作环境;制定工作环境相关管理制度,应包括与环保、安全有关的操作规程。各部门应确保工作、生产环境符合环境保护和劳动法规的要求。

(2)病区工作环境进行控制。制订患者及其家属及医务工作者应遵守的相关病区管理制度,以确保病区环境干净、整洁、安静、舒适、安全。医务工作者应遵守的相关消毒隔离、院内感染控制、废弃物处理等管理制度,以确保医疗工作环境的无菌,尽可能减少院内感染,提高医疗服务质量。

(五)过程管理

1.过程划分

(1)患者诊疗过程管理。为了明确患者就诊过程中各部门的工作流程、职责分工,将向患者医疗服务过程分为门急诊诊疗服务过程、住院诊疗服务过程、医技诊疗服务过程、护理服务过程等。

(2)与患者诊疗直接提供服务保障过程管理。为了明确向患者直接提供服务各部门的工作流程、职责分工,将向患者诊疗直接提供服务保障过程分为医疗器械管理、药事管理、采供血管理、卫生被服管理、营养膳食管理、医疗收费服务管理等。

(3)与患者诊疗间接提供服务保障过程管理。为了明确向患者直接提供服务各部门的工作流程、职责分工,将向患者诊疗间接提供服务保障过程分为营房设备设施管理、医院信息系统管理和运行控制、通信管理、车辆管理、环境卫生管理、治安保卫管理、病区管理、院内感染管理、放射卫生防护管理等。

2.过程细化

针对医疗服务管理、监测和持续改进,将每一个过程进一步分解细化,制订配套的规章制度、操作常规等进行管理和控制。

(六)医院质量管理体系策划

医院质量管理体系策划是对医院质量管理的总体设计。它是对医院建立并完善质量管理体系全面、系统的谋划和构思。只有通过精心策划,才能建立有效的医院质量管理体系,才能最终实现质量目标。质量管理体系策划应考虑的内容包括:①制定质量方针和质量目标。②确定过程和职责。③确定和提供实现质量目标必需的资源。④规定测量过程有效性和效率的方法。⑤规定持续改进质量管理体系的过程。

三、医院质量管理主要基础工作

(一)标准化管理

1.相关概念

(1)标准是对于可重复事、物和概念所做的统一规定。它以科学技术和实践经验的综合成果为基础,经有关方面协商一致,由主管机构批准,以特定形式发布,作为共同遵守的准则和依据。

(2)标准化是在经济、技术、科学和管理等社会实践中,对可重复的事、物和概念通过制订标准、贯彻标准和修订标准,达到统一有序,以获得最佳秩序和社会效益目的,有组织的活动过程。标准化是一个相对的概念,它处在标准与非标准相互转化的动态发展过程中,这一过程是一个不断提高,不断循环上升的过程,每完成一个循环,标准水平就提高一步。因此,一方面标准要配套系列、构成标准体系实现全面化、系统化;另一方面由非标准向标准转化实现科学化、定量化。

(3)标准化管理是现代化科学管理的一种重要方法。标准化管理是职能部门人员,对系统工作项目按照标准进行计划、组织、协调、控制等管理活动过程,也是以标准的制定、实施、监督、修订的反复螺旋式上升的过程。

2.医院标准体系

医院标准体系是指医院标准化有关的标准系列,这些标准之间存在着相互依据、相互制约、互相补充的内在联系,形成科学的整体。

(1)根据标准的制定权限,适应领域和有效范围,医院标准分为:①国际标准指由国际上权威组织制订,并为国际上承认和通用的标准,如世界卫生组织制订的标准。②国家标准指国家医药卫生、环境保护等方面的标准。③部标准指国务院卫生主管行政部门或其他主管部门批准发布的,卫生系统范围内统一的标准。④地方标准指地方政府及省市卫生厅局制订并批准发布的标准。⑤医院标准指各个医院自己制订、经院长批准公布的标准。

(2)根据医院质量管理结构和内容分为:①基础标准是构成医院管理要素的标准,包括人员配置、机构设备、技术质量、物质保证和时间等标准。②工作标准是指将基础标准有机结合并综合运用于各项工作之中,以达到管理目标的要求,如医院工作制度、医院工作人员职责等。③考评标准是对医院各方面工作是否达到组织目标进行衡量、评价、考核及奖惩的标准,如对医疗质量进行评价的综合指标、卫生经济管理评价指标等。

(3)按照医院管理功能、作用及用途分为目标、判定标准、控制标准、措施实施标准和评价标准。

(4)按照医院管理性质分为医疗技术标准、医院管理标准和医院服务标准。

3.医院质量管理常用标准

医院质量管理标准是指在医院质量管理活动中,为了进行科学管理,充分行使质量管理职能、合理组织协调统一医院各方面工作及事物而制定的各项管理工作准则与规范,是医院质量管理具体工作科学化、最优化、规范化的保证。

(1)医疗技术标准。①医疗技术方法标准是指医疗技术活动中原则性的规定,是医疗技术工作中的原则依据,主要包括疾病的诊断标准、疾病转归判定标准、病历书写质量标准、处方书写规定及各种疾病护理常规等。②医疗技术操作标准通常称为医疗技术操作常规,是医疗技术中作业的标准,也是实际的技术操作程序要求和质量要求。医疗技术操作标准主要包括一般医疗技术操作常规,如各种穿刺技术、插管技术、引流技术、复苏技术、输血技术等;专科专业诊疗技术操作常规,如各项功能检查、内镜检查、导管技术、血液透析、心脏起搏技术、各种手术操作规程等;基础护理、专科护理及特别护理技术操作常规;医技部门各项技术操作常规等。

(2)医疗质量管理标准。①医疗质量措施实施标准指某种医疗质量工作在实施过程中,每个人、每个部门或单位对某些工作要求做什么和怎样做的质量标准。主要表现形式是各级各类人员职责、岗位责任制、医院各项规章制度,各种技术操作常规和规程。②医疗质量的判定标准指衡量某种技术质量的统一规范,是质量控制标准和质量检查标准的前提和基础性标准。常用的有各种疾病的诊断标准,以及各种疾病的治愈、好转等疗效标准、医院感染分类诊断标准等。③医疗质量控制标准指对医疗质量进行科学和有效控制的标准,可分为绝对控制标准和警戒性控制标准。绝对控制标准是必须严格执行的质量标准。如其器械、物品消毒合格标准、药品质量合格标准等;警戒性控制标准是经过统计学处理后,制订出标准指标和控制限。用标准值或控制限来判断医疗质量和工作质量,对超出标准者,进行原因分析,采取对策。

(3)医院评价标准。一般由评价指标体系构成、评价指标应具有代表性、确定性,有评价意义和区别能力且相互独立。医院评价标准可以是专项评价标准、如医疗质量、护理质量、工作效率等评价指标;也可以是综合评价标准,如医院社会效益和经济效益综合评价标准,以医院建设、医院管理、医疗技术水平、工作质量、成本效益、医德医风建设等医院各项工作作为全面评价内容的医院管理综合评价标准。

4.医院质量标准化管理

医院质量标准化管理是指依据医院质量标准对医院管理质量工作实施全面的、系统的、科学的、定量的管理,是医院质量管理的基础,亦是医院质量管理的基本方法。对医院质量标准化管理的理解应包括:①医院质量标准化管理是以标准化方法为基础,将标准化渗透到医院工作的各个领域,贯穿于医院工作的全过程,以提高人员素质及医院整体功能,进而提高医疗质量。②医院质量标准化管理有赖于医院质量标准细则的制定和管理监督机构的督促和指导,将医院质量管理对象和内容纳入标准化工作之中。③医院质量标准化管理对医院质量管理起着决定性的作用。它是医院科学管理的法规性依据,具有纪律和法律约束力,以它为依据衡量和判定医院工作人员工作质量。

(1)基本特征。医院质量管理的一切活动依据标准,即依照医院质量标准实施管理,通过管理实现标准;一切指标落实到人,即指标同工作者联系,明确达到目标责任;一切评价运用事实和数据,即运用一系列的指标数据,进行全面的综合评价,实行定性与定量相结合的管理方法;一切工作重视思想教育,即强调全员管理,强化标准意识。

(2)管理程序。①制定标准,建立制定标准机构、确定标准项目、调查研究、收集资料、科学论证及验证、起草及报批。②执行标准,提出贯彻计划、准备实施、贯彻实施、监督检查。③标准的评价,包括对标准的评价和对标准化管理的评价。④修订标准,在评价的基础上,对原有标准进行必要修改,使之能够适应医学科学进步及客观事物发展的需要。

(3)常用的标准化形式。根据标准化的本质,按照标准化原则形成的标准化所特有的方法,其有别于统计学中的标准化法。①程序化是指把工作的全过程按照严格的逻辑关系形成规范化程序的标准化方法。标准的制定与贯彻都是按照程序化方法进行的。没有程序化,就不会有最佳秩序。医院日常业务性工作,和各项工作程序都有固定的程序和规矩。②统一化,把同一事物的两种以上的表现形式归并为一种限定在一定范围内的标准化形式。统一化的目的是为了使人们对标准对象具有共同的认识,从而采取一致行动,建立共同遵守的秩序,其实质是使标准化对象的形式、功能或其他技术特征具有一致性,并把这种一致性通过标准确定下来。医院需要进行大量的统一化工作,如概念、术语、代号、标志、诊疗方法和管理制度等。③规范化是对具有多样性、相关性的重复事物,以特定的程序和形式规定的标准或准则。如医院道德规范、职业规范、技术规范、语言规范等。规范化指制定、颁布及实施规范的过程,是建立医院卸掉统一组织行为的一种标准化管理的方法。

(二)信息化管理

1.概述

(1)医院信息是医院各种事物及其特征的反映,它是医院事物存在的方式或运动状态,以及这种状态直接或间接的表述,它一般是指医院医疗、护理、医学教育、医学研究、医院管理等各项工作中的各种数据、报表、资料和文件,包括与其有关的一切语言、文字、符号、声像、数据、图形、情报和资料。

(2)医院质量信息是指医院质量活动中的各个数据、报表、资料、文件和顾客意见等,它是进行医院质量决策、质量监督与质量控制、制订医院质量计划和措施的重要依据。对医院来说,在医疗过程中,"人流""物流"和"信息流",三者缺一不可。通过医疗质量信息的流动,可及时地、定量地掌握影响质量的诸因素的变化,掌握医院医疗过程中的质量动态和市场动态,为提高医院质量提供决策依据。因此,医院质量信息工作是医院质量管理工作的耳目。全面质量管理的基本观点之一就是"一切用定量分析"的观点,即一切用数据说话。因此,深化医院质量管理活动,就必须掌握必要的数据资料,做好医院质量信息工作,这也是使得医院从粗放型管理向精细化管理过渡的必由之路。

(3)医院信息作用。①医院信息是医院生存、竞争和发展的资源。医院的管理靠什么?靠信息。医院信息是医院管理的重要资源。医院要生存,要有各种不同的信息来支配医院的基础工作。医院要竞争,就必须研究医疗市场、质量市场、人才市场、技术市场、服务市场,要靠大量的数据、资料、情报等信息进行决策分析。医院要发展,就要通过过去和现有信息,预测未来。②医院信息是决策的依据。医院管理中最体现医院管理的职能就是决策。因为医院工作的成败,关键在于能否定出有效的决策,而决策取决于信息。决策本身就是信息。要使决策切合医院实际,行之有效,在实施中少走弯路,就必须掌握各方面的资料,如上级指示、方针政策、社会反映及医院的各种治疗、数据。掌握的信息越多,决策就越科学、准确和可行。③医院信息是医院管理的基础。医院管理职能包括计划、组织、领导和控制。这些职能的作用要借助信息,才能使医院管理者合理组织人力物力财力,使其决策、计划、指令正确有效,医院管理井然有序,达到良好的管理效果。④医院信息是提高医疗技术水平的有效途径。技术要发展,水平要提高,就必须要掌握大量的医学信息,包括国内外科技动态、先进技术、先进经验,包括诊疗经验体会、失误教训、资料积累、工作检查回顾等。只有掌握各种医疗信息,加以归纳整理,才能提高每一个人的理论知识和技术水平,才能提高整个医院的总体技术水平。

2.内容

(1)信息的收集。对医院质量信息的收集,要求做到及时、准确、全面、系统、经济实用。①要明确收集信息的目的,目的明确首先取决于信息收集人员的个人素质,又取决于对从事信息收集的工作人员合理的组织与指导,使之措施得当,各尽所能。②确定信息收集的内容与范围。收集的内容大致分为经常性的和临时性的。具体信息内容应根据信息使用单位及收集信息的目的不同而异。医院质量经常性信息,是指医院管理层必须随时掌握的信息,需要通过医院信息系统来完成,其中人才管理信息、医院各学科与技术管理信息、医疗质量信息(患者信息、病案信息等)、药品管理信息及设备管理信息是医院质量信息的主要内容。③确定信息收集的方法。收集信息的方法应根据收集信息的性质、信息传递的途径等决定。常用的信息方法有资料调查法、询问法、观察法、现场资料法、抽样调查法等。

(2)信息反馈。指将收集来的医院质量的有关信息及时地按规定的程序返回各有关部门。医疗质量信息反馈对提高医院质量管理的有效性是十分重要的。①信息反馈渠道要通畅,要能够把信息直接反馈给信息发生部门,同时应根据反馈的信息指导和改进医院工作。②信息反馈要及时,任何信息都有时限性,一旦超过时限,信息就丧失其重要价值,尤其是医院的医疗信息。③信息反馈要有针对性,由于信息对医院质量管理和控制有直接作用,因此,反馈的信息一定要针对相关的人和事,才能保证发挥信息反馈的作用。④信息反馈要规范化,要建立有关的信息反馈制度,按期进行信息反馈,如医疗数、质量情况统计、医院综合目标考评讲评等。信息反馈形式应根据信息内容而定,尽可能与医院行政工作会议、政治教育及业务学习相结合。

(3)信息管理。指通过收集、传播和运用信息,实现价值的过程,也就是通过制定完善的信息管理制度,采用现代化信息技术,保证信息周转过程高效运转,使信息系统成为紧密联系、高度协调、互相配合的有机整体的活动。信息管理的重点是信息处理和信息筛选,目的并非是"保管"信息,而是按体系进行分类、整理、保管和有效剔除输入无用信息,为医院提供信息服务,医院信息管理的内容包括:①指导思想是具有实事求是的科学态度,遵循医院管理信息运动的规律进行科学管理。②医院信息管理的目标是最优化管理。其具体要求是提供及时、准确、适用、完整、经济的医院信息。③制订完善的信息管理制度,包括医院原始信息收集制度和数据质量控制制度、计算机网络中心管理制度与分工负责制度、医院信息处理业务的标准化和专业化、信息反馈制度要求等。做到信息收集不遗漏、信息通道不重叠,信息处理不混乱及医院信息反馈制度等。④优化医院管理流程,使医院信息管理工作的各环节,即信息收集、传输、处理、储存紧密衔接、畅通无阻。⑤统一规划医院信息化建设,加强信息投入,包括计算机网络设施,存储大量信息的数据库,现代化通信技术设备,精通计算机业务的专业人员等。

3.管理方法

(1)教育培训为主。重点是信息质量意识、医院信息的作用意义及医院信息质量管理办法及评价办法,明确信息管理的内容、指标及评价办法。把医院信息工作与医院管理工作紧密结合,列入医院工作的议事日程,把医院信息管理纳入医院正常工作。注意把握医院信息不同时期,质量管理要求不同的特点,有针对性进行教育。①在医院信息工作起步阶段,信息质量教育重点在系统规划、人员基础培训和软件运行3个方面。②在医院信息系统正常运行阶段,重点则是医院各类人员的医院信息质量意识和信息标准教育。③在医院信息应用阶段,应把精力放在进一步提高信息源质量、信息质量核查监督、提高统计分析和信息服务功能的拓展方面。

(2)建立医院信息管理体系。由于医院信息是由医院各个部门、各个单位的业务信息组成的,各信息源信息质量直接影响医院信息质量。因此,必须建立医院信息化组织体系,最大限度地发挥部门、科室管理的作用,保证医院信息的通畅运行。①增强科室主任、护士长及基层管理者的责任感,明确科室的业务工作是医院信息工作中最基本、最关键的工作,同时,医院信息对指导科室业务技术发展有重要作用。②对医院信息质量管理进行明确的分工,责任到人,奖罚分明。例如,病案首页信息采集质量直接影响医疗信息的统计,针对病案首页数据采集的门诊住院部、各临床科室的医师工作站、病案编目室及收费室进行采集点数据质量控制,将各采集点的数据内容、管理要求、信息标准都具体分工,细化到点,各科室既是信息的采集者,又是信息的质量管理者。在信息质量管理上,上一级科室应对已经采集的信息实行监督检查层层把关,以及时纠正信息误差,在患者出院前保证患者信息的完整、准确。

(3)全面实施标准化管理。医院信息系统要实现及时、全面地向各级领导和业务部门提供信息,就必须有一个"共同语言",就是信息标准。①深入分析各个专业的业务规律,逐个进行项目标准化。如医疗收费的标准化管理等。②注重解决实际应用中的问题,不断完善信息标准内容。医疗工作标准要根据医学技术的不断发展,不断完善。③规范医疗行为。医疗工作的主体是医师,在诊断治疗患者的整个过程中,医师的各种检查单、医嘱、处方、手术、治疗及病案书写等,都必须严格遵守医疗诊疗规范和各项标准。如果医师对这些标准和规范概念不清楚,或者工作不认真都会造成医疗信息失真,带来严重的不良后果。

(4)加强医院信息监督核查。①建立有效的监督核查机构,医院信息质量管理与任何管理工作一样,必须健全组织机构。由医务部(医务处)或信息科领导亲自挂帅,由计算机室、统计室及各个科室组成,负责医院信息质量管理的检查监督和协调。②发挥统计工作的监督核查作用,按照统计工作职责,对信息数据质量进行把关,定期通报各级信息质量存在问题,以及时纠正信息偏差。③建立智能数据监督核查系统,对医院信息的采集进行实时控制,对不符合标准的信息提示、报警或不予通过。编制医院信息数据质量逻辑核查计算机软件,定期对数据进行检查,保证医院上报信息质量。

(三)质量教育管理

1.概述

医院质量教育是为提高医务人员的质量意识,传授质量、质量管理理论、思想、方法和手段等科学知识,获得提高医学服务质量的技能,而对医院全体人员,包括技术人员管理人员和后勤保障人员所进行的教育和培训活动。

医院质量教育目的是通过有计划、有组织、有系统的教育活动,提高全体医务人员的质量意识,唤起医务人员参与质量管理的积极性、主动性和创造性,自觉地遵守职业道德、履行职责、消除和降低医疗工作中危险因素,从而提高医院整体质量,达到保障人民健康的目的。

质量管理活动是一个工作过程,也是一个教育过程。质量管理"始于教育,终于教育"。人是管理的主体,任何工作和过程都是通过人来完成的,人的素质对医疗服务质量和工作质量起着至关重要的作用,加强人员培训是提高人员素质的关键,也是调动人员积极性的主要手段和以人为本管理的基本内容之一,必须对全员进行分层次的教育培训。

2.医院质量教育方法

医院质量教育内容很多,方法有多种多样,最主要是要根据医院的实际情况,有计划、有组织、分对象、分层次地进行。

(1)分层教育。主要是指按不同工作性质、职务、学历进行教育。①新进人员教育,对新毕业和新分配的医务技术人员如医师、护士、药师等和新进的后勤保障人员,根据不同专业特点,进行医院情况教育、质量知识教育、上岗前有关制度教育及岗位职业培训等。②医务人员教育,初、中级职称的医务人员按质量管理有关内容进行教育,可以举办短期学习班、请知名专家讲座等形式,以学习质量管理常识和规章制度为主。③科主任、护士长教育,科主任和护士长是医院重要的管理者,因此,每年要制订较详细教育计划,并应有计划的安排外出短期学习培训,或参观学习。其学习重点是结合医院质量方针、质量目标学习质量管理方法,在科室中开展质量活动,以提高科室医疗服务质量。④医院领导及管理人员教育,最好经过专业管理学习或进修,也可以采取脱产短期学习、外出参观、短期培训和函授教育相结合方法,这个层次的教育是对医院质量策划层的教育,必须列入医院的经常性、长期性的工作,有计划,舍得投资。⑤医院其他人员教育,主要是指后勤保障人员,也要进行质量意识、工作质量、服务质量及法规、职业道德和规章制度的教育。但以做好本职工作和适用为主,理论和内容以不宜过多。

(2)多种形式教育。①以科室为主开展质量教育,其优点在于人员熟悉、业务专业统一、针对性强,可以结合科室医疗护理的实际情况进行教育、讲评,如科室医疗质量形势分析、医疗质量指标统计分析、医德医风讲评等。重点是结合科室医疗质量找问题、分析原因、制订措施和设计新的质量目标。②医院组织质量课,医院每年要有质量计划安排,做到授课人、授课内容、授课时间、参加人员的落实。要事先拟定课目,打印下发科室。质量专题课,特别要有针对性,才能提高质量教育的效果。③以医院工种为教育单位进行质量教育,可按医院工作不同,分别组织医师、护士、医技及后勤保障人员进行质量教育。突出重点,针对性强,所讲的内容有共同代表性,因此目的明确,容易受到较好的效果。④走出去学习,包括选送质量管理的专职人员上学、进修深造,组织科主任、护士长到外院参观学习,参加短期学习班。

(3)宣传教育。各种宣传教育是质量教育必不可少的形式。主要包括:①语言方式,如质量教育演讲会、知识竞赛、广播、座谈及咨询等。②文字方式,如购买、编写质量教育与管理书籍,订阅报纸、黑板报宣传,质量杂志文章宣传等。③电教方式,如电视、电影、幻灯、录像和录音等。

(4)专题质量教育活动。如"质量教育月""质量教育周"等活动,参加世界卫生组织、中国质量协会、各省市质量管理学会组织的各种质量管理会议,并结合医院实际配合以上活动进行教育。

3.医院质量教育内容

(1)质量观念教育。①新的就医观念,就医方式变革的趋势,由患者求医师发展到医院求患者。因此,必须树立医院救治了患者,但患者养活了医院这个观念。医院各项工作的目标定位要定在以满足患者医疗需求上,衡量医院工作的标尺也应定位在患者满意不满意,方便不方便,就医环境好不好,医疗质量高不高,医疗费用低不低上。②新的质量观念,传统的医疗质量概念是指某一疾病的诊断或治疗质量。随着社会的进步、医学科学的发展和医学模式的转变,赋予医疗质量以新的内涵,即医院医疗工作的效率高不高;患者负担的医疗费用是否合理;社会对医院整体服务功能评价的满意程度等,这就是所谓的"大质量观"。其内涵的核心,就是强调质量和成本的统一,讲究质量的经济性;强调用较小的成本取得较高的质量。简单说,就是要做到疗效好、疗程短、费用低、满意度高,并得到社会的质量认可。③质量成本观念,面对市场经济的影响和竞争的日趋激烈,医院的成本效益意识、经营意识必须不断深化。要树立以高质量、低的成本求得最大利润的观念,重视医院经济运营。严格执行诊疗常规,规范医疗行为,重视药物不良反应、药物经济学评价及医院感染的临床预防和监控,把降低成本与提高质量、提高效益有机地结合起来。④全面质量管理观念,传统的质量控制是医院机关、科室领导的事,现代全面质量管理是全体员工的事,医院各项工作、医疗质量贯穿到每一个工作环节,落实到每一个人。观念上由过去被动的质量管理转变为主动的自我质量控制,由以往的要我提高质量转变为我要提高质量。

(2)医德医风教育。医德医风是全面质量管理的重要教育内容。尤其在市场经济条件下,更应加强医德医风教育。医德医风教育的原则是坚持以医疗质量为核心,以服务态度与质量为重点,致力于提高医护人员的业务素质、道德素质、心理素质、政治素质和身体素质。医德医风教育的内容通常包括:①医德医风系统理论,即医德医风的相关理论如伦理学、心理学、卫生法学等、医德医风的规范体系,如《医务人员医德规范及实施办法》《文明服务规范》等。②医德医风案例教育,即通过对现实工作中发生的医德医风实例,组织全体人员或部分相关人员进行讨论、争论和辩论,诱导大家明确是与非、美与丑的问题,从而达到教育的目的。这些实例,既可以是身边发生的,也可以是别的单位的;既可以是现在发生的,也可以是过去发生的;既可以是反面的,也可以是正面的。③典型事迹学习,即通过树立身边的典型代表,以其实际行动,言传身教,形成一个榜样,对大家进行"感染"和"同化"。医德医风教育是一个长期的、持续的工作,要作为医院质量教育的重点内容,贯穿质量管理的全过程,常抓不懈。

(3)法律、法规与规章制度教育。相关的法律、法规及医院规章制度教育,是医院质量管理的基础性工作。医院规章制度教育主要是提高执行法律、法规及规章制度的认识,使医务人员自觉遵守法律、法规及规章制度,保证医院工作有章可循的正常运行。①法律法规:内容包括国家颁布的相关法律如《中华人民共和国执业医师法》《中华人民共和国护士管理办法》《医疗事故处理条例》等。②医疗规章制度:主要包括各所医院规定的各级人员工作职责、各项医疗规章制度,以及落实法律法规的具体实施办法等。③医疗护理技术操作常规:医疗人员熟练掌握本专业有关的诊疗护理常规和相关操作规程,严格按照规章制度开展医疗工作,规范医疗行为。

(4)质量控制教育。质量控制、监督是质量管理的核心环节。医院质量控制的关键是全体医务人员的素质,因此在医院质量控制中加强自我控制是医院全面质量管理教育的基础。质量控制教育的内容包括:①质量意识培养,医院的质量是由个体质量构成的,个体质量的好坏将决定着整体质量的效果。②控制方法教育包括不同质量控制层各自的质量控制点及质量控制手段,如科室的三级检诊等。③质量考评与讲评,在了解掌握质量控制标准的基础上,定期进行质量讲评,通过目标管理实现引导式教育。

(孙永建)

第二节 医疗质量管理的内容

一、医疗质量形成要素及其三级结构

医疗质量的形成既是一个过程,又有一定规律。医疗质量的形成过程,由 3 个层次构成,称为"三级质量结构",即结构质量、环节质量和终末质量。这是医疗质量管理的实践经验总结。遵照医疗质量形成的过程及规律,按层次实施对构成医疗质量的各环节进行有效的控制是医疗质量管理的根本。医疗质量的三级结构是密切联系、互相制约、互相影响的。结构质量贯穿于质量管理的始末,终末质量是基础质量和环节质量的综合结果,而终末质量又对结构和环节质量起反馈作用。

(一)结构质量

结构质量是由符合质量要求,满足医疗工作需求的各要素构成,是医疗服务的基础质量,是保证医疗质量正常运行的物质基础和必备条件。如果离开扎实的基础医疗质量谈医疗质量就是一句空话。

医疗质量要素通常由人员、技术、物资、规章制度和时间五个要素组成,是最基本要素。目前根据医疗质量管理的实际,各个作者在此基础上进一步扩展,使得医疗质量要素更加符合医院医疗质量管理。例如,医疗质量十要素:①医院编制规模。②人员结构,包括人员资历、能力、梯次、知名度与人员素质。③卫生法规、规章制度、技术标准及其贯彻执行情况。④资源,包括医疗设备的先进程度、技术状态和与物资供应(药品,器材等)。⑤医院文化与思想作风和医德医风教育。⑥医院地理位置交通情况。⑦医院绿化环境与医院建筑合理程度。⑧医院信息化建设。⑨为患者服务的意识和服务理念。⑩医院卫生经济管理。

1.人员

人是医疗质量要素中首要因素。人员素质对医疗质量起着决定性的作用。它包括医院人员的政治思想、职业道德、工作作风、业务技术水平、身体健康状况,机构与人员组织配置的合理程度,如人员编制、年龄、资历、能力、知识结构等。人员管理包括:①数量要充足,结构要合理。根据医院的规模和功能任务,在人员数量上一定要配够。根据医院的功能、性质、任务等不同,各类医学专业人员之间都要按一定的结构比例配备。例如,医院的总人数与床位数、医学专业人数与保障专业人数、医师与护士、司药与技师及高中初职称的比例。②重视医学专业人员,但不可忽视保障人员。医、药、护、技等医学专业人员是医疗服务的直接参加者,对医疗质量具有直接决定作用,而医疗保障人员包括医疗活动的生活服务人员,保障医疗服务的水、电、暖、气、衣、食、住、行等,对于医疗服务质量的影响虽然是间接的,但影响往往很大,不可忽视这支队伍的建设。

2.技术

技术是医疗质量的根本。医疗服务的实质是"人"运用"医疗技术"为"患者"服务。因此,在这里的"人"不只是医学专业人员,包括参与医疗活动的所有人员;"患者"不只是生了病的人,包括以保健为目的的所有人;医疗技术一般是指医学理论、医疗技能和专科技术水平,但这里的"医疗技术"不只是单纯的专业技术,还包括在医疗活动中使用的所有技术。

(1)技术质量。指某种技术工作的优劣程度。各种技术均有其质量指标,来评价工作的优劣程度。技术质量是在医疗技术上以最小的消耗取得最大的医疗效果。技术质量的评价:①医疗工作效率和质量指标的完成情况。②规章制度执行情况。③新技术、新疗法、新药物的评审情况。④经济效益的评价等。

(2)技术要靠学习、实践和训练。不论是医疗专业技术、管理专业技术,还是保障专业技术,并不是天上掉下来的,也不是生来就有的,而都是靠学习实践和训练获得的。①学习专业技术:对于专业理论上的知识,主要是靠学习。例如,医学专业理论的进展、学科发展趋势、医院管理观念、方法和技术的改革等方面的新知识、新观点,必须通过学习去掌握、去更新。②总结专业经验:高超的技术除了学习训练外,还要通过总结经验。不总结经验,专业技术就不会提高,不善于总结经验,专业技术提高也不会快。尤其是医院管理技术,如果不善于总结,仅靠学习和训练是不会有提高的。③以医疗专业技术为主导:无论在什么时候,医疗专业技术都是形成医疗质量专业技术中的主导技术。如果医疗专业技术水平很低,也必然地影响到医疗质量。④注重保障专业技术;尽管保障专业并不直接参加医疗活动,在医疗活动中位于从属地位,但是保障专业在医疗活动中的作用是十分重要的。

(3)加强"三基"训练是医院人才培养和提高技术的一项长远的任务。"三基"是在《全国重点高等学校暂行工作条例》中提出的,是指基础理论、基础知识和基本技能的简称。只有切实抓好"三基"训练,才能不断提高医务人员素质,适应世界科学技术日新月异的发展形势,才能有广阔的适应能力,才能满足社会主义现代化建设的需要。①基础理论是经过实践检验和论证了的系统知识,为人们在基础科学研究中获得关于客观事物及其现象的本质与规律的知识。临床医学基本理论是指与疾病诊断、治疗有关的基础理论,如人体解剖、生理、病理、药理学、输液、输血、水电解质平衡基础理论;休克、感染、发热等的病因及发病机制,常见病的诊断、鉴别诊断和处理原则,危重患者,营养、热量供应及护理基础理论。②基础知识是指某一学科中由一系列基本概念和原理所构成的系统知识。临床医疗基础知识是指为疾病诊断、治疗直接提供科学依据的基础知识,如医疗护理技术操作常规,各种疾病的阳性体征,各种检验检查的标本采取方法及临床意义,各种药物的基本成分、作用、使用方法、适应证及禁忌证。③基本技能是为顺利地完成某种任务所必需的活动方式。临床医疗基本技能是指诊断治疗的操作技能和思维判断能力。前者如各种注射、穿刺技术基础;后者如对患者的诊治过程,根据自己掌握的理论知识和实践经验,结合患者的病情,通过反复思考、分析、归纳,拟订出完整的诊断治疗计划等。

(4)医院管理技术。医院管理对医疗质量的作用非常重要。医疗活动必须在医院管理的控制下运行,没有医院管理活动的医疗是不可能的,医疗质量也是不可能产生的。医院管理技术对于医疗质量管理影响很大,管理技术水平高,医疗质量肯定好,这是毋庸置疑的。医学科学的发展,一方面促进了医院管理的发展,另一方面又对管理提出了新的更高的要求。新的管理理论、观点、观念和方法应运而生,使医院管理水平上了一个台阶。尤其是计算机在医院管理中的应用,更加使医院管理方法步入现代化、规范化和自动化的轨道,对医疗质量管理更加全面。

3.物资

物资是医院存在的基础,也是医疗质量的基础。如果没有物资这个物质基础,要提高基础医疗质量就是"无源之水""无本之木"。医院是看得见摸得着、客观存在的由物质构成的有形体。医院物资、药品器材的供应、设备的完好和先进程度是医疗质量的保证基础。

物资的医疗质量效益主要靠物资管理。物资对于基础医疗质量的作用显而易见,但并不是说有了物资、使用了物资,基础医疗质量就提高了。相反,有了物资不用,或只用不管,物资在基础医疗质量建设中仍然是不会产生多大效益的。因此,管理好物资才是提高基础医疗质量的重点。

(1)设备的购置。一定要符合医院实际,切不可脱离医院的实际。医用物资的价格相差很大,小到几分钱的针头,大到上千万元的仪器。医院在引进时,一定要考虑到所花代价与医院的实际情况相符。根据医院的任务、功能、技术发展特点和当地卫生资源分布情况,积极引进和发展新技术设备,并有计划地进行设备更新换代。设备建设也要从区域规划的全局出发,防止资源浪费。

(2)加强设备管理。要提高设备完好率和使用率。不仅要把设备使用率看作是对卫生资源的利用,而更重要的是要将其看作是提高基础医疗质量的一个内容。同时还要注意物资合理使用,如果不该做的检查做了,不该使用的药物使用了,就可能影响到医院长远的医疗质量效益。

(3)药品物资。指药品、试剂、消毒物品、消耗性物资、生活物资等方面医疗所需药品物资,供

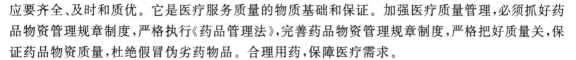

应要齐全、及时和质优。它是医疗服务质量的物质基础和保证。加强医疗质量管理,必须抓好药品物资管理规章制度,严格执行《药品管理法》,完善药品物资管理规章制度,严格把好质量关,保证药品物资质量,杜绝假冒伪劣药物品。合理用药,保障医疗需求。

4.规章制度

医疗质量管理必须以规章制度为准则。就是指医疗工作必须严格地执行各级各类规章制度,按章办事。没有规章制度,医疗质量就无法形成;有了规章制度而不去执行,医疗质量同样不能保证。

(1)用规章制度规范医院工作制度。医院的工作,不论是直接参加医疗服务还是间接参与医疗服务,都需要有一整套工作制度。如果没有这个"规矩",医院的各项工作就进行不下去。一个患者从在门诊到病房住院,对一个疾病从检查诊断到治疗护理,都要有一套规章制度,就是由于有一整套的工作规范,才使得患者的住院诊疗有了保证。

(2)用规章制度规范工作人员行为。医疗服务是一项很严密的工作,对于每一个参与医疗服务活动的人员,都应该有相应的任务分工和责任要求,使每个工作人员任其职、尽其责,共同完成医疗服务工作。否则,医疗服务就处于失控状态。

(3)用规章制度规范质量评价。医疗质量的高低,是通过对疾病的诊疗来形成,通过对各种服务效果的评价来体现。因此,必须有一套评价标准。如诊断质量、治疗质量、护理质量等的评价标准,既是评价质量的指标,又是医疗质量管理准则。

5.时间

时间又称时限,实施任何医疗过程,都必须注意及时性、适时性和准时性,医疗质量必须有时间观念,重视时间对基础医疗质量的影响。

(1)时间能影响医疗质量。换言之,医疗质量的高低与时间有着密切关系。例如,在一般的疾病诊疗中,时间对于质量有影响,但并不是主要的。而在特殊情况下,如急症抢救时,时间又显得非常重要,往往只是几分钟甚至数秒钟,患者的转归就可能是截然不同的两种结果。这两种结果,就是两种医疗质量。此时,时间就是生命,争取时间就是争取生命;时间就是质量,争取时间就是提高质量。

(2)工作效率。医疗质量的一个组成部分,浪费时间就是降低工作效率,而降低了工作效率就是降低了医疗质量。因为,充分利用时间是提高工作效率的主要方法。

值得注意的是医疗质量五要素并不是孤立存在的,他们互相依靠、相互制约,必须通过有效的组织管理,把各个要素有机地组合起来。①要素要齐全,缺一不可。在医疗质量要素中人的因素是第一位的。但同时也要注重其他要素的综合作用。因为,这些要素在医疗质量中所占的"分量"虽然各不相同,但离了哪一种都不行。例如,只有人、物、技术要素,没有规章制度也是不行。人没有规章制度,在医疗活动中就没有"规矩",各类工作人员不知道自己要干什么、该干什么,各自为政,各行其是,没有制度的约束,工作中就会造成脱节和混乱,差错事故接踵而来,医疗质量就不可能高。②结构要合理,比例要适当。各质量要素之间的比例,也就是我们平常所说的"配套",也就是各基础医疗质量要素的最佳组合。

(二)环节质量

环节质量指医疗全过程中的各个环节质量,又称为过程质量。在医疗工作的全过程中,存在着许许多多的环节,医疗质量就产生于各环节的具体工作实践之中,环节质量直接影响整体医疗质量,对环节质量的控制,亦称为环节质量管理。

1.医疗服务过程和环节质量内容

医疗服务的过程质量管理首先要明确医疗服务的过程。过程的划分一般根据医疗服务的组织结构和患者的就医流程进行。前者通过医院的组织形式对医疗质量进行管理,后者是在以患者为中心思想指导下,进行的医疗质量过程策划,以便使医疗工作更加适合于患者的需求。

(1)医疗服务的组织结构,通常与医院的组织结构一致,分为临床、医技和门急诊等。

临床科室医疗过程特点:①直接为患者提供服务。②各临床科室工作流程和内容基本相同,都是围绕患者的诊断、治疗和护理工作展开。临床医疗质量主要通过病历质量反映,检查、评价医疗质量主要应以病历为依据。

医技科室医疗过程及其特点:①大部分是为临床科室的诊断提供服务,不直接为服务于患者。②医技科室较多,业务各异,质量要求也各有特点。医技科室质量主要是诊断质量和作业过程质量,专业性强,一般采取同行专家监控、检查、评价,来保证其医疗质量。

门急诊医疗过程及其特点:①不仅直接为患者提供服务,而且患者对诊疗技术和时限有较高要求。②就诊环节较多,不仅仅是诊断、治疗和护理等医疗工作,还包括医技科室的诊断及药房、收费等单位的配合。因此,医院门急诊质量管理是医疗质量管理的重点。

(2)患者就医流程。门诊一般流程是挂号、候诊、就医、检查、取药或治疗、收费。住院就医流程大体可分为就诊、入院、诊断、治疗、疗效评价及出院六个阶段。

(3)环节质量内容。基于上述医疗服务过程,环节质量根据不同的工作部门和性质,有不同的质量要求。主要包括:①诊断质量指检诊、各项技术操作、诊断等。②治疗质量指一切治疗工作的实施质量,如医疗措施的决断和治疗方案的选定,手术、抢救、用药及各种医疗的处置。③护理质量指对患者的基础护理和专科护理,各种护理技术操作,医疗用品灭菌质量等。④医技科室工作质量包括放射线科、病理科、特诊科、检验科、核医学科等学科诊疗科室的各种诊疗性的操作质量。⑤药剂管理质量主要指药品的采购、保管、领发、供应工作质量。⑥后勤保障质量包括水、电、汽、气、暖的供应,后勤生活物资的供应等。⑦经济管理主要包括医疗经费成本核算、资金使用、医疗收费标准执行及经济效益的分配等。

2.诊断环节质量管理

(1)诊断。医疗活动的第一步,也是一个"关口",因此把它作为医疗活动的第一环节。诊断的"诊"是指看病,"断"是指判断。通常诊断既是一个过程,又是一个结果。说诊断是一个过程,是指诊断就是医师对疾病进行诊察的过程。这个过程包括望、闻、问、检查、分析和诊断六个过程。说诊断结果是一个病名,是指医师作出的诊断就是某种疾病的病名。

(2)影响诊断环节质量的主要因素。①临床医师的物理检查质量,如一些专科操作技术质量。②医技科室的仪器检查质量,如物理、化学等仪器的检查质量。

(3)诊断环节医疗质量管理方法。由于医院不同、情况不同、医师不同,监控的方法也就不同。根据诊断环节的几个步骤,诊断环节质量管理主要应该加强:①落实检诊制度中规定的新入院伤病员,医师应在2小时内进行检诊;疑难、急危重伤病员,应立即检诊,并报告上级医师,实行经治医师、主治医师、正(副)主任医师和科主任分级检诊。②落实查房制度规定的一般主治医师最少每天要查房1次,特殊情况要随时查,科室主任每周查房1次,主治医师每天也应对本组重点患者查房1次。③落实会诊、疑难病例讨论和术前讨论制度。

3.治疗环节质量管理

(1)治疗是一个结果,是指治疗后即产生相应的结果。一般来说,患者到医院看病的目的是为了治疗,治疗效果是患者对医疗质量的直接评价。但有时治疗后并没有效果,这本身也是一种结果。治疗的结果以疗效来表示,共分为治愈、好转、无效、死亡和未治结果。通常通过门诊(急诊)抢救脱险率、治愈好转率、无菌手术切口甲级愈合率、手术并发症发生率、活产新生儿死亡率、麻醉死亡率等指标评价治疗质量。

(2)治疗环节质量,与多个专业工作、多个部门人员有关。①医师,主要是制订治疗计划和实施治疗,包括手术、医疗技术操作等。②护士,各级护士是各种治疗方案的直接实施者,药物等一些治疗方案,一经医师确定(下医嘱),就由护士去执行。③药师,治疗用药的调剂、配制都是由各级药师完成的。④技师,仪器的治疗大都是由医技人员操作的。

(3)技术水平是治疗疾病的基础。技术水平高,治疗效果肯定好,治疗质量也就高。否则,就相反。涉及治疗的专业技术较多,包括临床护士技术水平、药材供应技术水平等。

(4)制度是治疗环节医疗质量的保证。①靠制度管理,除了国家的有关规定外,各个医院还有自己的规定。主要包括各科室工作制度,如"治疗室工作制度""换药室工作制度""放射治疗工作制度""高压氧工作制度"和"理疗工作制度"等,如能严格执行,治疗质量就会有保证。②加大技术训练力度。对于各类人员,加大专业技术训练,只有专业技术水平提高了,治疗环节的医疗质量才能提高。

4.护理环节质量管理

(1)护理工作质量对医疗质量作用很大,如果没有临床护理工作,医疗活动仍然是无法进行的。

(2)护理环节质量内容。护士对患者要实施责任制管理下的整体护理,护士对自己分管负责的患者要观察记录病情变化,如测量患者的体温、脉搏、呼吸、血压、体重、出入量和瞳孔等项目,并如实记录;协助生活不能自理的患者日常生活,如进食、饮水、排泄、沐浴、翻身、拍背和起居等;进行病区秩序管理,如探视管理、陪员管理和作息制度管理等。常用的护理质量指标有病区管理合格率、护理技术操作合格率、急救物品准备完好率、表格书写合格率和护理差错发生率等。

(3)护士素质,包括思想素质、业务素质、身体素质和心理素质。另一方面,护士的素质对护理质量有直接的影响。

(4)护理环节质量管理要点。①监督落实规章制度,分析以往发生的护理差错事故,大部分是没有执行规章制度所致。要监控护理环节医疗质量,首先要监督各项护理规章制度的落实。例如,医嘱制度、查对制度和分级护理制度等。规章制度不落实,要保证护理环节医疗质量是不可能的。②督促履行工作职责,实施责任制护理,使得护士职责明确,并有相应的绩效考评方法和奖惩办法,使得缓解质量管理落到实处。③提高护理技能,由于护理操作技术引起护理质量降低的情况在临床上并不少见。例如,吸痰技术不过硬,就有可能由于痰没有及时吸出而致患者窒息死亡;导尿技术不过关,不但会损伤患者的尿道,而且还会影响疾病的救治;静脉穿刺技术不精,就可能由于给药不及时而延误抢救时机。因此,只要强化训练,才能提高护理操作技术。

5.环节质量管理的主要方法

(1)分解过程,明确环节质量内容。环节质量是医院质量管理的重要组成部分,医疗质量产生与各个环节质量,每一个环节的质量都会直接影响到整个医院质量。因此,要重视每一个环节的质量管理,首先必须将每一个环节分解到最小单元,即具体内容,才能真正达到环节质量管理的目的。

(2)把握好重点环节。①重点科室,如门诊、急诊、外科、妇产科、骨科和麻醉科等。②重点人员,如新毕业人员、新调入人员、实习生和进修生等。③重点因素,如思想不稳定、工作不安心、对立功受奖、技术职务或评定不满等。④重点时间,如节假日,工作特别忙碌时。⑤对重点环节和对象要重点检查、分析、及时发现问题,以及时进行研究,采取有效对策。例如,三级检诊、会诊、查房、大手术、急危重患者抢救、疑难患者会诊、病历书写、新技术应用、医疗安全等。

(3)环节质量管理的检查方法。通常采用现场检查和跟踪检查,也可采用全面检查、抽样检查或定期检查。利用数理统计方法分析和及时采取相应控制措施是十分重要的。同时,要运用现代计算机技术,建立医疗质量实时控制模式,提高医疗环节质量管理的水平。

(4)环节质量指标。急诊抢救患者到院后开始处置时间≤5分钟;院内急会诊到位时间≤20分钟;急诊检查一般项目出报告时间≤2小时;平诊检查一般项目出报告时间≤24小时等。

从医院医疗质量管理和控制角度看,医疗环节质量管理是一种十分有效的管理手段,因为,是一种现场检查和控制,可及时得发现问题和及时纠正,以保证医疗质量。

(三)终末质量

医疗终末质量是医疗质量管理的最终结果。医疗终末质量管理主要是以数据为依据综合评价医疗终末效果的优劣。发现问题,解决质量问题,因此,医疗终末质量是评价质量的重要内容,它不仅能客观地反映医疗质量,而且也是医院实施医院信息管理系统的重要组成部分。终末质量管理虽然是事后检查,但从医院整体来讲仍然起到质量反馈控制的作用,可通过不断总结医疗工作中的经验教训,促进医疗质量循环上升。

1.医疗终末质量统计指标

主要是指出院病历质量控制和医疗指标质量控制。医疗质量统计指标项目繁多,有代表性的有以下几种。

(1)美国的潘顿于1928年提出9项指标:床位使用率(标准值85%～90%);平均住院日(标准值6～8天);转归统计;死亡率(标准值4%以下);尸检率(标准值25%以上);并发症(标准值4%以下);感染率(标准值2%以下);不必要手术率(标准值10%以下);会诊率(标准值15%以上)。

(2)美国的梅吉博尼于1962年将潘顿9项增加到20项:如把死亡率细分为麻醉死亡率(标准值1/5 000以下)、术后10天内死亡率(标准值1%以下)、分娩死亡率(标准值0.25%以下)、新生儿死亡率(标准值2%以下)等。

(3)日本的三藤宽氏提出的13项医疗统计评价指标:平均病床利用率为82%(100张床位左右的小医院应为80%,400张床位以上的医院以93%为恰当);病床周转率;平均住院日数(一般急性病为8天,正常分娩为7天);手术麻醉死亡率不得超过0.02%;院内分娩死亡率不超过0.25%;手术后死亡率(指术后10天内死亡的患者)不得超过1%;院内新生婴儿死亡率为2%以下;尸检率在教学医院至少达到25%;会诊;院内感染率;并发症发生率;不需要手术而行手术率不应超过5%;诊疗协议会次数。

(4)《医院管理学》提出了15项指标。工作量统计,门诊量及日平均门诊人次、住院人数、手术人次;转归统计,治愈、好转、无变化、未治、死亡;病床使用率,标准值85%～93%;病床周转次数,参考标准值17～20次(年);平均住院日,参考标准值综合医院为15～20天以内;医院死亡率,参考标准值为4%以下;麻醉死亡率,参考标准值为0.02%以下;手术后死亡率(指术后10天以内),参考标准值为1%以下;分娩死亡率,参考标准值为0.25%以下;新生儿死亡率,参考标准值为2%以下;尸检率,参考标准值为10%以上(教学医院和省级医院适用);会诊率(包括病例讨论),参考标准值为占入院病例 15% 以上;无菌手术感染率(包括分娩),参考标准值为 1% 以下;手术并发症发生率,标准值为 3%~4%;医疗事故发生数(分等级)。

(5)我国卫生行政主管部门制定的《综合医院分级管理标准》中对终末质量提出了 6 个方面 23 项指标。诊断质量包括入院与出院诊断符合率,手术前后诊断符合率,临床诊断与病理诊断符合率,二级转诊患者重点专科确诊率;治疗质量包括单病种治愈好转率,急诊抢救成功,住院患者抢救成功率,无菌手术切口甲级愈合率,单病种死亡率,住院产妇死亡率,活产新生儿死亡率,病种术后 10 天内死亡率;工作效率指标包括病床使用率,病床周转次数,出院患者平均住院日;医院感染包括医院发生感染率,肌内注射化脓率,无菌手术切口感染率;经济效益包括平均每门诊人次医药费用、单病种平均每住院人次医药费;其他包括麻醉死亡率,尸检率、医疗事故发生率。

2.医疗终末质量指标统计管理

医疗终末质量指标统计管理指医院医疗终末数字资料的收集、整理、计算和分步骤进行科学的管理过程。①以数字为事实,为医疗质量管理提供更可靠的质量改进依据。②应用终末质量统计指标,为质量管理的计划、决策、内容、措施、评价提供可靠依据,从而更好地为患者健康服务。

(1)医疗终末质量指标统计管理作用,主要体现在指标项目固定,易形成共识。医疗指标传统性强,统计项目、内容较固定,带有普遍性,长期以来形成了医务界的一致认识。通常主要指标达到规定标准,就能知道医院的质量基本管理情况。如门诊接诊患者次数、出院患者数、特色专科收容患者情况等。

(2)医疗终末质量指标统计管理内容主要包括:①统计资料的连续性。医院医疗终末质量统计资料有相当强的连续性。对连续性的资料进行分析研究,就可以反映事物的本质和规律性,可以指导未来的医院质量管理工作。②资料的准确性、完整性和及时性。要求统计数字必须真实准确,不能弄虚作假,不能报喜不报忧,而要实事求是。统计资料必须完整,不能残缺不全,不能想当然办事。统计资料要及时,统计资料具有很强的时效性,有不少资料具有重要的全局指导意义。而且,有些专题或专项调查资料具有重要的全局指导意义,若延误了时间,不但影响工作的开展,而且为决策提供错误的依据,后果严重。

(3)医疗终末质量统计分析方法。①对比分析,各项统计指标完成情况必须与上月、季或年度或一个时期不同指标进行比较,哪些指标提高了,哪些指标降低了,哪些指标增加了,哪些指标减少了。首先是与上级规定的指标比较,看指标完成情况;其次是纵向比较,全院各科室与往年比较;三是横向比较,如大致相同科室,即人员、床位基本相同科室的比较;四是重点指标比较,如门诊人数、出院人数、经济收入、病历质量等,这些指标具有代表性,需要重点比较,详尽分析;五是分层次比较分析,如内科片、外科片、医技片、大型设备使用、人员与质量比较、质量与效益比较等。②百分比分析,如甲级病案的百分比、床位使用率、治愈率等。③统计表图,绝大多数数据可以制成统计表和统计图。统计表简明扼要,概括性强,比较充分,一目了然。常用的统计表有简单表和复合表。需注意的是统计表要便于进行对比分析;表的内容要围绕主题,重点突出,简单明白;常用的统计图主要有条图(单式条图、复式条图、分段条图)、圆图、百分条图、线图、直方图和箱式图等。运用统计图不仅直观,而且可以提高实际效果。

3.终末质量目标管理方法

目标管理(MBO)是管理科学的一种管理方法,也是一种现代的管理思想。它是根据外部环境和内部条件的综合平衡,确立在一定时间预定达到的成果,制订出总目标,并为实现该目标而进行的组织、激励、控制和检查的管理方法。也就是说,根据医疗质量的要求,把医疗质量指标的标准值化作一个时期(年度、季、月等)的目标,并将目标分解到各个部门和个人,严格按目标执行和实施,并进行考核和结果评价。

(1)终末质量目标管理的作用。①用于未来管理,用医疗终末质量结果(统计数据),将医疗质量的事后管理转移到未来的目标上,使医疗质量成为具有主动性和前瞻性的动态管理。②用于绩效管理,终末质量的目标管理最终是衡量工作绩效,通过医疗质量统计指标的比较分析,针对性强,说服力好。③用于激励管理,合理医疗质量目标是提高医疗质量无形的激励剂。以充分调动医务人员的主动性、积极性和创造性。使医务人员的创新精神达到最大限度地发挥。可使科室、全体医务人员按照目标要求去努力奋斗,创造性地完成任务。④用于奖惩措施,终末质量一般用来评价医疗质量,并与医院奖惩挂钩。奖惩是目标管理的一个显著特点,如果说有目标,而没有明确的奖惩措施,这样的目标是失败的目标。每个人都有荣誉感,完成任务希望得到一定的精神、物质奖励。这是目标管理成功的关键。

(2)终末质量目标质量管理需要注意的问题。目标质量管理是科学的管理方法,运用得当,能极大地提高医院的质量水平,但如果管理不当,也会把医院引向歧途。因此,制定目标时,必须慎之又慎,充分考虑到实施过程中可能遇到的问题,尽量把问题解决在目标制定之前,即使问题出现在实施过程中,也应考虑到目标恰当的弹性,以利目标的贯彻执行。①建立健全目标质量管理制度。②制定质量目标应广泛征求意见。③目标要具有挑战性,但又要符合实际,具有可行性。④目标要定量化、具体化,目标完成期限要适中。⑤防止单纯经济观点。

二、医疗质量管理的实施

(一)医疗质量管理实施策划

1.策划内容

策划内容包括:①组织机构与领导。②策略性计划制订。③人员训练与教育。④系统管理及流程管理。⑤信息系统建立与管理。⑥绩效评估和顾客满意度测评。这些内容都应该具体操作,并制订相应的评估标准。

2.全员参与

医院质量管理需要医院全体员工共同参与、集思广益,并且上升到医院文化高度,形成强有力的团队精神,使医院所有员工都为之献计献策,共同奋斗,这样才能够达到质量改进的目的。为此,要做好如下工作:①要作好宣传、发动,营造浓厚的氛围。利用各种手段,像橱窗、院报、黑板报、闭路电视、知识竞赛等,加大宣传力度,努力做到人人皆知,达到全员参与、气氛热烈,保证宣传工作的广泛性和深入性。②树立典型,以典型带动全院。各部门、各科室要结合本部门、本科室工作特点和实际情况,研究具体实施方案,指定专门人员负责,分层次,分重点,将质量工作落实到每一个具体的岗位,具体人员。要注意发现和树立典型,通过现场观摩、经验交流等形式,以点带面,以优促劣,以典型推动工作,把工作抓实、抓细。

3.各负其责,分工合作

医疗质量管理工作涉及全院各个部门,为确保医疗质量管理工作正常运行和取得应有的效果,要求各部门明确职责,按医疗质量管理要求和标准进行具体分工。同时,涉及多单位、多部门的工作,在相互衔接的接口或界面上设计医疗质量问题的,要在调查研究的基础上,相关部门共

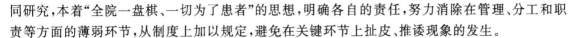

同研究,本着"全院一盘棋、一切为了患者"的思想,明确各自的责任,努力消除在管理、分工和职责等方面的薄弱环节,从制度上加以规定,避免在关键环节上扯皮、推诿现象的发生。

4.建立定期监测系统

(1)设计规范性统计报表,保持统计报表的权威性和延续性,让员工们熟悉统计报表的指标和标准。通过统计报表评估医院各级质量,并定期公布统计信息,运用统计信息进行质量考评与讲评。

(2)建立质量监控信息系统,指派专(兼)职人员负责定期监测工作,依据标准和结果定期评估医院各部门质量情况并取得信息,发现缺陷或问题,提出改进意见,并定期进行信息反馈。

(3)统计对比。主要进行自我比较和与同级比较。通过统计比较寻找差距、确立新的目标,促进医院和科室质量改进。

5.成立质量小组解决专项质量问题

医院应根据实际情况,对发现的带有全局性或规律性的医疗质量问题,采取专项解决措施。即每年有计划地解决2~3项关键性质量问题。质量小组是基于某个项目需要而成立的任务性小组,其组员6~8位,应由具有决策作用的领导、专业人员参加。同时所有成员都应该对这项任务十分熟悉。为保证效果,小组成员应该接受必要的学习培训,并颁发证书。预期完成任务后,将其总结得出的结果,包括制度修订,设备的增加,操作的改进等,要在医院适当范围推广应用。

6.实施奖励制度及鼓舞活动

这是一种十分重要的反馈方式。奖励包括奖金、嘉奖、立功、公开表扬等。鼓舞活动,包括酒会、餐会、庆功会、动员会、团体郊游、度假旅行等。

(二)医疗质量管理实施步骤

1.策划设计阶段

(1)医疗质量管理体系诊断。①步骤包括科室全体人员热烈讨论,首先确定谁是科室最为重要的顾客,其次确定什么是大家最关心、最亟待改进的质量特性,然后再确定什么是关键的流程及因素,最后充分讨论,提出改进质量的策略和方法。②主要内容包括系统调查医院质量管理组织及各部门职能执行情况、总结现有体系存在问题,特别是规章制度落实、质量记录等情况,同时调查患者的意见及医院领导与医务人员对质量的期望。

(2)集中全体有关人员的智慧,可以采用头脑风暴法或鱼骨图法及流程的工具来了解问题,并将问题按其困难程度分类。如果是本级组织无法解决的问题,就把它排除在外;如果是简单可行、较快就可解决的问题,无须成立质量小组;如果是比较复杂的老问题,则需组织科室的质量小组来收集资料、分析讨论,即用问卷调查、意见箱、电话拜访来收集资料、了解顾客的需求、期望及不满,并借助上述种种资料,安排需改进项目的优先顺序,选择适当的机会,充分授权科室内质量管理小组,推动方案的制订。

(3)设计质量管理模式,建立评估指标。针对关键质量特性和关键流程设计质量管理模式与流程,建立各项评估指标和标准。

(4)实施培训辅导。①制订质量教育计划。②针对各类人员进行培训,如领导层培训、骨干培训及全员培训等。

2.实施阶段

实施阶段的重点工作包括:①制定和运行实施计划。②认真做好质量实施的记录。③定期检查质量运行情况,并详细记录。④评估质量。

3.总结整改阶段

针对质量实施过程的成绩和问题进行总结,表彰先进,推广其做法,对存在问题进行分析研究,制订整改措施。

三、医疗质量控制

(一)医疗质量控制层次

控制是质量管理的基本手段。根据医疗质量形成特点和医疗质量管理组织层次,完整的医疗质量控制应是以个体质量控制、科室质量控制、院级、职能部门、和区域性的专业学科质量控制四级层次展开。

1.个体质量控制

临床医护人员,包括医技科室人员,多是在没有外部监控条件下工作的独立操作、独立决断、独立实施各种诊疗服务。因此,个体性自我控制,就构成了医疗质量管理最基本的形式。职业责任、敬业精神、学识、技能和经验占有重要作用。个体质量控制:一靠各级人员职责;二靠规章制度,工作程序,技术规程;三靠作风养成,靠扎扎实实的日常工作。个体质量控制既有自我约束作用,又有互相监督作风,形成一种协调约束机制。

2.科室质量控制

从某种意义上说,科主任的技术水平和管理能力决定了该学科的质量水平。除非同行专家评审,作为一般业务行政职能部门是没有能力直接控制质量形成的全过程的。环节质量控制、终末质量检查、评价是科主任的职责,是科主任的经常性工作。除非为了某项科研目标、专项临床研究、开展高新技术,通常情况下,不宜另设质量管理小组。减少层次环节,明确责任,注重效果。

3.院级及机关职能部门的医疗质量控制

医院领导和机关职能部门在医疗质量管理中主要是组织协调作用,并以不同形式参与医疗质量的控制。机关职能部门对医疗质量的检查控制:①通过日常业务活动进行质量检查组织协调。②根据医疗质量计划和标准,定期(月或季)组织实施全院性的医疗质量检查,进行医疗质量分析、讲评。③针对医疗工作中发现的医疗缺陷和问题进行跟踪检查分析,并制定改进措施,并运用正反典型事例向全院进行教育。④注意掌握各专业质量管理的关键点及关键点相联系的例外情况。⑤质量保障组织服务工作。

4.区域性的专业学科质控中心

由该领域学术水平比较高的单位牵头,集合该区域的有影响力的专家,组成质控专家小组。制定质量控制标准、设计质量检查方法、进行质量检查、开展质量活动、召开质量会议、评价检查结果。

(二)医疗质量系统控制法

1.系统性全面质量控制

根据全面质量管理思想,医疗质量控制必须实行系统性全面质量控制,患者从入院到出院的整个医疗过程,要实行不间断的质量控制,对这一过程中的各部门、各环节及全过程中的各项治疗、护理、技术操作和其他医疗生活服务工作都要进行连续的全面质量控制,实行标准化、程序化、规范化、制度化的管理。

2.全程性控制中的重点控制

即对医疗质量影响较大的关键环节、重点对象。医疗过程中的重点环节是检诊、查房、病历书写、会诊、大手术、抢救核心业务新技术的开展。诊疗中的重点对象一般是指危重、疑难、抢救、监护和大手术患者。在全过程性控制中抓住重点环节,选准关键点,以及时发现,处理与关键点相联系的例外情况,质量控制就能成为一个相对封闭的良性循环。

(三)医疗质量信息控制

医院的医疗实践活动会产生大量的医疗信息,医院的信息机构应及时准确地收集、整理和分析获取的信息,并及时反馈给机关与科室,以指导决策、调整偏差、实施有效的控制。全面、准确、及时、可靠的信息反馈是质量的重要保证,为此,医院应加强信息管理组织和业务建设,创造条件,应用电子计算机对信息实施处理。但医疗信息反馈的同时,还必须重视现场检查、事中观察对医疗质量控制的重要性和必要性。要清楚认识到,医疗质量控制在许多情况下,是无法计量的。

1.信息反馈控制

医疗质量控制常是通过质量检查,发现问题,找出原因,进而提出改进措施纠正工作中的偏差。这种回过头来改进工作的方法称为回顾性控制,亦称为事后检查。

2.信息前馈控制

现代科学管理要求质量控制要以"预防为主",实行预先控制,即通过有效的计划管理,按照医疗质量形成的规律和特点,采用预防性管理方法,通过抓影响质量的因素和薄弱环节,消除质量隐患从而保证医疗服务的高质量。

(四)医疗质量实时控制

1.医疗质量实时控制的概念

医疗质量实时控制是指在患者在住院期间对医疗过程质量进行控制。其特点:①住院患者而不是出院患者。②医疗过程的环节质量而不是终末质量。③采用通信技术与信息技术来实现。一般认为,实时信息不可能实时控制,因为,实时信息在控制前需要找出控制偏差的原因,这就需要时间,即时滞现象。要达到实时控制,必须是可以超前预料到的事件和过程。国外对实时控制设计多采用回顾分析和预期研究相结合的方法。强调实时控制要抓住时段中最重要、最有意义的部分进行控制。并认为实时控制能使错误发生的概率降为最小。

2.医疗质量实时控制主要方法

运用持续质量改进(CQI)原则,采用 CQI 的 FADE 方法,即选择重点(focus)、分析(analyses)、提出(developed)和实施(execute),把医疗全过程作为质量控制系统,采用选择关键要素、分析医疗过程、建立医院医疗质量实时控制模式和实施医疗质量实时监控四大步骤。

(1)选择关键要素。①过程分解。根据国家医院管理的有关法律法规和医院医疗规章制度条款进行层层分解至最小、最基本要素,针对管理要素及其相互有关的各因素进行分析,寻找有效管理途径,制定管理流程,实现要素管理。②找出主要影响因素。采用统计学方法对医院医疗质量的主要影响因素进行多因素与单因素分析,将医疗质量管理与控制置于医疗质量的基础质量上。

(2)分析医疗过程。①以患者为中心进行过程分析。在整个医疗过程中,患者门诊诊疗(挂号、就诊、检查、治疗、取药)和住院患者诊疗(门诊、预约住院、办理住院、检查诊断、治疗或手术、治愈出院)全过程构成质量环,每一个质量环过程直接影响和决定医疗质量和服务质量。因此,对质量环的管理,首先要对全过程细化分解,直到质量环过程的最基本单元,从最小单元的质量问题进行研究改进。②关注医疗过程的所有部门。在医疗过程管理模式中,不仅要解决直接为患者提供服务的部门。同时,支持或者辅助医疗过程是特别重要的,如手术室、麻醉科、医技辅助诊断科室的质量和效率都是直接影响医疗服务质量。

3.建立实时控制模式

在选择的关键要素与分析医疗过程的基础上,依据医院质量要求制定相应的医疗质量的控制办法,主要通过现场控制、反馈控制、前馈控制三种模式,将以往的出院患者的信息变为在院患者的实时信息,建立分析评价的控制系统,以实现医疗质量实时控制的目标。其中最为关键的是:①确立标准。在医疗质量管理控制中,控制标准是首先根据医院管理总目标来制定,目标明确了,控制标准才能具体;控制标准具体了,控制工作才能有效。②衡量成效。在衡量成效时,要把握住有效信息的及时性、可靠性。其次是对信息的分析,采用技术手段和方法,发现问题,解决问题。建立医疗质量指标体系和目标值,分别对日、周、月、季和年度的实际值进行分析,以及时衡量和评价控制成效,并定期进行质量考评和讲评。③纠正偏差。偏差,就是实际结果与标准不符。这是控制工作的最后一个步骤,但是又是控制工作的关键,因为它体现了执行控制职能的目的。采用统计预测及时对在院患者的医疗质量指标的偏差进行指导性控制。采用系统的监测和控制功能,以及时将科室医疗质量反馈给科室,对住院患者采用现场控制,保证医疗质量控制的效果。

4.建立医疗质量实时控制计算机系统

系统主要功能:①监测功能,选择主要监测点和内容,制定相应标准,采用计算机自动监测。也可根据逻辑关系进行重点监测。②控制功能,采用控制图法,对医院和科室进行患者平均住院日、医疗费用和药品费用进行实时查询和控制。③报警、提示、反馈功能,对发现的质量偏差或超标准趋势,给予标注、提示,并将信息迅速反馈。④统计辅助功能,利用先进统计软件 SAS、SPSS 的强大统计功能,从统计规律性的角度发现缺陷,如某项变量值超标;对总体进行统计推断,进行总体参数估计、差别性检验、相关回归分析等,进行辅助控制。

(孙永建)

第三节　医疗质量与法律法规

医学与法学的联系源于两者在实践中对人的生命健康与尊严的共同维护,因此,医疗质量与法律法规也是两个不可分割的部分。医学有着双重属性即自然科学与社会科学的属性。医学的发展离不开法学的实践,医疗质量的改进与提高,离不开法律法规的保障。为此,针对中国医疗质量与患者安全存在的问题与现状,中国政府制定了方方面面相应的法律法规,卫生行政主管部门出台了多项政策和标准规范,以促进医院的发展与质量建设。

一、法律法规对医疗质量影响的历史渊源

维护人的生命与健康的医学和维护人的尊严、社会正义、公平、秩序的法律构成了人类社会延续和发展的两大基石。正如古希腊格言中所讲的"最美是公正,最好是健康"吐露了人类将两者结合的美好愿望。

公元前 3000 年左右,古埃及已有清洁居室、屠宰食用动物和正常饮食、性关系、掩埋尸体、

排水等规定。公元前 1750 年的《汉谟拉比法典》中涉及医药卫生方面的条文多达 40 余款。古罗马的医疗卫生法律最为发达,其中著名的《十二铜表法》《阿基拉法》等对城市公共卫生、预防疾病、食品卫生监督、医师的管理监督、医疗损害处罚赔偿及医学教育等方面都作了明文规定。古罗马法的产生,反映了奴隶制时代的医药卫生法学体系已开始萌芽,对后世医事立法具有较深远的影响,可以说为世界医事立法奠定了良好的发展基础。公元 5 世纪至 15 世纪,欧洲很多国家加强了医事成文立法,内容涉及公共卫生、医事制度、食品和药品管理、学校卫生管理、卫生检疫等。12 世纪,西西里王罗格尔颁布了欧洲历史上最早的禁止未经政府考核的学生行医的法令。1851 年,在巴黎举行的由 11 个国家参加的第一次国际卫生会议,则产生了第一个地区性的《国际卫生公约》。日本于 1848 年分别制定了《药事法》和《医疗法》;1874 年制定了《医务工作条例》;1933 年颁布了《医师法》等医事法律制度。美国也于 19 世纪末至 20 世纪初相继制订了《全国检疫法》《经济食品和药物法》等大批的医事法规和条例。

我国也是世界上最早运用法律调整社会医事活动的国家之一,如殷商时期就有"弃灰于道者断手"之规定,《周礼》翔实地记载了我国最早建立包括司理医药的机构、病理书写、医师考核、医师的职责、任务等医事管理制度的规定,而《秦律》中则有禁止杀婴、堕胎等规定。我国的《唐律》则对医师误伤、调剂失误、针刺差错、贩卖毒药、行医欺诈等制定了较详细的规范。值得关注的是,这时期最有代表性的著作当属中国宋代宋慈所著的《洗冤集录》,它是世界上第一部系统的法医学著作,比欧洲第一部系统法医学著作《医师的报告》要早 350 余年,这也是我国有学者认为医事法学研究始于法医学的根据之一。

20 世纪中期,国际医事立法发展日益加快,其突出特点表现在越来越多的国家在宪法立法上规定了保护公民生命健康权。《中华人民共和国宪法》第四十五条规定中华人民共和国公民在年老、疾病或者丧失劳动能力的情况下,有从国家和社会获得物质帮助的权利。国家发展为公民享受这些权利所需要的社会保险、社会救济和医疗卫生事业。1948 年成立的世界卫生组织(WHO)以实现"使全世界人民获得可能的最高水平的健康"为宗旨,将提出国际卫生公约、规划和协定及制定食品、药品、生物制品的国际标准和诊断方法等国际规范作为主要任务之一。WHO 在《2000 年人人健康全球策略》中提出,"健康是一项基本人权,是全世界的一项目标"。联合国及其有关机构,也制定了多项保护人生命健康的国际条约,诸如《精神药物公约》(1970 年)、《儿童生存、保护和发展世界宣言》(1968 年)等。世界医学会制定的许多世界性医学原则,如关于人体试验原则的《赫尔辛基宣言》(1964 年)等,为国际医事立法奠定了良好的基础。

二、法律法规是医院质量建设的保障

医院是一个组织严密,行业特点明显,服务于患者的实体组织。由各种要素构成,包括医学专业人员、护理专业人员、工程技术人员,一般服务人员;医院环境、院容院貌、医院建筑、各种设施、医疗设备、信息系统、病案、图书情报资料等。医院要组织各类人员,面对不同的患者与种类繁多复杂的疾病。如果没有各种相关法律法规与规范保障、指导与约束,那将会是什么局面,大家可想而知。实践证明医院工作制度化是保证医院系统正常运行的基本条件。

在我国目前已经颁布并实施的与医院管理方面有关的主要法律有:《中华人民共和国传染病防治法及其实施办法》《中华人民共和国母婴保健法及其实施办法》《中华人民共和国献血法》《中华人民共和国执业医师法》《中华人民共和国药品管理法》,行政法规如《医疗机构管理条例》《医疗事故处理条例》《职业病防治法》《血液制品管理条例》,以及部门规章规定、办法、决定等医院内部制度。这些法律、法规、条例、规章、规范和常规是医疗机构和医务人员的工作依据和"指南"。例如,《中华人民共和国献血法》要求,使用血液及血液制品前,医疗机构及其医务人员必须对患者或其亲属进行输血风险教育,详细交代使用血液及血液制品可能发生血源传播性疾病、输血反应等情况,方可使用血液及血液制品。由于受医学科学技术和检测手段的限制,部分经血液途径传播疾病尚未被全面认识,只能对献血者和血液进行病毒抗体检测,并不能完全排除丙型肝炎、艾滋病等的早期感染。因此,经输血感染疾病的可能性和危险性是不能完全避免的。对此,国际上发达国家也不例外。所以,在医疗过程中,医务人员在给患者输血时履行了相应的告知义务,患者及其亲属充分知情同意,即使发生了经血液途径传播疾病,医疗机构和医务人员可以减轻或不需要承担责任。医疗机构和医务人员在自己的有关执业活动中应当掌握相应的规定,并遵循规定,以确保其执业的合法性。在医疗活动中,最常用、最直接的是有关医院、医疗行为管理的规章、诊疗护理规范、常规。在判断是否构成医疗事故时,这是最基本的判断标准。

在医院最常用到的医疗质量和医疗安全的核心制度包括首诊负责制度、三级医师查房制度、疑难病例讨论制度、会诊制度、危重患者抢救制度、手术分级制度、术前讨论制度、死亡病例讨论制度、分级护理制度、查对制度、病历书写基本规范与管理制度、交接班制度、临床用药审核制度等,是患者安全和医疗质量的重要保证。医院管理既要靠正确的人生观、价值观、世界观为导向,又要靠制度作保证,没有制度的管理是无效的管理。规章制度是全体成员的行为准则,也是医院管理的准则。管理人员所拥有的权利是建立在制度的基础之上,是制度的权威,是制度的强制力,在医院制度面前,每个人都处于同等地位。因此可以说医院的规章制度是搞好医院管理的基础,健全的法律法规是医院质量建设的保障。

三、法律法规促进医学学科技术发展

医学技术的重大创新与应用都向法律提出了挑战,而相应法律的制定与实施又为医学的进一步发展提供有力的制约与保障。医学科学的自然属性,是治愈疾病、增进人的健康从而维护人类的延续,由于医学研究对象的特殊性,使得这门科学与其他科学尤其是法学联系得格外紧密。法律是强制性的社会规范,其主要功能之一是维护人的生命健康这一最基本权益。医师在进行医学研究或医疗实践时,不但要遵循医学的科学技术规范,同时也要遵循社会伦理、道德和法律规范。随着现代医学科学的迅猛发展,辅助生殖技术、器官移植、克隆技术、干细胞技术、转基因技术、基因工程技术等高新的医疗技术在医疗实践中得到了广泛的应用。然而,医学的实践与进步在推动自身进步、提高人类生命质量的同时又不可避免地引发社会伦理、道德、法律等诸多问题:器官移植技术应用引发的器官的来源与采集、器官商业化问题,辅助生殖技术引发的出生子女的法律地位、性别选择问题,基因医学技术应用所引发的基因资源主权、基因工程风险防范和操作的安全性、基因工程技术可能被滥用、知识产权保护及人类基本权利的尊重等,所有这些问题都需要制定相应的法律、法规进行规范和调整,于是相应的医事法律法规应运而生。如法国1976年的《器官移植法》、美国1968年的《统一组织捐献法》、1990年德国的《基因技术法》及1994年联合国教科文组织通过的《人类基因组与人权普遍宣言》等。我国近年也出台一系列相关政策与法规如《中华人民共和国侵权责任法》《医疗机构管理条例》《医疗技术临床应用管理办法》等法律法规,特别是对涉及人类健康的高端技术如干细胞技术、转基因技术等三类技术由国务院卫生行政主管部门直接管理。由此可见,医学技术的发展与实践是医疗法律法规学产生的源泉。医学科学在探索人类健康和生命的过程中,充满着难以预料的风险,需要一定的社会条件

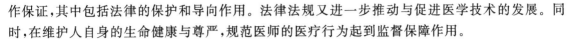

作保证,其中包括法律的保护和导向作用。法律法规又进一步推动与促进医学技术的发展。同时,在维护人自身的生命健康与尊严,规范医师的医疗行为起到监督保障作用。

四、法律法规是调解医患矛盾与质量纠纷的准绳

我国医疗纠纷呈逐年递增趋势。医疗纠纷的发生,不仅使患者的权益受到侵害,医疗机构正常的医疗秩序、权益受到扰乱和损害,甚至激化成社会矛盾,给和谐社会的构建增添不稳定因素。医疗纠纷有其特殊性,即涉及医学与法学两大领域。医疗纠纷往往是由医疗损害所引起,因此,医疗侵权损害事件的多少就自然成为医疗质量高低的一个重要标志。为确保医疗服务质量,我国政府卫生主管部门制定了《医疗机构管理条例》。随后,又发布了《中华人民共和国执业医师法》《中华人民共和国护士管理办法》《执业药师资格(药品使用单位)认定办法》《医疗事故处理条例》《医院投诉管理办法(试行)》等20多部卫生管理法律、法规,为加强医疗质量管理、维护医患双方的合法权益提供了法律武器,也为医院和专业技术人员提供了竞争的公平环境。这些法律制度的建立与完善,对不断提高医疗质量,促进医学科学发展,保护患者和医疗机构及其医务人员的合法权益,维护医疗秩序,保障医疗安全,息息相关。

《医院投诉管理办法(试行)》对于医院及医务人员与患者沟通提出了明确的要求:医院应当体现"以患者为中心"的服务理念,提高医务人员职业道德水平,增强服务意识和法律意识,提高医疗质量,注重人文关怀,优化服务流程,改善就诊环境,加强医患沟通,努力构建和谐医患关系;医院应当健全医患沟通制度,完善医患沟通内容,加强对医务人员医患沟通技巧的培训,提高医患沟通能力;医院全体工作人员应当牢固树立"以患者为中心"的服务理念,全心全意为患者服务,热情、耐心、细致地做好接待、解释、说明工作,把对患者的尊重、理解和关怀体现在医疗服务全过程;医务人员应当尊重患者依法享有的隐私权、知情权、选择权等权利,根据患者病情、预后不同及患者实际需求,突出重点,采取适当方式进行沟通;医患沟通中有关诊疗情况的重要内容应当及时、完整、准确地记入病历,并由患者或其家属签字确认。医患纠纷发生后,有效的医患沟通,对于缓解医患矛盾和对立情绪,以及时、妥善处理纠纷具有重要意义。

五、树立法律意识提高医疗服务质量

21世纪医学科学的发展面临着自然科学和社会科学互相渗透、互相影响、互相促进又互相制约的局面。临床工作也面临着技术规范与行为规范的法律机制约束。医疗法律法规的发展与完善,为研究、解决医患矛盾、实现医患和谐;为维护人的生命健康与尊严提供了广阔的舞台,也为医学专业人才的全面发展提出新的要求,因此医院要不断开展医疗卫生管理法律法规宣传教育工作。医院要建立职业道德教育制度。按照《公民道德建设实施纲要》的要求进行道德教育,普及道德知识和道德规范,帮助医务人员加强道德修养。坚持理论联系实际,注重实效,做到经常化、制度化。建立职业道德考核与评价制度,制定职业道德考核评价标准及考核评价办法,定期或不定期对医务人员职业道德状况进行考核评价,并将其作为一个重要指标纳入岗位目标管理。医院要组织医务人员认真学习执业医师法、献血法、药品管理法、医疗机构管理条例及其实施细则等法律、行政法规,严格依法执业,依法规范诊疗行为,真正做到依法行医。特别是《侵权责任法》严格规范了医疗机构及其医务人员在诊疗活动中的诊疗义务及法律责任,医务人员要认真学习,不断提高学法、守法的自觉性。诊疗护理技术规范、常规是长期医学科学实践经验的总结,是医疗护理技术科学化、标准化、规范化的典范、是确保医疗质量的重要措施。医学科学是

一门实践性、应用性很强的科学,随着医学科学的发展和医学实践的丰富,新项目、新技术不断涌现,新的仪器设备和药品不断被开发研制出来,诊疗护理规范、常规也在不断地被修订、完善。因此,医务人员必须通过不断的培训和继续教育,才能紧跟医学科学的发展,不断充实、提高医疗技术水平和业务能力。教育和培训包括岗位培训、提高学历教育和继续教育等。《临床住院医师规范化培训试行办法》和《临床住院医师规范化培训大纲》对医师的岗位培训作出了具体的规定。要坚持理论联系实际,注重实效,做到经常化、制度化。建立职业道德考核与评价制度,制定职业道德考核评价标准及考核评价办法,定期或不定期对医务人员职业道德状况进行考核评价,并将其作为一个重要指标纳入岗位目标管理。医学科学的发展要求医务人员注重医学理论、法学知识与能力的培养。要做到医学与法学并重、理论与实践并重、改革与创新并重,才能更有助于培养出富有创新精神的集知识、能力、素质于一身的全面发展的医学人才,这也是提高医疗服务质量的根本途径。

(孙永建)

第四节　医疗质量与医院文化

一、医院制度是患者安全和医疗质量的保证

医院是防病治病,保障人民身体健康的社会主义卫生事业单位,必须贯彻党和国家的卫生方针政策,遵守政府法令,为社会主义现代化建设服务。

医疗质量和患者安全是医院工作永恒的主题,也是医院管理的核心。医院规章制度是医院文化的重要组成部分,它既是医院精神、办院宗旨、价值观、道德规范、行为准则的反映,也是医院管理科学化的重要手段,医院制度文化是联系精神文化和物质文化的纽带,渗透在医院工作和医院管理的各个方面,是患者安全和医疗质量的保证。

广义的医院制度包括国家法律如《中华人民共和国药品管理法》《中华人民共和国传染病防治法》等,行政法规如《医疗机构管理条例》《医疗事故处理条例》等,地方法规如《上海市精神卫生工作条例》等,以及部门规章规定、办法、决定如国务院卫生行政主管部门制定的《医院工作制度》《医疗机构评审办法》《医院感染管理办法》等及医院内部制度等。

医院的各项制度是医院工作客观规律的反映,是医疗实践活动的经验总结。医院是一个复杂的系统,涉及多个部门多个岗位,具有很强的技术性、时间性、连续性、协调性、规范性、风险性等特点,要保证医院各类人员各项工作有章可循,有法可依,各司其职,各负其责,就必须有科学、完善的规章制度。实践证明医院工作制度化是保证医院系统正常运行的基本条件。

医疗质量和医疗安全的核心制度包括首诊负责制度、三级医师查房制度、疑难病例讨论制度、会诊制度、危重患者抢救制度、手术分级制度、术前讨论制度、死亡病例讨论制度、分级护理制度、查对制度、病历书写基本规范与管理制度、交接班制度、临床用药审核制度等,是患者安全和医疗质量的重要保证。医院管理既要靠正确的精神文化作导向,又要靠制度作保证,没有制度的管理是无效的管理。规章制度是全体成员的行为准则,也是医院管理的准则。管理人员所拥有的权利是建立在制度基础之上的,是制度的权威,是制度的强制力,在医院制度面前,每个人都处

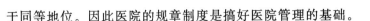

于同等地位。因此医院的规章制度是搞好医院管理的基础。

二、医务人员职业道德关系到医疗质量和患者安全

医德医风建设是医院职业道德建设的主要内容,医德医风建设,教育是根本,制度是保证,监督是手段。

医务人员职业道德直接关系到医疗质量和患者安全。医院要坚持以德治院,不断提高医务人员的职业道德素质。医院要经常向员工进行职业道德重要性与必要性的教育,各级领导干部与共产党员要率先垂范,严于律己,做出榜样。同时还要通过健全的规章制度,严格的纪律来调整本行业本单位人员的行为和关系,把个人自律与制度约束统一起来,建立健全医德规范,坚持用制度管住人、管好人。同时有效的监督是加强医德医风建设的重要环节,要形成多形式、多层次、多方位、多渠道的监督网络,密切医患关系。通过严格奖惩制度,坚持把医务人员的服务态度、工作精神、医疗行为等医德医风要素作为考核工作人员实绩的主要内容。只有这样在员工中形成高标准的职业道德风尚,才能推动医院精神文明建设和医院文化建设的健康发展。

另一方面,医院的精神文明建设和医院文化建设又进一步促进医院的医德医风建设。医院工作坚持以患者为中心,主动以患者的眼光审视思考我们的工作,不断满足患者的需求;主动关爱患者,尊重、理解患者,给予关爱与同情,医疗护理每个环节的工作都要做到更细、更新、更优;主动观察,即用心去发现患者的问题,以及时解决他们的困难与问题;主动沟通,就是与患者形成默契和与心灵的共鸣,给患者更多心灵上的关爱与慰藉。良好的职业道德,不仅表现在良好的服务态度、服务艺术,同时还要有精湛的医疗技术,才能满足患者的需求,让他们对医院的各项工作满意放心。

三、坚持人本管理的原则,不断提高医疗质量

20世纪80年代兴起的企业文化理论,力图纠正和补充科学管理中对人的忽视,强调科学管理和"文化管理"的有机结合,一方面强调管理以人为中心,人是管理活动的主体,充分发挥人的积极性和创造性,通过尊重人、关心人、培养人、激励人、开发人的潜能,提高管理的绩效。另一方面,要在科学管理的基础上,更加重视文化管理,更加重视研究人性,更多关注医疗行为和就医行为,通过注重人的思想、道德、价值观念等的建设,提高人的质量,进一步保证医院的服务质量。

医院管理从科学管理到人本管理的转变,本质上就是文化的转变,是从被动式单一化、统一化的服务模式向因人而异、因时而异的主动式人性化、多样化服务模式转变,也是从物化管理向文化管理的转变,是以人的素质提高为中心的需求和推动,从根本上改变了医院的精神面貌。在以人为本的医院文化建设中,首先应该关注并指导员工树立正确的理想信念,将医院目标与个人理想有机地结合起来,并为之努力奋斗,这将会激发员工的创造力和能动性。坚持以人为本,就是要求员工做到服务思想牢、服务技术精、服务作风正、服务态度好、服务质量高。医院文化是医院的灵魂,是实现制度与医院战略的重要思想保障,是医院制度创新与服务创新的理念基础,是医院行为规范的内在约束。把质量当作医院永恒的生命,转变服务观念,规范服务流程,提高服务艺术,改善服务环境,满足患者需求,实现患者满意,家属满意,社会满意,自己满意的服务质量目标。

总之,通过一个良好的医院文化,引导、激励工作人员为患者提供安全、有效、方便、价廉的医疗卫生服务。

（孙永建）

第五章

医院文化管理

第一节 医院文化概述

一、文化的概念

与人俱来的文化是人创造的，人类在生衍繁息、生产劳动中改变了自己，改变了自然，也就创造了文化。而将"文化"作为一个中心词，却是至今不太遥远的事情。

西方"文化"一词，主要来源于拉丁文"Culture"，它的主要意思是指耕作、培养、教育、发展出来的事物，是与自然存在的事物相对应而言的。英国著名文化人类学家爱德华·泰勒在1871年出版的《原始文化》一书中，第一次把文化作为一个中心概念提出来，并且将它的含义系统地表达为"文化是一种复杂体，它包括知识、信仰、艺术、道德、法律、风俗以及包括作为社会成员的个人而获得的其他任何能力、习惯在内的一种综合体。"泰勒的文化定义虽然有一定局限性，但为后人研究文化现象界定了一个基本的范围。

在我国，"文化"一词在古代一般指"文治教化"。《周易"贲"卦（象传）》中的"观乎天文，以察时变；观乎人文，以化成天下"，即是文化的原始提法。晋人束皙说，"文化内辑，武功外悠"，这是注重文化的教化意义和观念含义。近代，梁启超在《什么是文化》中断定，"文化者，人类心能所开释出来之有价值的共业也"。胡适在《我们对于西洋近代文明的态度》一文中指出，"文化是一种文明所形成的生活的方式"。梁漱溟在《中国文化要义》中则认为，"以文字、文学、思想、学术、教育、出版等为文化"。毛泽东在《新民主主义论》中强调，"一定的文化是一定社会的政治和经济在观念形态上的反映。"

有人说，文化是个筐，什么东西都可以往里装。这一方面说明，有些人对文化的概念并没有弄清楚。另一方面说明，文化是一个包容性很大的概念。文化最本质最核心的东西是价值观念、思想意识。不同的历史，不同的民族，创造了不同的文化。即使是同一民族，在不同的时期，不同地区，不同人群，也会表现出不同文化。因此，自然地域的差异，生产力发展的差异，民族之间的差异，文化如同文明发展一样也呈现出差异。同一民族的文化中也是良莠不齐的，正如中华民族文化中，有先进的社会主义文化，也有封建主义的文化残余，还有西方资本主义文化的渗透，当然也有世界现代先进文化的融合。总之，文化有先进与落后、科学与愚昧、高雅与庸俗、健康与颓废之分。

先进的文化是人类文明进步的结晶,又是推进人类社会前进的精神动力和智力支持,影响人的精神和灵魂,渗透于社会生活各个方面。先进文化应该是健康的、科学的、向上的、代表未来发展方向、推动社会前进的文化,而不是迷信的、颓废的、消极的、庸俗的、愚昧落后的、阻碍社会前进的文化。先进的文化包括思想道德和科学文化两个组成部分。思想道德文化决定着整个文化的社会性质,统率整个文化发展,推动社会经济政治进步。科学文化知识既是人类实践的产物和积累,又是社会文明进步的基础,人类进步的阶梯。没有科学文化知识的积累,我们就不能攀登科学的高峰,也不能攀登思想道德的高峰。两者相辅相成,不可分割。

那么,怎样建设先进的文化呢?在当代中国,建设有中国特色社会主义的文化,就是以马克思主义为指导,以培养有理想、有道德、有文化、有纪律的公民为目标,发展面向现代化、面向世界、面向未来的,民族的科学的大众的社会主义文化。

这种先进文化应具有以下优秀品质:第一,它是科学的。是在马克思主义理论指导下具有科学品质和科学精神的文化。第二,它是大众的。它坚持为人民服务,为社会主义服务,代表时代前进的方向。第三,它是开放的。它具有宽广的胸怀,充分吸收世界上一切国家和民族包括西方发达国家所创造的优秀文化成果,集人类优秀文化之大成。第四,它是民主的。它体现时代精神,是社会主义市场经济体制建立过程中形成的体现民主精神的文化。第五,它是民族的。它立足于中国国情,继承民族优秀传统文化,吸收外来优秀文化,使之中国化。第六,它是先进的。这种具有科学的、大众的、开放的、民主的、民族的品质的文化,应比迄今为止的人类文化更为先进。

二、医院文化的概念

医院文化是整个社会大文化中的亚文化,是带有鲜明行业特点的文化。

(一)医院文化概念的众说

中国"医院文化"一词的出现较晚,于20世纪80年代中期企业文化进入论坛之初,医院文化的概念也才露尖角,但在众说纷纭的文化概念下,医院文化概念之说也不尽相同。其具代表性的说法有。

《卫生行业文化建设》一书中的提法为:"卫生行业文化可以理解为卫生行业内部的物质文化、观念文化、政治文化和科学技术文化等方面的总和。"

《医院文化》一书中的提法为:"医院文化就是医院作为一个特殊的社会组织,在一定民族文化传统中逐步形成的,具有本院特色的基本信念、价值观念、道德规范、规章制度、生活方式、人文环境,以及与此相适应的思维方式和行为方式的总和。"

湖北省武汉市卫生局于1994年在《关于加强医疗卫生文化建设的实施意见》的文件中提出:"医疗卫生文化是指卫生行业在长期的预防、医疗、科研、教学活动中,逐步形成的并为全体员工认可和遵循的,具有卫生行业特点的群体价值观念、行为方式、道德规范、精神风貌的总和。其核心是群体价值观念。"

《医院文化概论》一书中的提法为:"医院文化从总体上说,应是医院这一特殊群体中的物质文化和精神文化的总和,是医院在长期医疗实践中创造出来的,并在医院中广泛存在着的一种行业文化。它的内涵应包括医院文化、制度文化和精神文化。从着重点来说,在当前,医院文化主要是指医院的精神文化。"

此外,诸文章中还有"以人为本是医院文化的核心"说,"医院精神是凝聚员工的旗帜"说,"塑造形象是医院文化的精髓"说,以及"文化庙会是医院文化的形体"说等。

诸说归总,不外乎广义说、狭义说,广义狭义结合以狭义为重说。

(二)医院文化的分型说

医院文化有多种分型主张,主要有物质、精神总和型;物质、制度、精神分层型;群体意识型;文化管理模式型等。医院文化分型关系到在医院文化建设中把工作重心放到何处的问题。按广义文化型,必然是物质精神并重,按狭义文化分型,则必然侧重精神。

一般认为,广义文化与狭义文化并存,狭义文化为主,即把精神文化放到更加突出的位置上,通过医院文化建设,首先把人的素质提高起来,把正确的世界观、人生观、价值观确立起来,把人的能动性、积极性、创造性激发起来。进步文化之所以进步,则是因为它对人的能动性、积极性、创造性的激发。这种激发的结果,必然会落脚到物质、精神财富双提高上,这就是广义和狭义文化的辩证关系。

(三)医院文化的分层说

文化分层说认为,医院文化是社会文化在医院中的集中表现,它是医院在医疗、预防、保健等活动的实践中创造出来的,具有本医院自身特征的物质和精神财富的总和。

(1)医院文化是由物态文化、制度文化和心态文化三个由浅入深、由表及里的层次构成,如同三个层次的同心圆:最外层是物质层,即医院的物态文化;中间层是制度层,即医院的制度文化;最内层是观念层,即医院的心态文化。

(2)医院文化是由物质层、制度层、行为层、精神层四种层次构成。

(3)医院文化是以观念文化形态、心理文化形态为动力的,以实践文化形态为主体的,以一定的实体文化形态为依托的一种多形态伴存互倚的文化。医院的观念文化形态,主要是指价值观念、道德观念、政治观念、思维方式等,属深层次文化。医院的心理文化形态,主要是指医务人员在行医中的情绪、情感、态度、意志及同情心、使命感及管理者的心态等属更深层次文化。医院的实践文化形态,主要是指服务质量、医术水平、管理制度、领导艺术等,属动态文化。医院的实体文化形态,主要指组织结构、文化网络、环境设施等,属外显文化。

按医院文化分层说的界定,医院文化是一个内容十分宽泛的概念。值得注意的是,这种界定既强调了医院文化的多层性,也突出了心态文化、观念文化在医院文化中的核心地位。从辩证发展的意义上说,文化建设和发展是靠具有一定素质的人去实现的,人的文化心态、思想观念上不去,医院文化建设就难以上去。

医院文化的特定性,突出表现在"救死扶伤,实行社会主义的人道主义"这一职业特点上,体现在"精诚""救人"的事业行为上。

三、医院文化的内容和结构

(一)医院文化的内容

医院文化的内容,有的学者归纳为"三个主义,三个精神,十个基本内容",即以社会主义、集体主义和革命人道主义为指导,以毫不利己、先人后己的精神,技术精益求精的精神和爱医院、爱患者,全心全意为人民健康服务的精神为宗旨。其基本内容是医院精神、服务文化、道德文化、思维文化、心理文化、管理文化、技术文化、环境文化、组织文化、制度文化等十个方面。"三个主义""三个精神"反映了我国医院文化的本质属性,属医院文化的内涵。十项主要内容大致圈划出医院文化的范围,系属医院文化的外延。这一归纳是宽泛而又具体的,是总和而又有所权重的。这对医院文化内容的理解,无疑是有益的,有的学者曾指出:越宽泛越难圆,越具体越难全。因此,我们在阐述医院文化内容时,避免了面面俱到的列述法,采取了"举要""集萃"法。

要"举要"先要掌握医院文化的要素。要素,是指构成事物的主要因素。美国学者理查德·帕斯卡尔等提出的著名的七个 S 要素说,即经营战略、管理制度、组织结构、人员、技能、作风、最高目标。即属于构成企业文化的主要因素。我国学者也提出医院文化七要素说,即环境设施、组织结构、管理制度、人员素质、专业技术、风范礼仪、追求目标。前三个为硬件要素,后四个为软件要素,其权重点为后者。参照此说,这里按"举要""集萃"法列述了七项医院文化的简要内容。至于这七项文化的细说,是本书其他相关章节的任务。

1.医院价值观

医院价值观是一种以医院为主体的价值观念,是医院人格化的产物,是一个医院在经营过程中对经营目标的追求以及自身行为的根本看法和评价。

医院价值观决定了医院的基本特征,是医院文化的核心。作为医院群体的共同信念和价值追求的医院价值观,是医院在多年经营管理实践的基础上,对其经验进行理性的提炼加工而形成的。医院价值观的形成过程,是由经验上升为理念,由理念内化为信念,最终达到医院员工的共识。这个过程,既是价值形成的过程,也是群体价值的认同过程。

2.医院哲学

医院哲学是医院全体员工所共有的对世界事物的最一般的看法,是医院在创造物质财富和精神财富的实践过程中表现出来的世界观和方法论。

医院哲学处于医院文化的深层结构中,它主导和制约着医院文化其他部分的发展方向。医院根据自身特点形成的哲学观,如物质与精神、局部与全局、眼前与长远、内部与外部、结构与功能、内容与形式、效率与效益、风险与竞争、市场与信息、人才与发展等,这些医院哲学观的基本思想,形成了医院进行各种医疗活动、处理各种关系和信息选择的总体观念和综合方法。

3.医院精神

医院精神是全体员工在长期的医疗实践中逐步形成并为全体员工认可和遵循的群体意识,它表现为共同的价值取向、心理趋势、行为方式、精神风貌等。是激发员工奋发向上的无形力量,是医院发展的灵魂和动力。

医院精神是医院群体意识的展现,因而必须有坚实的群众基础,必须发动全体员工以个人在实际工作中的体验用精练的语言概括成"院训""院歌"等形式表达出来,使全体员工铭记在心,作为基本信念和行为准则。不同类型的医院,医院精神不同。相同类型的医院,由于其所处环境和医疗实践活动的差别,医院精神也不尽相同。医院精神应突出医院的特色,但其基本内容应涵盖责任感与使命感、贡献感与开拓感、归属感与群体感、荣誉感与自豪感,使医院精神真正成为引导和凝聚全体员工共同奋斗的一面旗帜,对内起导向、激励、凝聚作用,对外起展示、吸引、辐射作用。

4.医院道德

医院道德是医院员工的行为规范。它是从伦理上调整医院与社会、医院与医院、医务人员与患者、医院管理人员与被管理者、医院员工与员工之间关系的行为规范的总和。

医院的医疗活动是医院道德产生的基础,医院道德则对医院活动起规范、制约的作用,它规范、制约着医院活动的道德方向及道德责任。医院道德作为医院文化的子系统,具有丰富的内容和完整的体系,它是由医院道德理想、道德原则、道德规范和道德范畴等因素组成的统一体。医院的道德理想是"全心全意为人民服务";道德原则是"社会效益第一""患者至上";道德规范行为

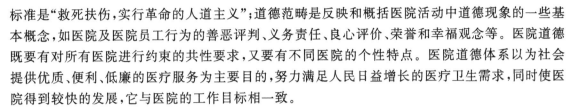

标准是"救死扶伤,实行革命的人道主义";道德范畴是反映和概括医院活动中道德现象的一些基本概念,如医院及医院员工行为的善恶评判、义务责任、良心评价、荣誉和幸福观念等。医院道德既要有对所有医院进行约束的共性要求,又要有不同医院的个性特点。医院道德体系以为社会提供优质、便利、低廉的医疗服务为主要目的,努力满足人民日益增长的医疗卫生需求,同时使医院得到较快的发展,它与医院的工作目标相一致。

5.医院制度

医院制度一般指医院的规章和管理制度,是医院为了维护医院工作和生活秩序而制定的规划、程序、条例及法规、制度的总和。

医院制度是医院文化建设中不可缺少的方面,是完成各项医疗任务,实现医院工作目标的重要保证。它不仅是医院科学管理的反映,也是医院管理科学化和民主化程度的反映。随着社会和经济的发展,医院应遵循改革、创新、科学的原则,以系统论为指导,以医疗质量控制为核心,依照国家的法律、法规,卫生工作方针、政策和医疗工作的客观规律,结合医院实际,不断对医院制度进行修改和完善,通过制度建设,把科学管理变为全体员工的自觉行动,培养员工的质量意识、服务意识、程序意识、信誉意识和竞争意识等,充分发挥员工的积极性,使医院制度不仅对全体员工起到约束作用,而且更重要的是发挥其激励员工的积极作用。

6.医院形象

医院形象是社会公众对医院总体的、概括的、抽象的认同度和评价。医院形象是医院文化的外化,是医院文化在传播媒介上的映射。

医院形象是通过医院自身的行为、服务、质量、信誉、环境等在社会公众中展示的图像和造型,是医院文化个性化的表现,它是由医院的集体风尚、经营风格和主要领导人的作风决定的。医院形象包括医疗质量形象、专科品牌形象、营销服务形象、管理人员形象、医务人员形象、公共关系形象、医院外表形象(院容院貌、建筑风格、病房环境等)。换言之,医院形象是医院硬件设施、诊疗技术、管理水平、人才集聚、服务艺术等方面的综合反映,更是医院在社会、在患者心目中信誉度的具体体现。良好的医院形象是医院难以估价的无形资产,有助于医院赢得社会的信任和市场开拓,有助于提高医院的经营管理水平,有助于医院获得社会的广泛支持,有助于提高医院的竞争能力,有助于增强医院的凝聚力和吸引力。

7.医院环境

医院环境是医院生存和发展所依赖的社会、自然和文化诸条件的总和,包括医院的外部环境和医院的内部环境。

医院的外部环境是指国家对医院发展的方针、政策、法规,以及社会发展、经济条件、道德风尚、市场情况、消费状况等。医院文化则是在这种环境中为了获得成功所必须采取的全部策略的体现,只有对不断变化的竞争环境反应敏捷并能够通过调整自身的经营策略和行为方式,以适应外部环境的变化,医院才能使自己的经营业绩不断增长。医院内部环境是指医院管理体制、运行机制、专科人才、技术资金、人文环境以及物资环境等。就狭义的医院环境而言,医院的硬件,即医院的设施建设和环境的绿化美化亮化,是医院环境文化建设的重要内容。创造一个适宜于医疗需要和员工生活需要的医院环境,是医院文化形成和发展的最基本的要素。

(二)医院文化的结构

结构,指一个事物各个部分之间的配合和组织,如工程结构、文章结构、学科结构。医院文化的结构,即属于学科结构。其结构的配合组织合理,它的概念、理论就清楚,内容论证、分析就明确,指导性就强,这一学科就站得住,立得起。如前所述,医院文化的构成是分层的,一般分为表层物质文化、中层制度文化、深层精神文化(含心态文化)三个层次结构,有的则分为表层物质文化、浅层行为文化、中层制度文化、核心层精神文化四个层次。它由表及里,由浅入深;由里到外,由深达表;形成一个严密的、系统的、有机的、互相联系、相辅相成的结构。

1.表层物质文化

物质文化又称显形文化,它是以医院实体的物质形式表现出来。医院物质文化层的横向网络结构,是由医院各种物质条件要素构成的,如医院门诊、病房及各种辅助用房等建筑要素,医院山水、亭台楼阁、道路花草等环境要素,医疗仪器设备要素,医疗和生活设施要素,运输救护车辆要素,文化体育设施要素,院区内部与外界相连的交通道路要素,医院能够物化的各种科学技术资料要素,各种文件档案资料要素,病案、图书情报资料要素,财务资料要素等,它们之间构成有机联结的网络,成为医院为人民健康服务的物质基础。

2.浅层行为文化

行为文化属实践文化、现象文化。它是在医疗服务和医院生活中产生的活动文化。主要包括服务态度、服务技术、服务风尚及医院宣传、群体活动、文体活动中产生的文化现象。它是医院员工精神风貌、医院形象、人际关系的动态体现,也是医院精神、医院价值观的折射。

3.中层制度文化

制度文化又称方式文化,它是以医院的各种规章制度、规范和管理、行为准则表现出来。医院是一个技术密集程度较高的单位,同时也是一个经济实体,它要求员工的个体行为受到规范,成为具有共性和行动统一的文化。制度具有权威性,制度一经确立,就必须执行,对个体行为进行协调、控制。制度文化的特点是以技术"软件"(各种技术规范、岗位责任)、精神"软件"(各种管理制度、行为准则)而存在。它的横向网络结构包括医院各种政治制度、经济制度、管理制度、技术操作规程、岗位责任制度等,它们之间有机横向连接,构成医院文化中外化形态的行为基础。

4.核心层精神文化

精神文化属于思想意识形态,它是以医院员工的观念和行为直接表现出来的。精神文化主要包括医院员工的文化心理、道德规范、习惯风俗、经营哲学、精神风貌等,是物质文化与制度文化诸要素在人的精神和心理上的反映,又是以"人本性"为特征,以每个员工的思想、观念、行为的直接表述,诸如医院员工的理想信念、价值标准、精神面貌、服务理念、行为取向、工作态度,以至一般心理特征、传统习惯、生活方式等,这些要素横向网络式有机联结,构成医院文化深层内化形态结构,往往表现为极稳定的状态,是医院文化的核心。

医院物质文化、行为文化、制度文化、精神文化,这四个层次相互联结、相互影响、相互作用、相互渗透,共同构成了医院文化的整体结构,以实现其医院文化功能。

此外,有的学者将医院文化结构分成"一个轴心,三个层面":一个轴心是人的自我发展。第一个层面是医院哲学,第二个层面是医院精神,第三个层面是行为方式。还有的学者从医院文化科学体系建构角度,认为医院文化体系建构是医院文化学与各相关科学交叉的结果,其核心是医院文化基本理论,中层是医院文化学,外层是医院文化相关科学。

四、医院文化的功能和特征

(一)医院文化的功能

医院文化的功能是指医院文化在医院工作和医院建设中所发挥的作用和效能。根据近年来

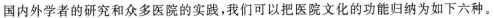

国内外学者的研究和众多医院的实践,我们可以把医院文化的功能归纳为如下六种。

1.导向作用

医院文化的导向作用是指其引导医院员工为实现医院目标而自觉地努力、主动适应不同层次人群的健康需求的作用。医院提倡什么,崇尚什么,员工就追求什么,"天上众星皆拱月,地下无水不朝东"。一种强文化可以长期引导员工为实现医院目标而自觉地努力。医院文化的深层内核是医院全体员工的共同价值观念,它不仅决定了人们的行为取向和对事物的取舍,以潜移默化的形式,影响着一定背景下的人们,而且对医院全体员工具有很强的感召力,这种感召力可以长期引导员工为实现医院的目标而自觉地努力,成为一种引导员工为医院的发展而奋斗的内在动力。

医院文化的导向作用一般通过以下四个方面体现和发挥出来:①定位价值目标。医院作为价值主体,是在为社会服务过程中实现自己的价值,同时,又在为人们健康服务中满足自己的需要。因此,医院的价值目标应定位在不断满足人们日益增长的医疗保健需求上。②校准价值取向。医院每一个员工都必须用定位的价值目标来内化自己的价值观念,校正自己的价值取向。③制定规章制度。使价值取向明文化、确定化,从而起到导向作用。④把价值观念转化为全体员工的共同信念共同意志,把价值观念转化为现实医疗保健活动,这一转变是价值观念的外化,也是医院文化导向作用的最终体现。

2.凝聚作用

医院文化的凝聚作用是指其把医院员工紧紧地联系在一起,同心协力,为实现共同的目标和理想,为了共同的事业而奋力拼搏,努力工作的作用。美国学者凯兹·卡恩认为,社会系统的基础,是人类的态度、知觉、信念、动机、习惯及期望等心理因素;在社会系统中,将个体凝聚起来的主要是一种心理的力量,而不是生物的力量。医院文化正是运用情感等方式来沟通员工的思想感情,融合员工的理想、信念,培养员工的作风、情操,激发员工的群体意识,使医院员工对医院的目标产生一种认同感,对本院工作产生一种使命感,把自己的思想、感情、行为与医院联系起来,从而使医院产生一种强大的向心力和凝聚力,发挥出巨大的整体效应。

医院文化的凝聚作用一般是通过以下五个方面体现和发挥出来:①通过医院文化这种强文化培养的群体价值意识。②医院员工对医院目标的认同感。③是医院员工对人民健康事业的使命感。④医院员工对医疗这一神圣职业的自豪感。⑤医院员工对医院的归属感。

3.激励作用

医院文化的激励作用是指其通过外部的刺激,使医院员工产生出一种情绪高昂、奋发进取的力量的作用。激励理论认为,最出色的手段是让被激励者觉得自己确实做得不错,能发挥出自身的特长和潜能。心理学也证明,人越认识自己行为的意义,行为的社会意义就越明显,也就更能产生行为的强大推动力。在一种"人人受重视,个个受尊敬"的医院文化氛围下,员工们的贡献就会及时受到肯定、赞赏和奖励,员工们时时受到鼓励,处处感到满意,就会有极大的荣誉感和责任心,自觉地为更高的目标努力。医院文化的激励,与以往某些激励方式相比,它不再是一种简单手段,而是一种巧妙的艺术,医院文化所倡导的观念和宗旨,为员工提供了良好的激励标尺,它不再是过去那样带着极强的眼前功利性质,而是着眼于整体的文化建设和人的不断完善,提升到人创造文化、文化塑造人的良性循环机制中去发挥巨大的激励作用。

医院文化的激励作用一般通过以下三个方面体现和发挥出来:①激发医院员工团结一致、奋发向上的精神状态。②激发员工自觉工作,较大限度地调动人们的积极性。③激发员工院兴我荣、为院争光的荣誉感。

4.协调作用

医院文化的协调作用是指其协调医院内部和医院与社会之间关系,使医院内部协调统一,医院与社会和谐一致的作用。任何一个医院都存在着各种各样的矛盾冲突,存在着认识差异等不协调现象,医院文化中体现的共同信念和目标使医院员工不是被动地服从,而是主动地自我约束,承担责任,主动交换意见和沟通思想,通过共同磋商,解决问题和冲突。在外部,医院文化的内容都是强调医院更好地为社会服务,也就是说,通过医院文化建设,医院尽可能地调整自己,以适应不同人群医疗需求,满足人们对医疗保健不断增长的需要,协调医院与社会不断产生出的供需矛盾和其他矛盾。

医院协调作用是通过以下两方面体现和发挥出来:①主要通过平等协商、共谋发展的方式和同化作用来协调内部关系。②通过沟通和主动收集、反馈社会信息,树立良好医院公众形象和品牌的方式协调医院与社会的关系。

5.约束作用

医院文化的约束作用是指通过观念文化(思想观念)、道德文化(道德观念)、制度文化(规章制度)对医院员工的行为进行约束和规范的作用。规章制度包括在医院文化中,它起着约束和规范员工行为的作用,这是一种硬约束。在医院文化和医院管理中,软约束与硬约束同样重要,从某种意义上讲,医院文化更偏重于软约束。软约束产生的依据在于人的文化性与社会性。任何一个作为组织成员的人都有一种心理需求,那就是自觉服从基于组织的根本利益而确定的行为规范与准则。员工如果在医院中的行为得到承认和赞许,就能获得心理上的平衡与满足,相反,就会产生挫折感与失落感。医院文化所形成的无形的行为准则,使员工们自觉地接受文化的规范和约束,自觉地依照价值观的指导进行自我管理和控制,这种自我管理制和修正自己的行为在很大程度上弥补了单纯硬约束带来的不足乃至可能产生的负面作用。

医院文化的约束作用主要通过以下两方面体现和发挥出来:①基点为"良心"的内心信念,它是一种规范人们行为的导向盘,调整人们行为的调节器,是一种靠观念、靠自觉的内在约束力,即靠道德的力量来规范员工的行为。②靠规章制度等强制力来规范员工的行为。医院文化的约束作用,主要是靠"德"与"法"这两种维持社会、医院秩序的支柱力量来发挥和体现的。

6.育人作用

医院文化的育人作用是指通过医院文化的培育和熏陶,不断提高医院员工素质的作用。文化的基本内涵就是一种"教育""教化"和"培养"。医院不仅是一个治病防病的工作单位,而且是一个体现为传播文明和社会进步的窗口,医院文化的培育和熏陶,使每个员工具有与时代相适应的精神风貌和价值观念,使每个医师努力成为受人们欢迎的"医德高尚、医术高明、医风高洁"的医务工作者,使医院成为两个文明建设成效显著的医疗单位。

医院文化的育人作用主要从以下两方面体现和发挥出来:①以科学的价值观指导员工的行为,培育员工的知能、智能和技能。②以文化理论育人,文化实践育人,文化环境育人。

(二)医院文化的特征

医院文化的特征可以归纳为以下几个方面。

1.时代性

医院文化作为医院管理学科的最新成果,是在一定的历史文化、现代科学技术和现代意识影响下形成和发展起来的。医院文化是时代精神的反映和具体化,因此,它不能不受到当时当地政

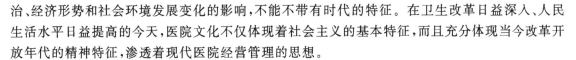

治、经济形势和社会环境发展变化的影响,不能不带有时代的特征。在卫生改革日益深入、人民生活水平日益提高的今天,医院文化不仅体现着社会主义的基本特征,而且充分体现当今改革开放年代的精神特征,渗透着现代医院经营管理的思想。

2.人文性

人文性是医院文化最显著的特征之一,较之于企业文化、校园文化等其他文化,医院文化更应突出其人文性强的特点。医院的一切活动都是以人为中心,医院的服务对象是人,是身心患有疾病的人群。因此,医院强调以患者为中心,医院文化十分强调人的社会性;医务人员具有较高文化知识,工作在高风险的工作岗位。因此,医院文化强调在管理中要关心人、尊重人、信任人,强调人的价值观在医院中的重要地位,强调激发人的使命感、自豪感和责任心。医院文化提倡群体精神、集体主义,提倡建立亲密、友善、互助、信任、上下亲和的关系。医院文化注重员工的自尊、自我实现等高层次的心理需求,并把这些带有"人文"色彩的信念、价值观等注入员工的心灵深处,在医院形成一种和睦相处、同舟共济的人际环境。

3.社会性

医院是一个社会组织,是社会机体中的一个细胞。医院为员工提供了工作岗位和社会保障,提供了成就事业的条件,提供了工作和学习的环境,提供了个人及家庭生活的必要条件。同时医院的生存和发展也离不开它所处的社会大环境,因此,先进的医院文化追求与社会环境的和谐,具有高度的社会责任感。医院员工在医院文化的熏陶和感染下,通过自己的优质服务,促进良好社会风气的不断形成,与公众保持良好的公共关系,使医院与社会相关组织成为一个相互依赖、相互联系、相互作用的有机整体,以尽医院的社会责任。

4.继承性

中国的医院文化是中华文化的一个组成部分,是现代文化的一个部分。承传民族优秀文化传统,借鉴吸收各国文化精华,是医院文化的重要特征。①继承悠久的中华文化传统,儒、墨、道、法等各家文化思想对医家均有影响,特别是儒家文化思想的影响尤深,儒家伦理的核心价值就是做人的道理。②继承社会主义的革命文化传统,毛泽东概括的以国际主义精神、毫不利己专门利人精神和技术精益求精为特征的白求恩精神,是广大医务人员追求的最高精神境界。③继承传统医学文化精华,如"医乃仁术""无德不医""大医精诚""人命至重,贵逾千金"等,都是祖国医学文化的精华。④继承本院的优秀文化传统。医院一代又一代医务人员在医疗实践中积淀的文化底蕴,医院各项文明建设和员工教育的成果在医院文化建设中起着重要作用,这在一些历史悠久的老医院尤为突出。⑤继承外来的医院文化实践和企业文化的研究成果。

5.创新性

医院文化是在医疗实践和医院管理活动中长期培养形成和不断充实发展起来的,而创新是发展的源泉。继承是创新的基础,创新是继承的发展,离开了创新的继承就意味着停滞不前。先进的医院文化具有随着医院环境的变化而自我更新的强大再生力,它以无形的魅力推动和引导医院员工发挥他们的创新潜能,这种创新不仅是医疗技术和医疗服务的创新,更重要的是观念、意识及相关体制和制度的更新。创新既是时代的呼唤,又是医院文化自身发展的内在要求。

6.传播性

医院是知识密集、技术含量高的单位,是精神文明传播的窗口。医院与人民的生老病死紧密相连。一方面,医院通过其医疗活动,为保护社会生产力,为人民的健康作出贡献;另一方面,又以自己特有的医院文化向医院外部辐射,影响整个社会。这种传播和影响主要表现在:医院通过自己的良好形象、价值观念、发展目标、职业道德、医院精神、行为规范、院容院貌等影响患者,影响社会,对全社会的精神文明建设起丰富、促进和推动作用。

五、医院文化研究的范围与方法

在我国,医院文化的研究是近些年来才展开的,无论是研究广度还是深度,与这门学科应有的平台还是不相称的。一方面是学术对大文化的研究较多较深,而对于专门学科、分支学科文化的研究顾及不足。另一方面是卫生界实践者多理论研究者少,在宏观上和深度上的研究往往力不从心。因此,目前,医院文化的研究还不深不透,有些关于医院文化的理论研究,还停留在一般概念的表述上;有些医院在实践中做了很多有益探索,但缺乏从理论上归纳总结提升,医院文化研究任重而道远。

(一)医院文化研究的基点

现代医院文化是在企业文化的启迪下发展起来的,而企业文化则是企业管理学的演进和发展,所以说医院文化是一门以管理学为基本属性的科学,换言之管理学也是医院文化研究的基本点。在研究这一基本点当中,不能不关注和研究企业管理学和企业文化的演进和发展,以从中汲取教益。

1.企业管理学发展的新阶段

人类对管理科学的认识经过了一个渐进的漫长过程。企业管理作为一门科学,是近代工业发展的产物,而系统的管理理论则是在 20 世纪初才形成的。一般认为,管理理论的发展已经走过了三个阶段,即科学管理阶段、行为科学管理阶段和管理丛林阶段。20 世纪 80 年代兴起的企业文化理论,标志企业管理理论发展到了一个新阶段,人们称之为第四个阶段。

有人说,企业文化是管理的最高境界,因为企业文化以人为本,重视人的因素和人的精神因素。这正如马克思所描绘的"人的自由全面发展"。企业文化理论从某种意义上说,它既是对行为科学的批判,又是行为科学的延伸和发展。行为科学所研究的人是单个的人,而企业文化注重的是群体行为;行为科学研究人的精神,是个体人的精神,而企业文化则更重视群体价值观。

回顾企业管理理论发展的四个阶段,如果做一个简单的概括,可以这样描述:泰勒的科学管理理论,主要表现为对人的行为本身的关心;梅奥的行为科学理论,主要表现为对人的行为动机的关心;管理丛林理论,主要表现为对人的行为智力动力的关心;而企业文化理论则表现为对人的灵魂——人的创造价值和实现价值的关心。企业文化理论是对以往的管理思想的发展和超越。

2.医院管理理论的发展历程

医院管理作为一门学科,其概念的提出始于 20 世纪初。1910 年,美国学者首先提出了医院管理学的概念。他们提出医院管理是一门独立的科学,并提倡对医院管理进行专门教育,培养专门人才。他们的观点得到不少人赞同,大家纷纷撰文参与讨论,直到 1935 年《医院的组织与管理》一书的问世,才形成了医院管理完整的理论体系。此时,美国芝加哥大学开设了医院管理学讲座,医院管理学从此开始逐渐形成一门独立的科学。

但是,医院管理的思想并不是 20 世纪才有的,而是随着医院的产生与发展而产生与发展的。有人把医院的形成与发展分为四个阶段:①医院的萌芽时期(公元前 7 世纪—18 世纪末叶);②医院的初期形成阶段(18 世纪末叶—19 世纪中叶);③近代医院的正规化发展阶段(19 世纪中叶—20 世纪 60 年代);④医院的现代化发展阶段(20 世纪 60 年代以后至今)。与医院发展的这四个阶段相适应,医院管理也相应得到了发展。

与西方国家相比,我国医院的形成与发展似乎晚了许多。在我国,虽然医师作为一门职业很早就有了,但是,他们的医疗活动是分散的、个体的。只是到了唐朝太医署的出现,才有了初具规模的医院,但是,它只是为皇家服务,规模有限,民间大量的仍是个体行医。到了19世纪40年代鸦片战争以后,西医随着西方列强对中国的入侵而大量涌入,大批医院也应运而生,其规模和数量超过了历史水平。新中国成立后特别是改革开放以来,卫生事业得到了前所未有的发展,医院无论是规模还是水平,都超过了历史任何时期,医院管理理论也得到了前所未有的发展。

3.医院文化的研究意在将医院管理科学推向新阶段

正如我们在前面叙述的那样,企业管理科学经过了三个发展阶段以后,现在才进入到企业文化发展的阶段。如果说,以前的管理是一种外在的管理,主要是靠管理者通过外部的组织制度、纪律约束对被管理者施压来达到管理目的,那么现在的文化管理则在于营造一种氛围,创造一种环境,充分调动员工内在的积极性,发掘出内在的潜能,使人得到健康的全面的发展。因此,医院文化研究的任务,就是吸收管理科学发展的最新成果——文化管理来建立医院的文化管理新学科,以推进医院管理科学的新发展。

(二)医院文化研究的要领

医院文化作为一门新兴的管理科学,其定义、功能、内容、结构,以及其理论和实践等均属研究的范围。就其研究的要项来说,在理论方面应放在医院文化结构、医院精神的确立、医院文化的探索上;在实践方面应放在医疗服务的改善、医院形象的塑造、医德的整肃等的研究上。

1.医院文化中关于人的素质研究

在医院文化的主体结构中医院精神应列居首位,而医院精神的载体是人,因此,人是医院文化研究的第一因素。这方面要研究的课题就是如何提高人的素质。人的素质上去了,医院的整体质量就会提高。概括地说,人的素质是指人在质的方面物质要素和精神要素的总和。具体说,个体素质结构包括人的先天生理素质和政治素质、哲学素质、观念素质、道德素质、心理素质及专业智能素质,它是人的体质、性格、气质、能力、知识、品质等各种要素的综合。因此,要求管理专业人员的素质要高、要精、要有独到之处。一些西方研究机构把管理人员的素质概括为四点:有创造精神;办事讲效率;工作有计划;不断学习,锐意进取。这对医院管理者队伍的培育是有参考价值的。

人的素质形成有先天的生理遗传因素,但更重要的在于后天的培育养成。后天培育之道,一是在校教育,这是素质培育养成的基础阶段;二是在职教育,这是素质培育养成的成型阶段;三是实践锻炼,这是素质教育转化为能力的必经之途。

在人的素质培育养成上,要注重研究人的世界观、人生观、价值观的关系,研究其确立的途径和方法。价值观是人生观的核心,也是医院精神的核心,要确立正确的医院精神,必须先确立正确的价值观;要确立正确的价值观,必须先确立正确的人生观和世界观,这三者的次序是紧密联系前后一贯的。

由此可知,人的素质研究不仅十分重要,而且是一个过程。

2.关于医院文化学的研究

有学者认为:医院文化学是研究医院文化的现象、文化建设的理论与方法的一门多学科交叉的、新兴的综合科学。多学科交叉,表现为哲学、思维科学、医学心理学、医学社会学、医学人才学、医学法学、医院管理学、医学及相关学科的多科综合,通过各学科理论和研究方法的相互借鉴和互补产生医院文化学的理论和方法。

医院文化学的基本理论,将是通过上述多科综合逐步形成医院价值文化学理论、医院服务文化学理论、医院制度文化学理论、医院精神文化学理论、医院心理文化学理论、医院科技文化学理论、医院环境文化学理论和医学形象文化学理论等一系列理论。这项研究是医院文化的系统理论研究,是这一学科得以确立的理论基础。

3.关于医院文化诸多关系的研究

从文化学的研究看,医院文化是与多学科、诸事物之间互相关联、互相作用、互相影响的,从其联系、作用、影响中,可以发现和总结其存在、演进、发展的规律性。其关系摆位得当、处理得当,就可以使相互联系的事物优势互补,其发挥的威力就会取得乘积效应。因此,研究医院文化的物质与精神、医院文化与医院管理、医院文化与思想政治工作、医院文化与医院文明、医院文化与市场经济等关系,则是医院文化研究的必要课题。这里仅就两个关系简述一些学者的研究所得。

思想政治工作以"传家宝""生命线"的特质进入医院文化;医院文化以综合性大文化的特点统纳各项文化,可以找到更多的思想政治工作载体,更大地扩充思想政治工作的队伍,更好地运用和创新思想政治工作的方法,进而取得更好的效果,改变思想政治工作与业务工作"两张皮"的现象。

医院文化是医院文明的底蕴,医院文明是医院文化的升华;医院文化建设支撑和保证医院文明建设,医院文明建设促进医院文化活动。两者既有重合,又有差异,其任务是一致的。也有人把文明与文化的异同说成是:文化侧重于"开物成务"的物质活动,文明侧重于"内视反听"的精神活动;侧重外物仍离不开精神条件,侧重内心,也离不开物质条件,两者的关系是辩证统一的。

4.关于医院文化建设思路的研究

有的学者认为:医院文化建设要注重开发自身的优良传统,要根据医院自身的特点,本着有针对性、操作性、循序渐进性和一定的前瞻性原则去建设。建设应从"认知"入手,从"核心"问题(医院精神)上起步,从"形象"上着力,从"服务"上改善,从"医风"上见效,从"素质"上提高,从文化"工程"上推进。这是一项既有战略性,又有战术性的工作。

(三)医院文化研究的方法

在我国,医院文化作为一门独立学科的研究还远远不够,一方面是由于医院文化的实践还处于探索阶段,另一方面是由于种种条件的限制,研究的深度和广度远远落后于实践。因此,医院文化建设急需理论指导,医院文化理论研究急需整体提高。

医院文化从属于社会整体文化,它的理论研究也必须从属于社会文化的研究,换言之,就是医院文化研究是社会文化研究的一个分支。因而,医院文化的研究从理论构架到研究方法,都必须借鉴社会科学的研究方法,吸收社会科学的研究成果。从直接借鉴关系来看,医院文化研究应当借鉴企业文化的研究方法,吸收企业文化的研究成果。当然,医院文化有其自身发展的特点和规律,因此,医院文化的研究也应有自身的方法。

医院文化建设是长期的复杂的系统工程,不可能一蹴而就。现在,医院文化建设中存在着急于求成的浮躁情绪,有的医院以为开展几项活动,建设几处文化标识性建筑,医院文化建设就大功告成了;有的医院把文化建设"简单化",以为开展一些文体活动就是文化建设的全部,对医院文化建设的长期性、艰巨性、系统性、整体性缺乏足够的认识。医院文化是一项系统工程,需要经过较长时间的艰苦努力,持之以恒,才能将医院所倡导的群体价值观和医院精神等变为全体员工的自觉行动。因此,医院文化建设要持续、稳步、扎实、深入地开展。

医院文化建设研究,必须坚持理论与实践相结合。理论从实践中来,是对实践的概括和升华,又要回到实践中去接受检验,指导实践。医院文化建设还处于探索阶段,反复的理论与实践的探索尤其重要。只有从众多医院文化建设的创新性活动中,才能总结提炼具有指导意义的理论。这种理论联系实际的反复运动,必须持续长久地进行下去。因此,对医院文化建设实践与理论相结合的探索的长期性也要有足够的认识。

（贾思宁）

第二节　医院精神文化

精神,是人类最绚丽的花朵。人的精神是人的生命支柱之一。它可以使人产生力量,升华人的美德,战胜病魔和邪恶。医院和人一样也有精神,这就是医院精神文化。医院的生存和发展,也要靠医院精神文化来支撑。怎样确立并培育具有个性特征、并为广大员工所认同的、健康向上的医院精神文化,是本节要探讨和阐明的课题。

一、医院精神文化概述

我们所说的医院精神文化,既源于传统的中国精神,也借鉴于现代的企业精神。

(一)医院精神文化的概念

医院精神文化是医院在交往实践中产生又在交往实践中表现出来的一种精神状态。它是医院员工价值观念、理想信念、道德规范、行为准则、工作作风等多种因素相结合的产物,是医院员工在长期的交往实践中产生的群体意识,这种意识的形成必须是在一定的条件下,经过长期的打造、磨合并得到大家一致认同、自愿身体力行的。

医院精神文化体现着符合卫生行业特点的职业道德和价值取向,反映医院工作宗旨、发展方向和服务理念等综合意向,如治病救人、救死扶伤的天职,精益求精的敬业精神,全心全意的服务理念等。

(二)医院精神文化的本质

"本质"是指事物本身所固有的、隐蔽的、决定事物性质面貌和发展的根本属性。

医院精神文化的本质是医院本身固有的、隐蔽的,决定医院性质、面貌和发展的根本属性,这一根本属性就是医院价值观。医院价值观又是通过医院宗旨、发展方向和服务理念等表现出来的。

(三)医院精神文化的形成和发展

正如我们已经在医院精神文化概念中表述的那样,医院精神文化是在医院实践基础上产生和发展的。在这里医院文化建设者需要注意的是:①医院精神文化的形成和发展是受内外部多种因素影响的。②医院精神的形成和发展是长期动态的发展过程;③医院精神文化要随着实践的发展而不断完善。

(四)医院精神文化的表现形式

医院精神文化的表现形式反映医院的本质属性。医院精神文化的表现形式,有内在的和外在的两种。内在的表现形式是无形的,如思维活动、心理活动,通过个体情感、情绪、情操等表现出来,也可以在个体与群体的交往实践中体现出来;外在的表现形式是有形的,从所收集到的全国151家各级医院的情况来看,医院精神文化的外在表现形式大体有下列五种。

1.文字形式

如用医院宗旨、总体口号、发展目标、服务理念、办院思想、医院哲学、院训、精神、纲领、原则(准则)、路子、要求、方针、传统、中心等称谓将医院精神文化用精辟、简练、押韵的文字进行表述。有的用比较系统的文字表述,即通过院志、院报(快讯)、人物传记等把医院精神文化系统化、传承化。

2.旗牌标志形式

主要是院旗、院徽、院标等。

3.音(影)像上网式

主要将医院精神文化的有关内容和要求制成视频在候诊厅等公共场所反复放映;或利用医院内部计算机联网传播,使员工和患者一开机就可以看到。

4.文体娱乐式

将医院精神文化录制成歌曲进行播放、颂唱。

5.展室式

将医院精神文化以文字图像等形式加以展列等。

(五)医院精神文化的特性

医院精神文化有其共性和个性。了解并弄清楚医院精神文化的共性和个性及其相互关系,对医院精神文化的提炼、准确表达和果断决策是有重要意义的。其共性一是指医院与企事业之间的相同相通之处;二是指医院与医院之间的相同相通之处。其个性则是指除了与其他行业相比之外,是指医院与医院之间的差别,这是医院精神文化研究的一个重点。

具体地说,医院精神文化的个性,即由于各医院诞生的背景、发展的历史、医疗实践、活动方式、专业特长、医院规模以及所承担的医疗任务、服务范围、对象等各不相同,加之医院文化传统和员工的思想、技术素质各异等诸多原因,故医院精神文化在不同的医院,表现出不同的特色,这就是医院精神文化的个性。医院精神文化应该体现出个性,不能千人一面,千篇一律。当医院精神文化用文字表述时,要根据本院的性质、任务、宗旨,从自身的实际出发,寻找挖掘有自己特色的、且能引起人们品味和注目的医院精神文化,使人们不但一看就知道这是医院,不是工厂、商店、宾馆、学校……而且能够品味到这个医院与其他医院不一样,有特殊的韵味,不易忘怀;使员工有自以为荣的独特感受。

(六)医院精神文化的提炼

医院精神文化是在实践的基础上提炼和表述的。医院精神文化的提炼和表述是一个由实践到认识的升华过程。提炼是一个动态的、渐进的并进而有质变的创作过程,表述则是创作的结果。

1.医院精神文化提炼原则

一是从实际出发的原则。在概括和提炼医院精神文化时,必须从自身院情出发,包括医院的人员、环境、基础、设备等实际情况,作出恰到好处的文字概括。如矛盾较多的单位可突出"团结进取"内容,事故频发的可突出"质量第一"内容等。二是突出个性原则,即显示该医院与其他医院的不同点。如广州有个儿童医院,它的医院精神文化是"科学、爱心献儿童",直抒其意,使人一看即知是个儿童医院。上海同济大学附属同济医院的医院精神文化有"同舟共济",也是显示个性特色的范例。三是贴近民心原则。调查清楚周边地区多数民心的期望值是什么,人民喜欢什么,讨厌什么,如果能使医院精神文化与周边多数人民心理形成谐振就能提炼得当。如一些中小城市中二、三级医院提出的"平民医院""庄户"医院精神文化,就比较贴近民心。

提炼医院精神文化应注意的几个问题:一是要走群众路线,广泛听取医院员工的意见,要给员工以充分时间,反复讨论,然后在职代会上予以通过、实施;二是要充分听取老专家的意见,特别是在院内有影响的专家意见;三是不必求全,求全,人皆思之,但想涵盖一切,那是不现实的。

2.医院精神文化的表述原则

一是要通俗。使多数人,特别是广大农民、工人、干部都能一看就懂,一听就明,不要追求用华丽辞藻,不要用一些使用频率不多的生冷文字,如某市有个医院在 16 个字的医院精神文化中有"戮力攀登","戮"可能取成语"戮力同心"之中的语意,教师或有一定文化功底的人心里明白,但对多数的农民、工人来说,知之就不多。二是要简洁明了。在收集到的国内 151 所医院的医院精神文化中,最简洁的是只有两个字的吉林省某医院的"烛光"精神和山东省某医院的"庄户"精神,而绝大多数医院精神文化都在 8~16 个字之间(有 111 家,占 73.5%)。三是要爽口宜人。如天津市儿童医院在 20 世纪 50 年代提出的"敬、静、净"精神,寥寥三个字,读起来顺口,品味起来,沁人心脾。

3.医院精神文化要与时俱进

医院精神文化必须在医疗实践中反复、不断地对员工进行宣传教育,要天天讲,月月议,年年评。再好的医院精神文化,如果束之高阁,就会名存实亡。医院精神文化应与时俱进,不断赋予它新的含义,年年拿出新的举措,使其在员工的心目中永远有吸引力。"白求恩精神""救死扶伤精神",在我们的各级医院中,应是一种永恒的精神,但是如果还按照 20 世纪 30 年代的标准和要求来衡量现在医院的医疗实践,可能就不恰当了。因此,我们的许多管理者进行新的尝试和创造,提出"以患者为中心""患者至上""求精""奉献"等表述形式,实际上,这和白求恩对患者极端热忱、全心全意为患者、技术上精益求精等精神是一脉相承的,只不过换了一个提法,使白求恩精神永远年轻,永不衰老。

二、医院精神文化的内容和特征

医院精神文化有广义和狭义(或特指的)之分。广义的医院精神文化,其内容与内涵是一致的,而狭义的医院精神文化,其内容应该是显示某个医院个性的医院精神文化。

(一)关于医院精神文化的内容

《医院文化读物丛书——医院精神》将其概括为如下三个方面。

1.体现医院宗旨、发展方向、服务意识的价值观

如常见的"救死扶伤、开拓进取、自力更生、艰苦奋斗、全心全意为伤病员服务、质量、效益、品牌、奉献、满意、一流"等。江苏省徐州医学院附属医院的医院精神文化和宗旨为"艰苦创业、严谨求实、救死扶伤、团结奉献" 16 个字。它的发展目标是:"科教兴院、质量效益、优良品牌"三大策略。它的服务理念是:"医疗优质高效、环境温馨舒适、看病明明白白、百姓放心医院"和"零投诉、高满意"的创优服务工程。

2.维护职业道德、行为准则的敬业精神,定向心理趋势和约束思维观念

如"医德为魂,同心同德,恪尽职守,忠诚高尚,以诚求信,博爱至诚,公而忘私,同舟共济,精

诚之心,廉洁行医,忠诚敬业,爱院爱岗"等。这里特别值得一提的是维护职业道德、行为准则的敬业精神。张鸿铸教授认为:敬业是中华文化优良传统和崇高美德。这一传统和美德,跨越时代,传之古今;跨越国界,播之世界。敬业,才能兴业,才能富民,才能强国。医院的敬业精神更有特殊意义。因为我们是"一手挽着健康,一手推开死亡"的特殊职业。所以,"敬业"是医院精神文化重要内容之一。在我们所收集的 151 所医院中,在特指的"医院精神文化"中有明确的"敬业"之词者有 38 家(占 25%),另外一百多家均有类似语意的词汇,说明医院的领导者们及广大医护员工对敬业是有共识的。

3.协调人际关系,美化人们精神面貌的思维方式和文化素质

在收集到的"医院精神文化"表述中,关于这方面内容的词汇很多,如:"团结、协作,互助友爱;拼搏,创新,奋发向上,追求,真抓实干;规范,真诚,自尊,自爱,自律……"在这些用语中,使用频率最多的是"团结"一词,在 151 所医院中有 50 所医院使用"团结"二字,占 33%。

(二)医院精神文化的特征

医院精神文化的特征可归纳为下述五个方面。

1.传承性特征

医院精神文化的传承包括三方面的含义:其一是中国精神的传承;其二是医院精神文化的传承;其三是国外医院与企业精神的借鉴。关于中国精神的传承问题,晋代扬泉在《物理论》中说:"夫医者,非仁爱之士,不可托也,非廉洁淳良,不可信也,……其德能仁恕博爱,其皆能宣畅曲解(通达事物变化、是非)……"其中的"仁爱""廉洁""博爱"等词汇和精神,虽时间过去 1 500 多年,现今仍在运用它。我们收集到的 151 所医院的资料,至今还以这三个词为医院精神文化的就有13 家,占 8.6%。若以类似语意之词汇计算,那就更多了。除了传承中华民族的优秀精神之外,还有近代中国共产党人创造的中国革命的优良传统精神,如"白求恩精神""为人民服务精神"。北京协和医院的"严谨,求精,勤奋,奉献"的协和精神,北京同仁医院的"精、诚、勤、和"的同仁精神等就体现了这种精神。企业精神中的"开拓""创新""拼搏"等词汇,也被医院借鉴过来。在151 家医院的"医院精神文化"中,有 54 家运用了这些词汇,占 35.8%。

2.人本性特征

人本性是指以人为本,以人为中心的意思。其核心是尊重人,爱护人,充分发挥人的主观能动作用,医院精神文化具有人本性特征,与企业文化中的人本思想有密切关系。然而医院精神文化与企业精神相比,它的人本性特征则更强。因为医院工作对象是人体,工作目的是保护人体,修复人体。在收集到的 151 所医院的简介、经验交流中,几乎无一例外地都有以人为本,以患者为中心的内容。可以这样说:医院是为了人,医院要依靠人。这就是为什么医院精神文化具有更强的人本性特征之由。

3.医院行业(或职业)性特征

医院精神文化作为群体意识,是决定、左右医院员工行为的,医院员工的服务对象是全体社会成员,不分贫富贵贱,都要一视同仁。这是医院行业的特征决定的,是医护人员的天职。古今中外,各级各类医院的医院精神文化都含有这种行业性特征,亦称为职业性特征。

4.与时俱进性特征(或时代性特征)

时代是不断前进的,医院精神文化也要与时俱进。在我国,从延安时期到 20 世纪 50 年代末,医院精神文化以"救死扶伤,实行革命人道主义"的白求恩精神为最强音;20 世纪 60 年代以后学大庆、学解放军、学雷锋、学铁人,医院精神文化又以"三老四严"等为最强音;20 世

80年代后,医院精神文化又以"开拓""创新""团结""竞争"为最强音;未来的医院精神文化最强音可能以信息、数字、网络技术和精神文化为最强音。

5.创新性特征

创新是医院精神文化的又一个特征,只有不断创新,医院精神文化才能永存。医院在一切工作中要有创新思维和意识,不论做什么事,出发点要求新求变,要以创新精神为指南。对创新行为和结果要大力表彰,形成强大的创新精神氛围。在收集到的151所医院的"医院精神文化"中,明确冠以"创新"精神的有38所,占25%,反映了人们创新意识的趋向和特征。

三、医院精神文化的地位和作用

医院精神文化的地位和作用,是相对于医院文化而言的。

(一)医院精神文化的地位

医院精神文化在医院文化中居于高层面的地位,是医院的宝贵财富,只是现阶段人们对它的认识还有些滞后。

(1)医院精神文化是医院文化的灵魂,是医院文化的核心部分,居于医院文化各项内容的最高层面,它对医院文化的其他内容起制约和导向作用。从其本身就具有的行为规范这一功能来说,它又是医院道德规范的重要组成部分。

(2)医院精神文化左右着医院员工的思想和行为。医院精神文化一旦成为员工的群体共识,并自愿身体力行时,就会变成改造医院的物质力量;就会出现"白天黑夜一个样,有人无人一个样,领导在与不在一个样,生人熟人一个样"的工作态度和工作效果。所以医院精神文化是医院的重要财富。

(3)人们对医院精神文化的认识,现阶段尚处于滞后状态。大家都知道,物质第一性,精神第二性,物质决定精神,精神反作用于物质,又产生新的物质。许多人对物质第一性印象深刻,而对精神对物质的反作用,又产生新的物质的认识却常常被忽略,甚或不认识。我们在调查走访部分院长和员工中,有部分人对此不感兴趣,甚至认为这是文人在做戏;也有同志认为医院精神文化是重要的,但必须等到物质丰富到一定程度而且社会人群的思想品位达到一定高度时再去建设等。可见,一些人在医院精神文化建设方面的认识还有较大距离。

(二)医院精神文化的作用

1.具有导向或定向作用

部队要有战旗,导游要有导旗,它们的导向作用很直观、明显,医院精神文化的导向作用,主要是对医院人——院领导及全体员工的群体意识起导向或定向作用。这种意识包括医院的今天和明天向何处发展的近、远期目标,包括医院人的共同理念和价值观,包括医院人的职业道德和行为。这种作用尤其体现在院领导身上时则具有更大的作用。

2.具有家一样的凝聚作用

《常回家看看》这首歌自问世以来,无论是老人、孩子、年轻人,都会哼几句,至今不衰。天津市儿童医院的"在院如家",辽宁海城市医院有"爱院如家",鞍山市传染病院有"把医院视为家庭",淮安市医学会的大门上贴上"到家了"三个字等,目的都是通过"家"的精神概念,使员工产生"认同感""使命感""荣誉感"和"归宿感"。"家"是一块磁铁,始终吸引着每一个人的心。医院精神文化就是医院这个家的磁铁,是医院中的黏合剂,可以把纷繁杂乱的思维、思绪,把不同层次、不同观念的人,求大同存小异地联结起来,使员工们处于一种相互依存的关系之中,处于一种和睦甜蜜的家庭亲情之中,逐步树立起以"医院为家,爱院如家"的群体意识,为医院的建设和发展作出无私的奉献,这就是医院精神文化的凝聚力,向心力作用。

3.具有支撑和激励作用

医院精神文化是医院员工的精神支柱,是员工在共同的理想和共同价值观基础上产生的事业心和高度责任感,是一种内动力。在医院精神文化的鼓舞和激励下,员工可以产生高昂的情绪、旺盛的斗志,强大的工作动力,这种情绪、斗志、动力,非物质激励所能及,是推动医院工作前进的无形动力。

4.具有团结协调作用

团结就是力量,协调才能形成谐振。这种团结和协调作用,不是强制的,也没有什么严密的监督,而是大家在一个平等、祥和的氛围里,按照事先约定俗成的共识,进行着自我调整,使人与人之间关系进一步和谐,使医院形成一个协调有序的整体。而且也能使医院与外部关系协调起来。

5.具有自控和约束作用

医院精神文化的自控和约束作用,是通过心理上的道德自律实现的,这种精神力量对员工的思想观念、思维方式,形成一种无形的约束,使具有不同文化背景和不同价值观的员工在医疗实践中逐渐趋向同一,同一后的群体共识,即医院精神文化,在院内形成一种氛围,像是一个人的身影一样紧紧尾随在人的周围,从而实现自我控制和自我约束,这种自控和约束,也是非外力的,而是员工出自内心的自觉行为,这是一种无形而有效的管理形式。

6.具有辐射作用

多种多样的电信网络使我们的生活丰富多彩。他们通过各自特定的电磁波的辐射为人们的生活增添了许多方便,但是谁也无法用肉眼看见它。我们的医院精神文化也和这些电磁波一样,看不见、摸不着,但是它有辐射的作用。医院精神文化、良好的医德医风,甚至可以对社会风气产生好的影响。

四、医院精神文化的基础——医院道德

医院道德是职业道德的重要分支,是社会主义道德的重要组成部分,属于医疗卫生事业单位的群体道德。确立和培养具有中国特色的社会主义医院道德,不仅是救死扶伤,解除患者痛苦和维护患者健康的需要,也是促进医学事业发展,推进医院文化建设的需要。

(一)道德与医德的概念

道德就是做人的规矩。它是通过社会舆论、内心信念、传统习惯来调整人与人之间、人与社会之间行为规范的总和,是以善恶为标准来评价人的品质的。"道"原指事物发展的规律,后引申为做人应遵守的规矩。"德"是"得"的意思,古代有"德者得也"的说法,就是说,你把做人的规矩得到了、做到了就是有德。

医德,即医务人员的职业道德。它是医务人员在医务活动中逐渐形成的比较稳定的职业心理素质、职业习惯和传统。它是以善恶标准评价医务人员品质,依靠社会舆论、内心信念、传统习惯来调整医患之间、医务人员之间、医务人员与社会之间的行为规范总和。医德是做医师的规矩,掌握和履行了做医师的规矩,就是有道德的医师。

道德作为一般的普遍的东西存在于医德之中;医德作为特殊的具体的东西则表现着人的一般的普遍的道德,并受一般的普遍的道德观念制约。

（二）医院道德的内容

医院道德作为一门职业道德,有着特定的内容和结构。其内容主要有如下四个方面。

1.对患者的态度重在亲和

医疗服务态度是医德的一个突出表现。医疗服务态度是指医务人员对服务对象、服务事项的心理反应和行为表现。医务人员对服务对象和服务事项的欢迎或厌恶,亲近或疏远,热情或冷淡,负责或草率,和蔼或生硬,重义或重利等,均属对患者的态度问题。

态度的构成有三个基本成分:认知成分、情感成分和行为意向成分。认知成分是指人对某一事物好坏、善恶、真假的分辨和认识,医疗服务态度要求医务人员对患者的身心症状与熟知的疾病指征有准确的再认识、再知觉;情感成分是指个人对事物好恶程度的体验感受,医疗服务态度要求医务人员对患者、对医学事业有义务感、良心感和忠诚心;行为意向是指个人对服务对象的反映倾向,是一个人行为的准备状态,医疗服务态度要求医务人员:①言谈举止适宜、适度。②临床行为表现为身心并重。③医护操作行为表现为精细、准确。④管理行为表现为便民利患。⑤作风行为表现为廉洁自律。⑥生活服务行为表现为让患者吃好、住好、休息好。

2.对同行的态度重在友善

医际关系主要是指医务人员之间的关系。其中含医德的关系:①相互尊重,互帮互学。②工作尽职尽责,不计个人得失。③切忌随意议论他人的长短。④正确对待医疗中的差错事故。要严格按照《医疗事故处理条例》处理。

3.对科学的态度重在严谨

在科学研究上提倡"严密、严肃、严格、严谨"的四严精神,在这一"四严"的基本态度的基础上医务工作者更要立志创新,开拓新的领域,发展医学科学事业。上海市第六人民医院的医师深切体会到工人断臂后丧失劳动力的痛苦,激发他们刻苦攻关的决心,一举获得断肢再植的优异成果,受到国内外的好评。内科学家张孝骞,八十岁高龄以后,还认为自己"在疾病面前永远还是小学生",不断钻研国内外先进医学理论、技术并运用于临床和科研。天津医院急诊科主任金鸿宾医师以"十年磨一器,一生创一技"的决心,经过十年的艰辛努力,成功地发明"抓髌器",为髌骨断裂成四块的华人发明家林春洋先生医治好右膝粉碎性骨折,获得了十四届日内瓦国际发明展览会金奖。

4.对个人的态度重在律己

医者要有自我认识、自我评价的道德观念,从职业道德上来检查,最主要的就是严于剖析自己的诊治失误。如对医疗差错事故,首先要忠诚坦白,积极采取补救办法减轻后果。事故发生后,首先考虑的不是个人得失,而要忠诚坦白,不掩盖事实,不隐瞒真相,有错认错,积极采取补救措施,把损失控制到最低限度。回避问题实质,大事化小、小事化了,或强调客观原因,或为减轻个人责任和出于单位局部得失,庇护差错事故,无论是责任者个人或领导干部都应负道义上的法律上的责任。其次,要求医务人员要严于律己,谦虚谨慎,正确对待别人的差错事故。如发现别人有差错事故的苗头,应及时而诚恳地提醒对方,以防酿成大错。知道别人已经发生了差错事故,应真诚地同责任人一起纠正失误。绝不允许利用他人差错事故搬弄是非,贬低别人,提高自己。更不能幸灾乐祸,落井下石。

（三）医院道德的特征

医德作为医疗卫生行业的职业道德,其特征主要表现在以下五个方面。

1.全人类性

"医以活人为务"是中国传统医学道德的重要思想。中国传统医学历来重视"人"和"生命"。

南朝的肖纲在《劝医论》中写道:"天地之中,惟人最灵,人之所重,莫过于命。"唐代孙思邈强调"人命至重,贵逾千金"。人的生命是宝贵的,以拯救人的生命为任务的医学事业是神圣而高尚的事业。

2.社会性

医德的社会性是指医德与社会生活的相互关系。主要表现在两个方面:第一,医德受到社会生活的影响,好的社会风气有利于医院道德的建设,不好的社会风气则妨碍医院道德的建设;第二,医德对社会生活也有反作用。如果医德滑坡,则污染社会风气,恶化人与人之间的关系,阻碍社会进步和经济发展,甚至对社会上的不正之风起推波助澜的作用。

3.心身相关性

人类医学史证明,某些疾病的发生不仅与生物因素密切相关,而且与心理、社会因素密切相关。现代医学正在由生物医学模式转向"生物-心理-社会医学模式"。这是一个根本的转变。这个转变对医务人员的素质和工作方式提出了新的、更高的要求。为了保护和增进人们的健康,医务人员不仅要防治致病的生物因素,而且要防治致病的心理社会因素;不仅要促进生理健康,而且要促进心理精神健康;不仅要面向单个患者,而且要面向社会人群。美国学者梅坎尼克指出:"医师的作用不仅是主要在技术方面,而且还在社会和道德方面。……医师的社会责任所要求的许多判断可以完全不是医学方面的判断,而是建立在社会上的考察和社会价值上的决定"。

4.集体性

我们时代的医德,是团结协作精神的体现,医院各专业之间的关系是相互联系、相互协同、相互制约的关系。医疗的实践证明,提高防治疾病的质量,需要一个单位的医疗、护理、检验、放射、药剂、麻醉等各科室团结协作,甚至需要单位与单位之间密切协作;要攻克医学科学尖端,常需要各个学科、地区之间的大力协作。20 世纪 50 年代抢救特大面积烧伤患者丘财康的成功;20 世纪 60 年代初对工人王存柏断肢再植的成功;20 世纪 80 年代抢救躯体下四分之一撕脱的特重伤员陆得才的成功;20 世纪 90 年代哈尔滨医科大学附属二院夏求明等医务人员,为扩张性心肌病患者杨玉民成功进行心脏移植手术,都是社会主义协作的凯歌和集体主义精神的结晶。随着医学科学的发展和医疗技术的不断进步,更需要发扬团结协作的精神。

5.悖论性

医德是在某些传统习惯与时代观念的矛盾中发展的。传统的医德比较关注医师和患者的个人关系,以对待和医治个别的患者为医德的主要标准,这无疑是重要的,但已不完全适应新的形势。今天,医学的视野已扩展到整个社会,扩展到各种社会人群,以整个社会的利益为道德的最高标准,因此,人工流产、优生等才会从传统的不道德变为今天的道德。在医德的评价上,也要重视社会价值标准。只有这样,才能逐步统一当前一些有争议问题的认识,如对残废婴儿处理、死亡标准、安乐死等的认识。

(王彩霞)

第三节 医院制度

医院规章制度是医院文化的重要组成部分和重要保证,它既是医院精神、价值观、道德规范、行为准则的反映,也是医院管理科学化和民主化程度的反映。它不仅体现了医院内部人与人之间的关系,医院与其服务对象的关系,也体现了医院与国家的关系,医院与其他社会人群的关系。因此医院制度文化的优劣,关系到医院内外人与人的关系是否协调,医院内部能否建立和保持正常的工作秩序。先进的医院制度文化是医院文明进步的结晶,是卫生行业前进的精神动力和智力支持。它影响医务人员的精神和灵魂,渗透于医院管理的各个方面和全过程。

一、医院制度定义

医院制度是在组织管理过程中借以约束全体员工行为、确定办事方法、规定工作程序的各种章程、条例、守则、规程、程序、标准、办法等的总称。

医院制度可以从广义和狭义两个层面予以分析说明。广义的医院制度是指在医院组织管理过程中具有稳定性和约束力的体系化的标准和规程,如组织结构、计划和控制规范,都具有制约和规范作用。其中许多内容涉及卫生法律、法规。狭义的医院制度指在医院内部用来约束和协调医院全体员工行为、规定活动程序和方法的制度规范。本章主要介绍广义的医院制度,并简要介绍与之有关的卫生法律、法规。

二、医院制度特征

在我国医院制度具有行政性与技术性相结合、客观性与主观性相结合和刚性与弹性相结合三个基本特征。

(一)行政性与技术性相结合

在我国社会主义制度下的医院,必须贯彻执行党和国家卫生工作的方针、政策,坚持为人民健康服务,为社会主义现代化建设服务,坚持以社会效益为最高原则,并为具体地贯彻和落实这些方针政策和目标而制定的规章制度,就具有明显的行政性特征。而医院又是维护人们的身心健康的技术专业部门,尤其是在当今医学、医技高速发展的特定历史条件下,无论是从医务人员的素质方面,还是从医院的技术装备方面,医院是高新技术密集之地,医院为科学管理、科学运用这些技术而制定的一切规章制度,就具有明显的技术性特征。当然,医院还有实施各方面管理的制度,但是管理永远是具体的,其目的是为了坚持医院正确的办院方向,为了使医院的服务手段——技术精益求精。所以,从总体上讲医院制度具有行政性与技术性相结合的特征。

(二)客观性与主观性相结合

医院制度的客观性主要是指它的内容是客观的,尤其是医院的医疗活动制度,其内容的客观性更为突出。如查对制度,就是医务人员长期不断的医疗实践经验和教训的总结,是用鲜血、健康甚至生命换来的。又如现代化的"循证医学"的运用,要求有相应的制度创新作保证,才能实现"最佳临床研究证据"与"医师个人专业知识技能和经验"同"患者的价值和愿望"三者完美地结合。

医院制度的主观性主要是指医院制度的形成、演进、创新及其实施必须依靠发挥人的主观能动性和思维创新。医院的现有制度都是前人经验的总结,是集体智慧的结晶,是对前人医疗实践的理论化、系统化的整合,是对医疗规律探索的精神成果。现在一方面是随着我国全面进入小康社会建设的发展,人们对健康的需求日益增长;另一方面是现代医学及相应的高新技术迅猛发展,特别是我国的医药卫生改革进入快车道,调整、创新医院制度的任务十分繁重。在这种新形势下,正确把握医院制度的客观性与主观性相结合,具有重要的现实意义。

(三)刚性与弹性相结合

同企业制度文化一样,医院制度文化是刚性与弹性的结合。医院制度文化的刚性是指医院制度中相对稳定的部分。同其他行业相比,医院制度的严密性、权威性和稳定性格外突出,因为它服务的对象千百年来始终是维护人的健康和生命,只要证明是科学有效的制度,决不能随意更改和废弃,如消毒操作常规,似乎很原始很简单,但至今仍然有效,因此仍然要严格执行。这种制度的刚性特征,体现在医院的一切制度之中。

医院制度文化的弹性是指医院制度的变动性。这种特征也体现在医院的一切制度之中,随着医学、药学的进步和发展,医院的医疗和服务制度的调整创新是必然的,特别是随着医疗服务进入市场,医院的体制和运行机制以及管理制度的改革调整,不仅要严肃、慎重而且要迅速及时。如现在急需建立的高难度手术制度,诸如开颅、心脏搭桥、肾移植的"准入制度",就要及时科学制定以便防止为利所驱不顾技术水平和医疗条件,不顾患者安危抢做手术现象的发生。

总之,医院固有的特性,决定着医院制度文化具有上述三个基本特征。

三、制度在管理中的地位和作用

管理是指管理者在某个领域内,组织、指挥、协调一定数量的人群,并同他们一道实现既定目标的活动过程。管理的本质是通过信息的交流(如各种指令、文件、通知、规定等),促使系统要素(主要是人、财、物)进行合理、有效地运行。医院管理则是按照医院工作的客观规律,运用有关理论和方法,对医院工作进行计划、组织和控制。目的是使医院科学地运转,并发挥医院应有的功能,产生良好的社会效益、技术效益、经济效益,为人民群众健康服好务。而这一目标能否实现,在一定意义上关键在于制度。

(一)医院的规章制度是搞好医院管理的基础

医院的各项制度是医院工作客观规律的反映,是医疗实践活动的经验总结。其中,明确岗位职责范围,使工作程序和工作方法条理化和规范化是其主要内容,这对于提高工作效率、保证医疗质量,防止差错事故的发生起着重要作用。

医院整套科学严格的规章制度,是医院实行科学管理和现代管理所应具备的基本条件。医院工作分工细,头绪多,并具有技术性、规范性、时间性、连续性、协作性强等特点。要实行科学管理,就必须建立一套完整的、系统的、严密的规章制度,使各项工作有章可循,有法可守;各级人员分工明确,职责清楚,各有其职、各尽其责;各部门、各科室之间层次分明、井然有序、关系协调、配合默契;出现问题,便于查清原因,追究责任,以定奖罚,从而保证医院工作能够在良好的秩序下进行。随着医院现代化程度的提高,医院的分工越精细,协作要求就越高,规章制度的健全和完善也就越显得重要。实践证明,医院管理工作制度化是保证医院系统正常运行的基本条件,这一工作开展的优劣,也可作为衡量医院管理水平高低的一个重要标志。

(二)医院的规章制度是医院管理的准则

医院的规章制度是医院管理的准则。一方面,在现代医院管理中,医院规章制度涉及管理过程的许多方面。它规定了各种活动应怎样进行,突发情况应怎样处理,什么是对的,什么是错的,并给每项工作确定了清晰的、全面的、明确的职权和责任,使组织运转和个人行为有了行动指南。是否违反规章制度,有时是判断是否承担医疗责任的重要依据,也是是否违法的一个分水岭。另一方面,管理人员的权力是根据管理制度赋予的,它服从于有关章程和制度的规定,受到严格规范,它不应受个人情感的影响,适应于所有情况和所有人。管理人员所拥有的奖惩权是建立在制

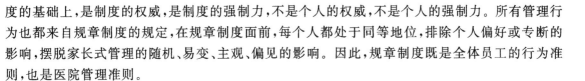

度的基础上,是制度的权威,是制度的强制力,不是个人的权威,不是个人的强制力。所有管理行为也都来自规章制度的规定,在规章制度面前,每个人都处于同等地位,排除个人偏好或专断的影响,摆脱家长式管理的随机、易变、主观、偏见的影响。因此,规章制度既是全体员工的行为准则,也是医院管理准则。

四、制度在医院文化建设中的地位和作用

医院制度是医院文化的重要组成部分,它对医院文化的建立有促进和保证作用。

(一)医院规章制度是医院文化的重要内容

首先,医院规章制度是社会文明的重要组成部分。社会文明,就是社会的物质文明、精神文明和制度文明的总和。离开了制度文明,社会文明就只是畸形的、不完整的。制度文明并不是空洞、抽象的,它必然具体地体现为社会、社区、组织和群体的经济制度、政治制度、文化制度以及相应的管理制度。这些制度是适应物质文明和精神文明建设而产生并为其服务的。正是国家的方针、政策、条令、条例、法律、法规以及不同层次的各种规章制度等,构成了社会制度文明的完整体系,保证了物质文明和精神文明的协调健康发展。在这完整的体系中,医院是社会的细胞,其规章制度占有一定的地位,是其重要的组成部分。

其次,医院规章制度在医院文化结构中占有重要地位。正如本书在有关中论及的那样,医院文化包含三个层面:第一个层面是医院的物态文化,第二个层面是医院的制度文化,第三个层面是医院的精神文化。可见制度文化是医院文化三个层面的中层,物态文化是表层,精神文化是深层。制度文化是联系精神文化和物态文化的桥梁和纽带。这三个层面的有机结合即医院物质文化、精神文化和制度文化的总和,构成了医院文化的整体。在这个整体中,制度文化体现在医院文化各个要素之中。

例如:业务技术管理制度和操作规程,就是医院职业道德、职业责任的体现;医院的奖惩制度,渗透着医院的基本信念、价值观、道德观、人生观和绩效观;医院的分配制度,则主要体现了医院绩效观等。医院的规章制度如果不能反映医院的宗旨、信念、理想和价值观,它就会变得毫无意义。反之,离开了规章制度,要每个员工都自觉按照医院的共同信念和共同的价值观行事则是不可能的。所以,医院规章制度是整个医院文化赖以强化发展的保证。而且,医院制度还是医院一切管理的基石。管理既要靠正确的精神作导向,又要靠制度作保证,没有制度的管理是无效的管理。

我们研究和建设中国特色社会主义医院文化,不可不重视医院规章制度的研究和建设,特别是我国医院正处在深化改革和现代化建设的进程之中,医院文化建设正处于创新阶段。因此,加强医院规章制度建设,用制度来保证医院文化建设迅速健康发展,用制度来保障员工的民主权利和主人翁地位,仍然是我国医院管理和医院文化建设的一项十分艰巨而紧迫的任务。

(二)医院规章制度与医院精神文化之间的辩证作用

这里所讲的医院精神文化是指包括医院价值观、医院道德观在内的精神范畴,是指人们的思想、观点、动机、目的等灵魂范畴。医院规章制度与医院精神、医院灵魂存在着相互作用的辩证关系。医院的一切规章制度应是医院运行规律的反映,都是在一定的思想、动机、目的的影响下制定的,而人们的思想、动机和目的又是随着社会的发展变化而发展变化的,因此,正如前文所述医院的制度是刚性与弹性的结合。例如,在医院改革中,有些医院实行了承包经营责任制,而承包经营责任制是以一定的价值观为导向的,人们为了确保承包经营责任制的实施,又制定了一系列

相关的新的规章制度,使人们对经营责任制的思想、动机、目的以及"诚信守约"等精神制度化、契约化。从这里我们可以清楚地看到,精神对制度有指导作用,在这个层面上甚至可以说制度是精神的产物,反之,制度可以巩固和促进精神的确立和发展。这一辩证规律,在医院的一切领域包括行政的、经济的、技术的领域都毫无例外地在发挥作用。

五、制度的协调规范与导向作用

医院制度除具有上述作用外,还能协调人与人之间的关系,规范和约束人们的行为,把人们的思想和行动导向合理、合法。

(一)制度的协调作用

协调医院内外人与人之间的关系是医院制度的一大功能。医院管理千头万绪,核心是人的管理。人是医院医疗和经营活动的主体,对患者的诊疗活动要靠医务人员去完成,资金、设备、物资要靠人去使用,医疗护理质量要靠人去保证。在一个管理者的观念中,人的观念是最重要的,管理者有什么样的观念,就有什么样的管理思想,也就会造就什么样的医院文化。医院在医疗和经营活动中,人与人之间发生着广泛的联系,如医院领导和医院员工之间,医师和护士之间,医务人员和患者之间等,如何正确处理这些关系,其重要办法之一就是要发挥医院规章制度的规范、约束作用。通过规章制度如各方面、各层次的责任制,对内就可以保证医院各类人员之间关系的和谐稳定,对外就可以保证医院和社会方方面面关系的和谐稳定,从而保证医院整体功能的有效发挥和社会效益经济效益的提高。

(二)制度的规范与导向作用

医院规章制度对医院工作的运行程序、人们的思维、心理和行为都具有明显的指引规范功能,它规定了一定的行为模式,传播着一定的信息和价值观念,对人们违反制度的行为有警戒和制裁作用,同时还具有巨大的思想影响和教育作用。规章制度规定人们应该怎样做,不应该怎样做,它提倡什么,反对什么,禁止什么的导向作用是非常显著的。

(王彩霞)

第四节　医　院　环　境

一、环境和医院环境的概念

(一)环境的概念

弄清环境的概念是阐释医院环境文化逻辑起的点。《辞海》对环境概念的解释是:"周围的境况,如自然环境;社会环境"。《中文大辞典》的解释是:"谓周围之境域也",并指出,英语"Environment谓在生物周围之一切事物,能赠生物以若干影响者……有自然环境和社会环境两种,山川气候物产等属前者,政治、法律、宗教、风俗习惯等则属后者"。这是对"大环境"的解释,是阐释医院小环境的依据。

企业文化的著作中多把企业环境解释为:主要是指与企业生产相关的外部环境和内部的各种物质设施、厂房建筑以及员工的生活娱乐设施。这在阐释医院环境上是可以借鉴的。这里必须指出,我们所说的环境是文化环境。《文化学辞典》对此的解释是:它"包括由人们的物质生产活动、人与人之间的物质关系等构成的物质生活环境和由语言、思想、观点、理论、制度、伦理、风俗、文学艺术、大众传播等构成的精神生活环境……这些社会关系有血缘、地缘、职缘、游缘、人缘等"。由职缘构成的医院群体,其行为必然受文化环境的影响。研究医院环境文化就是要研究如何营造良好的文化环境,以及产生的良性影响。

(二)医院环境的概念

医院环境是指影响、制约医院经营活动的各种内部和外部环境中所渗透的物质和精神因素。它是个组合系统,划分为物质(非人文)环境和精神(人文)环境,是两者的统一。物质环境是表层的、有形的、看得见的、具体的,包括视听环境、嗅觉环境、温湿度状况、自然景色、院容院貌、机器设备、工作现场、病房和后勤生活服务、文化娱乐设施等,其状况如何,直接影响医院发展;人文环境是深层次的、无形的、内在的、抽象的,包括经营理念、领导作风、民主气氛、精神风貌、人际关系、心理状态、观念氛围等,其状况如何,将从根本上制约着医院的发展。医院环境的概念可从以下四点表述。

1.医院环境的本质

医院环境是医院运行和发展的物质载体和人际关系的总和。马克思指出:"人的本质并不是单个人所固有的抽象物,在其现实性上,这是一切社会关系的总和"。世界上的任何事物都不可能孤立存在,必须同周围其他事物普遍地联系着。以人为主体组成的医院正是这样一个联系着各种关系的社会细胞,其内外人际关系与自然、社会的关系状态构成了医院环境。

医院环境的本质是指隐藏在一切构成医院环境因素背后的、决定一切美好医院环境之所以为美的那个共同因素、原因或根源。按照"劳动创造了美"的观点,医院环境美的创造离不开劳动、实践和人。医院的主体——人,是创造医院环境美的关键。依照马克思的观点,美是人的本质力量的体现。"实际创造一个对象世界,改造无机的自然界,这是人作为有意识的存在的自我确证",即凡是在人类实践的对象上或人类所不断改造与完善的环境上,体现了"人的自由自觉的活动",表现了人的思想、情感、愿望、意志、智慧和创造力,就是人的本质及其力量的对象化。而一切美的事物包括美的环境,作为人类社会实践的产物,所以能引起人们的审美愉悦,就在于它们体现了或者包含着人的本质力量。所以,医院环境其本质就是体现在美的事物中的那种"人的本质力量的对象化"或"人的对象化了的本质力量"。医院环境美的本质,也就是医院主体——人的思想、情感、意志、智慧、创造力在医院物质基础和精神文明中的对象化实现。其具体内容有以下几个方面。

(1)物质要素。由物质要素构成的物质环境是医院生存及发展的必要条件,包括医疗设备与服务、医院所处地理位置、建筑设施、院容院貌、作业环境及经济效益等。

(2)品质要素。品质要素是由人的要素表现出来的,医院员工的品质素质构成了医院环境的内动力。

(3)规范要素。规范要素是医院为保障医院正常运转和实现其目标而给予员工的行为以一定的方向、方式的限制,以强制性为特征,其内容包括医院体制、组织机构、管理制度、行为规范等。

(4)思想要素。思想要素包括医院的宗旨、价值观念、道德理念、精神风貌等,其核心是医院精神。

(5)行为要素。行为要素即医院员工在经营和人际关系中所产生的活动,包括医院的经营方式和人际关系等内容。

（6）个性要素。通过形象化的手段使社会公众对医院产生印象和评价，其主要特征是直观、形象、鲜明，如各种标识、院歌和仪式等。

（7）主体要素。主体要素是指医院员工对本医院的印象与评价。医院的员工具有双重身份，他们既是医院环境形象中的有机组成部分，其自身的言行会对医院作出贡献或损害；另一方面，他们又是对医院进行评价的认知因素，这种评价受种种因素的限制，即如医院环境自身、员工对医院环境的认识程度、员工对环境的期望值、对比的因素等。

（8）社会因素。社会要素是指医院在本医院员工之外的社会公众中获得的印象和评价。医院环境是基于较高的生产力水平而与人们不断提高的审美需要相联系的，它体现了当代医学领域中环境美学与市场经济发展具有同步性。在西方医学界，环境美学已经有了较深入的研究，而在中国，由于计划经济体制的束缚，长期得不到应有的重视。过去，中国学术界也曾经研究过商品经济活动中的美学，但那时只是具体研究其在经济活动中的具体应用，是一种被动状态，乃不得已而为之。从严格意义上讲，这只是一种世俗化的应用。今天，我们重新确定环境于经济的基础与促进作用，将它作为医院在融入市场经济这一新的历史时期所必经的发展阶段。环境美学不再是美学的世俗应用，而是与人的本质相联系的具有本体论意义的新的医学发展主流。

2.医院环境的特征

（1）医院环境具有形象性。任何环境都是通过可观可感、具体生动的形象体现出来的。物质环境可以通过医院的建筑、设施、色彩、音乐、自然生态等表现出来；精神环境则是从人的精神风貌、员工素质等方面体现出来，并且给人以美的享受。这样的医院，作为美好的医院环境才是成功的。

（2）医院环境具有感染性。美的医院环境应该给人带来愉悦的情感。它可以通过物质与精神环境结合的和谐统一，通过良好的医疗服务质量向社会表达医院精神，从而建立医院与公众的互动联系，以不断提高医院的知名度和信誉度；更重要的是，医院应当以最有说服力的环境形象唤起社会的美感，在社会和公众的心目中树立美好的环境形象。

（3）医院环境具有效益性。医院环境应当对医院有用、有利、有益。创建美好的医院环境，目的是为了提高医院的经济效益和社会效益。医院环境有物质功利性，那就是提高医疗服务质量，扩大医疗市场，提高医院的竞争力，为医院的经济效益服务；同时，医院环境有精神功利性。通过医院环境达到传送一种医院文化和医院精神，为促进医院自身的发展，为社会两个文明建设的协调发展发挥积极作用。医院环境的效益性是不容忽视的。

医院环境首先表现在物质环境上。物质环境美主要包括以下几个方面：①医院的外观上美观和内容上实用。②物质环境美要适合于医院所在地区、民族的历史文化传统以及风俗习惯和心理特征。③物质环境要具有时代美，以不断创新意识引导大众审美观念的更新。精神环境的客观性具体表现为医院的精神风貌、员工的素质、敬业精神等所体现的内容是客观的，所以说，医院环境美的客观性，既体现在自然事物上，也体现在社会事物上。

医院环境的客观性在医院的医疗服务中体现得更为明显，尤其是第一印象非常重要。心理学家将这种现象称之为"首次效应"，它对于医疗市场的竞争具有极大的影响，患者的就医选择往往由第一印象来过滤。医疗技术含量具有高附加值，体现医院文化的医院环境同样有诱人的市场。总之，医院环境既体现在医院主体之中，是医院员工素质修养的部分，又在医院的物质环境和服务中体现出来。医院环境是一种客观存在。

3.医院环境的研究对象

医院环境所研究的对象是医院这个整体。它不能忽视医院环境的两个组成部分:物质环境和精神环境,即医院主体素质的提高和医院物质环境的美化完善,以达到两者和谐的统一,还包括医院人际关系的优化,劳动组织的合理及医院经营管理的完善等。

(1)医院环境是以医院环境美的本质研究为理论基础。医院环境中的审美文化作为环境美学的范畴,它是运用美学的基本规律和原则,研究医院环境美的形成和发展规律的科学。它以医院这一基础单位为研究对象,包括医院的物质环境和精神环境,其着眼点不仅是医院物质环境的生态美、设计美,还有医院人文环境中的主体美(医院内部的人际关系、外部医院与患者的关系),医院环境美不仅集中反映在其物质环境上,而且还从精神风貌、医院意识和环境意识等各方面表现出来。医院环境中的审美文化反映的是医院主体对医院客体的一种审美关系,用马克思的话说,是医院的本质力量在物化运作中的反映,也就是说,通过医院环境中审美关系的研究,可以进一步发掘和认识医院的精神美和物质之美。这对于促进医院的健康发展,分清美丑好坏,具有重要的现实意义。具体来说,医院环境的美应体现为物质财富和精神财富双丰收,物质文明和精神文明的协调持续发展,社会效益、经济效益和环境效益的同步增长。医院环境美的内涵应该是客观美与主观美的统一,是物质美、精神美和环境美的统一。

(2)医院环境是一门研究价值观念、医院精神整合关系的科学。医院环境以医院为研究对象,不仅仅要研究医院环境所体现出的美好程度和目标(包括知名度和信誉度),而且要研究医院的价值观念、医院精神等精神因素,即使医院员工的价值观念统一到医院的经营取向和发展目标上来。面对医疗体制改革中医院改制、重组或兼并带来员工心理感情上的变化;医院实行择优上岗,减员增效,致使有的员工需要重新择业,这些都会引起员工观念上的震荡。所以,在建构以产权(股权等经济要素)为纽带的维系、联结机制的同时,还必须建构以文化(经营理念、价值取向、信念理想、心理情感等)为纽带的另一个维系、联结机制。医院环境正是从价值观念、经营宗旨、制度规范的整合研究入手,重建组织和制度,建立与医院的价值观念、经营宗旨相适应的员工道德行为准则,并把它渗透到经营管理的方方面面,给员工以激励和约束,真正体现出改革重组后医院资源优势互补的功能。

4.医院环境研究与相关学科的关系

(1)医院环境研究与美学的关系。医院环境是研究医院经营活动中审美关系和医院文化表现方法的一般规律,是美学对医院经营管理的一种渗透。美学作为一门古老的学科,带有浓厚的哲学性质,它是研究人对于客观世界的审美关系,是研究关于审美关系一般规律的科学。医院环境作为环境美学的范畴,它是美学发展到现代社会向医院文化渗透后形成的一门边缘学科,是美学原理与现实经济管理学结合而成的应用性极强的学科,同美学相比,医院环境研究的范围要更具体和细则化,它具体研究医院环境美学的问题。它的美学理论基础是在一般美学的研究基础上形成的,美学包容并指导医院环境美化的研究,同时,医院环境美学的研究又可充实美学的一般原理、原则和内容,以促进美学的发展。

(2)医院环境研究与医院管理学的关系。医院环境研究与医院管理学的区别在于它们的研究对象不同。医院管理学研究的是医院经营活动中经营与管理的一般规律,注重经营管理的科学性,力求以低消耗、高效率、高质量体现其社会价值,获取最大的经济效益。而医院环境研究则是以医院经营活动中的精神和物质因素为对象,研究医院经营管理中各种因素的和谐组合和医院形象的愉悦性、感染性。

(3)医院环境与医院文化的关系。医院文化是医院在长期的经营活动过程中形成和发展起来的,并为医院全体成员所普遍遵守和奉行的,能够调适其内外关系的共同价值观念。它一般是深层次、较为无形抽象的群体意识,医院环境作为医院文化的载体,它让员工从无形中感到有形,从抽象中感到具体,它把美学原理应用于医院文化的实践与发展。这种审美文化正是沟通医院目标、医院价值观念与全体员工思想情感的桥梁,变外在的物质为内心的信念。

二、医院环境建设的历史背景

(一)医院环境具有重要的经济、社会和环境背景

人类经历了漫长的农业革命和200多年的工业革命,既取得了辉煌,也留下了遗憾。自然生态环境的恶化使人类面临着空前的危机,对人类的生存与健康构成了严重的威胁。所有这些,不得不使人类彻底告别根深蒂固的人类中心主义,重新确定人和环境、人和自然的关系,改变传统的文化观念和思维方式,将人类的一切活动打上环境的印记。医疗服务作为第三产业,环境意识和环境保护已经越来越成为医院发展中重要的经营理念和战略。

(二)医院环境伴同医院的产生、发展而与时代同步

考古资料表明,人类已有300多万年的历史。生态环境的剧变、严峻的自然选择力量,迫使人类从其起源开始,到以后的体质演化,都必须与自然展开艰巨的斗争。原始人的生命和健康,受到严酷的自然环境的威胁,疾病丛生,寿命很短,人类生存和保健的需要,是医学产生和医院形成与发展的基本条件。

从古代医院时期、近代医院时期到现代医院时期,医院发生了巨大变化,医院环境伴同医院变化而变化,伴同医院发展而发展。它为医院的发展创造了必要的文化环境条件。现代医学发展的过程中开展系统的环境医学的研究,于规范引导医院的发展,提高人们的生活和生命质量,促进和维护人类健康十分必要。人居环境的健康性、自然环境的亲和性和健康环境的保障性,全方位地指明了环境与社会、环境与人的密切关系。

三、医院环境的地位和作用

(一)医院环境地位概述

医院环境的地位是指其在医院文化中所处的位置。从医院文化的层面来说,医院环境的物质文化属表层实体文化形态,其对实践文化形态和深层观念文化形态属于依托的地位。同时,医院环境兼具的社会人文属性,对实体文化形态(包括其自身的实体部分)则属于动力地位。从医院环境的文化功能来说,其实体部分对医院文化建设属于物质保证地位;其社会人文部分对医院文化建设属于思想保证的地位。从医院环境的文化职能来说,其对医院文化的生存活动和发展属于先行、制导的地位,既有"兵马未动,粮草先行"(这里指医院建筑、医务设施先行),也有"兵马"未动,思想先行。

(二)医院环境简析

1.医院环境是市场经济发展的必然需求

伴随着医院经营质量的提高,必须实现医疗手段的现代化。医疗手段的现代化包括物质环境的审美化、器械设施的现代化、管理制度的科学化以及医院精神等。在市场经济的条件下,医院经营手段的现代化是医院品位提升的内在要求和重要标准。

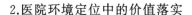

2.医院环境定位中的价值落实

我们探索医院环境定位的目的就在于其价值的落实。医院环境的价值定位是在完成物质环境美化的同时塑造医院主体人的精神美。即健全审美主体应为真、善、美的有机统一。这种审美人格的塑造过程必然与职业道德建设、文化素质及技能的提高综合进行,避免审美主体的片面化,而使审美主体塑造达到内在与外在、主观与客观的和谐统一,在创造美的物质环境的同时创造了美的精神环境。

3.医院环境文化建设发展的走向

现代医院的文化含量、审美附加值越来越高;文化、科技在医院投入产出中的比重越来越大;智力优势正在取代传统的自然资源优势;医疗市场发展要求医院更加重视社会消费心理中的精神需求;诚信,成为医疗市场的关键性竞争要素。

四、医院环境的作用

(一)医院环境作用概述

医院环境的作用是指其在医院文化中所产生的影响、效果、效用。良好的政治环境利于提高人的素质和觉悟,有利于人的主动性、积极性、创造性的发挥。良好的人际关系环境,有利于养成团队精神,有利于团结协作的开展。良好的工作环境,有利于提高医疗质量,有利于医院形象的塑造。良好的生活环境,有利于减轻医务人员的"后顾之忧",有利于医患心境和生活的改善。这些效用、效果都是良性的作用。不良的环境则难于产生这些效果,甚至产生负面效应。

总之,医院环境的作用在于发挥其多元化功能,实现医院的内塑造和外塑造,内塑造主要表现在提高医疗服务质量,培养医院精神;外塑造主要表现为树立美好的医院形象,增强医疗市场竞争力,提高社会效益和经济效益。

(二)医院环境作用简析

1.医院环境是医院价值观的直接体现

价值观,是员工对本单位存在和发展的目的和意义的认识与评价,是指导医院有意识有目的地选择某种行为去实现物质和精神追求的观念体系。它在长期的经营实践中形成,表现为全体员工共同的较为稳定的心理定式和文化积淀。医院价值观在办院宗旨上的表现,是经济效益和社会效益孰先孰后的问题。任何医院,作为社会经济细胞,是社会经济的组成部分,是责无旁贷的义务,是为社会发展作贡献。所以,医院的环境建设,必须以社会效益为中心,以保持生态平衡、可持续发展,至少是必须以不污染社区环境为出发点,这本身就是向全社会传达医院强烈而鲜明的责任感和使命感。

2.医院环境是医院凝聚力的直接体现

凝聚力,在理论上讲是一种综合的内聚力,是使全体员工在思想情感上、价值取向上、行为操守上都保持高度一致的力量。凝聚力一方面表现为医院对员工的吸引力,即员工对医院的向心力;另一方面表现为员工与员工之间的相互吸引力,即彼此之间的亲和力。凝聚力是医院发展的动力之源。凝聚力的强弱与环境特别是人文环境关系密切。整洁、融洽、和谐、向上、充满活力的内部环境,可使员工产生愉悦感,从而乐于在本医院工作,甘心作奉献。反之,则人心思"走",离心力膨胀,医院的前景只有衰败。所以,医院环境建设的出发点,就是要有利于员工的凝聚。

3.医院环境是医院形象的直接体现

医疗体制的改革逐渐把医院推向市场。未来的医疗市场,强手如林,优胜劣汰,医院要想在市场经济中站稳脚跟,长盛不衰,就要适应市场经济发展的需要,树立和强化市场意识,靠良好的医院环境打造自己的形象。

医院环境是医院形象的物质载体。医院作为社会特殊的消费领域,医院形象的最终效果取决于大众的接受程度和情感评价。而这种情感接受以认知评价为基础,通过优良的服务、优美的环境在市场竞争中被大众的消费行为所接受、所承认,医院形象的塑造才算得以最后的完成。

良好的医院环境可以赢得公众的信赖。根据社会学和心理学的"从众心理"可以在社会上形成一大批追随者,对医院的经营活动起巨大的推动作用。

4.有助于构建有新时期特点的医务道德建设

医务人员的道德建设正处于一个继承、整顿、更新的过程。而医院环境作为医院素质和医院精神的表现,正是通过科学的规律和形式,通过美的形态,陶冶人的情操,给人的心灵以深刻的影响,促使人追求生活中一切美好的东西,自觉地沿着高尚的人生追求前进。

良好的环境对人的道德行为有着重要的约束和激励作用。再美好的环境中也会有不那么美的一面。这不美的一面是滋长还是收敛?从行为学和心理学的角度看,环境是一个重要的影响因素。美好的环境可以抑制、约束人们不美的行为。同样,环境具有感染性和亲和力。美好的环境能感染人,激发人内心美好的因素,自觉地形成美的行为和习惯,形成一种激励因素。良好的医院环境对于医院主体道德素质的提高具有重要的影响和主导作用。

5.有助于推动医院经济与文化的同步发展

医院环境是医院经济与文化共生互动关系的物质载体。经济需要文化,文化渗透经济,经济的增长和医院的发展,取决于经济中文化含量的大小,文化力作用的强弱和经济力与文化力、政治力相结合的程度。现代医院的发展离不开文化力的开发,良好的医院环境正是这一相互作用、辩证关系的内在与外在反映,推动经济与文化实现一体化发展,形成经济与文化相互促进、相得益彰的发展机制。

五、医院的外部环境

医院环境有外部环境与内部环境之分,即有"大环境"与"小环境",宏观环境与微观环境之别。医院环境内容叙述的重点是医院的内部环境及其自身环境的营造,求得以自身的环境优势、环境实力来吸引患者,服务社会。这里对医院的外部环境只作了概略叙述。意在知晓大局,服从大局、维护大局、借助大局,以发展自己。

(一)影响医院环境的基本外部环境因素

医院的外部环境是直接影响医院生存与发展的客体。从医院环境的目标和运作观点来看,医院环境的最终效果取决于社会公众的接受程度和评价。而这种情感接受以认知评价为基础。医院环境的人文和物质因素,包括医疗技术服务只有在市场竞争中,被大众的消费行为及实践效果所接受、所承认,医院环境建设才算取得预期效果。因此,外部环境中的人文因素和社会经济状况,构成了医院环境自身主观的目标活动和社会公众客观的认知行为之间沟通交流优化组合的基础。其内容包括社会制度的政治环境;医院外部的市场经济环境;医院外部的人居状况、人的健康状况、人均收入支出状况;医院外部人的文化科学素养、就医用药观念;社会医疗机构设置状况。

医院外部的人文环境和经济环境构成了医疗消费水平的宏观环境。一般来说,一个地区的政治环境、相关政策越好、生活条件越好,医务人员的积极性越高,服务越好,群众健康水平越高,

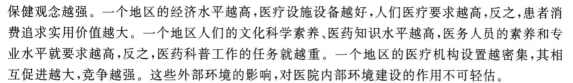

保健观念越强。一个地区的经济水平越高,医疗设施设备越好,人们医疗要求越高,反之,患者消费追求实用价值越大。一个地区人们的文化科学素养、医药知识水平越高,医务人员的素养和专业水平就要求越高,反之,医药科普工作的任务就越重。一个地区的医疗机构设置越密集,其相互促进越大,竞争越强。这些外部环境的影响,对医院内部环境建设的作用不可轻估。

(二)影响医院环境的相关外部因素

其主要包括医疗保险制度改革对医院的影响;医药卫生体制改革对医院的影响;药品流通体制改革对医院的影响。例如,我国现有各种形式的民营和中外合资医疗机构,这些医疗机构大多集中在东南沿海的经济发达地区,他们虽然还没有对我国的医疗市场形成大的冲击,但必然会更多地参与国内医疗市场的竞争,因此,我们必须要有迎接挑战、参与市场竞争的意识,在一个充分的竞争环境中不仅要保证生存,还要保证进一步的发展与壮大。

(三)影响和制约医院环境的社会文化因素

1.民族文化的影响

任何一个医院环境或多或少都要打上民族文化的印记。例如,中华民族历来有重视人际关系的传统,有较强的整体意识和献身精神等。这些民族文化的精华,不能不影响着医院环境的形成与发展。另一方面,民族文化中的封闭、保守等,也会对医院文化环境的形成发展过程产生影响。

2.生产方式的影响

不同的生产方式往往会产生不同性质和特点的企业文化、医院文化以及校园文化等。作为经济基础范畴的生产方式必然对社会上层建筑中的思想文化的形成与发展产生作用与影响。同时,同一生产方式在不同的发展阶段对文化环境的影响亦会有所不同,医院文化也不例外。

3.国际环境的影响

在现代科学技术高度发展的今天,国与国之间、民族与民族间的互相影响和制约日益增强。我国医院环境的形成与发展也必然受到国际大环境的影响。这就决定了作为医院文化范畴的医院环境建设,不能不受到其他国家的影响,关键是我们以一种什么样的态度、方针、政策来正确对待这些影响。

4.职业特点的影响

在同行业、同类型部门工作的员工,往往会有共同的职业习惯和心理感受。由此,作为同行业的医院文化和环境建设,就会产生一种互相比较、借鉴、学习、丰富,并互为影响和促进的作用。不同行业中的文化与环境建设当然也会产生互相启迪和影响作用。

5.政治体制改革和经济体制改革的影响

医院环境是随着时代的发展、社会的变革而不断丰富、发展和完善的。随着我国经济体制改革的深化,引起了并将继续引起社会各方面利益关系的深刻调整。医院的多方面、多层次的利益关系,也正处于不断调整的过程中。

6.健全法制环境的必要性及其影响

规范和调整医疗行业的法律法规相继出台。这为创建良好的医疗法制环境,提供了必备的重要条件。依法行医既可维护患者利益,又能保护医务人员的权益,从而为建立良好的医患关系提供坚实的基础。

六、医院的内部环境

当今世界,经济活动已进入"情感化"经营时代。反映医院综合素质的医院环境已成为医院经营运作中重要的资源要素,开发精神和物质的医院环境资源、营造良好的医院环境,成为医院在日趋激烈的市场竞争中占有市场、赢得优势的法宝。其与医院目标和发展有着实际与潜在的利益关系。

(一)医院环境中的生态环境

医院内部环境中有隐性因素、显性因素。隐性因素属内在美;显性因素属外在美。内在美的核心体现为价值观和敬业精神;医院的实体价值体系是指医院的有形的物质资产,包括建筑、设备、标识等物质要素。它们和医院所处的生态条件是医院和社会最重要的联系,也是医院环境美最直观的参照对象,是以视觉形象为基础的综合显性因素。

一个清洁、舒适、亲切的生态环境会使患者的生理和心理产生巨大的影响。现代护理创始人南丁格尔在其理论中特别强调生态环境对人健康的影响。人、健康、环境和护理构成了护理学的基本要素和总体理论框架。同时,作为特定的社会群体环境,医院及医疗区域列入国家法律保护的——"噪声敏感建筑物"和"噪声敏感建筑物集中区域",以保护其安静不受干扰。在如今环境日益恶化的背景下,体现可持续发展意识的生态环境研究也就应运而生,引起社会各界越来越广泛的重视。

不少人认为医院的生态环境就是在医院建筑周围种树植草搞绿化,其实这是一个误解。根据国际绿色建筑协会的定义,绿色生态建筑的评定包括能源、水、声、光、热、绿化、环境、绿色建材及废弃物处理九大系统,绿化系统仅仅是其中的一个系统而已。即使是绿化系统本身,也应包括三大功能:树木花草的生态平衡功能、休闲活动功能和景观文化功能。

医院环境中的自然生态状况,对医院主体美的塑造及医疗效果有直接影响。现代心理学证明:劳动条件的存在方式,对人的生理和心理的影响是"同形同构"的。医院生态环境适应其劳动者和劳动对象生理结构,引起人们的生理上的快感、舒适感、安全感,在此基础上达到人们心理活动的愉悦,为患者的康复创造了条件。如果医院处在杂乱、肮脏、嘈杂的生态环境条件下,势必妨碍人的身心健康和精神状态,影响工作积极性和创造性的发挥,影响工作效率和医疗质量的提高。反之,在优美的生态环境条件下,会减轻人们的生理和心理上的压力,消除不必要的紧张、厌倦、烦躁等不安情绪,更为重要的是使作业对象——患者获得轻松和信心,有利于疾病的诊疗和康复。

随着当代医疗事业的进步与发展,洁净手术环境——这一新的概念已应用于医院经营的理念中。手术环境危害的定义为感染、断电、机电设备失去功能、火灾、爆炸包括放射源处理等。并强调手术环境的控制不等于始于手术切口、终于切口的缝合,而是一个更为广泛的全过程的控制过程。

现代医院管理者应该有强烈的生态环保意识。更重要的是医院生态环境本身的功能完善、安静舒适,既节约能源又降低医疗成本,从而能取得环境生态效益、经济社会效益与消费群体需求的统一。

(二)医院物质环境中的作业环境

医院的物质环境是医院赖以存在和运行的空间。大致可分为作业环境和作业外环境。

1.作业环境

作业环境主要由作业的主体与对象、作业器械工具、作业设施等要素构成。作业环境中的主体——医护人员,既有人文因素,是医院人文环境的主要因素,又有非人文因素,因此,亦是作业环境的构成因素之一。美好的作业环境表现为作业者、作业对象、作业工具及设施等要素之间的和谐、沟通与配合。

作业环境是医院进行医疗活动直接所处的场所,如门诊病房环境、办公间环境、相关室内的布置摆设等。作业环境既是医护人员的作业环境,又是作业对象——患者出入的场所,其环境美化早就引起了人们的重视。医院作为特殊的服务行业,审美因素的印象与作用更为突出和重要。现代医院管理证明:美好的医院环境可以营造具有吸引力的医院形象。

创造美好和谐的作业环境,首先要根据作业对象的不同合理配置人员和设备。作业器械设施的设置如操作台、病床、桌椅等,应该考虑到各部位的合理比例和尺寸,根据不同地区人的高度,因地制宜,以便操作。其次,良好的作业环境还需要保持合适的温度和空气的流通,并使噪音限制在可以接受的一定水平。办公区则应将各部门合理地并置在一起。随着员工能力的提高和计算机对日常工作的更多承担,既要考虑工作流程,又要考虑减少相互干扰,以保持良好的联系与信息交流。在此基础上对环境进行美化设计,促进工作效率。

2.作业外环境

作业外环境是指医院员工作业活动的外部环境。通常表现为医院的自然景观、建筑外形、厅室内设计美化等。在现实医院中作业环境和作业外环境常常是融于一体的。

现代医院的作业外环境的选择和布置,既应该考虑到自然资源条件,又要从整体上做到经济效益与环境审美的统一。

(1)自然景观的选择。作业外环境的自然景观,同样可以产生和形成良好的感觉和氛围,可以营造出与日常生活有别的情趣,拉开人们对实际生活的感受而缓冲心理上的压力,给人一种心情的解脱和清新的美感。优美的作业外环境既能让患者得到良好的心理调适和愉悦,有利于诊疗康复,也能激发医院员工的工作积极性,满足他们返璞归真的心理欲望。

自然景观的选择,一般应当是山水相宜、空气清新,并且尽量考虑到外环境的照应因素,即所谓借景问题。医院本身林木青翠、设施整洁,若再有周围优美的自然景观与之呼应,更会另有一种美的意境。

(2)作业外环境的保护。医院具有优美的作业外环境固然重要,但更重要的是善于维护这种优美的环境。有许多医院坐落在绿荫掩映之中,可是由于不重视环境的保护:污水任意排泄,垃圾废料随意乱倒,灌木丛枝叶不定期修剪,再加上空气及噪声污染,致使作业外环境遭受破坏。以牺牲环境换取短时的经济效益是绝对不可取的。

(3)作业外环境的美化。医院环境中的作业外环境美化要考虑到许多具体的因素,如空气、光线、音响、色彩等。

空气因素:环境绿化是净化空气的根本环节。办公区前后、病房门诊区周围,养花种草、铺设草坪,设计空气净化林带,既可净化空气,美化环境,又可为人们提供休闲的场所。

光线因素:光照条件是医院作业外环境的另一个重要环节。空间开阔、阳光充足,有利于美化整个医院环境,也有利于患者的康复和心理健康。在可能的条件下,医院的建筑不可过挤过密,尤其是较高的建筑物,设计和布局既应考虑到整洁有序,又应考虑到错落有致,尽量考虑到光照条件和采光条件。使医院员工和患者保持着良好的心理状况和审美心态;相反,阴暗潮湿的环境,会给人一种沮丧和失望的感觉。

色彩因素:色彩是医院作业外环境的重要因素。不同的色彩会引起人们不同的心理反应。一般来说,白色象征着关爱、纯洁和明快,但过多使用白色,容易给人以困惑和迷惘的感觉;红色使人联想到阳光、热情和温暖,但过多使用同样会刺激人的心情,使人不安和冲动;绿色象征着自然和生命,蓝色给人以宁静和平安。总之,医院的环境美化应根据医院的经营特点和自然地理位置合理地调配各种色彩。一般来说,在一定的范围内保持色彩的稳定性可以使人获得心理上的宁静、注意力集中;而在适当范围内有一些色彩变化,可以使人焕发热情和新奇感。

音响因素:有研究表明,人们在一种声级较低的柔和音乐背景下,会感到轻松与愉悦,对患者而言能消除他们的不良体验,使大脑及整个神经系统功能得到改善,并进一步起到镇痛、降压、镇静的作用,即音乐能同时改善患者的心理及生理状态。需要指出的是,背景音乐对医护人员同样是能起到积极作用的,在较低声级的音乐背景下,人们的工作效率不仅不会下降,反而能得到一定程度的提高。

适宜设置背景音乐的场所:门诊大厅。门诊大厅汇聚前来就诊的患者以及患者家属,身有病痛,还要排队挂号,排队交钱,排队取药,患者及家属很容易处于一种焦虑和疲惫的状态,这时候出现柔和、优美的音乐会使人感到心情愉悦,不知不觉中减轻一些烦恼,消除一些疲劳。

检查治疗室及分娩室:患者在检查治疗室做纤维支气管镜、胃镜、肠镜等检查,烧伤患者换药,或产妇分娩时往往都会伴随不堪忍受的疼痛。这时播放一些轻松的背景音乐,能够分散患者的注意力,缓解检查治疗或分娩时带来的疼痛和不适,同时能使他们更好地配合医护人员的检查和治疗。

手术室及介入室:除了全麻手术外,患者均存在听觉,术中手术器械的碰击声,医师关于病情的讨论、手术床位置的调整等对患者而言都是不良刺激,会影响患者情绪,甚至导致患者出现血压波动、心跳过速等不良反应,从而不利于手术的顺利进行。在这种情况下可以有选择地给一些手术患者通过耳机播放背景音乐,一来可以起到耳塞的作用,防止患者通过听觉受到不良刺激;二来可以通过听音乐转移注意力,消除紧张情绪,从而保持一个较好的心理和生理状态。

根据音乐心理治疗理论并结合医院的具体情况,背景音乐的选择应在以下一些类型的音乐节目中选取,轻松、明快的音乐使大脑及神经功能得到改善,并使精神焕发,疲劳消除;旋律优美的音乐能安定情绪,使人心情愉悦;节奏缓慢、优雅的音乐具有镇痛、降压、镇静的作用。需要强调的是,背景音乐音量不能大,否则会适得其反,变成一种扰人的噪声。利用音乐美化医院环境要因地制宜,才能达到预期的效果。

七、医院环境与管理运行机制及价值体现

在一般人的印象中,优美的医院环境都是和精神审美需求紧密相连,而与医院的经营管理毫无关系。其实现代管理中,其经营管理活动大致可分为三个组成部分:实体价值体系、行为价值体系和形象价值体系。通过这三个方面的互为联系和作用,综合体现出医院经营管理的创造性和竞争力。

医院内部环境的具体情况千差万别,发展的外环境条件也不尽相同,即使是同一地区的医院也不能"按着一个方子吃药"。要在充分论证和分析的基础上,制定自己的发展规划、经营目标和经营策略,不断发挥内环境的优势。

(一)制定医院经营机制

1.制定医院经营战略要注重发挥医院的激励机制和约束机制的作用

卫生医疗改革实质上是把医院推向市场,而完善医院的法人治理结构是建立现代医院运行机制的重要内容。所以没有一个相互激励、相互制衡的机制,就不可能建立现代医院管理制度。管理的关键是决策,决策的失误势必影响整个医院的发展计划。如何避免这类问题的产生,应当

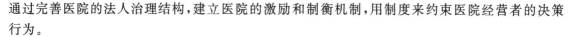

通过完善医院的法人治理结构,建立医院的激励和制衡机制,用制度来约束医院经营者的决策行为。

2.制定医院经营战略要把握好三个环节

一个好的经营战略的形成,需要一个好的医院环境,说到底就是要有一个好的医院运行机制。医院应具备运行畅通的创新机制、经营机制和人才培训机制,这三个方面不可或缺。

创新机制是医院发展的动力机制,包括制度创新、技术创新和管理创新。制度创新要求医院有一个高效运转的现代管理制度;技术创新是医院发展的根本动力;管理创新是制度创新的实体工程。三者是一个有机的整体,不可分割,共同推动医院的发展。

经营机制是市场经济条件下医院生存发展的必备手段。市场问题是医院"永恒的主题",医院必须将经营战略真正转向市场需求战略。医院经营的成败,广大患者满意度是终端,是医院经营的最终检验者。

医院内部环境的完善还要重视人才培训机制的建立与深化。人是最根本的动力,再好的运行机制如果没有一支高素质的员工队伍作后盾,那也只是"纸上谈兵"。所以加强对医院员工队伍的培训,不断提高医院员工队伍的素质,是医院内部环境建设不容忽视的重要环节。

(二)注重员工的精神需求

一个良好的医院环境,体现在全体员工形成的共识与行动中。

社会越发展,人们的精神需求就越迫切、越明显。在现代医院管理中不可避免地体现出了这一趋势。"软管理"的兴起正说明管理不仅是一门科学,还应是一种文化。医院管理中的人文环境的和谐极为重要,文化管理,亲和原则,是具有无形要素品质的医院发展的社会因素。

医院管理离不开其所在公众关系环境纵横交错的链条,也离不开一个充满文明意识的良好环境作为调节器。从这一角度来看,其作用在于唤醒人们对医院产生好感或改变对自身不足的认识。马克思说过:人的本质力量是"通过劳动实践物成对象,在对象的形象中体现出来,构成审美价值"。而医院管理作为人们的社会劳动实践,其凝聚人们的力量中最有效的是美好的医院环境,是具有人性和自然性的美感。因为美能深入人们的心中,效果强烈而深远,因而从本质上说具有更为强大的感化力量。真实的人性光辉,美好的自然生态,诚信精湛的服务价值,构成了医院环境精神与物质美的基础元素。"唯一真正的美是人与人的交往之美"。在社会化程度越来越高的知识经济时代,医院管理中人的主体作用愈显得突出,可以说,医院管理中的环境因素,是广泛涉及文化和智慧的一门学科。

八、医院环境中应具备的团队精神与氛围

医院活动是人对物的创造,但它是在内外环境的相互作用中特别是在内部环境中的人与人之间的关系中实现的。一个劳动群体如果呈现互补状态就会产生整体大于部分之和的效力;如果呈现内耗的状态,就会出现整体小于部分之和的弊端。医院中人的关系状态,人之间的情感交流和责任感,可以增强群体的凝聚力,这是一种单靠管理和制度所无法替代的能动性。

(一)医院环境凝聚力的基本特征与道德机制

医院环境中什么最重要?应该说是人最重要。人是生产力中最为活跃的因素。资金、设备、技术只有靠人运用、操作、掌握才能转化为现实生产力,并产生经济效益。对一个医院来说,只有员工的积极性充分调动起来了,他们真正以主人翁的姿态出现,心往一处想,劲往一处使,医院才能在激烈的市场竞争中生存和发展。

医院从根本上讲是一种以社会经济发展水平为前提的、以满足人的健康需求为根本目的的公共服务机构。医院内部人员的相互关系是在一个特定的环境中，特定的社会群体之间的公共关系的活动表现。它通过相互之间的沟通协作，形成合力，运用环境美的力量来肯定一种尊重人、尊重人的情感和创造性的价值理想，以致影响医院的管理机制，改善劳动主体创造性表现的环境机制，从而达到群体目标的实现。医院环境的凝聚力其基本特征主要表现为以下几个方面：①以建立良好的团队精神、信誉、形象为目标。②以真诚、平等、互利为原则。③以交流合作、相互沟通为手段。④以持久长远为方针。

由此看出，医院内部公共关系的一切行为，必须是在道德规范约束内的活动，必须以树立良好的职业道德为前提。

公共关系的总体职能体现为对外职能和对内职能。但在实际中，公共关系的对内职能却往往多被人们所忽视，许多人误认为公共关系只是具有对外职能。实际上，公共关系所具有的对内职能与它的对外职能同等重要。

(二)凝聚力的基础——满足员工的合理需求

群体凝聚力是医院内部良好环境的重要因素之一。群体凝聚力是指群体对成员的吸引力和成员之间的相互吸引力。这两者形成的机制都具有满足员工的某种需要，需要得到满足就会带来的积极的心理状态。人的需要的满足，是团队凝聚力产生的基础。

心理学家把人的需求分为五个层次——生存需要、安全需要、社交需要、自尊需要和自我价值实现的需要。对同一个人来讲，这五种需要往往同时存在，只是各自的强度不同，即需要结构是因人而异的。因此，不同的部门和单位，应对自己员工的需要结构进行具体分析。管理学研究的结果表明。

(1)人的需要的满足是产生凝聚力的基础 对本医院员工的需要层次、需要结构，逐一分析得出结论，是提高医院凝聚力的基础工作。

(2)人的需要因人而异 凝聚不同类型的人需要不同的内容和措施。医院环境中人的知识素质普遍较高，"实现自我价值"的愿望较迫切，构成了医院环境特定的凝聚力价值取向。

(3)人的要素结构是变动的一个人，其需要结构不是一成不变的，而是动态的，是因时而异的。因此，医院凝聚力的形成是一个渐进过程，要坚持不断创新的观点，依据情况的变化而不断更新员工的需要结构。

(三)以人为本，推进医院的改革与管理

医院中以人为本的管理是医院内部良好环境的又一重要因素，其所涉及的范围十分广泛，其主要内容有以下几个方面。

1.选人用人

以人为本的管理首要的任务是选好人、用好人。因此，必须运用行为科学和管理心理学的理论对人的需求、心理特征、动机以及人的行为规律有所认识。对人的能力、气质及性格上的差异进行区分。根据工作需求选用人，实行"因人而异的管理"。

2.因事设人

就是对医院内所有的岗位，按一定的标准，加以分类整理，使工作与人达到最佳结合，实行"因事设人"的管理。

3.动态管理

如何选用适当的员工，担任适当的工作，是以人为本管理的一项重要内容。招聘与录用工作

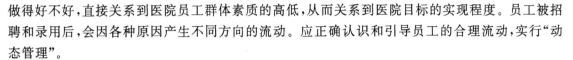

做得好不好,直接关系到医院员工群体素质的高低,从而关系到医院目标的实现程度。员工被招聘和录用后,会因各种原因产生不同方向的流动。应正确认识和引导员工的合理流动,实行"动态管理"。

4.教育与培训

这是使人与物相结合,使员工适应所在岗位和胜任工作的主要手段。特别是在医学科学技术发展不断加速,知识更新的周期越来越短的情况下,医院发展迫切需要新的知识、新的技能。

5.人事考核

人事考核是以医院员工在其岗位上的工作状态、工作成绩为对象,考核其在一定期间内执行任务履行职责的状况。每一个员工是否称职,是否可以胜任更高一级的工作,其基本的检查方法就是考核。考核是发现人才、合理使用人才的重要手段,也是发现员工素质的薄弱环节、进行训练与教育的基础。

6.员工激励

激励是调动员工积极性的重要手段,是激发员工努力工作的重要方法。要从影响人的积极性的内外部条件出发,研究调动员工积极性的各种方法和手段,最大限度地调动员工的积极性。

7.管人管思想

以人为本的管理,是通过对人的认识、培养和使用,以达到以人治事的目的。要对员工实行全方位管理,见人见物见思想,理顺情绪,化解矛盾,提升员工的满意度,形成一个医院关心员工,员工报效医院的良性循环。

8.领导艺术与技巧

提高管理者的素质,是实现以人为本的管理原则的第一要素。领导的方法和技巧如何,直接关系到以人为本的实际效果。

9.重视员工职业发展资源的开发

现代医院对员工职业发展道路的开发之所以是人力资源开发的一个重要方面,一是因为医学科学的迅速发展与市场竞争的加剧,使得医院对员工的主动性和创造性的依赖越来越强。二是发展带来员工文化教育水平的提高,他们有较强的自我意识和对自身权利的要求,医院应尽可能地鼓励并帮助他们完善和实现自己的个人目标,并设法引导这种个人目标与工作需要相结合,使员工的事业成长之路纳入医院发展需要并行的过程。

医院人力资源的开发,是一项系统工程,并非一朝一夕所能奏效,它需要社会生活的进一步规范,也取决于医院内部良好环境的吸引即医院自身的重视,形成一种氛围,加大智力投资,促成激励机制的形成和发挥作用,以期达到人才资源的最佳匹配和效益的最大限度发挥。

(四)医院文化不同的类型与凝聚力

医院员工的各种需要有赖于在内部良好环境中得到满足,其物质方面的需要通过工资、奖金、福利待遇的改善而得到满足,其精神方面的需要通过医院内形成良好的人际关系、良好的领导作风、良好的道德风气和医院精神而得到满足。那么,什么类型的医院文化和环境才最能产生强大的凝聚力呢?我们可以参照美国管理学家提出的"管理方格"理论进行分析。

管理方格有两个坐标,横坐标为"关心生产"的程度,从弱到强分为九等分;纵坐标为"关心人"的程度,从弱到强分为九等分。如此划分结果,形成81个方格,每一方格表示一种领导方式,相应地,形成了一种以文化为观念的管理模式。

管理模式中包括有贫乏式、权威式、俱乐部式、中庸式和团队式等诸多模式,其中以团队式的管理模式最具有凝聚力,并可以持久地维持下去。

这种模式的特点在于既充分关注经济效益,又充分地关注理解人,建立起良好的人际关系氛围,形成了一种团结向上的团队精神。

团队精神的形成,把员工个人命运与企业发展紧密地连接在一起,组成利益共同体、命运共同体。并以团队精神为心灵纽带,产生强大而持久的凝聚力。

(五)营造团队式医院环境凝聚力的具体途径

(1)注重员工的物质利益。

(2)使医院的目标深入人心。

(3)以共同价值观从思想上把员工凝聚起来。

(4)公平竞争,精心用人,使员工各得其所。

(5)使用与培养人才相结合。

(6)尊重人、关心人,发挥感情纽带的凝聚作用。

(7)美化医院的形象环境建设,以丰富多彩的文化生活增强吸引力。

(8)处于困境时,注重疏导挫折心理,维护信心和凝聚力。

在形成团队精神凝聚力的过程中,要充分重视激励作用的发挥和激励机制的健全。每个人的工作效率和成绩,取决于他的能力和从事这项工作的积极性。而能力的发挥取决于一个人对工作任务的理解、努力持久的程度等综合效应,正确使用激励手段,充分挖掘人的内在潜力,才能使每个人都能自觉地形成既有统一意志,又有个人心情舒畅的生动活泼的局面。

(张翠红)

第五节　医　院　形　象

良好的医院形象是提升医院综合实力、增强竞争力的重要手段,是医院无形的又是十分宝贵的财富和资源。

一、医院形象的涵义

(一)医院形象的定义

人们通常所理解的形象是一种感觉,就像一个人独特的外貌、气质风度、仪容仪表那样,可能让人一时说不出他到底哪里与众不同,但总让人感觉到他有着一种独特的魅力。这种感觉不是空洞的,它通过体格、着装、行为以及视觉系统发散出来,无处不在,无时不在,是一种状态,一种精神,一种风格。那么,"形象"究竟是什么呢?

关于"形象"一词,《现代汉语词典》的解释是:"能引起人的思想或感情活动的具体形状或姿态";《企业文化与 CI 策划》一书指出:从心理学的角度来看,形象就是人们通过视觉、听觉、触觉、味觉等各种感觉器官在大脑中形成的关于某种事物的整体印象。简言之,是知觉即各种感觉的再现。

顾名思义,医院形象有三层含义:①医院的物质存在形式。②医院自身的行为。③公众对医院的印象。由于医院的性质功能、大小规模、专业特色、建院时间、文化背景以及所处的地域等各不相同,因此,其展现的形象也就各不相同。《医院形象及医院建设》一文认为,医院形象可理解为医院价值取向和医院社会功能所决定的医院特征,是医院在社会公众心目中总的印象。

在这里,我们需要对"公众"一词加以界定。这里所说的公众主要包括两类:①内部公众,即医院的员工,他们对医院的看法和认识是衡量医院形象的重要依据。②外部公众,即医院所面对的患者、社区、政府主管部门、新闻媒体、竞争者等。

综上所述,医院形象就是医院通过自身的存在形式和行为向公众展示的本质特征,进而给公众留下的关于医院整体性的印象和评价。

(二)医院形象的分类

根据不同的标准,医院形象可划分为以下几种类型。

1.内在形象和外在形象

这是以医院内在和外在表现来划分的。内在形象主要指医院目标、理念、精神、风气等看不见、摸不着的部分,是医院形象的核心部分;外在形象则是指医院的院徽、院旗、环境、房屋设备等看得见、摸得到的部分,是内在形象的外在表现。

2.医院内部形象和外部形象

这是根据受众者的范围划分的。外部形象是社会公众对医院的认知,内部形象则指该医院的全体员工对医院的整体感觉和认知。由于员工置身于具体的医院之中,他们不但能感受到医院的外在形象,而且能够充分感受到医院的内在形象,因而是医院整体形象的感觉者。

3.医院的正面形象和负面形象

这是按照公众评价的态度来划分的。一所医院从建院和运营之日起,其形象就已客观存在了,但是任何医院的形象都不可能是完美无缺的,其中必定是既有正面的,也有负面的,这是不以个人意志为转移的。一般地说,公众对医院形象认可赞赏的部分就是正面形象,批评否定的部分就是负面形象。对于医院来说,一方面要努力树立扩大正面形象,另一方面要努力避免或消除负面形象,这两方面工作同等重要,不可偏废。

4.医院的直接形象和间接形象

这是根据公众获得信息的媒介渠道来划分的。公众直接接受医疗服务,亲身体验形成的医院形象是直接形象,而通过他人口碑相传或是从大众传播媒介所得到的医院形象是间接形象。调查发现,患者在选择就医的医院时,很重视间接形象的获得。有调查结果证实,如果一位患者对医院满意,平均向其周围人群传播医院正面形象达5人次,而不满意的患者传播医院负面形象则多达20人次。由此我们不难看出每所医院要高度重视每一位患者的反映,重视医疗服务的每一个环节,为塑造良好医院形象奠定坚实的基础,同时还要充分重视信息时代传媒对医院的巨大影响。

(三)医院形象的基本特征

医院形象具有多方面的特征,其基本特征主要表现在以下几个方面。

1.系统性

医院形象本身是由多种复杂的因素构成的,有公众容易直接感知的因素,如环境设施、服务态度、医院标识等具体的景象,也有公众不易直接感知的因素如医院精神、价值理念、员工素质、医德医风等抽象的概念。上述易感知的因素反映出在相当长历史时期内医院物质文明建设的成果,而不易感知的因素则是医院文化建设的综合反映,诸多因素之间相互联系,相互依存,互为条件,决定了医院形象是一个系统性很强的整体。从系统性的特点可以得知,在塑造医院形象时要注意从整体着手,全盘规划,绝不能只重视个别方面。

2.社会性

医院形象是医院文化的折射和投影,是社会公众对医院两个文明建设的认可程度,是社会公众对医院总体印象和评价,也反映出医院在社会上的地位和知名度。医院形象的好与不好都不能医院自己说了算,社会公众才是医院形象的裁判员和评价者。医院形象不仅要经过医院内部的努力塑造,还必须借助于社会的关注、公众的广泛参与和认可才能确立,不可能脱离社会而存在。

3.稳定性

医院员工所创造的两个文明建设业绩,逐步会在社会和患者中形成总体印象,这一总体印象一旦形成,便会在社会公众中构成一定的思维定式,相对固定下来,不会瞬间即逝,从而显示出医院形象具有一定的稳定性。

4.动态性

任何事物都处在运动变化之中,医院形象也不例外。医院形象的稳定性是相对的,而其运动变化则是绝对的。医院形象的动态性包括两层含义:①医院形象是由技术水平、人才设备、服务保障、科研项目等多种要素构成的,而这些决定和影响医院形象的要素经常处于变化发展之中,因而医院形象也处在不断的发展和变化之中。②由于各要素之间的相互作用和相互影响,如直接形象和间接形象之间,内部形象和外部形象之间都存在着密切联系,而它们作为医院形象的组成部分也并非一成不变。良好的院容院貌,亲切温馨的服务,一流的技术必然会吸引患者就诊,而患者的赞誉又会进一步激发员工的工作热情,形成良性循环,反之亦然。了解和掌握医院形象动态性的特点,我们在塑造医院形象时,就要善于适应变化,推陈出新,不能墨守成规。

5.效益性

医院形象是对医院丰富文化底蕴的深刻反映,是通过长期有形和无形的投入后形成的成果。21世纪将是一个知识经济空前发展的时代,医院形象将作为智力成果的表现形式,成为一笔巨大的无形资产。这笔无形资产和医院有形资产相结合,就会产生可观的社会价值,并且可以对有形资产起到保值、增值和催化作用。

6.差异性

医院形象如同企业形象、社区形象等一样,它不是事物本身,而是人们对事物的主观感知,不同的人对同一事物的感知不会完全相同,因而其形象的可靠性受到人的意识和认知过程的影响。因此,在医院形象建设的实际工作中,我们应不因受到表扬而沾沾自喜,也不必因为受到某些批评就对此加以全盘否定,必须坚持和运用唯物辩证的观点,从总体上认识和把握医院形象建设。

二、医院形象的要素

医院形象的构成要素比较多样复杂,归结起来主要有以下几个。

(一)医疗质量

医疗质量是医院建设的永恒话题,是患者最为关心和敏感的问题。患者到医院就医的根本目的是为了满足对健康的需要,希望以最小的痛苦、最合理的花费、最短的时间来治愈疾病恢复健康。医院对"质量就是生命"这句话的感受远比其他任何行业更真切、更深刻,医疗质量既是医院管理的落脚点,又是医院形象的核心要素。

(二)医疗服务

今天,良好的服务是增强医院竞争力最有效的手段。调查发现,一家医院失去患者,只有1/3是由于医疗质量或价格的原因,60%的患者转向其他的医院其实是因为服务水平低下的原因。一般认为,偌大的医院冷落少数几名患者是难以避免的,不值得大惊小怪,然而这种情况却会造成难以估量的影响。根据有关统计数据,开发一位新的患者比维持一位原有就诊者要多花近5倍的成本。若患者对医院服务不满意,他很可能会告诉自己身边的人,然后还会一传十、十传百。这种口碑相传的效力是非常惊人的。相关研究报告显示,大约有96%的顾客遇到不满意的服务,多半会自认倒霉而不再光顾,虽然顾客不一定都会当场发作,但他会平均告诉周围的10位好友,其中还有5%的顾客传播力更强,将会告诉20个人;并且1次服务不好的损失,需要12次好的服务才有可能弥补。实际上,无论从人文的角度还是从心理学的角度,医疗服务都不仅仅是简单的"服务",它和医疗技术相互融合,既有诊断、检查、手术等有形的手段,也有微笑、倾听、建议等无形的方式。为此,不少医院的管理者提出了"服务就是生产力""服务产生效益""服务等于产品"的论点并在实践中推行。目前,不少医院尝试引进星级宾馆服务模式,如有医院成立患者服务中心,患者从入院到出院所有的手续全部由中心来完成,还有的医院成立了导诊中心,门诊全天开放,缩短各种检查报告的检测和发放时间,使患者就医方便快捷。可见,医院服务同样是医院形象中的一个要素。

(三)医疗特色

医疗特色是一所医院特有的医疗技术,是区分不同医院的重要标志。随着科学技术的迅猛发展和信息化时代的到来,任何一家医院都不可能包揽所有的专业学科,购齐所有最先进的医疗设备,任何一所医院都需要独辟蹊径,形成自己独有的或是比其他医院更成熟、更出名的品牌技术,拥有知名度更高的权威专家学者。如北京同仁医院的眼科在国内外赫赫有名;上海瑞金医院在血液病研究方面拥有一批知名的科学家;湖北省荆州市有一家虽然是地市级医院,但从20世纪80年代中后期注重开发研究腹腔镜技术并形成了品牌,结果异军突起,在全国颇有影响,有20多个省市的医院先后到他们那里学习进修。可见,一家医院无论规模大小,建院时间长短,只要能适应市场需要,做到"术业有专攻",创造出个性化的品牌形象,就能在激烈的竞争中立于不败之地。

(四)管理水平

在知识经济时代,仅有规范化、科学化的管理还不够,还必须导入文化管理的理论。这是面向21世纪塑造医院形象的关键。医院内部机制运转是否高效,诊疗流程是否便利,学科设置是否合理,医院的标识是否方便患者,员工的言行举止是否有亲和力,这些既都是医院管理水平的具体体现,又是医院形象是否被公众认同的重要标志。如果在科学管理的基础上更多的注入人文精神,更能显示医院形象。

(五)员工队伍

员工队伍是医院最具活力、最具决定性的力量,他们在创造医疗服务产品的同时,也在塑造着医院形象,是医院形象的决定性要素。培养一支严谨求实、团结奋进的高素质员工队伍,是医院文化建设的根本目的。从整体上看,医院的劳动像一根紧密相连的链条,每个员工的个体劳动就是一个个相对独立的链接,它们彼此配合,相互联动。由于医疗职业的特殊性,医院员工的素质、职业道德与其他行业相比有更高的要求,要求员工不仅劳动积极性高,技术能力强,还要对患者充满爱心、同情心、耐心、细心,具有强烈的爱院意识和忧患意识,自觉地把医疗事故发生率和医疗人力成本降到最低限度,从而为医院赢得良好的信誉。医务人员、窗口人员和公关人员的言谈举止、学识才能、行为态度都会给院外人员造成直接印象,成为公众评价医院形象的重要依据。

(六)医疗设备

先进的医疗设备,个性化、人文化的医疗设施,是医院实施科技兴院战略的前提,是员工创造性工作的必要条件,更是提高医疗质量、开展新的医疗技术项目、探索新的医学理论、开展医学研究不可缺少的手段。同时,这些也是医院形象完美程度的重要构成因素。

(七)医院环境

环境是医院形象的一个基本要素,是公众对医院的第一印象,包括医院建筑所处的地理位置、规模和布局,医院的绿化和美化状况,院内的道路是否平整、安全,标识是否醒目,洗手间是否清洁舒适,诊疗设施是否给患者以安全感,是否具有处处突出以患者为中心的浓厚氛围,都影响着医院的形象。随着生活水平的提高,一部分消费能力较强的患者尤其是城市患者,甚至还很重视就诊环境是否设置了空调、淋浴、通信等条件。总之,医院环境建设已经成为医院形象建设的一个基本要素,各类医院必须结合自己的实际,给予充分的重视。

三、医院形象的认定

关于医院形象的评价,过去一直用"好""较好""一般""差"等精确度较差的描述性语言,缺乏定量评价指标。马克思说过,一门学科如果不能用数学语言来描述,就不能称其为科学。由于企业文化的理论更多的是从国外引入的,而医院文化又是借鉴企业文化的理论,所以迄今为止我国医院还没有一套成熟的医院形象评价的理论和方法的体系。为此,一批有志于创建中国医院文化的仁人志士,在借鉴企业文化理论和国外医院形象评价理论的基础上,提出了具有中国特色的医院形象认定方法,现将其中的三度评价法和四象限图评价法分述如下。

(一)三度评价法

三度即医院认知度、广告接触度和评价度。认知度是公众对医院的整体认识和了解程度。简单的计算方法是将公众对医院的认知情况分为"完全了解""基本了解""了解一点""只听说""完全不了解"五个等级,每个等级的加权系数分别为4、3、2、1、0,经过调查,可以获得每一个等级的人数占被调查公众总数的百分比为 A1、A2、A3、A4、A5,再由下述公式计算出认知度的数值:认知度$=4×A1+3×A2+2×A3+1×A4+0×A5$。

认知度的最大值为4,最小值为0。实际上,医院认知度只可能是 $0\sim4$ 之间的某个数,当然数值越大,说明医院的认知度越高,反之亦然。

广告接触度即公众看到医院广告的经常性程度,之所以将广告接触度作为衡量医院形象的指标,是因为广告是树立医院形象最常用、最直接的手段之一。其计算方法和公式与认知度相似,即广告接触度$=(3×B1+2×B2+1×B3+0×B4)/3$。

其中,B1、B2、B3、B4 分别表示某医院的广告被"经常看到""有时看到""偶尔看到"从没看到的公众百分比,它们前面的数字是加权值。

评价度即通过对医院若干项目因素的问卷调查,直接了解医院在公众中的形象,得到综合评价、交易评价、感性评价三方面指标,作为衡量医院形象的尺度。

问卷调查法主要有以下几个步骤:确定调查目的、确定调查总体、拟定调查内容、确定调查方法、选择有代表性的公众、实际调查、收集整理资料、总结归纳分析等,作为衡量医院形象的尺度。

(二)四象限图评价法

即形象地位四象限图,也叫作知名度和美誉度坐标图。这种评价方法主要是根据公众对医院知名度和美誉度两个指标的反映,通过坐标图来对医院形象作出评价的一种方法。

A区表示高知名度、高美誉度。医院处于这种形象地位,表明医院的形象处于最佳状态。A区也是每一个想要有所作为的医院力求争取的理想状态。已处在A区状态的医院应高度珍惜这一成果,进一步强化员工的成就感、荣誉感;未达到这一境界的医院,要积极行动,通过系统的形象工程建设和媒体宣传向这一区域迈进。

B区表示高美誉度、低知名度。医院处于这种形象地位,表明医院知名度和美誉度处于不和谐、不统一状态。医院尽管有很多的优势,有很好的业绩,但由于宣传不够,尚处于不被外界所了解的状态,这就必然影响医院的发展,这时其工作重点应该放在维持美誉度,提高知名度上。要通过大众传播,借助各种文化活动,抓住一切契机,如举行各种庆典、开展新的技术、上马新的项目等,大造声势,将有关医院的信息传播出去,让公众了解医院,使医院由封闭的状态变为开放的形象,扩大医院的知名度,从而把美誉度和知名度有机地结合起来。

C区表示低知名度、低美誉度。医院处于这种形象定位,表明医院形象很差,其工作甚至需要从零开始,应从多方面入手,全面加强医院的形象建设,彻底改变自己的形象。

D区表示低美誉度、高知名度,这种知名是一种负面的知名,可以说是臭名远扬,声名狼藉。这表明医院进入了恶劣的境况,医院这时的文化建设要通过深层次的反思,重新确定医院理念和价值导向,并以矫正形象、赢得民心为主。要通过切实的行动来弥补损失。以加倍的努力来争取公众对医院的好感,逐步消除坏的影响,使坏的高知名度逐渐向好的声誉转化。

四、医院形象战略与 CIS 系统

医院形象战略是指医院借鉴国际企业形象战略理论,通过自觉的形象策划活动,使医院被社会公众所认知、认同的经营理念及经营行为系统战略。这里需要引入的一个医院形象识别系统(CIS)的概念,CIS是指 corporate identity system 的简称,直译为"法人组织识别系统",corporate 原意为"企业、公司",现应用于医院系统,故可以把 CIS 直接译成"医院形象识别系统"。CIS 最早是应用在企业界并逐渐扩大其影响的。国际设计协会统计显示,在 CIS 上每投入1美元,可得到 227 美元的回报。因此从 21 世纪起,许多国际上著名的企业和财团纷纷先后实施 CIS 战略。在医院系统导入 CIS 可以说还只是近几年的事,随着社会主义市场经济体制的确立和医疗体制改革的不断深入,医院经营方式和管理理念都发生了相当大的转变,当前有些医院已经高度重视医院营销,视其为是医院工作不可缺少的一个重要方面。不少医院成功的经营经验,都是从企业经营中借鉴而来,这一点在民营医院中尤为显著,一些民营医院正是凭借企业化管理模式保持了高效高速的发展势头。

医院形象识别系统包括以下几个方面的内容。

(一)医院理念识别(hospital mind identity,HMI)

医院理念识别是指医院的观念、精神、指导思想,是一个医院在其发展中要遵循的基本思想原则。它包括医院使命、医院信念、医院精神、医院风格、医院服务经营思想、医院文化、价值观、行为规范等。医院要强调"以患者为中心,全程优质服务"的办院宗旨,把医院理念贯穿于医院活动的各个方面,特别是在医院重大目标的决策上,对医院行为起导向、激励和规范作用,把医院理念作为医院领导进行决策、组织、经营活动的主导意识,形成和决定员工的心理定式,集中体现医院的凝聚力。

医院使命是构成医院理念识别中最基本的出发点,也是医院行动的原动力。医院为了自身的生存和发展,必然要以取得一定的经济效益为目的,但医院作为一个社会单位,又必须担负起社会赋予它的神圣职责,坚持把社会效益放在首位。只有明确自身的价值和社会责任,对社会作出应有的贡献,医院本身才能得到生存和发展。医院经营思想是指医院根据何种思想、观念进行经营,是医院对外界的宣言,表明医院觉悟到应如何去做。行为规范是理念识别的重要组成部分,主要指医院员工的行为标准与准则。它涉及医院经营活动的一系列行为,体现了医院对员工的要求。这就要求行为规范要以规范化的准则、制度、规定等形式出现,如各类人员的职责、劳动纪律、工作守则、行为规范、操作规程、考勤制度、各种管理制度及实施细则等。用制度管理医院和医院管理中强调人性化并不矛盾,实际上,医院的各项制度、准则,其功能就是约束全体员工的行为,使医院员工的行为保持在一定的范围之内。制度层面的力求完善,可以使医院主体的行为活动处于比较理想的状态,至少使这种行为活动在理论上处于一种可以预测乃至便于控制和操作的状况,从而造成医院是一个科学有机体的整体形象。

(二)医院行为识别(hospital behavior identity,HBI)

医院行为识别是指医院在服务经营理念的指导下,形成的一系列医院经营活动,包括内部行为识别和外部行为识别。医院通过各种决策和措施,对内提高管理人员的素质,推进技术进步,改善工作环境和员工福利条件,建立先进的管理体系和良好的员工教育体系等,激励全体员工的积极性,形成强大的凝聚力;对外通过提高医疗质量,改善服务态度,建立良好的社会公众形象,展示医院的魅力。

(三)医院视觉识别(hospital visual identity,HVI)

医院视觉识别是医院形象战略最外露、最直观的表现,是指医院在经营理念确立和经营目标确定的基础上,运用视觉传达设计的方法,设计出系统的识别符号,刻画医院的个性,突出医院的精神。核心是医院标志的设计和宣传。医院在视觉识别设计时要以医院理念识别为核心,体现人性化、民族化和可实施性的原则,以期达到树立独特鲜明的医院特征,并给人们造成视觉冲击,留下深刻印象。

(四)医院情感识别(hospital emotion identity,HEI)

医院情感识别是指医院对患者的一种特殊情感,包括医患情感、护患情感等,是医务人员对患者融入的一种职业情感。患者进入医院就把生命托付给医师,总是希望从医务人员口中了解自己的病情、治疗方案以及如何配合治疗等。因此医院医务人员应该时刻牢记"以患者为中心,全程优质服务"的宗旨,使每位患者都有安全感、可依赖感。员工们要深刻地认识到仅仅治愈患者的疾病是远远不够的,要使患者保持身心健康,还必须和他们进行情感交流,培养关怀意识,为患者创造一个友善关怀的医院环境,这既是医院形象战略的重要组成部分,也是"以患者为中心"的理念体现。

在构成医院形象战略的这四个子系统(HMI、HBI、HVI、HEI)中,医院理念识别是医院形象战略的最高决策层,是医院形象战略的核心;医院行为识别是医院形象策略的动态系统,是医院形象战略的执行层面,是医院在理念与价值观的指导下形成的医院全体成员自觉遵循的工作和行为方式。医院视觉是医院形象战略的展开层面;情感识别是医院区别于其他行业的最能体现医院个性形象的表现形式。这四个部分是一个有机的整体,相互交融、相互整合、相互影响,形成有机的统一体,共同塑造独特的医院形象。

目前,有一批医院导入和实施了CIS战略,用于塑造医院形象。上海、北京、湖南、湖北等地几家医院相继实施CIS战略的实践证明,这一战略对医院形象建设起到了积极推动作用。一是有利于振奋医院员工的工作积极性、主动性和创造性;二是能促进医院经营管理向文化管理发展提升;三是能优化医院的外部环境,明示医院的经营风格和精神风貌,在市场竞争中掌握主动权。因此,在医院管理中导入和实施CIS战略是很值得提倡和推广的。

医院适时地导入和实施CIS战略,对于医院形象建设可以起到积极的促进作用,但是必须对CIS战略有一个全面、正确的认识。近一个时期,医院在导入CIS战略过程中存在一些认识上的误区,需要及时澄清。这主要表现在以下几个方面。

(1)把CIS当作包治医院百病的灵丹妙药,放松了其他方面的工作。有的医院管理者认为,只要导入CIS,医院存在的管理水平低下、经济效益不高等问题就会迎刃而解。事实上,CIS作为医院经营管理的一种理论和方法,有着自己特殊的作用范围,并非医院形象建设的全部内容也不是医院文化建设的全部内容,更不可取代医院的全部管理活动。与此相反,在导入CIS的同时,应大力加强内部管理,避免对外说得好听,实际上内部管理混乱的表里不一的现象。

(2)认为一经导入CIS,医院形象就树立起来了,医院就可以一劳永逸,坐享其成,就可以马上收到形象投资效益。事实上,形象建设是一个长期综合积累的过程,具有软性投资的特点,不可能立竿见影。一套适应市场、适应社会公众的CIS,需要随着医院内外部环境变化而不断完善、不断更新。否则,不但不能塑造良好的医院形象,反而会损害医院名声。

(3)一些中、小医院认为,搞形象建设特别是导入CIS是大医院的事,中小医院没有这个必要。事实上,在社会公众眼里,一些中小医院甚至基层卫生院也有个形象如何的问题。有一些中小医院尽管条件差些,规模小些,但是医务人员仍然可以凭着无微不至的关怀、耐心周到的服务,在患者心目中树立起良好形象,赢得市场。共产主义战士白求恩同志开展手术的环境在现在的医师看来简陋得难以想象,但是这并不妨碍人们对他永远铭记。而且,一些中小医院因结合自己的特点导入了CIS,就实实在在的改善自己的形象,因而在社会公众中也名声大振,两个效益都很显著。

(4)有的医院重视CIS中的视觉识别导入,却忽视理念识别和行为识别的导入,没有认识到三者是一个相互联系、不可分割的统一体,三者就像一棵树的根、枝、叶。

五、在医院自身建设中的地位和作用

医院形象建设必须结合各医院自身特点和医院固有的社会服务功能去进行设计、塑造和实施。从而使医院形象建设成为医院自身发展的一个重要推动力,成为医院正常发展的必经之路。

(一)塑造医院良好的服务形象

结合医院自身的特点,为患者及其亲属提供医疗、护理及其他配套服务,是医院最基本的社会服务功能。所以做好各项服务工作,是塑造医院形象的基础。为此医院必然也要从"软件"和"硬件"两方面改善和创新自己的服务条件。从"软件"方面讲就是从领导到全体员工都要增强"以患者为中心"的服务意识,改善服务态度、服务方式,降低服务成本,提高服务质量,从而增强公众对医院的亲切感、信任感;从"硬件"方面讲,医院为了使自己成为良好的社会服务的窗口,必然要加大必要的投入,改善和更新服务设备和服务设施。这样医院在塑造良好的服务形象的过程中,从上述两方面推进了医院的自身建设。当然,医疗"软件"服务与医院的仪器设备等"硬件"服务相比,更具有可塑性,也更容易对树立独具特色的医院形象产生重要影响。

(二)美化医院的环境

美化医院环境主要是改善医疗环境和患者就医、住院条件,使他们在就医、住院过程中充分享受到舒适、温馨的医疗氛围。医院内外的绿化及整体布局的和谐统一,院容院貌的整洁优美,医院建筑的错落合理,层次分明,病房的安全、舒适等,给人以赏心悦目、安全舒适的感觉,既有利于患者的心理治疗,又有利于消除医务人员和管理人员的紧张和疲劳。不言而喻,美化医院环境,就是医院自身的重要组成部分。

(三)发挥组织文化理念的作用

医院是一个复杂的有机组织,是组织就有它自身的文化理念,它表现在多个方面,如凝聚力、亲和力、竞争力以及整合功能、协调作用、疏导功能等。通过建设良好的医院形象,塑造出高品位的组织文化,在广大员工中形成一种新的聚合力,让大家心往一处想,劲往一处使,从而增强医院的凝聚力,达到组织的整体性和统一性,使组织运转更加协调有序。

(四)增强医院对患者的吸引力

建设一个良好的医院形象,能够增强医院对患者的吸引力,能使患者产生对医院的依赖感和认同感,乐意到某个医院就诊和宣传某个医院的医疗水平或服务态度,从而使医院和患者结成相互依赖、相互推动,互利互惠、双向合作的友好关系。由此可见,良好的医院形象就是财富,就是效益。

六、在医疗市场竞争中的地位和作用

社会主义市场经济体制的确立给医院的发展建设提供了新的机遇,同时也加剧了医院与医院之间的竞争。竞争是市场经济的基本法则,医院走向市场,就是参与市场竞争,竞争能推动医院的发展,但也可能导致医院的衰落破产。因此,医院要生存和发展,就必须千方百计地增强竞争能力,而医院形象建设是增强医院竞争能力的重要内容,它起着影响医院存亡发展的重要作用。

(一)提高医院知名度

在医疗卫生事业的改革中,医院能否塑造良好的医院形象,提高医院在社会公众中的知名度和美誉度,从而达到增长社会效益和经济效益的双重目的,是当前医院管理中的一个重要课题。由于现代医学技术日趋成熟与普及,许多同等级别的医院在技术、设备、价格等方面都相类似和趋同的现象。要提高医院的知名度,唯有重视医院形象建设,做到组织形象的统一,树立起良好独特的医院整体形象,提高医院知名度、美誉度和竞争力,取得社会和患者的认同,从而确立在市场竞争中的有利地位。

(二)增强医院管理

技术与管理通常被人们看作是组织运转的两个轮子。在技术既定的情况下,如何拨动管理这个轮子就成为决定组织成败的关键,进行良好的医院形象建设,可以增强组织的管理功能,提高管理工作的实效,从而给医院带来更大的效益。

(1)通过医院形象设计,改善医院管理的整体水平,使医院增加被患者及其亲属挑选的机会,最大限度地扩大医院在社会上的影响。

(2)加强医院形象建设,可以对组织制度和结构重塑和改造,提高医院的管理工作效率。医院内部长期形成的庞大、僵化的等级组织结构,造成了态度生硬、办事拖拉、遇事推诿、扯皮,工作效率低下。所以,只有重塑医院形象,彻底改革医院制度和组织结构,才能有利于管理工作效率的提高。

（3）医院形象建设，包括对全院员工的语言行为规范的设计，让员工们行为美、医术美、语言美，创造一个良好的医院环境，把"以人为本"的管理理念融入整个管理工作中来，以获得患者的青睐。

（三）增强医院形象传播效率

医院良好形象的树立和信息传播的效率成正比关系。通过建设健全医院形象，可使信息达到统一性和一致性，以节省信息传播的成本，防止信息的误导，收到形象统一的视觉效果。换言之，医院形象设计提高了传播的精确度和效果，把医院的相关信息规范、统一地传输给消费者，以此抓住消费者的心。在信息时代，患者（亲属）会凭自己的经验及传媒等信息来选择就医场所，在患者（亲属）心目中形象稍差或不好的医院，被挑选的机会必然依次减少。可见，医院形象参与医院经济效益的形成，影响并决定着医院效益的高低。

（四）促进公共关系的开展

一个组织不能孤立的存在，它与其他组织，如政府部门、社会团体、新闻媒体以及社会各界，特别是广大消费者之间有着不可分割的联系。医院良好形象的建设，可以改善和增进公共关系的"润滑"程度，为组织创造良好的生存和发展环境。

（五）提高医院应变能力

瞬息万变的市场要求医院要具备随机应变的能力，在快速变化中求生存，在快速变化中求发展，这是市场机制的本质要求。医院形象战略的进入，可以有效地提高组织和人们的应变意识和应变能力，根据市场的需要，随时调整自己的经营策略，从而适应医疗市场的激烈竞争。

七、市场经济给医院形象建设带来挑战

随着社会主义市场经济的逐步确立完善，以及社会医疗保障制度改革的不断深化，医院所处的外环境发生着巨大的变化。

医院不仅要考虑到所面对的经济环境的变化，还需要顾及社会文化环境的变化。社会和患者对医院的接受和认同已经不单单取决于医院的技术、水平、价格等经济性因素，其他诸如社会、文化、心理等因素所占的比重日趋加大。患者选择就诊医院、就诊大夫，希望医院不仅能够满足自己的基本医疗保健需求，还希望能够在一定程度上满足自己的精神文化需求。在医疗市场逐渐从以医院为中心的卖方市场向以患者为中心的买方市场转化的背景下，面对人们市场意识的增强，就医观念的改变，医疗市场的规范等新情况，如何进一步塑造和维护医院的良好形象，营造出宽松愉快的内、外部环境，更好地向社会展示医院风采，主动适应市场经济的客观要求，是每一所医院需要认真思考、切实解决的重要问题。

为了适应新形势下的更高要求，医院形象建设也需要与时俱进，使之更有时代特色。这包含两个方面的含义。

（1）对于医院形象中正面的、良好的部分要继续保持，并加以发扬光大，如医务人员所一贯秉承的救死扶伤、全心全意为人民服务的白求恩精神。绝不能认为时代发展了，这些以集体主义为核心的社会主义精神文化就可以丢弃了，恰恰相反，在市场经济新形势下，显得更加必要发扬光大。再如由于医疗质量高，服务态度、服务内容好而在公众中长期赢得的良好形象，对于医院来说无疑是一笔宝贵的无形资产，容不得有半点毁损。

（2）对于医院形象中老化的、消极的部分需要及时更新。如在市场竞争加剧的今天，就医环

境是影响患者选择医院的一个重要因素,环境不佳的医院很少得到患者青睐,也难以吸引新人才的进入,所以许多医院都注重在环境建设上狠下功夫,舍得投入,这是很必要的。当然,坚持因时、因地制宜,坚持适度原则也是必不可缺的。

八、医院形象设计和确定的原则

医院形象是一个由多种要素组合而成的系统,这些要素涉及医院方方面面,各种要素之间相互影响,相互作用,构成一个完整的形象体系。不同的医院会有不同的形象组合,各种要素在形象设计和营造中所起的作用自然也不一样。因此,医院形象设计是一个相当复杂的系统工程,需要每个医院作出相应的规划,在使每个单一要素都得到最大程度优化的基础上,发挥整体组合的功效,塑造出完美的医院形象。

医院形象的设计和确定并非无章可循,应该按照一定的原则来进行。总的说来,需要遵循下列几个原则。

(一)整体和协调原则

既然医院是一个多要素组合的整体系统,那么整个医院形象就应该是整体的、一致的,与各组成要素相对应的子形象虽然在表面上可以千姿百态,究其实质则是相互协调、相互贯通的,都是在医院整体形象统领下的具体细微的变化。如果各个子形象之间互不相干,甚至彼此矛盾,那么医院的整体形象就会失去统一,陷入混乱,就会缺乏旺盛的生命力和强劲的竞争力。所以,设计医院形象时必须从发展战略的高度,高瞻远瞩,统观全局,进行整体规划设计。

(二)定位与特色原则

医院定位就是设定医院在医疗市场中的位置、在卫生系统中的位置、在全社会包括各行业各种各类机构中的位置。特色原则是指形象的设计要在医院定位的基础上,突出医院形象的差异性或个性化,使某个医院形象能够在与其他医院的比较中脱颖而出,迅速抓住患者以及公众的注意力,并进一步取得认同和信任。有了准确、科学的定位,才能在形象设计时充分显示出医院特色,并且每一所医院由于形成历史、人员构成、发展水平、服务对象等因素不同的影响,医院特点也是各有千秋,互不相同。

定位与特色原则是医院形象设计的重要要求,千篇一律的形象是无法给人留下深刻印象的,特色鲜明、独树一帜的医院形象,才能得到广泛的关注和知晓。

(三)社会化原则

医院是整个社会大系统中的一个单位,医院每个员工也都是社会人群中的一员,医院的所有经营活动都必须和社会协调一致,服务和满足社会的需求。医院形象设计必须着眼于社会公众的心理需要,否则如果失去了社会公众的认可和赞同是没有任何实际意义的。因此,设计医院形象必须遵循社会化原则,顺应时代潮流,满足社会公众的需要。

(四)标准化原则

前面提到的特色性原则和这里的标准化原则非但并不矛盾,反倒相辅相成。前者是指某个医院形象作为一个整体而言与其他医院形象间的差异,突出自身的鲜明特色;后者则是指医院形象设计时应该遵循的技术性原则,例如,医院所采用的名称、标志、标准色、标准字体等视觉形象标识系统就必须始终贯彻统一标准,不能随意选用和变动。医院形象的标准化设计要求,主要表现在以下几个方面。

1.简洁

既要在视觉上给人以美感,又要便于认知、记忆和传播。关键是要充分体现出医院的经营服务理念和所要表现的形象主题。

2.统一稳定

即把医院形象组合各要素的表现形式加以合并或者限制在一定范围内。如视觉形象的统一,绝对不可以今天医院的标志是凤凰腾飞,没过几天又换成旭日东升或是骏马奔腾,在公众心目中造成模糊混乱。

3.系列与组合

对医院形象设计中的各参数作出合理的安排和规划,并且设计出若干通用的单元模式,以便在不同时期、不同场合下选用。如具体规定标准字、标准色、标志性符号及其之间的合理搭配,具体使用时再根据情况进行选择。再如医院的员工形象包括医师形象、护士形象、行政管理人员形象、后勤工人形象等多种形象,这些形象之间必须相互联系,具有共性,体现出来自同一所医院,又相互区别,具有个性,体现出员工不同的身份和职业特征,这就要求设计时充分考虑到形象系列中的组合问题。

(五)弹性和发展原则

医院的发展和一切事物的发展一样,是无止境的,可能向多元化、多体制发展,甚至可能会调整方向进入新的领域,那么以前的医院形象是继续维持呢?还是推倒重建?如果原封不动,可能有些不合时宜,但是如果另起炉灶,不仅从前的努力付诸东流,而且投入和浪费都很大。所以医院形象要适应医院的发展需要,必须在设计时留一定余地,具有相当的弹性,这样医院形象就能凭借发展变化空间,顺利地配合适应医院的战略变化,促使医院开拓更为广阔的新领域。

九、医院形象设计的程序

(一)市场调研

成功的医院形象设计首先取决于认真细致的市场调研。形象设计是一种高智力的投入和开发活动,需要创意和思想火花,但不是一拍脑门就来了点子,就可以凭空设计好的,必须扎扎实实进行广泛细致深入的市场调研活动,充分掌握市场信息特别是最新信息,在此基础上再对丰富翔实的资料进行科学分析,找准方向,确立形象定位。

市场调研的内容和范围很广,在实际开展时要注意因地制宜,根据医院规模和市场环境特点灵活开展。具体说来,包括对医院历史和现状的调查、对竞争对手的调查、对社区和公众的调查,尤其是对市场的调查(包括医院知名度、信誉度、市场占有率等)等几个方面的调查必须做深做透。市场调研和分析的结果直接影响医院形象的设计,决定着医院形象的树立实施。依据不够完备的市场调研结果去做设计,就会造成医院形象设计的决策误导,使后期工作南辕北辙,造成设计失败。

如前所述,市场调研内容很多,并且在不同环境、不同时期应有不同的侧重点。但其共性大致有下列调研内容。

1.对医院现状和未来发展调查

不仅包括医院目前经济实力状况、经营状况、员工状况、设备器材状况、科研教学状况、管理状况、经营理念状况等,而且包括对相应指标在未来一段时期内的发展状况进行预测,预计达到何种程度和水准。通过调查和科学预测,初步形成对医院的总体印象,并形成设计的大致轮廓。

2.对受众人群的调查

包括对内部人群即医院员工的调查和对外部人群即社会公众的调查两个方面。前者是为了弄清医院员工对自己单位的认知和希望,如员工们对院领导的满意程度,希望工作环境有哪些改善等;后者则是着重了解社会公众对医院的印象和期望,如医院的知名度和美誉度,期望医院在医疗质量和服务手段上做哪些改进,以及对医院宣传、广告和标识的知晓和记忆程度等。

3.对医疗市场的调查

目的在于了解医院在医疗市场中目前所占据的地位和未来可能达到的地位。因此不仅要调查本医院的相关情况,如特色专科在现有市场和潜在市场中的覆盖和占有比率,而且还要调查竞争对手的相关情况,只有做到"知己知彼",在市场竞争中才有可能做到"百战不殆"。

(二)社会评价

医院了解社会对自身形象的客观真实反映一般可以采用下列办法。

(1)民意调查问卷设计包括各方面内容的调查问卷,如医疗水平、服务态度、就诊环境、收费价格等。问卷向相关的社会公众以及门诊和住院患者和家属发放,并做好回收、统计和分析。

(2)设置留言信箱和投诉点,听取收集公众对医院的赞誉和批评。

(3)聘请各种身份的社会人员担任医院的监督员,召开有针对性的调研会,收集反映建议和意见。

十、医院形象的设计者

(一)聘请院外专业人员设计

专业设计策划人员,他们受过系统正规的培养训练,具有良好的素质,大多数做过其他相关的策划设计,经验丰富,所以设计的质量比较高,在初期设计的基础上,有一个磨合、修正的过程。聘请专业人员进行设计策划,费用当然不菲,但考虑到形象设计是关系到医院长远发展战略的一件大事,优秀的形象设计对于医院的未来有着不可估量的潜在作用,所以在这方面的投入也应是物有所值的。

(二)医院专业人员设计

少数大型综合性医院或大型医疗服务集团的连锁医院,拥有部分形象设计和实施方面的专业人才,加上对医疗卫生领域的深度了解,也能够设计出品位很高的医院形象。

(三)院内外专业人员相结合

医院和专业设计部门互相结合,二者取长补短,是医院形象设计的最佳组合方式。合作能否成功,很大程度上取决于双方合作的默契程度,医院领导对专业设计人员的信任及授权程度和医院对设计方案的鉴赏能力都是影响合作的重要因素。

十一、如何塑造良好的医院形象

塑造良好的医院形象,除前文已经论述过的以外,还需要做好以下几个方面的工作。

(一)建立良好的医院领导形象

医院领导不仅是医院的主要管理者,而且应该是医院员工行为规范的榜样。具有良好形象的医院领导,可以在医院内部形成巨大的凝聚力,所以加强领导班子建设,锻造出一支求真务实、奋力进取的干部队伍,对于医院形象建设的发展意义十分重大。

(二)消除负面不利因素

1.用优质服务赢得社会公众的信任

许多医疗水平并非十分拔尖的医院就诊患者门庭若市,其中一个重要原因就是凭借优质的医疗服务。无微不至的关怀、耐心细致的询问和回答、和蔼可亲的微笑,这些付出能在患者和医务人员之间架起一座交流沟通的桥梁,增加社会对医院的亲和度。有少数医务人员服务态度差无疑是影响医院形象的不利因素,必须尽快加以改正和消除。

2.进一步完善医疗保障制度

以医疗改革为契机,按照医改要求,进一步加强和完善医疗保障制度,控制住患者的平均医疗费用。必须制定基本用药目录并严格执行,因病施治,坚决杜绝大处方和药品回扣,切实降低药品价格,减轻患者负担。合理检查,避免让患者接受不必要的检查。改善内部管理,从内部挖潜,提高效率,节约支出。

3.提高医疗服务质量

增强医务人员的责任心,严格执行操作规程,把握好医疗质量的关键环节和质量控制点,及时消除医疗事故隐患,提高医务人员技术水平,避免医疗差错,杜绝医疗事故。

4.加强员工职业道德教育

培养员工良好医德,树立优良作风,对个别败坏医德医风并且屡教不改的医务人员要严肃处理,维护医院良好的医疗风气。

5.强化员工职业责任感

加强员工爱岗敬业教育,大力提倡无私奉献精神。一方面激励员工的职业神圣感和自豪感,同时尊重、理解、关心、教育员工,为员工解决实际困难,使每一位员工都能感受到组织的关怀和医院大家庭的温暖,激发敬业热情,全身心地投入工作。

6.简化就医程序,增加便民措施

因地制宜,采取多种措施方便患者,如有些医院为方便患者中午就医,主动调整班次,取消午休;设立门诊导医制度,方便患者寻医;加强手术力量,缩短患者术前等待期;取消统一挂号,实行分诊制度;增加服务窗口,减少排队等,都增加了患者的满意度。

(三)增强特色优势

成功的医院形象来源于每位员工始终不懈的努力。在医院内部同样可以巧妙运用公关手段,使医院员工在长期医护和管理工作中逐步建立起共同的价值取向、行为规范、心理定式和内部上下左右协调融洽的关系。员工们团结一致为塑造完美医院形象提供内在动力,就必然可以有效地增强医院凝聚力和向心力。

1.建设一支高水准的人才队伍

要着眼市场,着眼 21 世纪,培养一批学科技术骨干和学科带头人,打造名医品牌,使他们树立起崇高的社会威望,建立一系列与之相适应的人才管理制度并加以完善。

2.开发医院的医疗特色专科

调整医院技术项目结构,发挥技术优势,坚持科技兴院战略。医院支持新技术和高难度技术项目的开发引进,并在政策上给予适当照顾,目光要向国内甚至国际先进水平看齐。

3.加强医疗质量控制

完善医疗质量管理办法,保证医疗质量指标系统和保证体系实施,发挥整体优势和多学科密切配合的特点,提高对疑难危重病的抢救成功率。

（四）营造宽松愉快的外部氛围

当今的社会可以说是信息化的社会，媒体对社会公众的意识和行为具有直接或间接的影响。通过网络、报纸、电视、广播、广告等多种传播方式，可以有效宣传医院的特色和服务，推介一批专家，让患者及社会认识医院、了解医院、信任医院，扩大医院的影响和声誉；另一方面，收集宣传反馈回来的信息，作为市场调研的第一手资料，进行科学分析，找准社会需求，预见潜在市场，指导患者就医。这样可以使医院获得一批相对固定的病源，增强医院在医疗市场中的竞争力。另外，正确处理好医院与上级组织、地方政府、兄弟单位、基层医院的关系，营造出一种能让上级组织充分放心、地方政府大力支持、兄弟单位友好协作、基层医院高度信任的整体形象，形成宽松愉快的外部氛围，从而有利于医院的开拓发展。

十二、借鉴企业形象建设的成功经验

"他山之石，可以攻玉"。在医院走向市场的过程中，可以从企业发展过程中汲取很多宝贵的经验，包括管理方法、经营理念等，其中，深入了解企业如何通过导入并全面实施 CIS 发展战略，成功开展形象建设对于搞好医院形象建设很有借鉴意义。

（一）重视产品创新

产品形象是企业形象的内在表现，企业形象的好坏，很大程度上取决于产品的水平和质量。为此，企业必须积极引进高科技人才和管理精英，大力推进产品的科研、开发战略，用新材料、新技术、新设计的产品形象满足公众不断变化的社会需求。在医院来说，就是要不断引进开发新的技术业务，为患者提供先进的、科技含量高的医疗服务，不能总依靠个别传统强项，而是要寻找新的技术增长点，提高技术吸引患者。

（二）重视质量保证体系的构建

质量保证体系是体现企业形象的重要方面。企业永远应该走在市场需求的前面，随着人们消费观念的日趋成熟，质量、品牌会成为高度敏感的指标，高质量的产品保证体系会强化企业形象，产生良好信誉。名牌企业无不把产品质量视为企业的生命，高度重视质量保证体系的构建，如海尔集团一直倡导高品质的产品和服务理念，才成了今天中外有影响的跨国集团。医院的医疗服务更应该讲求质量，由于服务对象是人，稍有疏忽就可能酿成不可挽回的损失。随着人民健康意识和自我保护意识的不断加强，医疗法规日渐完善，缺乏严格医疗质量监控和保证体系的医院，是无法立足市场的，更谈不上良好的医院形象了。

（三）产品的包装设计

成功的企业从来在产品的包装设计这一环节上丝毫不马虎。在国际市场上，我国的许多产品无论在功能、质量还是技术含量上并不逊色于国外产品，但是价格和市场占有率却远远低于国外同类产品，其原因之一就是因为产品标识系统太粗糙所致。医院的服务也存在一个包装设计的问题，包括医师的仪表举止、就诊环境等多个方面。

（四）重视定位策划

定位是选择企业的目标市场并把和目标市场相关的企业形象传递给消费者的过程，成功的形象策划源于成功的定位。医院形象塑造过程中的定位也很关键，中小型医院、基层医院在资金少、位置偏、技术相对落后的条件下如何与大型综合性医院竞争？是不是就不需要考虑医院形象建设的问题了？一些中小医院找准位置，确立特色专科发展战略，在患者和社会心目中成功树立起"专治某病、擅长治某病"的形象，在市场竞争中得到发展的事例也是很多的。

(五)精心维护形象,建立危机管理

塑造良好的形象不易,但是维护更不易。对于企业而言,建立了好的企业形象并不意味着完事大吉,形象的维护贯彻于企业全部的持续性与稳定性。在空间上,要不断开拓市场,提高市场占有率;在经济上,注重谋求经济效益,提高价值效益;在社会形象上,企业积极参与公益活动,不断提高企业的社会声望。

企业形象危机管理就是企业预测、监控潜在的形象危机,控制、化解已暴发的形象危机,使良好的企业形象得以维护或恢复的一系列企业形象策划活动的总称。在市场经济条件下,医院处于复杂多变的环境之中,面对着各种突如其来的可能损害医院形象的威胁。

十三、医院形象建设中要注意的问题

(一)夯实根基,打好基础

建设医院形象是一项系统工程,必须首先做好大量基础性工作。基础性的工作,最主要的是要牢牢把握住院内外不断变化着的客观情况,根据医疗市场发展的前景、经营环境、竞争对手的状况制定切实可行的医院发展宏观规划,选准自己的经营发展目标,准确把握医院形象的定位,做到心中确实有数。然后积极稳妥有效地实施形象发展战略。目前有一些医院开展形象建设时往往忽视或根本不进行医院内外的调查研究,因循现有的经营管理思路,依靠主观的市场估计和判断,就急于构造和实施医院形象战略,结果经不起时间的考验,经不起实践的检验,效果甚微,甚至以失败而告终。作为系统工程,形象建设必须循序渐进。

(二)领导重视,全员参与

有的医院领导认为,形象建设不过是装点门面,做表面文章,还不如把钱用来添几台仪器;有的医院员工认为领导进出都代表医院,医院形象建设就是几个领导的事而已,与普通员工关系不大。这些看法都不对,医院形象建设是群体行为,领导重视,全员参与,缺一不可。从设计、实施到维护都需要全院上下的共同参与和介入,当然领导重视,将起主要作用。这是被医院形象建设成功经验所证实了的。

(三)相对固定,稳步提升

医院经过实施形象战略后没有收到预期效果时,很容易想到医院形象可能已经不再适应市场形势,考虑重塑医院形象。但必须记住,不要盲动和随意更改,就是必须更改时也要务必坚持调查研究,坚持最能体现医院经营理念的那条主线。

北京某合资医院以提供国际水准的个性化医疗服务而闻名,尽管收费昂贵,但提供的医疗服务的确是国际一流的,因而吸引了高收入阶层的许多患者。农村基层卫生院的服务对象是广大农民,医院形象就应该建立在为患者提供基本医疗保障的水平线上,如果盲目引进利用率不高的尖端技术,追求就诊环境的舒适豪华,也肯定不会取得好的效果。经验告诉我们,医院形象设计朝令夕改,最终是无法建立起成功的品牌形象的,在一定意义上讲,在大多数时候医院形象设计需要的是坚持和更努力的实践。

(四)弄清实质,克服虚浮

有些医院管理者一说起医院形象就将其等同于给医院取个响亮的名称,设计个醒目的标识,把环境建设漂亮些,再加上大量的广告宣传。其实不然,医院可以通过上述途径尽快做到广为人知,但知名度并不等于美誉度,医院形象的基石是医院的整体实力,雄厚的实力才能造就良好的医院形象。医院标识系统仅仅是医院形象的一个重要组成部分,是医院形象的外在表现,医院形

象持久的魅力来自其高水平的医疗质量、医院文化和不断随市场变化而进行调整和创新的经营思想。把医院形象等同于医院标识系统，单单追求医院的外在形象而忽视其内在建设绝对是一种短视的做法。

(五)重视传统,不断创新

有一些医院管理者认为,医院形象的老化,是环境和市场所致,是它自身的发展规律,没有什么办法可以改变,其实这是一种认识上的误区。

医院形象可以说是医院的一项宝贵的资产和财富,一旦建立起来,就可以凭它强大的生命力跨越生命周期的限制,发挥其不可替代的持久力。一些国际著名企业,如可口可乐、IBM 公司形象经久不衰就是明证,这些成功的形象并没有随着时间推移而褪色,但是不是它们的形象不存在老化的问题呢? 并非如此,只不过企业能够注意市场变化趋势,使企业紧跟社会发展节奏,使企业形象反映出时代的特色来,受到当代人的认可。以我国中药生产领域长期享有盛誉的老字号药品生产企业同仁堂为例,该企业近两年在制药工艺方面注重与国际接轨,在保持祖国中医传统特色的同时,实行 ISO9001 质量认证标准,加强生产流程的监控,使企业在当今的科技社会中仍然充满了朝气和生命力。

(张翠红)

第六章

医院人力资源管理概述

第一节　医院人力资源管理的概念和理论

一、医院人力资源管理基本概念

(一)医院人力资源

1.人力资源的概念

人力资源(human resource)最早是由美国当代著名管理学家彼得·德鲁克于1954年在其《管理的实践》一书中提出的。彼得·德鲁克认为,相比于其他资源,人力资源具有特殊性,包括生物性、能动性、时效性、智力性、再生性和社会性等。对于人力资源的概念,我们可以从广义和狭义两方面去理解:广义上讲,人力资源是一定范围内的人口中具有劳动能力的人的总和,是能够推动社会进步和经济发展的具有智力和体力劳动能力的人的总称;狭义上讲,从组织层面看,人力资源是有助于实现组织目标的,组织内外所有可配置的人力生产要素的总和。

人力资源是所有资源中最宝贵的资源。作为一种特殊的资源,人力资源具有极大的可塑性和无限的潜力。人力资源的最大特点是能动性,这是人力资源与其他一切资源最根本的区别。人力资源的活动总是处于经济或事务活动的中心位置,决定其他资源的活动。因此,人力资源在经济活动中是唯一起创造性作用的因素,它影响着一个组织的发展、进取和创新。IBM公司创办人毕生说:"就算你没收我的工厂,烧毁我的建筑物,但留给我员工,我将重建我的王国。"在现代西方的管理中,随着管理理论和模式的变革,人力资源成为最重要的战略资源,"以人为本"的管理思想得到了越来越多的认同。

2.医院人力资源的概念及其特点

医院人力资源是指为完成医院各项任务,在医疗、护理等各种活动中所投入的人员总和。医院开展的各项医疗活动,离不开人力、物力、财力、信息等这些基本要素的投入,这些要素的相互结合、相互作用,共同影响甚至决定医院的发展。其中人力是最重要、最核心的资源,人的主动性、创造性及技术水平的发挥,是医院活力的源泉和发展的基础。

相比于其他行业的人力资源,医院人力资源具有社会责任重大、知识技能高度密集、团队协作性强等特点。

(1)社会责任重大。医院人力资源直接面对人群和病患,提供诊疗保健服务,涉及人们的生老病死,其服务水平和服务质量的优劣关系亿万人民的健康,关系千家万户的幸福。承担着对社会、对公众救死扶伤的责任和义务。与人民群众切身利益密切相关,社会关注度高,是重大的民生问题,关系到人民群众对社会事业的满意度,关系到社会公平正义的维护和稳定。

(2)工作具有高风险性。医院人力资源工作过程中会面对很多已知和未知的风险,很多工作带有救急性质,不可拖延。面对重大传染病疫情、危害严重的中毒事件、自然灾害或灾难事故引发的险情、恐怖袭击、放射性物质泄漏事件等突发卫生事件,危急时刻医务人员需要挺身而出,工作强度和压力超乎寻常。所面对的每个患者,病情变化、身体素质、恢复程度等不确定因素较多,医务人员在对病情的判断上难免会发生偏差。同时,社会上有些人对这种高风险性缺乏足够的认识,有些医务人员还会受到患者及家属的辱骂、殴打,甚至受到行政处分和法律追究。

(3)从事知识技能高度密集型的劳动。医院人力资源成长过程较长,需要接受扎实的基础理论学习和临床实践训练。一名医学生要成长为一名合格的医师,一般需要接受5~10年的院校学习和1~5年的实践培训。在从事临床工作之后,还需要接受各种继续医学教育和培训。经过长期培养出来的医务工作者,其专业知识、技术必定具有较高的专业性。医院人力资源所提供的服务种类繁多,因为人类所面临的疾病危害的种类多,诊断和治疗的方法相对更多。医务人员的劳动以付出技术为主要特点,在为患者服务中,每个环节都渗透着技术,患者的康复凝聚着技术和知识的结晶。这些技术和知识正是上述理论学习和实践积累的成果。

(4)医务劳动的团队协作性强。医院人力资源一方面必须对种类繁多的服务提供完善的技术规范,另一方面又必须针对每一个不同的个体辨证施治。诊疗工作的完成需要不同专业群体的高度协调,同时不允许有任何模糊或者错误。例如在开展手术时,需要有外科医师、麻醉师、手术室护士及病房护士等组成工作组,团结协作、密切配合。没有团队协作精神,手术无法顺利开展。因此,医院工作中更强调临床、护理、医技以及医院管理等各类人员之间的相互支撑和密切配合。

(5)医务人员具有实现自我价值的强烈愿望。医务人员作为知识型人才,通常具有较高的需求层次,更注重自身价值的实现。为此,他们很难满足于一般事务性工作,更渴望看到其工作的成果。医师通常会认为患者的康复结果才是工作效率和能力的证明。医师在其工作中愿意发现问题和寻找解决问题的方法,并尽力追求完美的结果。也期待自己的工作更有意义并对医院工作和社会健康有所贡献,渴望通过这一过程充分展现个人才智,实现自我价值。

(6)道德潜质要求高。由于医疗市场的复杂性以及医务人员技术垄断性,医患双方存在严重的信息不对称,发生道德风险的现象很普遍,主要表现是为追求最大化的经济利益,提供超过患者需求的医疗服务;为最大程度减少责任和医疗纠纷,对患者采取"保护性医疗";对患者知情权尊重不够,缺乏足够的、耐心的解释和沟通等情况。患者存在的上述风险,可以通过提高医务人员的道德品质来规避。医务工作的宗旨是"救死扶伤,实行人道主义",对医务人员的道德潜质提出了更高的要求。

(二)医院人力资源管理

1.医院人力资源管理的概念和内涵

人力资源管理是指运用现代科学方法,对与一定物力相结合的人力进行合理的培训、组织和调配,使人力、物力经常保持最佳比例,同时对人的思想、心理和行为进行恰当的指导、控制和协调,充分发挥人的主观能动性,使人尽其才、事得其人、人事相宜,以提高绩效,实现组织目标。通常一个组织的人力资源管理工作主要涉及以下几个方面:制订人力资源战略计划,岗位分析和工作描述,员工的招聘与选拔,雇佣管理与劳资关系,员工培训,员工工作绩效评估,促进员工发展,薪酬与福利设计,员工档案保管等。

医院人力资源管理就是为了更好地完成医院的各项任务而充分发挥人力作用的管理活动,是人力资源有效开发、合理配置、充分利用和科学管理的制度、法令、程序和方法的总和。医院人力资源管理贯穿于医院人力资源活动的全过程,包括人力资源的预测与规划、工作分析与设计、人力资源的维护与成本核算、人员的甄选录用、合理配置和使用,还包括对人员的能力开发、教育培训、调动人的工作积极性、提高人的科学文化素质和思想道德觉悟,等等。

2.医院现代人力资源管理的特点

长期以来,医院人事管理沿袭计划经济体制下的集中统一管理制度,参照管理行政机关人员的管理模式。这种传统的人事管理忽视员工的主观能动性和自我实现的需求,是一种操作性很强的具体事务管理。随着社会经济发展,影响健康的因素越来越复杂,广大人民群众医疗卫生服务需求日益增强,传统的医院人事管理制度存在的弊端逐渐暴露,已不能适应医药卫生体制改革和医疗卫生事业发展的需求,建立适应现代医院建设和管理要求的现代医院人力资源管理模式势在必行。作为管理学一个崭新和重要的领域,现代医院人力资源管理具有以下特点。

(1)强调"以人为本",坚持医院内部成员参与管理的原则。现代医院人力资源管理强调对"人"的管理,以人力资源为核心,使"人"与"工作"和谐有效地融合,寻找人、事相互适应的契合点,旨在人适其所、人尽其才。医院管理者坚持"以人为本"的思想,主动开发人力资源、挖掘潜能,"用事业凝聚人才、用精神激励人才",最大限度地激发员工的工作积极性和创造性。同时,树立医院内部成员的主体意识,明确他们的主体地位,吸纳员工代表参与医院管理,努力促进管理者与被管理者之间和谐的合作关系,使人力资源与医院发展呈现一种双向互动的关系,实现员工成长与医院发展的"双赢"。

(2)注重战略性,建立战略性人力资源管理体系。现代医院注重战略性、适应性的管理,从战略层面对医院的人力资源活动进行设计、开发和管理,建立一整套战略性人力资源管理体系。医院人力资源管理者应着眼于未来个人和医院的发展,关注如何开发人的潜在能力,采用战略眼光和方法进行组织、实施和控制;充分分析内部人力资源的需求情况、供给状况,医院外部机遇和挑战等信息,制定出科学合理的人才发展规划;建设和完善人才梯队,有目的、有计划、有步骤地引进和培养满足医院发展需要的各类人才;完善管理,设计不同的职业生涯模式,满足医务人员的职业追求;通过尽早的职业生涯规划管理和组织设计,使医务人员对医院和社会的贡献达到最大。

(3)树立人力资源是"资源"而非"成本"的观念。传统人事管理将人视为一种成本,而现代人力资源管理把人看做一种充满生机与活力、决定医院发展和提升医院水平的重要资源。因此,医院在开展管理时,要摒弃人力投入是成本的旧观念,以人员保护、开发和增值作为工作重点,以投资的眼光看待在培养人才,吸引人才,以及使用人才方面的投入,不断提升医务人员的价值,促进他们积累医疗经验、扩充医疗知识、提高医疗技术。在开展培训时,要由传统的外部安排的课堂培训方式,向注重个人内在需要的灵活学习方式转变,使人才的知识转化为医疗服务能力,提高他们解决实际问题的能力。由于人力资源具有能动性和可创造性的特性,人力资源"投资"将成为医院发展最有前途的"投资"。

(4)倡导"主动式管理"。医院传统的人事管理主要是按照国家卫生、劳动人事政策和上级主管部门发布的劳动人事规定、制度对职工进行管理,仅在"需要"时被动地发挥作用,而在对医院发展和职工的需求等方面,缺乏主动性和灵活性,对医务人员的管理缺乏长远规划。现代人力资源管理强调要发现人才、培养人才、使用人才,使每个人都工作在最适合自己的岗位上,做到"人-岗"匹配,同时创造一种积极向上、团结敬业的医疗卫生工作环境,提高医院工作效率。现代人力资源管理,通过实施医院的人才培养,把握医院人才信息并及时进行反思和修正,来达到确认和发掘每一位职工的潜力,促进医院发展的目的。

(5)开展"动态管理"。医院传统人事管理多为行政性工作,是以执行、落实各项规定和控制人员编制为目标的计划性静态管理。医院职工的职业基本上从一而终,管理模式单一,管理方法陈旧。现代人力资源管理更强调参与制定策略、进行人力资源规划、讲究生涯管理等创造性动态管理工作,逐步建立起包括招聘机制、培训机制、考核机制、激励机制、奖惩机制等动态管理体系,在保持医疗队伍相对稳定的同时,建立起真正的激励与约束机制。打破干部终身制,竞争上岗、择优聘用;畅通人员进出渠道,一方面减员增效,一方面积极引进人才,形成优胜劣汰的竞争局面。创造出一种"人员能进能出、职务能上能下、待遇能高能低"的动态管理模式,促进医务人员潜能的发挥和自身素质的提高。

二、医院人力资源管理现状

这些年以来,事业单位人事制度改革不断深化。同样,医院人事制度也在不断改革与创新,医院人力资源的招聘选拔、评价使用、培训开发等方面取得了明显成效;医院领导干部的选拔任用和岗位规范、医务人员综合评价制度、岗位绩效工资制度以及人才流动与稳定等制度在各地的不断探索中,积累了很好的实践经验。

(一)我国医院人力资源结构

我国医院人力资源包括卫生技术人员、其他技术人员、管理人员以及工勤技能人员四大类,其中卫生技术人员包括执业医师、执业助理医师、注册护士、药师(士)、检验技师(士)、影像技师(士)等,其他技术人员是指从事医疗器械修配、宣传等技术工作的非卫生专业技术人员,管理人员是担任医院领导职责或医院管理任务的人员,工勤技能人员是指承担技能操作和维护等职责的工作人员。

(二)医院人力资源管理现状

医院人力资源管理是为了更好地完成医院的各项任务而充分发挥人力作用的管理活动,是人力资源规划开发、合理配置、充分利用和科学管理的制度、法令、程序和方法的总和。概括而言,医院人力资源管理活动主要包括如下几个环节:招聘与选拔、培训与开发、评价与使用、绩效管理、薪酬管理及人才流动与稳定机制建设等。

医院人力资源的招聘与选拔是指根据医院人力资源规划和工作分析的数量和质量要求,通过一定渠道获取并甄选医院所需的合格人才,并安排他们到所需岗位工作的过程。目前,80%以上的医院均实行了聘用制管理,医院补充新员工的最主要途径也是公开招聘,并且选拔的主要方式是面试和知识技能测试。随着现代医院人力资源管理理念的进步,医院在人员的招聘与选拔中也不断探索引入一些新的方法和技术,测评手段日益多样化。

医院人力资源的培训与开发是指在医院发展目标与员工发展目标相结合的基础上,有目的、有组织、有计划、有系统地对员工进行教育和训练,达到提高人力资源整体素质、开发人力资源潜能、提高人力资源效率、加强医院服务水平的目的。随着社会经济的发展、人民生活水平不断提高,人们的文化素质和法律意识都有了很大的提高,这从客观上对医院的技术和服务提出更高的要求。只有顺应环境的变化,在培训内容上除了提升医院员工知识、技能外,还要有针对性地开发,注重员工的潜能,才能使员工以及医院更好地适应环境的变化。

人力资源评价是指通过各种量表、观察评定、业绩考核、面试等多种手段测评人才素质的活动。医院人力资源评价将人力资源评价活动限定于特定的组织——医院之中,因此,医院人力资源评价既包括人力资源评价一般的特性和内容,也包括在医院中组织人力资源评价所包含的特殊要求和性质。目前我国医院对人员的评价主要集中在工作质量、工作数量、服务对象的满意度和出勤情况等。另外,"胜任力"评价是近几年在医院人力资源评价中研究较多的课题之一。胜任力的内涵包括五个层次,由低到高、由表及里,主要包含知识(knowledge)、技术(skill)、自我认知(self-concept characteristics)、特质(traits)、动机(motives)。"胜任力"评价最大的优势在于不仅可以从与绩效相关的知识、技术、人格、态度、能力等特征全面地评价人力资源,还可以从人力资源深层次的动机、特质、自我认知、态度或价值观、某领域知识、认知或行为技能等可以被测量或计数的素质上,区分优秀与一般绩效的医院员工。

绩效管理是人员任用和奖惩的依据,具有激励、导向、沟通、协调等方面的作用。随着疾病谱和医学模式的转变,社会对医疗卫生服务需求不断增长,医疗卫生服务的工作模式、服务提供内容和方式等不断变化,医务人员的工作过程往往难以直接监控,公共卫生、医疗卫生等个体工作成果难以精确衡量等特征都使得价值评价体系变得复杂而不确定。完整的绩效管理包括绩效计划制订、过程监督、绩效评价、绩效反馈等环节,并形成一个循环过程。从组织层面来说,绩效管理就是通过计划、实施、监督、检查、奖惩等来引导员工实现组织绩效目标和提升组织绩效水平;从个人层面来说,则表现为通过共同努力实现员工能力的综合发展和绩效的不断提升。因此,绩效管理是管理者和员工双方就目标及如何实现目标而达成共识,并协助员工成功实现目标的管理方法。绩效管理不是简单的任务管理,也绝不能将绩效管理等同于绩效评价。可喜的是,越来越多的医院管理者正在关注这些问题,一些医院已经在开展绩效管理的尝试和探索。随着医院内外环境的变化,管理实践的不断深入,对医院绩效管理的理解会越来越深刻,这无疑会推动医院绩效管理的实施与完善。

薪酬是(医院)人力资源开发和管理中至关重要的内容,对医院来说,薪酬是医院吸引和留住员工的基本手段;对员工来说,薪酬与员工的切身利益密切相关,直接影响员工的工作态度和绩效,进而影响医院的整体效益。随着事业单位人事制度改革的不断推进,医院也经历了多次薪酬制度改革。目前,事业单位正积极推进收入分配岗位绩效工资制,总体目标是建立符合事业单位特点、体现岗位绩效和分级分类管理的收入分配制度。

(三)医院人力资源管理存在的问题

(1)"人才本位"意识需进一步加强,医院人力资源管理队伍总体素质不高。德鲁克认为,在当今世界,管理者的素质能力决定着企业的成败。医院管理者的素质、能力同样决定着医院的发展。目前,我国医院管理队伍大多是临床专业技术人员,缺乏系统的管理学知识训练和实践,传统的人事管理模式缺乏科学性、开创性。人文关怀不足,不注重医院与员工的共同发展。人的主观能动性、归属感、成就感和自我实现的需要往往被忽视。

(2)人力资源管理职能落后。人力资源管理中只见"事"、未见"人",以"事"为中心,强调"事"的单一方面、静态的控制和管理,将人作为管理的对象,注重人对事的适应性,极少关心人的内在需求变化,忽视人的可激励性和能动性,抑制了其内在潜能的发挥。首先,医院对于人才的需求与计划控编存在矛盾,医院用人自主权受到一定的限制;在人力资源招聘工作中缺乏规划和岗位分析等前期准备工作;招聘考核方法、人才测评手段等显得比较单一、落后,亟待更新改进。对人力资源的培训大多仍停留在对员工知识、技能层面的培训,对于员工潜能的开发尚需要进一步加强。尤其是如何加强医院管理者的培训与开发,打造一支"职业化"的医院管理队伍,成为当前的重要课题。受传统经济体制的影响,目前我国大多数医院对职工采取的都是同样的评价方法,绩效考核非常明确,只是为了分配而进行,绩效管理制度往往被定位为分配制度。评价的方法多是工作结果为导向的绩效评价,即为医务人员设定一个最低的工作成绩标准,然后将考核对象的工作结果与这一标准相比较。不利于针对性地进行培训发展。所以,这种以工作结果为导向的绩效评价越来越显露出不足。第一,在多数情况下,医务人员最终的工作结果除了取决于个人的努力,同时也取决于医疗卫生环境等多种因素。第二,结果导向的绩效评价容易加剧个人之间的不良竞争,甚至可能导致员工不择手段的倾向,不利于彼此之间的协作以及医院的长期绩效提升。第三,结果导向的绩效评价方法在为员工提供绩效反馈方面的作用不大,尽管这种方法可以告诉员工其工作成绩低于可以接受的"标准",但是它却无法提供如何改进工作绩效的明确信息。目前的薪酬制度以职务、职称定薪维度单一,薪酬结构不合理等。

三、医院人力资源管理改革与发展

(一)医院领导体制改革

医院领导体制是医院内部领导和管理系统诸要素相互关系的协调运作及其工作制度、工程程序和工作规范。国家有关部门《关于深化卫生事业单位人事制度改革的实施意见》明确规定:"卫生事业单位实行并完善院(所、站)长负责制。要建立和完善任期目标责任制,明确院(所、站)长的责、权、利。要充分发挥党组织的政治核心和监督保证作用,依靠职代会实行民主管理和民主监督,建立有效的监督保障机制。实行产权制度改革的试点单位,经批准可探索试行理事会(董事会)决策制、监事会监管制等新型管理制度。"

20世纪80年代以来,我国医院普遍推行了院长负责制,对促进医院改革和发展发挥了重要作用,也得到了广大干部职工的普遍认可。多年的实践已充分证明,实行院长负责制有利于医院的管理和发展,应当坚持和完善院长负责制。但在实行院长负责制中也存在一些问题,需要进一步明确党政领导干部的责权,研究明确党委会和行政会议研究问题的内容和分工,形成权力与责任相统一的机制,建立健全有效的监督和问责机制,发挥职代会的监督作用,建立科学的领导干部任职标准,并加强考核制度,促进院长负责制的健康发展。通过制定院长任期目标责任制等方式,确保其管理的主动性、积极性和创造性的发挥。同时完善监督机制,保证院长在其职责范围内,有效行使权力,合理配置资源。

同时,根据医药卫生体制改革需要,探索完善医院法人治理结构,探索理事会或董事会决策制、监事会监管制等新型管理体制,形成有责任、有激励、有约束、有竞争、有活力的医院管理体制。

(二)医院人事制度改革

《关于深化卫生事业单位人事制度改革的实施意见》明确了卫生事业单位人事制度改革的指导思想、目标原则和主要任务。

实行聘用制。按照公开招聘、择优聘用、平等自愿、协商一致的原则,医院与职工通过签订聘用合同,明确医院与被聘人员的责、权、利,保证双方的合法权益。根据各类不同人员的特点实行相应的聘用办法,打破行政职务、专业技术职务终身制,实行由身份管理向岗位管理的转变。在聘用人员中,对优秀人才和技术骨干可采用不同的聘用办法,实行不同的聘期,给予较高的聘用待遇,相对稳定一批技术骨干。还可根据工作需要采取专职与兼职相结合的方式,聘用部分兼职技术骨干。根据医疗工作的特点,制定兼职管理规定,加强对兼职人员的管理。

进行科学合理的岗位设置。岗位设置要坚持按需设岗、精简高效的原则,充分考虑社会的需求、医院的发展、人才结构和人才培养等多种因素。可根据工作需要,确定一部分关键岗位。要明确岗位责任、任职条件、聘用期限,做到职责明确,权限清晰,条件合理。根据主管部门制定的岗位设置原则及专业技术职务结构比例要求,依据自身承担的任务,自主决定高、中、初级专业技术岗位的设置。岗位设置要有利于学科的发展及社会对医疗服务的需求。

医院管理人员实行职员聘任制,逐步建立符合医疗机构行政管理特点的岗位序列和体现管理人员能力、业绩、资历、岗位需要的工资待遇。医院中层以上管理干部实行任期目标责任制,可以采用直接聘任、招标聘任、推选聘任、委任等多种任用形式,推行任前"公示制"。

卫生专业技术人员实行专业技术职务聘任制。要以深化职称改革、推行执业资格制度为切入点,实行从业准入制,逐步建立和完善与社会主义市场经济体制相适应的科学的卫生专业技术人才管理机制。按照评聘分开、强化聘任的原则,实行专业技术职务聘任制,逐步建立符合行业特点的社会化人才评价体系。

医院中的工勤人员实行合同制。对于工勤人员要在加强职业技能培训,规范工人技术等级考核,提高素质的基础上,根据其职业工种、技能等级、实际能力等条件,可采用竞争上岗、择优聘用、定期考核等办法,规范工勤人员进、管、出环节。

建立和完善岗位考核制度。对聘用人员进行全面考核,并把考核结果作为续聘、晋级、分配、奖惩和解聘的主要依据。根据医疗卫生专业技术人员的工作特点,制定以业绩为基础,由品德、知识、能力、服务等构成的考核指标,建立健全适合各类不同人员的简便、易操作的考核评价体系。

建立解聘、辞聘制度。通过建立解聘、辞聘制度,使医院能按照规定的程序解聘职工,职工也可以按照聘用合同辞聘,畅通人员出口,增加用人制度的灵活性。对服务质量、服务态度较差,但又不够解聘条件的人员,可实行诫勉制度,限期改正,到期不改的,予以解聘。

对新进人员实行公开招聘制度。医院需要补充人员时,要公布缺员岗位的用人条件和职责,实行公开招聘。招聘采取考试与考核相结合的方式,择优聘用。应聘卫生技术岗位必须具备相应的专业学历或规定的资格条件,非卫生专业技术人员不得参加应聘进入卫生技术岗位工作,已在卫生技术岗位的必须转岗。在实行聘用制中,对新进人员采取新人新办法,实行人事代理制。

(三)医院分配制度改革

医院工资分配制度的改革要按照按劳分配和生产要素参与分配的原则,结合卫生工作知识密集、脑力与体力结合、高风险等特点,在逐步推进管理体制改革的条件下,进一步搞活内部分配,扩大各医院的分配自主权,根据按岗定酬、按任务定酬、按业绩定酬的精神,建立起重业绩、重贡献,向优秀人才和关键岗位倾斜,自主灵活的分配激励机制。

探索新的分配机制。积极开展按生产要素参与分配的改革试点,研究探索技术、管理等生产要素参与分配的方法和途径。根据不同岗位的责任、技术劳动的复杂和承担风险的程度、工作量的大小等不同情况,将管理要素、技术要素、责任要素一并纳入分配因素确定岗位工资,按岗定酬。拉开分配档次,对于少数能力、水平、贡献均十分突出的技术和管理骨干,可以通过一定形式的评议,确定较高的内部分配标准。

(四)医院人力资源流动配置改革

运用市场机制,调整医疗卫生人力资源结构,促进人员合理流动。有条件的地区可根据实际情况,按规定申请建立卫生人才交流服务中心,积极配合医院等卫生事业单位人事制度改革,为卫生专业人员和其他卫生工作人员在行业内或行业间流动提供服务。

医院可将未聘人员向卫生人才交流服务中心申请托管,由人才交流中心、医院和托管人员签订协议,明确三方责任及有关事项,对未聘人员集中管理,以减轻医院的冗员负担。

(路　鹏)

第二节　医院人力资源管理的主要内容

一、医院人力资源规划

(一)人力资源管理战略体系

美国人力资源管理学者舒乐和沃克认为,人力资源战略是一种程序和活动的集合,它通过人力资源部门和直线管理部门的努力来实现组织的战略目标,并以此来提高组织的绩效、维持竞争优势。

人力资源战略也是人力资源管理战略。人力资源管理战略的践行能够调动、指引并确保所有的人力资源活动都能够围绕直接影响组织的问题实施。人力资源战略将组织管理思想与行动联系起来,确定了如何能够以战略为核心去进行人力资源管理,研究如何更加有效地实施人才强化战略、人员配置、薪酬管理、绩效管理,以吸引核心人才,保持竞争精神。

人力资源战略是为管理中可能产生的变化而制订的行动计划,它提供一种思路——通过人力资源管理使得组织获得和保持竞争优势。作为整个组织战略的一部分,人力资源问题事实上是组织战略实施的核心问题。在竞争日渐激烈的环境里,组织的目标就是要赢得胜利,而在此过程中,人力资源战略对组织来说无疑是越来越重要了,它能够确定组织如何对人进行管理,并以此实现组织目标。

同样,医院需要根据内外环境的变化来建立完善的人力资源管理的方法,正面影响医院绩效,为医院成功做出贡献。人力资源战略不但能提高医院绩效,还能够保证有效的成本控制。

(二)医院人力资源管理战略的实施

医院实施人力资源管理战略,一般有 3 个阶段。

1.制订阶段

制订人力资源管理战略虽然重要,但只有综合分析医院内外部那些影响人力资源的要素,确认所面临的境况,才能确定人力资源战略的方向。而要确定人力资源战略的方向,首先就要确定人力资源战略目标,随后制订实施计划,最后协调人力资源战略与医院整体战略间的平衡,合理配置医院内的资源,从整体的角度出发,调整人力资源战略使之符合医院整体战略的需要。

2.实施阶段

实施人力资源战略前,需先分解人力资源战略计划,化整为零,各部门明确自身的任务与作用,推动医院进入良性循环,实现医院目标。

3.评估与调整阶段

在人力资源战略计划实施以后,对该战略的有效性进行评估,保证战略计划的正确实施,也及时校验优化战略计划。当发现现行的人力资源战略已不符合医院的内外部环境时,最好的措施就是当机立断找出差距、分析原因并进行整改。

因此,人力资源战略需要不断地进行调整和修改,以随时适应环境,为医院航向掌好舵。

(三)医院人力成本核算与人力资源开发

人力成本包括以下几种。

1.取得成本

取得成本指医院在招募和录取职工的过程中发生的成本。如广告宣传费用、各种安置新职工的行政管理费用;为新职工提供工作所需装备的费用等。

2.开发成本

开发成本指医院为提高职工的技术能力、增加人力资源的价值而发生的费用。如上岗前教育成本、岗位培训成本、脱产培训成本等。

3.使用成本

使用成本指医院在使用职工的过程中而发生的成本。如工资、奖金、津贴、福利等。

4.保险成本

保险成本指按规定缴纳的各类社会保险费用。

5.离职成本

离职成本指由于职工离开组织而产生的成本。如离职补偿成本、离职前低效成本、空职成本等。

人力资源开发就是为了提高员工绩效,对人力资源进行投资,增强员工与工作绩效相关的技能水平。人力资源开发对于员工来说主要有三个主要方面:一是知识,二是技能,三是能力。

当然,人力资源开发不仅要着眼于员工知识、技能和能力,更要考虑到人岗匹配、知识共享、团结协作等方面。人力资源是所有资源中最本质、最重要、最有价值的资源,科学合理地加以管理开发,势必对医院整体绩效提升与目标实现有着至关重要的作用。

二、招聘与配置

(一)员工招聘

1.招聘的原则及途径

雷蒙德·A.诺伊在《人力资源管理:赢得竞争优势》中指出,招聘包括招募与选拔。招募是为现有的或预期的空缺职位吸引尽可能多的合格应聘者,这是个搜寻人才的过程,为空缺职位找到最优秀的应聘者群体;选拔是不断地减少应聘清单的人数,直到剩下那些最有可能达成期望产出或结果的人。

医院招聘的目的是通过寻找并获得合适的员工,确立医院的竞争优势,完成医院的战略,与此同时帮助员工实现个人价值。招聘是获取人力资源的第一环节,也是人力资源管理中的重要环节。做好招聘需要遵守一些基本的原则。

(1)公平原则。公平是要将医院在招聘时空缺的职位种类、数量和任职要求等信息对外告知,扩大招募人员的范围,并为应聘者提供一个竞争的机会,体现信息公平。

(2)双向原则。即医院根据自身战略发展和现实运作需要自主选择合适的人员,而应聘者也会根据自身的能力和愿望自主地选择岗位。

（3）科学原则。人员招聘不是传统意义上的分配，而是需要对应聘者进行选拔，需要通过一些科学的操作程序、评价标准和测评方法（如笔试、技能操作考核、小讲课等方式），有效地甄别应聘者的实际水平和具有的发展潜力，从而保证招聘最终效果的实现。

（4）动态原则。无论是医院的发展还是岗位人员的状态都处于不断变化的动态过程中，人力资源在不断的流动中寻求适合自己的位置，医院则在流动中寻找适合自身要求和发展的人才。

（5）经济原则。应重视招聘的效率和效益。招聘成本不仅仅包括招聘时所花费的费用，还包括因招聘不慎而重新招聘所花费的费用，以及人员离职时带给医院的损失。因此，在招聘过程中要注重招聘的经济性，以较低费用获得最合适的人才。

（6）合法原则。招聘必须依据国家的相关政策法规，不违背法律和社会公共利益，坚持公平公正，不搞各类招聘歧视，符合相关法律法规要求医院所承担的责任。

招聘途径可以分为内部和外部两种。内部招聘是指通过内部晋升、岗位轮换、内部竞聘、员工推荐和临时人员转正等方法面向现有员工进行招聘，将合适人选调剂在合适的岗位。外部招聘是根据一定的标准和程序，通过广告招募、校园招募、人才市场招募、专业机构招募、网络招募等途径，从外来应聘者中选拔获取所需人选的方法。

为了确保招聘工作的有效性，在招聘开始之前就要根据需补充人员的业务类型、职位复杂度、招募方法的实用性、招募方法与渠道情况做出正确的策略选择。没有尽善尽美而只有最合适的方法和渠道。

2.招聘工作流程

一般人才招聘工作由人力资源处负责拟定招聘计划并组织实施，人员需求部门参与招聘测评的技术设计和部分实施工作。具体工作流程为：①制订计划和任职条件。②发布招聘信息。③资格审核与考核录用。

3.招聘理念与发展趋势

人员招聘有两个前提和一个必要。一个前提是人力资源规划，医院从人力资源规划中得到人力资源需求预测，决定预计要招聘的职位、部门、数量、类型等，它包括医院的人力资源计划和各部门人员需求的申请；另一个前提是工作描述和工作说明书，它们为录用提供了主要的参考依据，也为招聘执行提供了有关工作的详细信息。

一个必要则是胜任素质模型的构建。胜任素质模型是指驱动员工产生优秀工作绩效的各种个性特征的集合，包括动机、特质、自我概念、态度、价值、技能等要素。它是人力资源的高端管理方式，是人力资源管理的重要延伸方向。胜任素质模型的建立一般采用工作胜任能力评估法，先对既定职位进行全面分析，确定高绩效模范员工的绩效标准，再对高绩效员工进行分析和比较，建立起初步的胜任素质模型并对其进行验证，保证它的有效性。基于胜任素质的招聘能够吸引那些具备了很难或无法通过培训与开发获取的个体特征的招聘者，使甄选过程更加有效，有助于提高组织的绩效水平。

（二）岗位配置

1.岗位设置原则

（1）按需设岗、因事设岗、因岗设人。岗位设置则是根据工作设置的，这就是按需设岗、因事设岗原则。医院内的岗位设置既要着眼于现实，又要着眼于未来发展，按照医院各部门的职责范围来划定岗位，然后根据工作岗位的需要配置相应人员，尽量做到人岗匹配，人尽其才。

（2）合理结构。岗位设置需要动静结合，对基础性的工作岗位宜采用静态分析，对变化较频

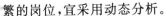

繁的岗位,宜采用动态分析。

岗位设置的一项基本任务就是保证每个岗位工作量的饱满和有效劳动时间的充分利用。尽可能使工作定额和岗位定量科学合理化。

2.岗位设置流程

任何医院在运行过程中总会出现各种问题,这些问题可能是由于组织结构设计不合理造成的,也可能是由于部门或岗位设置不完善。为了解决运行中的这些问题,管理人员就需要对组织架构、部门岗位及互相关系进行调整或重新设置,首先需要对医院任务进行确定,包括内外环境分析、医院定位分析和任务分析;其次是确定任务部门,分析并改进业务流程,设计组织架构,确定部门工作任务;最后是岗位工作任务的确定阶段,设计部门内的岗位,界定岗位工作。

编制工作说明书是岗位设置的基础,而工作说明书建立在工作分析的基础上。工作说明书包括工作描述和工作规范,工作描述主要涉及工作执行者实际在做什么、如何做以及在什么条件下做的,而工作规范说明工作执行人员为了圆满完成工作所必须具备的知识、技术、能力等要求。

工作描述主要包括工作名称、工作身份、工作目的、工作关系、工作职责、工作权限、绩效标准、工作环境等,其中工作职责在工作名称、身份、目的的基础上对职位内容加以细化,是工作描述的主体。

工作规范则是指任职者要胜任该项工作必须具备的资格和条件,它关注的是完成工作任务所需要的人的特质,一般包括身体素质、教育程度、知识、工作技能、心理品质、经历和道德等要求。

明确的工作描述与合理的工作规范所组成的工作说明书才能做好岗位设置。

(三)人才激励政策

1.人才引进的标准和待遇

引进的人才必须满足以下基本条件:①坚持四项基本原则,热爱卫生事业,具有良好的思想品质和职业道德。②掌握国内外本学科的最新发展动态,对学科建设和学术研究有创新性构思。③具有严谨的学术作风和团结协作、敬业奉献精神。④身体健康,具有与岗位需求所对应的学历和职称。

由于各医院所处地域、专业类别、人才需求的不同,很难有统一的人才引进标准。各医院应该根据自身的实际情况、业务特点,制订符合自身发展需求的人才引进要求和待遇标准,并为引进人才做好服务和管理工作。

2.引进人才的管理及追踪考核评估

(1)人才引进工作由人力资源处牵头,相关职能管理部门参加。定期分析医院各科梯队建设情况,制订人才引进规划,加强横向联系,拓宽引进高级卫生人才的渠道。

(2)对引进人才制订跟踪、评估体系,由人力资源处等职能管理部门分头负责考核。具体职责分工如下。①科研、教学管理部门:侧重考核引进人才的科研教育能力,包括其课题、论文的数量、质量、级别,外语水平,学术地位等。重点考核其基础知识广度、专业知识深度、知识更新程度及信息掌握能力。②医疗、护理部门:侧重考核引进人才的临床业务能力,包括其解决疑难杂症能力、较复杂的手术技能,重点考核其在本专业领域中专业技术的竞争力、影响力、创造力,能否站在该学科发展的前沿。③党办、监察审计等部门:侧重考核引进人才的医德医风,精神文明,包括其事业心、团队精神、廉洁行医、服务意识。④人力资源处:侧重对引进人才考核的综合归纳分析,具体组织引进人才考核工作,包括计划、督办、总结等。

(3)引进人员入院工作满半年后,由人力资源处会同相关部门对其个人条件及入院后工作表现和业绩进行审核;并将审核情况报党政联席会议,由会议讨论决定是否发放引进费用以及具体发放额度。

(4)由院领导和引进人才谈话,告知党政联席会议讨论结果。医院与引进的人才签订引进人才聘用合同补充协议书,约定一定年限的服务期。

(5)原则上医院每年召开一次学术委员会专题会议,对引进的人才进行追踪考评。考评主要侧重综合素质、团队协作、学术水平等方面,评估结果报党政联席会议审核。如达不到岗位职责要求或是有违纪违规行为,医院有权解除聘用合同,并按协议约定要求本人退赔相关费用。

3.PI管理

为加快推进医学科研国际化的步伐,可以根据医院学科专业建设与师资队伍发展规划,依托院内特色学科,有计划、有重点地引进与聘请海外高水平、有较大影响力的学科带头人,实施海外特聘人才系列项目,以提高医院学科建设水平和人才培养质量。

"海外特聘人才系列"项目需坚持公开、公正、公平、择优录用的原则和坚持扶特、扶需、扶强,重点支持优先发展的原则。

根据入选标准和工作要求的不同,可分为特聘教授、顾问教授、兼聘PI等类别。原则上医院全部专业学科均可申请本项目的资助,但医院依托并鼓励重中之重学科、重点学科、新兴学科、交叉学科等领域积极申报。申报学科应满足以下条件。

(1)应掌握相关学科或专业领域的世界发展状况和趋势。

(2)应与拟聘请的专家或学者已有一定的合作关系或交流基础。

(3)应对拟聘请的专家或学者来华工作有明确的学术目标,并有详细的科研工作安排。

(4)学科、专业本身应具有较强的软、硬件优势,能够获取相关的配套经费支持。

三、培训与规划

(一)员工培训

为了鼓励员工保持或提高当前或未来的工作绩效,对与之相关的员工的知识、技能、行为、态度做出系统性的计划活动,称之为员工培训开发。

培训和开发虽然经常作为一个概念使用,但二者依然有着一些区别。培训更侧重于教授员工为了完成当前的工作而需要的知识技能,而开发着眼于更长远的目标,希望员工将来能胜任工作或能长期保持合格绩效。

1.培训计划的制订

培训工作的起点是培训需求分析,培训需求分析就是员工培训开发的主体部门,在组织内部各方配合的情况下,确定目标绩效与现有绩效水平之间的差距,收集和分析与之相关的信息,寻找产生这些差距的原因,从源头中找到那些能够通过培训开发解决的员工问题,为进一步开展培训活动提供依据。

在完成了所有需要的培训需求分析后,就能够制订培训计划了,而培训计划制订的第一步就是确定培训目标,培训目标是确定培训内容和评估培训效果的依据。培训计划是针对培训目标,对培训过程中所涉及的时间、地点、培训者、受培训者、培训内容、培训方式等进行预先的设想并按照一定的顺序排列后的设计方案。

2.培训指导与实施

在培训计划的制订与实施过程中,培训的深度与广度都是受到培训预算的约束的,在确定培训预算时,要考虑培训的实际需求和经费支持的可能性。

在大多数情况下,培训经费的使用都不采取绝对平均的分配方式,依据员工任务、工作的重要度与紧急度,或是员工自身质素等考量因素,组织一般将70%左右的培训经费用于30%的员工身上,更有甚者会将80%左右的培训经费用于20%的员工身上。事实上,很多组织的培训预算费用是偏向组织的高层和骨干的,因为这些核心人才更能影响组织的未来发展。为了保证培训效果,培训场所的选择需要满足一些基本的物质条件,首先是排除干扰,使受训者能集中精力完成培训;其次是场地设备的有效功能需要确保。

3.培训质量与效果评估

培训效果评估是培训工作的重要环节,对于培训项目的发起者、组织者、培训者、受训者都有实践意义,因此培训效果评估环节不该被忽略。

(二)职业生涯开发

1.职称晋升与聘任

职业生涯是个人生命周期中的与职业或工作有关的经历,是个体生命质量和价值的重要体现。医院应该根据国家人力资源和社会保障部及各省市相关文件精神,结合医院实际情况,制订职称聘任实施方案,帮助员工规划其职业生涯。

(1)总则。医院对卫生专业技术人员实行专业技术职称聘任制。根据《事业单位岗位设置管理实施办法》的要求,确立高、中、初级专业技术职务的岗位和结构比例,明确不同的岗位责任、权限、任职条件和任职期限。

聘任原则:①以人员编制、岗位职数为依据。②与日常表现与考核结果相结合,坚持标准,择优聘任,宁缺勿滥。③注重医、教、研综合能力和学历结构合理。④逐级聘任。

(2)组织机构及职责。①医院成立考核聘任领导小组,由医院党政领导组成,主要职责为审定岗位设置、聘任工作实施办法以及考核聘任情况。②考核聘任工作主要由院、科两级考核小组组成,高级专业技术岗位的聘任由院级考核小组负责;中级职称及以下人员由科室组织考核。护理中级职称及以下人员由护理部组织考核。

院级考核小组由医院党政领导、学术委员会委员、相关职能处室负责人组成,主要职责为:①负责全院高级岗位的考核评议。②审议各级人员岗位考核评分标准。③审议中级及以下人员的考核结果。④受理岗位考核聘任中出现的意见、争议等问题。

科级考核小组由各科室行政正、副主任、支部书记、分工会主席组成,可以有护士长及科室职工代表参加,主要职责为:①负责所在科室中级及以下人员的岗位考核评议工作。②将考核结果及拟聘任情况报院级考核小组审定。

(3)受聘人员的基本条件。①遵守医院规章制度。②具有良好的医德医风和行为规范。③具有履行岗位职责的业务技术水平和解决实际问题的能力。④受聘担任卫生专业技术职务,应具有相应的卫生专业技术职务任职资格。

(4)聘任的形式。分为新聘、续聘、高职低聘、低职高聘(内聘)、特聘等。①新聘:取得相应的任职资格而未经聘任者。②续聘:原已聘任在相应任职资格的岗位,经考核合格,继续聘任在该岗位者。③高职低聘:因科室岗位编制数所限而低聘的;经考核不能胜任原岗位职责而低聘的;因违反医院规章制度给医院造成一定损失而低聘的。④低职高聘(内聘):仅限在医疗一线岗位工作的卫生系列专业技术职称聘任中实施,必须是医疗、教学、科研及学科建设发展急需补充的专业技术人员。⑤特聘:因科室岗位编制数所限,但聘任考核为优秀者,由院部予以特聘。

(5)聘任程序。①信息公布:医院公布各部门的岗位、职数、岗位职责、聘任条件、聘任年限。②个人申报:应聘者根据自身的条件、任职资格,提出岗位申请,并填写岗位申请表,提供相关申报材料。③考核评议:职能处室汇总日常考核材料,由院、科级考核小组参照《岗位考核评分标准》,对被考核者的医、教、研、精神文明进行考核并综合评出 A、B、C、D 4 个档次,按科室派出同级人员名次顺序及是否聘任意见。④考核结果审议:院级考核小组负责审议各级人员考核结果,由考核聘任领导小组集体讨论确定拟聘人员。⑤聘前公示:对拟聘人员在院内进行聘前公示7 天。⑥签订岗位聘用合同书:由人力资源处统一与拟聘人员签订正式岗位聘用合同书。

(6)聘任管理。①聘任权限:正高级职称由院长聘任;副高级职称由院长与科行政主任共同聘任;中级职称及以下人员由科行政主任聘任;聘任后名单汇总人力资源处备案;院长对上述聘任有行政否决权。②聘任考核:聘任考核分为日常考核、年度考核和任期考核。年度考核为每年一次,任期考核一般为两年一次;考核结果分为优秀、合格、基本合格、不合格四个等次,考核结果记入专业技术人员考绩档案,作为晋升、续聘、低聘、解聘的重要依据;日常考核分为医疗质量、科研教育、医德医风、精神文明等,由所在科、部门和相关职能处室负责。③聘后待遇:受聘人员按所聘任职务,享受相应待遇;受聘人员"高职低聘"后,其岗位工资按实际聘任的岗位重新核定;因岗位职数所限而低聘的人员(据法定退休年龄不足 2 年),考核合格,原执行的工资标准不变;内聘人员待遇根据医院相关文件规定执行。

2.内部聘任

为加强医院人才队伍建设,充分调动专业技术人员的积极性和创造性,对于一些在医疗、教学、科研及学科建设发展急需补充的专业技术人员,由于年限等原因没有达到一定职称的聘任标准,但是确有真才实学、业绩突出,医院应该创造条件帮助他们提前聘任到相应的岗位,鼓励他们为医院发展作贡献。

(1)聘任标准。各医院可根据本院人才队伍实际情况和特点自行制订内部聘任标准,其中医教研工作业绩标准一般应该高于常规的聘任标准。

(2)申报及聘任程序。①个人申请:对照申报条件,填写个人报名表。②科室考核推荐:科室根据申报者工作实绩,提出考核推荐意见。③相关职能部门审核申报者资质、条件。④院学术委员会评议:申报者进行述职,院学术委员会成员以无记名投票方式表决。出席成员应不低于院学术委员会成员总数的 2/3,申报者获得实际到会人数 2/3 赞成票者为评议通过。⑤聘前公示:对拟聘人员名单在院内公示 5 个工作日。⑥医院发文正式聘任。

(3)聘期及待遇。聘期原则上一个聘期两年。内聘人员在聘期内,可对外使用内聘职称从事医疗、教学、科研及学科建设工作,同时应自觉履行岗位职责,接受岗位考核。聘期内按照内聘职称兑现工资,并可正常申报高一级职称。

3.聘后考核及分流

为了激励专业技术人员不断学习、提高业务能力,医院可以定期开展聘后考核工作,做到优胜劣汰,避免一聘定终身的现象。考核可以设定临床、科研、教学等多维度指标,根据最后考评分数确定 A、B、C、D 4 档。前 3 档人员可以在原岗位继续聘任,D 档人员可能难以胜任目前的岗位要求,根据其实际情况给予低聘或分流安置。

分流可以在医院内部科室间安排,也可以在集团医院之间流动。分流的目的不是弃之不顾,而是希望他客观看待自身能力,帮助他找到合适的岗位,做到人岗匹配。

(三)各类人才培养项目申报

为了加快人才培养,从国家到各省市及相关行政部门,都设立了多样的人才培养项目。人才培养项目获得的数量和等级体现了医院的综合竞争力。

除了国家、省市级项目,医院还可为业绩突出的工作人员设置"特殊贡献特殊津贴"项目,依据"多劳多得、优劳优得"的原则,评选指标包括医、教、研、社会影响等各方面,一年评选一次。由人力资源处会同医务、教学、科研等部门共同打分,结果提交学术委员会审议决定。

(四)干部管理

1.中层干部届满考核与换届工作方案

(1)指导思想。根据《党政领导干部选拔任用工作条例》等相关文件精神为依据,围绕医院转型发展、和谐发展的目标,深化干部人事制度改革,按照公开、公平、公正、择优和任人唯贤、德才兼备、群众公认、注重实绩的原则,通过民主测评、民主推荐、个人自荐、竞争上岗、组织考察和公示任命有机结合的程序,建立有效的干部管理、监督、竞聘、激励和保障机制,努力建设一支团结进取、求真务实、开拓创新、勤政廉洁的中层干部队伍,为医院建设和发展提供坚强的组织保证。

(2)基本原则。①坚持党管干部原则和民主集中制原则。认真贯彻干部队伍德才兼备的标准,严格执行《党政领导干部选拔任用工作条例》,增加工作的透明度,做到公开、公正、公平,把政治坚定、实绩突出、群众公认的干部选拔到中层干部队伍中来。②坚持中层干部全面换届与岗位交流相结合的原则。注重干部轮岗交流工作,尤其在职能部门之间进行适当轮岗交流,逐步形成干部多岗位锻炼的管理机制。③换届工作与业绩考核相结合的原则。在换届中,要注重干部的工作业绩。对工作实绩突出,群众满意度高的干部作为提拔、任用的重要依据;对工作实绩不突出、群众评价不高者,不仅不能提拔任用,且应进行诫勉谈话,查找问题,限期整改;经核实确实存在问题的,经院党政联席会研究确认,根据实际情况降职使用或免除现任职务;在考核换届过程中发现有违法违纪问题的,交由纪检监察部门查处。

(3)有关规定。①换届涉及的中层干部是医院各职能部门、临床医技部门正副职干部。医院各党支部书记、工会和共青团等部门的负责人任期届满后,按照各自的章程进行换届选举,不列入考核竞聘范围。②在同一岗位任满2届的职能部门中层干部可考虑轮岗交流。③中层干部每届任期为2~3年。④换届调整范围内的中层干部进行统一述职考核,述职考核成绩为优秀或称职的,且本人符合继续任职条件并有继续任现职意愿的,予以续聘;述职考核为基本称职或不称职者,将通过公开选拔产生新的继任者;机构或干部职数有调整的岗位均采用公开选拔,竞聘上岗方式产生。⑤在讨论干部任免、调动或在考察干部工作中涉及本人及其亲属的,本人必须回避。

(4)职位和职数。坚持科学合理、精简高效的原则,严格控制机构和职数。①根据形势发展要求和医院实际,医院内设临床医技科室、职能部门、教研室、党支部、工青妇群团组织五类机构。②结合各部门工作职责、科室规模等因素,科学、合理设置职能部门、临床医技科室干部职数。

(5)干部选拔条件。

基本条件:①具有履行职责所应具备的政策和理论水平,认真贯彻执行党的路线、方针,在政治上、思想上、行动上与党中央保持一致。②坚持和维护党的民主集中制,有民主作风和全局观念,服从医院党政统一领导,善于集中正确意见,善于团结同志。③坚持解放思想、实事求是、开拓创新,认真调查研究,讲实话、办实事、求实效。④有事业心和责任感,具有胜任岗位工作的组织管理能力、文化水平和专业知识,有较强的沟通和协调能力。⑤清正廉洁、遵纪守法、作风正派,自觉接受群众的批评和监督。⑥身体健康,精力充沛。临床专业人员从事行政管理工作,必须保证80％以上的工作时间从事管理工作。

资格要求:①新提拔的职能部门中层干部应具有一定学历(学位)要求、职称要求和年龄要求。②临床医技科室中层干部应具有本科及以上学历、相应职称。新提拔的临床医技科室中层干部原则上应具有更高的学历(学位)要求、职称要求,二级以上医院正职原则上应具有正高级职称。③职能部门正职干部应具有副职岗位工作经历,副职干部应具有一定的工作经历。④岗位需要,且工作业绩特别突出者,可根据实际情况,酌情放宽有关资质要求。⑤年龄要求能任满一届(2年)。

(6)工作程序和步骤。成立中层干部届满考核与换届工作领导小组及工作小组,负责制订实施方案并组织实施。通过公告栏、院周会等途径公布工作启动的通知,并就此次调整的工作程序和时间节点进行说明。

届满考核和换届工作共分两个阶段进行。第一阶段是述职考核阶段;第二阶段是选拔竞聘阶段。

(7)工作要求。①中层干部届满考核与换届工作是一件重要而严肃的工作,各部门要树立大局意识和全局观念,严格遵守组织纪律、严禁违规用人,确保换届工作风清气正。②中层干部换届调整工作,必须在核定的中层干部职数内进行。对无人报名或虽有人报名但无合适人选的岗位,可根据工作需要进行统筹调配,无合适人选的岗位可暂时空缺。③凡在外出差、学习或因其他原因不在院内的人员,由其所在科室负责将换届工作的精神及时传达到本人。④在竞聘工作进行期间,所有干部必须坚守岗位、履行职责。竞聘上岗的新任干部和交流(或离任)的干部,应在聘任文件发布后一周内完成交接工作。⑤按照上级规定,重要部门的中层干部离岗实行经济审计,由监察审计部门根据有关规定负责组织实施。⑥医院实行中层干部任期目标管理。受聘的中层干部须在任职决定宣布后的一个月内,提出新的任期目标。医院将编制并签署中层干部任期目标责任书和廉政责任书,并接受公开监督。

2.医院中层干部年度绩效考核

为进一步加强干部队伍建设,激发中层干部的积极性、主动性和创造性,提高执行力,提升医院管理水平,对中层干部实行年度绩效考核

四、薪酬福利管理

(一)薪酬管理

1.薪酬体系

事业单位的工资制度,根据事业单位特点和经费来源的不同,对全额拨款、差额拨款、自收自支三种不同类型的事业单位实行不同的管理办法。

(1)事业单位实行分类管理。对全额拨款单位,执行国家统一的工资制度和工资标准。在工资构成中,固定部分为70％、浮动部分为30％。对差额拨款单位,按照国家制订的工资制度和工资标准执行。在工资构成中,固定部分为60％、浮动部分为40％。对自收自支单位,有条件的可实行企业化管理或企业工资制度,做到自主经营、自负盈亏。

(2)工资制度的分类和工资构成。依据事业单位工作人员分类,分别实行不同的工资制度。①医院事业单位专业技术人员实行职务等级工资制的居多。专业技术职务等级工资制在工资构

成上,主要分为专业技术职务工资和津贴两部分。②事业单位管理人员实行职员职务等级工资制。职员职务等级工资制在工资构成上,主要分为职员职务工资和岗位目标管理津贴两部分。③事业单位技术工人实行技术等级工资制,在工资构成上,主要分为技术等级工资和岗位津贴两部分。④事业单位普通工人实行等级工资制,在工资构成上,主要分为等级工资和津贴两部分。

(3)工资制度的内容。专业技术人员的专业技术职务工资是工资构成中的固定部分,也是体现按劳分配的主要内容。专业技术职务工资标准,是按照专业技术职务序列设置的,每一职务分别设立若干工资档次。津贴是工资构成中活的部分,与专业技术人员的实际工作数量和质量挂钩,多劳多得。

职员职务工资主要体现管理人员的工作能力高低和所负责任大小,是工资构成中的固定部分。职员职务工资标准,是按照职员职务序列设置的。一至六级职员职务,分别设立若干工资档次。岗位目标管理津贴,主要体现管理人员的工作责任大小和岗位目标任务完成情况,是工资构成中活的部分。

技术工人的技术等级工资是工资构成中的固定部分,主要体现技术工人的技术水平高低和工作能力的大小。技术等级工资标准是按照高级工、中级工、低级工三个技术等级设置的,每个技术等级分别设立若干工资档次。高级技师、技师,按照现行技术职务分别设立若干工资档次。岗位津贴主要体现技术工人实际工作量的大小和岗位的差别,是工资构成中活的部分。

普通工人的等级工资是工资构成中的固定部分。津贴是工资构成中获得部分,主要体现普通工人师级工作量的大小和工作表现的差异。

(4)岗位工资的实施。国家制订事业单位岗位设置管理规定,对岗位总量、结构比例和最高岗位等级设置进行管理。

(5)薪级工资的实施。工作人员按照本人套改年限、任职年限和所聘岗位,结合工作表现,套改相应的薪级工资。套改年限是指工作年限与不计算工龄的在校学习时间合并计算的年限。不计算工龄的在校学习时间是指在国家承认学历的全日制大专以上院校未计算为工龄的学习时间。在校学习的时间以国家规定的学制为依据,如短于国家学制规定,按实际学习年限计算;如长于国家学制规定,按国家规定学制计算。任职年限是指从聘用到现岗位当年起计算的年限。

工作人员按现聘岗位套改的薪级工资,如低于按本人低一级岗位套改的薪级工资,可按低一级岗位进行套改,并将现聘岗位的任职年限与低一级岗位的任职年限合并计算。

工作人员高等级的岗位聘用到较低等级的岗位,这次套改可将原聘岗位与现聘岗位的任职年限合并计算。

工作人员按套改办法确定的薪级工资,低于相同学历新参加工作人员转正定级薪级工资的,执行相同学历新参加工作人员转正定级的薪级工资标准。

(6)绩效工资的实施。国家对事业单位绩效工资分配实行总量调控和政策指导。各地区、各部门根据国家有关政策和规定,结合本地区、本部门实际,制订绩效工资分配的实施办法。事业单位在上级主管部门核定的绩效工资总量内,按照规范的分配程序和要求,采取灵活多样的分配形式和办法,自主决定本单位绩效工资的分配。绩效工资分配应以工作人员的实绩和贡献为依据,合理拉开差距。

(7)津贴补贴的实施。规范特殊岗位津贴补贴管理。对在事业单位苦、脏、累、险及其他特殊岗位工作的人员,实行特殊岗位津贴补贴。国家统一制订特殊岗位津贴补贴政策和规范管理办法,规定特殊岗位津贴补贴的项目、标准和实施范围,明确调整和新建特殊岗位津贴补贴的条件,建立动态管理机制。除国务院和国务院授权的人事部、财政部外,任何地区、部门和单位不得自行建立特殊岗位津贴补贴项目、扩大实施范围和提高标准。

2.特殊人员的薪酬策略

(1)中国科学院院士、中国工程院院士以及为国家做出重大贡献的一流人才,经批准,执行专业技术一级岗位工资标准。

(2)对有突出贡献的专家、学者和技术人员,继续实行政府特殊津贴。

(3)对承担国家重大科研项目和工程建设项目等为我国经济建设和社会发展做出重要贡献的优秀人才,给予不同程度的一次性奖励。具体办法另行制订。

(4)对基础研究、战略高技术研究和重要公益领域的事业单位高层次人才,逐步建立特殊津贴制度。对重要人才建立国家投保制度。具体办法另行制订。

(5)对部分紧缺或者急需引进的高层人才,经批准可实行协议工资、项目工资等灵活多样的分配办法。具体办法另行制订。

(二)福利管理

1.福利体系

(1)员工福利的内涵。员工福利主要是指组织为员工提供的除金钱以外的一切物质待遇。员工福利本质上是一种补充性报酬,一般不以货币形式直接支付,而经常以实物或服务的形式兑现,如带薪休假、子女教育津贴等。员工福利和员工的工资、奖金不同,它与员工的绩效无关,它是基于员工的组织身份而决定的。

(2)员工福利的重要性。近年来,员工福利在人力资源管理中的地位日益重要,主要表现在以下5个方面:①可以为员工提供安全保障。②可以招募和吸引优秀的人才。③有利于降低员工流动率。④有利于提高员工的绩效。⑤有利于节约成本。在劳动力价格不断上升的今天,充分利用员工福利,既可以使员工获得更多的实惠,也可以使企业在员工身上的投入获得更多的回报。

2.具体内容

(1)员工福利的种类。福利作为培育员工对企业归属感和忠诚度的独特手段,历来为企业家和管理者所重视。在我国,福利与工资分配所依据的原则是不同的。工资分配依据的是"按劳分配"的原则,其水平是根据员工劳动的数量和质量来确定的;而福利则是根据整个社会的生活和消费水平、企业的实际支付能力,有条件、有限度地满足员工的物质文化需要,并利用各种休假和休养制度来保证员工的身心健康。

(2)员工福利种类概述:①福利设施。②补贴福利。③教育培训福利。④健康福利。⑤假日福利。⑥社会保险。

五、劳动关系管理

(一)医院用工中可能涉及的相关法律规定及操作规范

1.双方协商一致解除合同

《劳动合同法》第三十六条规定,用人单位与劳动者协商一致,可以解除劳动合同。如果甲乙双方不愿意继续保持劳动关系,共同提出解除劳动关系,或一方不愿意保持这种关系,另一方同意,双方协商一致,则可以解除劳动关系。

2.员工单方面解除劳动合同

《劳动合同法》第三十七条规定,劳动者提前三十天以书面形式通知用人单位,可以解除劳动合同。劳动者在试用期内提前三天通知用人单位,可以解除劳动合同。

《劳动合同法》第三十八条规定,用人单位有下列情形之一的,劳动者可以解除劳动合同:①未按照劳动合同约定提供劳动保护或者劳动条件的。②未及时足额支付劳动报酬的。③未依法为劳动者缴纳社会保险费的。④用人单位的规章制度违反法律、法规的规定,损害劳动者权益的。⑤因本法第二十六条第一款规定的情形致使劳动合同无效的。⑥法律、行政法规规定劳动者可以解除劳动合同的其他情形。用人单位以暴力、威胁或者非法限制人身自由的手段强迫劳动者劳动的,或者用人单位违章指挥、强令冒险作业危及劳动者人身安全的,劳动者可以立即解除劳动合同,不需事先告知用人单位。

3.用人单位单方面解除合同

《劳动合同法》第三十九条规定,劳动者有下列情形之一的,用人单位可以解除劳动合同:①在试用期间被证明不符合录用条件的。②严重违反用人单位的规章制度的。③严重失职,营私舞弊,给用人单位造成重大损害的。④劳动者同时与其他用人单位建立劳动关系,对完成本单位的工作任务造成严重影响,或者经用人单位提出,拒不改正的。⑤因本法第二十六条第一款第一项规定的情形致使劳动合同无效的。⑥被依法追究刑事责任的。

《劳动合同法》第四十条规定,有下列情形之一的,用人单位提前三十天以书面形式通知劳动者本人或者额外支付劳动者一个月工资后,可以解除劳动合同:①劳动者患病或者非因工负伤,在规定的医疗期满后不能从事原工作,也不能从事由用人单位另行安排的工作的。②劳动者不能胜任工作,经过培训或者调整工作岗位,仍不能胜任工作的。③劳动合同订立时所依据的客观情况发生重大变化,致使劳动合同无法履行,经用人单位与劳动者协商,未能就变更劳动合同内容达成协议的。

《劳动合同法》第四十六条规定,有下列情形之一的,用人单位应当向劳动者支付经济补偿:①劳动者依照本法第三十八条规定解除劳动合同的。②用人单位依照本法第三十六条规定向劳动者提出解除劳动合同并与劳动者协商一致解除劳动合同的。③用人单位依照本法第四十条规定解除劳动合同的。④用人单位依照本法第四十一条第一款规定解除劳动合同的。⑤除用人单位维持或者提高劳动合同约定条件续订劳动合同,劳动者不同意续订的情形外,依照本法第四十四条第一项规定终止固定期限劳动合同的。⑥依照本法第四十四条第四项、第五项规定终止劳动合同的。⑦法律、行政法规规定的其他情形。《劳动合同法》第四十七条规定:经济补偿根据劳动者在本单位工作的年限,按每满一年支付一个月工资的标准向劳动者支付。六个月以上不满一年的,按一年计算;不满六个月的,向劳动者支付半个月工资的经济补偿。劳动者月工资高于用人单位所在直辖市、设区的市级人民政府公布的本地区上年度职工月平均工资三倍的,向其支付经济补偿的标准按职工月平均工资三倍的数额支付,向其支付经济补偿的年限最高不超过十二年。本条所称月工资是指劳动者在劳动合同解除或者终止前十二个月的平均工资。

4.用人单位不得解除合同的情形

《劳动合同法》第四十二条规定,劳动者有下列情形之一的,用人单位不得依照本法第四十条、第四十一条的规定解除劳动合同:①从事接触职业病危害作业的劳动者未进行离岗前职业健康检查,或者疑似职业病患者在诊断或者医学观察期间的。②在本单位患职业病或者因工负伤并被确认丧失或者部分丧失劳动能力的。③患病或者非因工负伤,在规定的医疗期内的。④女职工在孕期、产期、哺乳期的。⑤在本单位连续工作满十五年,且距法定退休年龄不足五年的。⑥法律、行政法规规定的其他情形。

5.劳动合同的终止

劳动合同终止是指劳动合同期限届满或双方当事人主体资格消失,合同规定的权利义务即行消灭的制度。《劳动合同法》第四十四条规定,有下列情形之一的,劳动合同终止:①劳动合同期满的。②劳动者开始依法享受基本养老保险待遇的。③劳动者死亡,或者被人民法院宣告死亡或者宣告失踪的。④用人单位被依法宣告破产的。⑤用人单位被吊销营业执照、责令关闭、撤销或者用人单位决定提前解散的。⑥法律、行政法规规定的其他情形。

(二)各类人员的劳动关系处理

1.在编人员

聘用人员和医院签订事业单位聘用合同,由医院直接管理,属于事业编制人员。

2.非在编人员

聘用人员和人才派遣公司签订劳动合同,由派遣公司和医院共同管理。事业单位人员适用《事业单位人事管理条例》,如果该条例未涉及的,则适用《劳动合同法》或其他相关法律。

(三)档案管理

1.人事档案

(1)人事档案管理部门的职责。①保管干部人事档案,为国家积累档案史料。②收集、鉴别和整理干部人事档案材料。③办理干部人事档案的查阅、借阅和传递。④登记干部职务、工资的变动情况。⑤为有关部门提供干部人事档案信息资料。⑥做好干部人事档案的安全、保密、保护工作。⑦调查研究干部人事档案工作情况,制订规章制度,搞好干部人事档案的业务建设和业务指导。⑧推广、应用干部人事档案现代化管理技术。⑨办理其他有关事项。

(2)人事档案管理制度。分为人事档案安全保密制度,人事档案查(借)阅制度,人事档案收集制度,人事档案鉴别、归档制度,人事档案检查、核对制度,人事档案转递登记制度和人事档案计算机管理制度。

人事档案安全保密制度:①严格按照《中华人民共和国档案法》《中华人民共和国保守秘密法》,做好干部人事档案的安全保密工作。②干部人事档案管理部门,应设立专用档案库房(室),配置铁质档案柜,妥善保管干部人事档案。③干部人事档案库房(室)必须备有防火、防潮、防蛀、防盗、防光、防高温等设施,安全措施应经常检查,保持库房的清洁和适宜的温、湿度。④干部人事档案库房(室)和档案柜,应明确专人管理,管理人员工作变动时,必须办理好交接手续。⑤非管理及无关人员一律不得进入档案库房(室)。⑥不得向无关人员谈论泄露有关干部人事档案的内容。⑦严禁任何人携带干部人事档案材料进入公共场所和娱乐场所。⑧在工作中形成的各种草稿、废纸等,不得乱扔、乱抛,一律按保密纸处理或销毁。

人事档案查(借)阅制度:①查阅单位应填写查阅干部档案审批表或查阅干部档案介绍信,按照规定办理审批手续,不得凭借"调查证明材料介绍信和其他联系工作介绍信查阅干部人事档案,阅档人员必须是中共党员干部。②阅档人员不得查阅或借阅本人及亲属的档案。③凡批准查阅干部档案部分内容的,不得翻阅全部档案,阅后要经档案管理人员检查,当面归还。④查(借)干部档案,必须严格遵守保密制度,不得泄密或擅自向外公布档案内容,严禁涂改、圈划、折叠、抽取和撤换档案材料;阅档时禁止吸烟和在材料上放置易污损档案的物品。⑤阅档人员经批准摘抄、复制干部档案内容,摘录的材料要细致核对,调查取证的材料,由档案管理人员审核后盖章;经档案主管部门签署盖公章后,方可使用。⑥干部人事档案一般不借出,因特殊需要(干部死亡、办理退休允许借一次),须按查(借)借用的干部档案要妥善保管,严格保密,不得转借;未经档案主管部门同意批准,不得以任何手段复制档案内容;档案借出时间不得超过两周,逾期使用者,应及时办理归还或续借手续。⑦查(借)阅干部档案必须认真填写查(借)阅档案登记簿。

人事档案收集制度:①严格按照中组部《干部人事档案材料收集归档规定》(组通字〔1996〕14号),收集干部任免、考察考核、晋升、培训、奖惩、工资、入党等新形成的材料归档,充实档案内容。②各组织人事、纪检监察、教育培训、审计、统战等部门,应建立送交干部人事档案材料归档的工作制度,保持收集材料的渠道畅通;在形成材料后的一个月内,按要求将材料送交主管干部人事档案部门归档。③干部人事档案管理部门,应掌握形成干部人事档案材料的信息,建立联系、送交、催要、登记制度,及时向有关部门收集形成的干部人事档案材料。④收集的干部人事档案材料必须是组织上形成的,或者是组织上审定认可的材料,未经组织同意,个人提供的材料不得收集。任何组织与个人,不得以任何理由积压、滞留应归档的材料。⑤干部人事档案管理部门,发现有关部门送交归档的材料不符合要求时,应及时通知形成材料的部门补送或补办手续。形成干部人事档案材料的部门,有责任按规定认真办理。⑥凡新参加工作、新调入单位的干部、地方新安置的部队转业干部,都应填写"干部履历表"审核后归入人事档案。

人事档案鉴别、归档制度:①归档的材料必须根据中组部的有关规定进行认真鉴别,不属归档的材料不得擅自归档;材料必须是正式材料,应完整、齐全、真实、文字清楚、对象明确,有承办单位或个人署名,有形成的材料的日期。②归档的材料,凡规定由组织审查盖章的,须有组织盖章,规定要同本人见面的材料(如审查结论、复查结论、处分决定或意见、组织鉴定等),一般应有本人的签字。特殊情况下,本人见面后未签字的,可由组织注明。③干部人事档案材料的载体应是A4(21 cm×29.7 cm)规格的办公用纸,材料左边应留出2.5 cm装订边。文字须是铅印、胶印、油印或用蓝黑墨水、黑色墨水、墨汁书写。不得使用圆珠笔、铅笔、红色墨水及纯蓝墨水和复印纸书写。除电传材料需复印存档外,一般不得用复印件代替原件存档。④对归档材料应逐份地登记,并于一个月内归入本人档案袋(盒)内,每年装订入卷一次。

人事档案检查、核对制度:①档案存放要编排有序,便于查找,一般每半年或一年将库房内干部人事档案与干部人事档案名册核对一次,发现问题,及时解决。②凡提供利用的干部人事档案,在收回时,要严格检查,经核对无误后,方可入库。③凡人员调动、职务变更,应及时登记。④每年末,对库房内档案进行统计,确保档案的完整与有序。⑤输入计算机的干部人事信息须与干部人事档案核对无误后方可使用。

人事档案转递登记制度:①凡干部任免或接到"催调干部人事档案材料通知单"后,应按规定办理登记手续,将干部人事档案正本(或副本)及时送交干部人事档案的主管(或协管)部门,并做好登记。②转出的档案必须完整齐全,并按规定经过认真的整理装订,不得扣留材料或分批转出。应检查核对材料与目录,防止张冠李戴或缺少材料。送交的档案必须按规定经过整理,对不合格的,可退回原单位重新整理,限期报送。③干部人事档案管理部门在收到档案材料后要逐一登记,并及时办理接收手续。④对送交的档案材料,要按中组部《干部人事档案材料收集归档规定》要求,认真鉴别,严格审查,防止不符合归档要求的材料进入档案。转递档案必须填写"干部人事档案转递通知单"。⑤干部人事档案应通过机要交通转递或派专人送取,不准邮寄或交干部本人自带。⑥接受单位收到档案后,应认真核对,并在"干部人事档案转递通知单"的回执上签名盖章,立即退回。逾期一个月未退回,转出单位要查询,以防丢失。⑦干部人事档案应随着干部的工作调动或职务的变动及时转递,避免人档分离。⑧凡是转出的干部人事档案或材料均应严密包封,并加盖公章。

人事档案计算机管理制度:①爱护机器设备,熟悉机器性能,按程序规范操作。②充分发挥干部人事档案管理信息系统的功能,建立完整的档案信息数据库,利用该系统完成档案查借阅、转递、目录及零散材料的管理。③以干部人事档案和干部人事工作中形成的正式文件为依据采集信息并及时维护,确保信息内容的准确、完整和新鲜。④对新维护的档案管理信息要及时备份,并登记备份的时间和主要内容。⑤不得随意使用外来磁盘,确需要使用时要进行病毒检查,防止机器故障造成信息的损坏或丢失。⑥未经批准不得提供、复制干部信息,无关人员不得查看干部信息,贮有保密信息的载体严禁外传,软件应由专人保管。⑦利用干档信息对干部队伍进行综合分析,为领导决策提供服务。

2.业务技术档案

对具有技术职称者,建立业务技术档案,收集和存储以下材料:个人业务技术自传,包括学历、资历、工作表现、奖惩情况等;个人论著,包括学术论文、资料综述、书刊编译、专著、论著等,并分别记载学术水平评价和获奖级别;创造发明,包括重大技术革新、有价值的合理化建议、科研成果等;定期或不定期的技术能力和理论知识水平的评定;考试成绩,包括脱产或不脱产参加学习班、进修班的考试成绩、鉴定等。

(四)员工奖惩

奖励和惩罚是员工纪律管理不可缺少的方法。奖励属于积极性的激励诱因,是对员工某项工作成果的肯定,旨在利用员工的荣誉感发挥其负责尽职的潜能;惩罚则是消极的诱因,是利用人的畏惧感促使其不敢实施违规行为。充分调动管理者和广大员工的工作积极性是现代组织管理的一项重要任务。激励是持续激发动机的心理过程,是推动人持续努力朝着一定方向和水平从事某种活动的过程。激励的水平越高,管理对象完成目标的努力程度就越高。依据坎贝尔和邓内特的观点,将激励理论划分为两大类:内容型激励理论和过程型激励理论。

内容型激励理论包括马斯洛的需要层次理论,即人有五种不同层次的基本需要——生理需要、安全需要、社交需要、尊重需要和自我实现需要;麦克利兰的成就需要理论——人在生理需要得到满足后只有三种需要:权力需要、归属需要、成就需要;赫茨伯格的双因素理论——工作中存在两种因素,保健因素和激励因素,保健因素对人没有激励作用,但是能够维持员工积极性,当保健因素得不到满足时,员工感到不满意,保健因素得到满足时,员工没有不满意,当激励因素没有保证时,员工不会感到满意,而当激励因素被满足时,就会使员工感到满意并受到激励。

过程型激励理论中则有弗隆的期望理论,激励力量=效价×期望值,其中激励力量是指调动个体积极性的强度,效价指所要达到的目标对于满足个人需要来说具有的价值和重要性,而期望是指主观上对于努力能够使任务完成的可能性的预期,二者任何一项接近于零时,激励力量都会急剧下降;亚当斯的公平理论则是"个人对自身报酬的感觉/个人对自身投入的感觉=个人对他人报酬的感觉/个人对他人投入的",使我们看到了公平与报酬之间的独特性与复杂性。医院每年可进行优秀员工、优秀党员、优秀带教老师、优秀科研工作者等多项先进评选,以表彰先进、激励更广大职工共同努力,为医院发展作贡献。

在激励的同时,医院也应该有严格的规章制度约束员工,对于不合格的人员及时清退,比如:连续两次执业资格考试不合格人员,医院有权解除合同,以此保障员工队伍的质量。

(路　鹏)

第七章

医院人力资源的分级分类管理

第一节　专业技术人员管理

医院专业技术人员包括卫生专业技术人员和其他专业技术人员。医院的人员构成中,卫生专业技术人员包括医、药、护、技四类,是完成医疗、预防、保健任务的主要力量,占医院人员的80％以上,这支队伍建设的好坏直接关系医院医疗服务质量、核心竞争力形成及医院发展的成败。医院管理者应结合医院实际情况,加强医院卫生专业技术人员的管理,提高队伍的整体素质和竞争力。

一、医院专业技术人员任职条件

医院专业技术岗位的基本任职条件按照现行专业技术职务评聘有关规定执行。其中高、中、初各级内部不同等级岗位的条件,由单位主管部门和事业单位按照有关规定和本行业、本单位岗位需要、职责任务和任职条件等因素综合确定。实行职业资格准入控制的专业技术岗位,还应包括准入控制的要求。

(一)政治条件

热爱祖国,拥护中国共产党的领导和社会主义制度,遵守宪法和法律,贯彻执行党的路线、方针、政策和卫生工作方针,恪守职业道德,认真履行岗位职责,积极承担并完成本职工作任务,全心全意为人民服务,为社会主义卫生事业作出积极贡献。

(二)卫生专业技术人员业务条件

1.医(药、护、技)士

(1)具备规定学历、资历,中专毕业见习一年期满。

(2)了解本专业基础理论和基本知识,具有一定的基本技能。

(3)在上级卫生技术人员指导下,能胜任本专业一般技术工作。

(4)经考核,能完成本职工作任务并通过全国中初级卫生专业技术资格考试。

2.医(药、护、技)师

(1)具备规定学历和任职年限:中专毕业,从事医(药、护、技)士工作 5 年以上,经考核能胜任医(药、护、技)师职务;大学专科毕业,见习一年期满后,从事专业技术工作2年以上;大学本科毕业,见习一年期满;研究生班结业或取得硕士学位者。

(2)熟悉本专业基础理论和基本知识,具有一定的基本技能。

(3)能独立处理本专业常见病或有关的专业技术问题。

(4)借助工具书,能阅读一种外文或医古文的专业书刊。

(5)经考核能胜任医(药、护、技)师职务并通过全国中初级卫生专业技术资格考试。

3.主治(管)医(药、护、技)师

(1)具备规定学历和任职年限:取得相应专业中专学历,受聘担任医(药、护、技)师职务满7年;取得相应专业大专学历,从事医(药、护、技)师工作满6年;取得相应专业本科学历,从事医(药、护、技)师工作满4年;取得相应专业硕士学位,从事医(药、护、技)师工作满2年;取得相应专业博士学位。

(2)具有本专业基础理论和较系统的专业知识,熟悉国内本专业先进技术并能在实际工作中应用。

(3)具有较丰富的临床和技术工作经验,以熟练地掌握本专业技术操作,处理较复杂的专业技术问题,能对下级卫生技术人员进行业务指导。

(4)在临床或技术工作中取得较好成绩,从事医(药、护、技)师工作以来,发表具有一定水平的科学论文或经验总结等。

(5)能比较顺利地阅读一种外文或医古文的专业书刊,经考试合格。

(6)通过全国中初级卫生专业技术资格考试。

4.副主任医(药、护、技)师

(1)具备规定学历和任职年限:具有大学本科以上(含大学本科)学历,从事主治(主管)医(药、护、技)师工作5年以上;取得博士学位,从事主治(主管)医(药、护、技)师工作2年以上。

(2)具有本专业较系统的基础理论和专业知识,熟悉本专业国内外现状和发展趋势,能吸取最新科研成就并应用于实际工作。

(3)工作成绩突出,具有较丰富的临床或技术工作经验,能解决本专业复杂疑难问题,从事主治(管)医(药、护、技)师工作以来,在省级以上刊物上发表过有较高水平的科学论文或经验总结等。

(4)具有指导和组织本专业技术工作和科学研究的能力,并作出重要成绩。

(5)能指导中级卫生技术人员的工作和学习。

(6)能顺利地阅读一种外文或医古文专业书刊,经考试合格。

5.主任医(药、护、技)师

(1)具备规定学历和任职年限:具有大学本科以上(含大学本科)学历,从事副主任医(药、护、技)师工作5年以上。

(2)精通本专业基础理论和专业知识,掌握本专业国内外发展趋势,能根据国家需要和专业发展确定本专业工作和科学研究方向。

(3)工作成绩突出,具有丰富的临床或技术工作经验,能解决复杂疑难的重大技术问题,从事副主任医(药、护、技)师工作以来,出版过医学专著、或在省级以上刊物上发表过有较高水平的论文或经验总结等。

(4)为本专业的学术、技术带头人,能指导和组织本专业的全面业务技术工作。

(5)具有培养专门人才的能力,在指导中级技术人员工作中作出突出成绩。

(6)经考核,能熟练地阅读一种外文或医古文的专业书刊。

对虽不具备规定学历和任职年限,但确有真才实学,业务水平高、工作能力强、成绩突出、贡献卓著的卫生技术人员,可破格推荐晋升或聘任相应的卫生技术职务。

主任医(药、护、技)师中专业技术一级岗位是国家专设的特级岗位,其人员的确定按国家有关规定执行,任职应具有下列条件之一:①中国科学院院士、中国工程院院士。②在自然科学、工程技术、社会科学领域作出系统的、创造性的成就和重大贡献的专家、学者。③其他为国家作出重大贡献、享有盛誉、业内公认的一流人才。

主任医(药、护、技)师中专业技术二级岗位是省重点设置的专任岗位,不实行兼职。其任职应具有下列条件之一:①入选国家"百千万人才工程"国家级人选、享受国务院政府特殊津贴人员、国家和省有突出贡献的中青年专家。②省内自然科学、工程技术、社会科学等领域或行业的学术技术领军人物。③省级以上重点学科、研究室、实验室的学术技术带头人。④其他为全省经济和社会发展作出重大贡献、省内同行业公认的高层次专业技术人才。

(三)辅助系列(其他)专业技术人员业务条件

辅助系列专业技术人员业务任职条件按照相应行业指导标准中规定确定,参见国家相应专业技术人员任职条件。

二、医院卫生技术人员职务评聘管理

加强卫生专业技术职务评聘工作是卫生事业单位人事制度改革顺利实施的重要保障,是调整优化卫生专业技术人才结构的重要措施。

(一)专业技术职务评聘分开制度

为进一步推进职称制度改革,加大卫生专业人才资源开发力度、努力营造鼓励优秀人才脱颖而出的良好氛围,建立健全竞争激励的用人机制。按照"个人申请、社会评价、单位使用、政府指导"的职称改革方向,在卫生行业实行专业技术资格评定(考试)与专业技术职务聘任分开的制度。卫生事业单位专业技术职务实行"评聘分开"是指专业技术职务任职资格的评定与专业技术职务聘任相分离,专业技术人员工资福利待遇按聘任的岗位(职位)确定。实行按岗聘任,在什么岗位便享受相应的待遇。

实行评聘分开制度后,专业技术人员可根据相应专业技术资格的条件,经过一定的程序、途径向相应评价、考试机构申报专业技术资格;单位根据专业技术职务岗位的需要,自主聘任具备相应资格的专业技术人员担任专业技术职务。专业技术人员获得的专业技术资格不与工资待遇挂钩,但可作为竞聘专业技术职务的依据之一;专业技术人员聘任专业技术职务后,可享受相应的工资待遇。

(二)专业技术职务资格的获得

专业技术人员可通过以下途径获得专业技术资格。

1.初定

未开展专业技术资格考试的系列,符合国家有关文件规定、并具有国家教育部门承认的正规全日制院校毕业学历且见习期满的人员,经所在单位考核合格后,初定相应级别的专业技术资格。

2.评审

未开展专业技术资格考试的系列,符合国家及省有关文件规定条件的人员,经相应级别的专业技术资格评审委员会评审,获得相应级别的专业技术资格,并领取专业技术资格证书。

3.考试

符合国家专业技术资格考试或卫生执业资格考试报考条件,参加考试并取得合格证书,获得相应级别的专业技术资格。

2000年,国家有关部门联合下发了《关于加强卫生专业技术职务评聘工作的通知》,逐步推行卫生专业技术资格考试制度,卫生系列医、药、护、技各专业的初、中级专业技术资格逐步实行以考代评和与执业准入制度并轨的考试制度。高级专业技术资格采取考试和评审结合的办法取得。

2001年,国家有关部门印发了《临床医学专业技术资格考试暂行规定》《预防医学、全科医学、药学、护理、其他卫生技术等专业技术资格考试暂行规定》及《临床医学、预防医学、全科医学、药学、护理、其他卫生技术等专业技术资格考试实施办法》等文件,建立了初、中级卫生专业技术资格考试制度,初、中级卫生专业技术资格实行以考代评,通过参加全国统一考试取得。全国卫生专业技术资格考试于2001年正式实施,考试实行"五统一":全国统一组织、统一考试时间、统一考试大纲、统一考试命题、统一合格标准。考试科目分基础知识、相关专业知识、专业知识、专业实践能力4个科目进行。考试合格者颁发卫生专业技术资格证书。

(三)专业技术职务聘任

医院实行评聘分开应在科学、合理的岗位设置,制定专业技术职务岗位说明书、专业技术人员聘后管理及考核细则,建立专业技术职务聘任委员会的基础上进行。专业技术职务聘任委员会负责单位的专业技术职务聘任工作。

医院应在政府卫生、人事部门规定的专业技术职务岗位限额内,按照德才兼备、公平竞争的原则进行专业技术职务聘任工作,单位与受聘人员要签订聘任合同。对聘任上岗的专业技术人员,要按照岗位职责和合同规定的内容,定期进行考核。考核结果应及时归入专业技术人员档案,作为专业技术人员续聘专业技术职务的重要依据。

当前,卫生技术人员按技术职务可分为:高级技术职务,包括主任医(药、护、技)师、副主任医(药、护、技)师;中级技术职务,包括主治(管)医(药、护、技)师;初级技术职务,包括医(药、护、技)师、医(药、护、技)士。

1.初级技术职务

(1)医师(士)。临床医学专业初级资格的考试按照《中华人民共和国执业医师法》的有关规定执行。参加国家医师资格考试,取得执业助理医师资格,可聘任医士职务;取得执业医师资格,可聘任医师职务。

(2)护师(士)。根据《护士执业资格考试办法》,规定"具有护理、助产专业中专和大专学历的人员,参加护士执业资格考试并成绩合格,可取得护理初级(士)专业技术资格证书;护理初级(师)专业技术资格按照有关规定通过参加全国卫生专业技术资格考试取得。具有护理、助产专业本科以上学历的人员,参加护士执业资格考试并成绩合格,可以取得护理初级(士)专业技术资格证书;在达到《卫生技术人员职务试行条例》规定的护师专业技术职务任职资格年限后,可直接聘任护师专业技术职务"。

(3)药师(士)、技师(士)。根据《预防医学、全科医学、药学、护理、其他卫生技术等专业技术资格考试暂行规定》要求,参加药学、技术专业初级技术资格考试的人员,应具备下列基本条件:①遵守中华人民共和国的宪法和法律。②具备良好的医德医风和敬业精神。③必须具备相应专业中专以上学历。

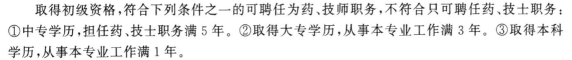

取得初级资格,符合下列条件之一的可聘任为药、技师职务,不符合只可聘任药、技士职务:①中专学历,担任药、技士职务满5年。②取得大专学历,从事本专业工作满3年。③取得本科学历,从事本专业工作满1年。

2.中级技术职务

根据《临床医学专业技术资格考试暂行规定》和《预防医学、全科医学、药学、护理、其他卫生技术等专业技术资格考试暂行规定》要求,取得中级资格,并符合有关规定,可聘任主治医师,主管药、护、技师职务。

参加临床医学专业中级资格考试的人员,应具备下列基本条件:①遵守中华人民共和国的宪法和法律。②具备良好的医德医风和敬业精神。③遵守《中华人民共和国执业医师法》,并取得执业医师资格(只针对医师)。④已实施住院医师规范化培训的医疗机构的医师须取得该培训合格证书(只针对医师)。

除具备上述四项规定条件外,还必须具备下列条件之一:①取得相应专业中专学历,受聘担任医(药、护、技)师职务满7年。②取得相应专业大专学历,从事医(药、护、技)师工作满6年。③取得相应专业本科学历,从事医(药、护、技)师工作满4年。④取得相应专业硕士学位,从事医(药、护、技)师工作满2年。⑤取得相应专业博士学位。

3.高级技术职务

高级资格的取得实行考评结合的方式,具体办法由各省(市)卫生、人事部门制定。申报高级资格学历和资历基本要求如下。

(1)副主任医(药、护、技)师。①具有相应专业大学专科学历,取得中级资格后,从事本专业工作满7年。②具有相应专业大学本科学历,取得中级资格后,从事本专业工作满5年。③具有相应专业硕士学位,认定中级资格后,从事本专业工作满4年。④具有相应专业博士学位,认定中级资格后,从事本专业工作满2年。

(2)主任医(药、护、技)师。具有相应专业大学本科及以上学历或学士及以上学位,取得副主任医(药、护、技)师资格后,从事本专业工作满5年。

符合下列条件之一的,在申报高级专业技术资格时可不受从事本专业工作年限的限制:①获国家自然科学奖、国家技术发明奖、国家科技进步奖的主要完成人。②获省部级科技进步二等奖及以上奖项的主要完成人。

三、医护专业技术人员执业注册管理

1998年6月26日,第九届全国人大常委会第三次会议通过了《中华人民共和国执业医师法》(以下简称《执业医师法》)。2008年1月23日,国务院第517号令颁布了《护士条例》。《执业医师法》《护士条例》对医师、护士的执业注册、权利义务、医疗卫生机构的职责及相关法律责任等内容给予了明确规定。

(一)医师执业管理

自1999年5月1日《执业医师法》正式施行以来,医师必须依法取得执业医师资格或者执业助理医师资格经执业注册,才可以在医疗、预防、保健机构中按照注册的执业地点、执业类别、执业范围执业,从事相应的医疗、预防、保健业务。

1.医师资格的取得

国家实行医师资格考试制度。医师资格考试制度是评价申请医师资格者是否具备执业所必备的专业知识与技能的一种考试制度,分为执业医师资格考试和执业助理医师资格考试,每年举行一次,考试的内容和方法由国务院卫生行政主管部门医师资格考试委员会制定,国家统一命题。医师资格考试由省级人民政府卫生行政部门组织实施,考试类别分为临床、中医(包括中医、民族医、中西医结合)、口腔、公共卫生四类。考试方式分为实践技能考试和医学综合笔试。医师资格考试成绩合格,取得执业医师资格或执业助理医师资格。

2.医师执业注册

国家实行医师执业注册制度。医师经注册后,可以在医疗、预防、保健机构中按照注册的执业地点、执业类别、执业范围,从事相应的医疗、预防、保健业务。未经医师注册取得执业证书,不得从事医师执业活动。《执业医师法》和《医师执业注册暂行办法》对医师执业注册的条件、程序、注销与变更等均作出了明确规定。

全国医师执业注册监督管理工作由国务院卫生行政主管部门负责,县级以上地方人民政府卫生行政部门是医师执业注册的主管部门,负责本行政区域内的医师执业注册监督管理工作。取得执业医师资格或者执业助理医师资格是申请医师执业注册的首要和最基本的条件。

《执业医师法》还规定:执业助理医师应当在执业医师的指导下,在医疗、预防、保健机构中按照其执业类别执业;在乡、民族乡、镇的医疗、预防、保健机构中工作的执业助理医师,可以根据医疗诊治的情况和需要,独立从事一般的执业活动。

3.医师定期考核

《医师定期考核管理办法》和《关于建立医务人员医德考评制度的指导意见(试行)》要求对依法取得医师资格,经注册在医疗、预防、保健机构中执业的医师进行 2 年为一周期的考核,考核合格方可继续执业。

(二)护士执业管理

护士执业,应当经执业注册取得护士执业证书。护士经执业注册取得《护士执业证书》后,方可按照注册的执业地点从事护理工作。

1.护士执业资格考试

护士必须通过"护士执业资格考试"才可以进行护士执业注册。根据《护士执业资格考试办法》,护士执业资格考试实行国家统一考试制度。统一考试大纲,统一命题,统一合格标准。护士执业资格考试原则上每年举行一次,包括专业实务和实践能力两个科目。一次考试通过两个科目为考试成绩合格。为加强对考生实践能力的考核,原则上采用"人机对话"考试方式进行。

2.护士执业注册

申请护士执业注册,应当具备下列条件:①具有完全民事行为能力。②在中等职业学校、高等学校完成国务院教育主管部门和国务院卫生行政主管部门规定的普通全日制 3 年以上的护理、助产专业课程学习,包括在教学、综合医院完成 8 个月以上护理临床实习,并取得相应学历证书。③通过国务院卫生行政主管部门组织的护士执业资格考试。④符合国务院卫生行政主管部门规定的健康标准,具体要求为:无精神病史,无色盲、色弱、双耳听力障碍,无影响履行护理职责的疾病、残疾或者功能障碍。

护士执业注册有效期为 5 年。护士执业注册有效期届满需要继续执业的,应当在有效期届满前 30 天,向原注册部门申请延续注册。

四、医师和护士的权利与义务

(一)医师的权利与义务

《执业医师法》对执业医师在医疗过程中的权利、义务及执业规则作出了明确规定,是医师从事医疗活动的基本行为规范。

1.医师的权利

医师在执业活动中享有下列权利。

(1)在注册的执业范围内,进行医学诊查、疾病调查、医学处置、出具相应的医学证明文件,选择合理的医疗、预防、保健方案。这是医师为履行其职责而必须具备的基本权利。医师有权根据自己的诊断,针对不同的疾病、患者采取不同的治疗方案,任何个人和组织都不得干涉或非法剥夺其权利。同时,我们也必须明确,不具备医师资格或超出其注册范围的不得享有此项权利,虽取得医师资格,但未被核准注册的也不得享有此项权利。

(2)按照国务院卫生行政主管部门规定的标准,获得与本人执业活动相当的医疗设备基本条件。这是医师从事其执业活动的基础和必备条件。

(3)从事医学研究、学术交流,参加专业学术团体,即医师有科学研究权。医师在完成规定的任务的前提下,有权进行科学研究、技术开发、技术咨询等创造性劳动;有权将工作中的成功经验,或其研究成果等,撰写成学术论文,著书立说;有权参加有关的学术交流活动,以及参加依法成立的学术团体并在其中兼任工作;有权在学术研究中发表自己的学术观点,开展学术争鸣。

(4)参加专业培训,接受继续医学教育。医师有权参加进修和接受其他多种形式的培训,有关部门应当采取多种形式,开辟各种渠道,保证医师进修培训权的行使。同时,医师培训权的行使,应在完成本职工作前提下,有组织有计划地进行,不得影响正常的工作。

(5)在执业活动中,人格尊严、人身安全不受侵犯。医师在执业活动中,如遇有侮辱、诽谤、威胁、殴打或以其他方式侵犯其人身自由、干扰正常工作、生活的行为,有权要求依照《治安管理处罚法》等规定进行处罚。

(6)获取工资报酬和津贴,享受国家规定的福利待遇。医师有权要求其工作单位及主管部门根据法律或合同的规定,按时、足额地支付工资报酬;有权享受国家规定的福利待遇,如医疗、住房、退休等各方面的待遇和优惠以及带薪休假。

(7)对所在机构的医疗、预防、保健工作和卫生行政部门的工作提出意见和建议,依法参与所在机构的民主管理。医师对其工作单位有批评和建议权;有权通过职工代表大会、工会等组织形式以及其他适当方式,参与民主管理。

2.医师的义务

根据《执业医师法》第22条的规定,医师在执业活动中应当履行下列义务。

(1)遵守法律、法规,遵守技术操作规范。

(2)树立敬业精神,遵守职业道德,履行医师职责,尽职尽责为患者服务。

(3)关心、爱护、尊重患者,保护患者的隐私。

(4)努力钻研业务,更新知识,提高专业技术水平。

(5)宣传卫生保健知识,对患者进行健康教育。

(二)护士的权利和义务

1.护士的权利

根据《护士条例》的规定,护士享有以下权利。

(1)护士执业,有按照国家规定获取工资报酬、享受福利待遇、参加社会保险的权利。任何单位或个人不得克扣护士工资,降低或取消护士福利等待遇。

(2)护士执业,有获得与其所从事的护理工作相适应的卫生防护、医疗保健服务的权利。从事直接接触有毒有害物质、有感染传染病危险工作的护士,有依照有关法律、行政法规的规定接受职业健康监护的权利;患职业病的,有依照有关法律、行政法规的规定获得赔偿的权利。

(3)护士有按照国家有关规定获得与本人业务能力和学术水平相应的专业技术职务、职称的权利;有参加专业培训、从事学术研究和交流、参加行业协会和专业学术团体的权利。

(4)护士有获得疾病诊疗、护理相关信息的权利和其他与履行护理职责相关的权利,可以对医疗卫生机构和卫生主管部门的工作提出意见和建议。

2.护士的义务

根据《护士条例》的规定,护士应履行以下义务。

(1)护士执业,应当遵守法律、法规、规章和诊疗技术规范的规定。

(2)护士在执业活动中,发现患者病情危急,应当立即通知医师;在紧急情况下为抢救垂危患者生命,应当先行实施必要的紧急救护。护士发现医嘱违反法律、法规、规章或者诊疗技术规范规定的,应当及时向开具医嘱的医师提出;必要时,应当向该医师所在科室的负责人或者医疗卫生机构负责医疗服务管理的人员报告。

(3)护士应当尊重、关心、爱护患者,保护患者的隐私。

(4)护士有义务参与公共卫生和疾病预防控制工作。发生自然灾害、公共卫生事件等严重威胁公众生命健康的突发事件,护士应当服从县级以上人民政府卫生主管部门或者所在医疗卫生机构的安排,参加医疗救护。

五、其他专业技术人员管理

(一)医院其他专业技术人员现状

随着社会的进步和科学技术的不断发展,医院的功能在不断地扩展,医院内其他技术人员在医院中所起到的保障性和创造性的地位日益重要。医院内其他专业技术人员的门类较多,各医院的配备也有较大差异,其重要性往往与他们的岗位特点又密切相关。近年来,医院其他专业技术人员数量呈现递增趋势,虽然相对于医师、护士等卫生专业技术人员,其他技术人员在医院内所占的比例相对较少,但在医院总体工作中却占有不容忽视的位置和作用。

(二)其他专业技术人员

1.工程技术人员

医学工程技术人员在医院中的主要任务包括对医院设施、建筑、装备等进行规划、选择、维护、管理等工作,以保证医院各种现代化装备与设施的正常运行。

随着现代医学与工程技术的相互结合、相互渗透,大量高新科技已在许多医用电子仪器设备上得以广泛应用,诊疗过程对医疗设备的依赖使医疗设备正成为疾病诊疗的重要因素,甚至是必要条件,同时先进的医疗设备也已成为医院现代化的重要标志之一。医院的医学工程技术人员已不再是传统意义上的设备维修者,而是成为诊疗过程的保障者,医学工程技术人员在诊疗过程中的作用日益重要。这就要求医院医学工程技术人员一方面要掌握医疗设备的性能和使用,另一方面还要掌握一定的医学知识,这样才能积极配合医师的诊疗,进一步提高医疗水平。所以,医学工程技术人员不仅要具有扎实的工程知识和技术,还要了解医疗设备的新进展以及与医学诊疗方法的关系。因此配备一支精干、基础知识扎实、技术全面的医学工程技术队伍,对于医疗设备的维护和保障对于医院的运转和医疗水平的提高至关重要。

2.信息技术人员

目前,我国医院信息化建设已经经历20多年的历程,医院信息化已成为医疗活动必不可少的支撑和手段。信息管理系统涉及医院的"患者出入转管理""收费管理""电子病例管理""电子处方"等数十个业务管理系统,很难想象,没有计算机和网络,医院的门诊和住院业务该如何处理。信息技术人员对于医院信息化起着关键作用,但相对于医师、护士,其还是一支新兴的队伍,如何去选拔、配备,技术水平要求如何等一系列问题仍需医院去面对。因此,医院管理者应关注这支队伍,完善相应标准和管理办法,建设一支满足医院信息化需求的信息技术队伍。

3.医院财务人员

随着改革的深入,尤其是医药卫生体制改革的逐步实施,医院经济运行环境发生着巨大变化。医院财务人员作为医院管理队伍的重要组成部分,除承担日常财务管理工作之外,还承担着为医院的经济决策提供科学、可行的参考意见的职责,这不仅关系到医院财务的正常运转,更关系到医院的生存和可持续发展。而传统的财务人员已难以满足当前医院发展的需要。2009年4月出台的《中共中央、国务院关于深化医药卫生体制改革的意见》(以下简称医改意见),对于建立规范的公立医院运行机制方面明确提出:"进一步完善财务、会计管理制度,严格预算管理,加强财务监管和运行监督。"在医院管理人员职业化发展的背景下,总会计师岗位的设立变得更加紧迫与现实:①由总会计师主抓医院的财务管理,可发挥专才管理的优势,强化医院财务管理工作,完善医院财务监督机制,提高财务人员的整体素质。②建立总会计师制度可进一步健全和完善医院内部管理控制制度,也便于统一协调与财务管理相关的多部门的工作,提高管理效率,明确管理责任。③总会计师的加入有利于优化医院领导班子的素质结构,使医院经营管理决策更加科学合理。④设置总会计师制度是医院职业化管理的要求,也是医院由"专家管理"向"管理专家"过渡的有效途径。

4.医院图书、档案管理人员

图书、档案管理各自独立而关系又十分密切,均是对医学情报信息进行搜集、加工、整理、存储、检索、提供利用的过程。在这个过程中,它们所采取的方法和手段有不少比较相似:档案信息资源加工、输入输出的过程就是将档案转化为一次、二次、三次文献,满足读者阅读需要的过程,这与图书馆的文献信息资源的收集、整理和提供过程大同小异。在现代化科学管理方面,如电子计算机、现代化通信技术、文献缩微技术、光学技术、数字化技术以及防灾系统等的应用,医学图书馆实现网络化,医学文献信息资源共建共享,医学档案馆也在向这方面努力。

医院图书馆属专业图书馆,它是医院文献信息交流的中心,是为医疗、科研、教学和管理等各项工作收集、储存、提供知识信息的学术性机构。它的服务对象是医院的医、教、研人员。其藏书及文献资料均以医学专业为主,兼顾相关学科、前沿学科及综合学科。医院图书馆在推动医学科学发展和医院现代化建设中起着重要作用。在"信息"爆炸的当今社会,要对浩如烟海的医学文献进行有效的开发、交流和利用,特别需要一支业务水平高、思想素质好的图书馆现代化专业队伍。

21世纪是信息和网络科技时代,医院管理信息化、规范化已成为医院发展的必然趋势。随着医院管理向科学化、现代化和标准化发展,档案工作已成为医院管理的重要组成部分。在科技进步日新月异、知识创新空前加快的时代,对档案人员的综合素质提出了越来越高的要求,造就一支具有坚定理想信念、掌握现代科技知识和专业技能、胜任本职工作、富有创新能力的档案干部队伍,已经成为医院管理工作的当务之急。

在信息时代,医院档案管理机构的社会角色将发生重大改变,其功能将由传统的以档案实体管理为中心转变为以档案信息管理为中心,借助互联网实现档案信息资源共享。因此,档案人员不仅要有较强的档案管理业务知识,同时,在未来的一段时期,正确地运用和管理电子文件、电子归档系统的开发和应用、网上发布档案资料信息,为社会提供方便快捷的档案信息服务,将成为档案人员的主要学习内容。

随着医疗卫生体制和社会医疗保险制度改革的不断深入,对医院档案管理工作提出了新的要求。医院档案管理工作如何去适应新的挑战和机遇,更好地服务于医疗、教学、科研等工作,是新时期面对的新任务、新课题。

(范艺馨)

第二节　医院管理人员管理

一、医院管理人员概述

医院管理人员从事着医院的党政、人事、财务等管理工作,在整个医院的运转中发挥着举足轻重的作用。但人员结构方面中存在着"五多五少"特征,即低层次学历的多,高层次学历的少;医学专业的多,管理专业的少;愿意从事医疗工作的多,愿意从事管理工作的少;领导层兼职的多,专职的少;靠经验管理的多,靠科学管理的少。医院管理人员的现状已经成为制约我国医院发展的瓶颈之一。

医院管理人员按照医院的管理层级分类,医院管理人员可分为三个层次:第一层次为决策层,主要指由医院行政和医院党委组成的医院领导班子;第二层次为管理层,主要指医院办公室、党委办公室、人力资源部、医务部、科教部、规划财务部、护理部、门诊部、总务部、党支部、工会、团委等中层管理部门人员;第三层次为操作层,主要指医院各业务科室的科主任、护士长、党支部、工会分会、团支部等组织。

二、任职条件

医院管理人员应遵守宪法和法律,具有良好的品行、岗位所需的专业能力或技能条件,适应岗位要求的身体条件。管理岗位一般应具有中专以上文化程度,其中六级以上管理岗位一般应具有大学专科以上文化程度,四级以上管理岗位一般应具有大学本科以上文化程度。各等级岗位还应具备以下基本任职条件:①三级、五级管理岗位,须分别在四级、六级管理岗位上工作2年以上。②四级、六级管理岗位,须分别在五级、七级管理岗位上工作3年以上。③七级、八级管理岗位,须分别在八级、九级管理岗位上工作3年以上。

三、管理人员职能

医院领导层是医院管理的核心,是医院的决策者、行动的指挥者、行为结果的责任者。中层职能部门是决策层与执行层的传动结合部、是决策层与主要业务子系统信息集散、整合的枢纽,是领导层的参谋和助手,是领导联系基层群众的纽带,各职能部门负责人和其下属的管理人员既为领导当好参谋,执行管理决策,承担从事具体的管理任务,又为业务部门和员工提供具体的服务。

医院领导者根据国家卫生工作方针、卫生事业发展规划和国家有关政策承担领导职责。同时通过授权与分权,组织中层职能部门负责人和一般管理人员参与,履行以下职能。

(一)规划与计划

规划和计划是管理过程的初始环节,是引导机构发展战略思考的结果,是对发展前景的科学预测与设计。领导者通过规划确定机构的发展目标以及实现目标的途径和方法,并围绕发展目标全面运筹所在卫生机构的人、财、物、信息等资源。

(二)组织与授权

组织职能包含对有形要素和无形要素的组织。其中有形要素包括建立相适宜的内设机构及其职责、任务,选拔适宜的人员担任相应的职务并授予相应的职权;确定业务技术工作的架构;配置仪器、设备、设施;建立各项规章与工作制度等。无形要素包括明确的工作职责划分和合理的分权与授权;建立追求共同目标、理想的内部关系;建立相互间的默契配合,思想与意志的沟通渠道以及协调一致的、有效运行的发展机制。无形要素是机构生存和发展的灵魂所在。

(三)决策与指挥

领导者必须对机构发展的目标、策略和对重大事件的处理作出决定,对如何行动提出主张,指导具体计划的实施,调动各内设机构的力量,为实现规划目标而共同努力。指挥的重点是实现对人员和公共关系的最佳整合,使机构达到高效有序运行,在提供良好卫生服务的同时,做到服务与发展互相促进,实现机构的持续发展。

(四)统筹与协调

统筹与协调包括内部协调和外部协调两个方面,内部协调是指机构的各内设部门、人员和任务在不同管理层次、不同管理环节上的协同和配合,以实现计划目标和确保各项服务活动的良性运转。在部门协调中,强调团结合作、各尽其职、顾全大局的原则;在进行人员活动协调时,强调服从大局、公平公正、人尽其才的原则;在任务协调时,讲求分清主次、突出重点、统筹兼顾的原则。外部协调是指对机构外在环境的协调,包括对上级、相关部门和单位的沟通联络,争取对本机构发展的支持与合作,求得本机构良好的发展环境。外部协调的原则是抓住机遇、积极主动、求同存异、利益共享。

(五)控制与激励

主要是指对机构计划执行情况的检查、评估与调整的过程。控制是管理者主动进行的、目的明确并与绩效考量密切相关的一种重要的管理行为。内容包括标准的制订、执行情况的监督评价、计划的调整等。

四、医院管理人员的职业化发展

随着市场经济的发展和医药卫生体制改革的不断深化,科学化管理显得越来越重要。医院在日趋激烈的竞争中能否求得生存,其关键在于是否拥有一批职业化的具备现代管理素质的领导者。《中共中央、国务院关于卫生改革与发展的决定》中明确提出:"规范医院管理者的任职条件,逐步形成一支职业化、专业化的医疗机构管理队伍"。专业管理人才将逐渐走向医院的管理岗位,医疗机构管理者职业化将成为必然。

(一)转变观念、提高认识,加快医院职业化管理队伍建设

对医院职业化管理队伍的培养是当务之急,因此,首先应得到各级卫生行政主管部门的高度重视,要在政策上予以扶持,在舆论上广泛宣传。要将之提高到战略的高度,特别需要与政府人事部门共同设计和贯彻,将选拔医院管理干部的标准提高到管理专家的标准上来,这是加快医院管理队伍职业化进程的前提。

(二)完善制度,规范医院管理人员的管理

(1)建立管理岗位职员制度,在待遇方面作相应的提高,达到稳定医院管理队伍,提高医院管理者素质的目的。在申报和晋升过程中充分考虑已在岗的管理工作者在医院管理上已作出的成绩和达到的水平。同时将管理意识渗透到医院管理者和业务员工的思想中,鼓励有识之士和有志青年加入到管理队伍中来。为加快管理队伍职业化的进程营造良好的环境。

(2)探索适应现代医院要求的职业管理者选聘制度。综合运用资格认证、资产所有者推荐、董事会聘用、民主选举和公开招聘等方式、方法来选择经营者。引入竞争机制,实行优胜劣汰。医院要根据管理职能合理进行岗位设置,实行聘任制,改革目前管理人员由上级行政机关和主管部门任命委派的选任方式,建立公平、公开、公正的竞争机制,打破行政职务、专业技术职务的终身制;对一般管理人员实行职员制,制定职务条例,规范职员的聘用和管理。

(3)建立完善医院管理岗位任职条件,按岗位任职条件选聘管理岗位人员。采取一系列的措施,选拔优秀的卫生管理专业毕业生充实管理干部队伍,也可以从临床医学专业人员中选拔政治素质好,办事公正,组织管理能力强的干部队伍,强化培训,提高自身素质,增强管理能力,促进优秀管理人才的形成。医院管理层人员的聘任,应严格按照有关法律、法规和章程的规定进行,管理岗位应设立严格的准入标准;一方面对于在岗人员,必须要求其参加管理培训,经考核合格获得任职资格后才能继续上岗;另一方面对于新招聘的管理人员,应以受过管理专业学历教育的人员为主,逐步改善管理队伍的专业结构,推进职业化医院管理队伍的建设。

(4)建立职员岗位工资等级制度。通过调整工资福利制度,允许和鼓励管理作为生产要素参与收益分配,提倡管理创新,鼓励卓有成效的管理人才。构建有效的激励机制,主要包括:建立与技术职称相对应的医院管理职称系列,细化管理人员职称晋升标准;实现多种形式的分配制度,如借鉴国际通行做法,实行医院管理者年薪制、绩效激励;确认管理者相应的学术和社会地位,满足管理者对荣誉感、成就感的精神需求。

(5)建立管理岗位职员考核制度。完善公正的考核机制,对管理人员的考核评价将对决策者起到直接导向的作用,公正科学的考核机制是筛选、调控机制的基础,科学的评价标准是既要看有无让群众满意的政绩,又要看是否干实事,还要看是否廉洁。对管理人才重要的是看主流、看潜力、看本质和发展,客观的评价方法 是着力改进业绩考核方法,即健全定期考核制度,建立考核指标体系,坚持定性和定量相结合,推行三维式立体型考核办法。

(6)建立科学的评价体系。医院传统的绩效考核方式是从德、能、勤、绩四个角度出发来对管理人员进行评估,与对专业技术人员的考核相类似,这种考核方式存在一定的缺陷。管理人员的考核应当注重其管理能力而不是专业技术能力,对管理人员"重临床、轻管理"的错误行为要加以引导,使医院管理人员能够从医院的根本利益出发来做好管理工作。医院管理人员职业化的评估考核标准体系构架应遵循求是、务实、简便、易行的原则;以职业管理、规划培训、报酬分配提供依据为目的;采用制订计划、选择专家、实施方案、分析结果、考评结论、建立档案的流程方法,实施对医院管理人员职业道德考评、业绩评估和分级、分等、分类职业能力考核等。在考核中要保证考核主体的多元化、规范科学的考核程序、改进考核方法、制定科学的考核指标体系和评价标准,力求全面准确全方位地考核干部。

(三)加强培训,规范上岗

凡是从事医院管理工作的人员,必须具有卫生专业管理学历或经过系统的医院管理专业培训,掌握医院管理的知识和技能,达到管理人员职业化的需求。否则,不能从事管理工作。根据卫生部(现卫健委)文件要求,逐步建立医疗卫生机构管理人员持证上岗制度。卫生管理岗位培训证书应当作为医疗卫生机构管理人员竞聘上岗的重要依据。规范医院管理者的任职条件,逐步形成一支职业化、专业化的医疗机构管理队伍。

(路　鹏)

第三节　工勤技能人员管理

一、医院工勤技能人员概述

在医院所有组成人员中,医护人员是直接与患者接触的第一线医疗和医技人员,他们直接负责患者的诊断、治疗和康复的所有医疗过程,医护人员的直接服务对象是患者。工勤人员通过非医疗的方法为医疗一线人员和患者提供服务,如餐饮、电梯、通信、搬运、供暖、供水、供电、安全保卫、维修、保洁、建筑等。医院管理者在提高医护人员技术水平的同时,还应重视医院工勤技能人员的业务素质和思想素质的提高,注重对这支队伍的管理与建设。

二、任职条件

(1)一级、二级工勤技能岗位,须在本工种下一级岗位工作满5年,并分别通过高级技师、技师技术等级考评。

(2)三级、四级工勤技能岗位,须在本工种下一级岗位工作满5年,并分别通过高级工、中级工技术等级考核。

(3)五级工勤技能岗位,须相应技术岗位职业技术院校毕业,见习、试用期满,并通过初级工技术等级考核。

卫生事业单位主管部门和医院要在各类各级岗位基本条件的基础上,根据国家和省有关规定,结合实际,研究制定相应各个岗位的具体条件要求。

三、工勤技能人员的发展

(一)医院后勤工作社会化外包

在医院的改革与发展中,医院后勤保障系统成为影响医院快速发展的重要因素之一。卫生主管部门也将后勤保障系统的社会化改革作为医院改革的重要任务之一。

医院人力资源的主体是临床第一线的医、教、护、技术人员,除此之外,其他人员工作性质是辅助和服务性的。实施后勤社会化外包可以有效实现后勤人员独立经济核算,使后勤人员在市场机制作用下充分发挥自己工作的积极性和创造性,提高劳动生产率。通过全方位后勤服务社会化,可以使医院管理者摆脱"大而全、小而全"的后勤工作日常烦琐杂乱的事务性干扰,潜心研究医疗质量的管理,集中精力于医教研等核心业务工作,不断提升医疗技术水平和医疗服务质量。医院后勤社会化改革必须遵循市场经济规律,对医院后勤管理模式、运行成本进行经济学的测算分析,科学评估,通过推行医院后勤社会化服务改革,减轻医院自身压力,节约医院有限资源,提高医院综合运营效益。

现代医院的发展,由传统的生物医学模式转为生理-心理-社会医学模式。医院后勤服务也从重点开展物质服务,走向以医院医疗服务活动需求为目标,创造方便、及时、优质、高效的以人为本的全方位服务。从一般简单的劳动服务,发展到复杂的技术性服务等。这就使医院后勤服务逐渐从"自身型"发展到"社会型",实行后勤服务社会化已成为当今国内外医院的共同选择。医院实行后勤服务社会化工作已取得明显实效,后勤工作也逐渐由单纯行政管理型向经营管理型转变。

(二)医院技能人员的规范化管理

随着社会的进步和医疗卫生事业的发展,患者对医疗服务的要求越来越高,除传统的医师、护士等卫生专业技术人员之外,在医院中从事健康服务工作的人员也逐渐增多,如护理员(工)、药剂员(工)、检验员等,已成为医院人力资源的重要组成部分。这些人员的素质和服务技能的高低直接影响着医院的医疗服务质量。以护理员为例,良好的言行、优质的服务,将会增强患者对医院的信任度,提高医院的社会效益;良好的服务可以降低医院的陪住率,促进患者的康复。专业的护理员可以协助护士工作,把护士从烦琐的生活护理中解脱出来,更多地做好技术服务,同时也为患者和家属提供了便利,解决了后顾之忧。他们已经成为医院不可缺少的特殊群体。

为加强卫生行业工人技术资格管理,《中华人民共和国工人技术等级标准-卫生行业》中制订了14个工种工人技术等级标准,具体包括病案员、医院收费员、卫生检验员、西药药剂员、消毒员、防疫员、护理员、妇幼保健员、配膳员、医用气体工、口腔修复工、医院污水处理工、医学试验动物饲养工。

《关于加强卫生人才队伍建设的意见》中明确提出:"对卫生行业工勤技能岗位的人员,实行职业资格证书制度,加快卫生行业技能人才培养"。鉴于其工作的重要性和对医院发展的影响,医院管理者应加强管理,采用科学的手段评价、培训医院技术工人,实现队伍的标准化、规范化发展。

(路　鹏)

第八章

人事档案管理

第一节　人事档案的主要类型

人事档案是一种专门档案，属于国家档案资源的重要组成部分。就其本身而言，又可以从不同角度细分为不同的类型。自中华人民共和国成立以来，我国的人事档案主要分为干部档案、工人档案、学生档案、军人档案四大类型。这种划分方法以个人的身份为依据，在计划经济时期一直占主流地位。随着政治体制与经济体制的改革，尤其是国家公务员制度和人才市场的建立，人员成分多元化，人事档案类型也越来越复杂，传统的分类方式暴露出一些弊端。因此，结合社会主义市场经济条件下多元化的人员成分进行合理分类，是非常必要的问题。

一、对传统人事档案类型之分析

我国传统人事档案中的干部档案，是按干部管理权限分属组织、人事、行政办公室等部门管理；工人档案属劳资部门管理；学生档案由学生工作部门管理；军人档案由军队人事部门管理。这几类档案中，干部档案是主体和核心，很受重视，其他类型档案均是参照干部档案管理方式进行管理。这种管理体系在相当长一个时期内，对人事档案管理起到了一定作用。但是，随着我国社会主义市场经济体制的建立及国家人事制度的改革，传统的人事档案分类体系已不适应现代社会发展需要，许多弊端显现出来，主要表现以下几个方面。

(一)概念含混,使用面过宽,范围不明确

过去，无论是机关，还是工厂、农村、学校、医院及科研单位，都普遍使用"干部"一词，凡是大专以上的毕业生，不管其从事何种工作，都统称为"干部"。只要成了干部，这个人便被划入财政供养的范畴，在工资、住房、医疗、养老、退休金等方面都有了终身的铁饭碗，有了一切生活保障，"干部"成了一个社会阶层身份或特权的象征。由于"干部"一词的广泛使用，如此庞大的干部队伍反映到人事档案管理上，使得人事档案几乎等同于干部档案。因此干部档案的范围非常广泛，也备受重视。然而，我国推行人事制度改革和建立国家公务员制度后，"干部"的这种界限有了一定区别，"干部"应是现代法治国家行政者的概念，可能被行政官员和公务员等名称取代，"干部"一词也许会成为历史名词，许多人的身份和称呼会改变，如教师就是教师、医师就是医师、记者就是记者、演员就是演员、运动员就是运动员、编辑就是编辑，用不着在其前面冠以"干部"的名词和身份，他们的档案称为"专业技术人员档案"更合适。同时，国家实行干部分流转岗之后，中央及

各级地方政府机关的人数分流一半,其档案亦不能完全按照过去干部档案的要求去管理。只重视干部档案而忽视其他人事档案的做法应得到改进。

(二)企业干部与工人档案分属不同管理体系,既浪费人力物力,也不便于管理和利用

以前,企业干部档案和企业工人档案是实行分开管理,工人档案由劳资部门管理,干部档案由组织、人事部门管理。随着现代企业人事制度的改革,普遍实行全员劳动合同制,形成不拘一格选拔人才的用人机制和能上能下的干部制度;企业工资打破了干部与工人的界限,统一采用"企业技能工资制"或"岗位技能工资制";专业技术职称评审不完全按职工身份来定。这些变化使得企业干部与企业工人的身份界限日趋淡化,干部与工人的岗位可以互换。这些变化反映到企业人事档案管理中,使得干部、工人竞争上岗材料、聘用材料、专业技术评审材料、工资测评材料都成为干部和工人个人经历的记录,区分不出或不必再区分干部档案和工人档案也不需人为地将干部档案和工人档案按等级制实行分开管理,可以用一个中性名词如员工人事档案或职工档案来取代,无论其职位高低都是企业的一员,都可被平等的称为"员工"或"职工",所有员工的档案都应根据企业机构及人事制度改革的需要,实行统集中管理。这样既有利于企业机构深化改革,又有利于人事档案工作水平和效率的提高。所有员工的档案实行集中统一管理,节省人力物力,可以有条件配备专人及专用库房设备,便于对人事档案工作实行规范化、现代化管理。

(三)传统人事档案分类体系过于简单,不能涵盖和囊括所有人事档案内容

干部档案、工人档案、学生档案都属于人事档案范围,但人事档案不仅仅只有这几类档案,除此之外,教师、医务人员、科技人员、新闻工作者、文艺工作者、运动员、军人、农民、个体人员、流动人员等人员的档案,也是我国人事档案的重要组成部分,应给予相应的位置,并根据其特点重视其管理与利用,而不应完全纳入一般干部档案管理系统。

(四)传统人事档案具体分类标准较单一,不能全面真实反映各类人物历史与现状

过去只有对干部档案的具体分类标准,一般分为履历材料、自传及属于自传性质的材料、鉴定材料、考核材料、政审材料、入党入团材料、奖励材料、处分材料、反映职务职称工资情况的材料、其他材料等十大类。干部档案的这种微观分类体系,对干部档案管理是很实用的,可以反映干部历史与现实的政绩情况,其他类人事档案也可参照。但其他类型人事档案管理往往照搬干部档案分类标准,注重个人政治历史、社会关系、组织鉴定、政审等材料的归档,形成了重政绩轻业绩、重历史轻现实的现象,如关于个人业绩、贡献、近期科研学术成果、教学科研评估等材料不太重视。因此,不少人事档案中不能客观全面地记录和反映一个人的全貌,仅是只言片语或过去政治历史的反映,这种不齐全、不完整和不真实的人事档案,往往与现实之间有较大反差,甚至对个人的聘用、继续深造、晋升专业技术职务资格、人事调动等也有负面影响。

二、人事档案分类体系的原则与标准

现代人事档案分类体系可从宏观和微观两个角度来认识。宏观分类主要是指整个国家人事档案信息的大体分类体系及管理渠道,微观分类体系是指根据人事档案所含内容和成分的异同,由人事档案文件组合成不同类别并构成的一个有机整体。

(一)建立人事档案分类体系的原则

无论是宏观管理体系还是微观管理体系的分类方法,其原则和宗旨是相同的,都要遵循科学性、逻辑性、统一性、伸缩性、实用性等原则。"科学性"是按照科学分类要求的排斥性,使上下位之间具有隶属关系,使同位类之间互相排斥,而不是互相包容,分类科学与否直接影响其他工作环节。如果分类不够严谨,有些问题模棱两可,互相包容、交叉,势必造成分类混乱,管理不便。"逻辑性"是划分后的下位类之和等于其上位类之和,类下划分的子类应互相排斥。"统一性"是在同一类系统内,依次划分等级的前后一致性,不能同时并列采用两种以上分类标准。"伸缩性"是指分类方案中可以增加或减少类目,以适应客观情况的变化。"实用性"是指在实际工作中能被使用,切实可行,适应各单位人事制度改革要求。

(二)建立人事档案分类体系的标准

人事档案是档案的一大门类,但就人事档案本身而言,它又可以从不同角度分为不同的类型。目前,主要从以下角度和标准对人事档案信息进行宏观上的划分。

1.按工作单位的性质

按工作单位的性质可分为党政军机关人事档案、企业单位人事档案、事业单位人事档案、集体单位人事档案、流动人员人事档案。继续细分,党政军机关可分为党委机关、政府机关和军事机关;企业单位可分为工业企业、农业企业、商业企业,亦可分为国有企业、外资企业、合资企业、民营企业;事业单位可分为学校、医院、新闻单位、研究所、文艺单位、体育机构等。

2.按职责和专业

按职责和专业可分为国家公务员档案(含比照公务员管理的单位、人民团体工作人员)、专业技术人员档案(包括工程技术人员、农业技术人员、科学研究人员、卫生技术人员、教学人员、会计人员、统计人员、编辑与记者播音人员、翻译人员、体育教练人员、经济人员、图书档案资料人员、工艺美术人员、文艺人员等14类专业技术人员)、职工档案、学生档案等。

3.按人员管理的权限

按人员管理的权限可分为中央管理人员档案、省(市、自治区)部管人员档案、市(地、州、盟)厅(局)管人员档案、县管人员档案、乡(镇)管人员档案、厂管人员档案等。

4.按职务级别和专业技术职称

按职务级别和专业技术职称可分为高级人员档案(高级干部、高级职称等)、中级人员档案、初级(一般)人员档案。

5.按人员政治面貌

按人员政治面貌可分为中共党员档案、共青团员档案、非党团人员档案或民主人士档案、无党派人士档案。

6.按是否在岗的情况

按是否在岗的情况可分为在岗人员档案、待岗人员档案、下(离)岗人员档案、离退休人员档案等。

7.按照工作单位的稳定性与流动性

按照工作单位的稳定性与流动性可分为工作单位固定人员档案和社会流动人员档案。

8.按载体形式

按载体形式可分为纸质人事档案、磁质人事档案、光介质人事档案或电子化或数字化人事档案等。

另外,按影响程度可以分为名人档案(著名政治活动家、著名科学家、著名演员、著名运动员)、一般人员档案。还可以从另外一些角度,按不同标准进行分类,常用的、实际意义较大的主要是以上这些。

总之,掌握这些分类方法,可以了解各种人事档案的特点,对于做好人事档案工作是很有必要的。因为虽然各类人事档案具有共性,都是人事管理方面的内容,是个人自然状况、社会经历和现实表现的记录,但由于工作性质的不同,因而其具体内容和要求是有差异的,应根据各类人事档案特点进行归类,组成各具特色的分类体系。同时,分类管理人事档案,有利于建立个人信用体系。因为对于各级领导和国家公务员的档案,由各级组织、人事部门按管理权限建立并管理,具有很大的权威性及信任度。对于进入公共信用体系的流动人员档案,由政府指定或认定的县级以上政府机构所属的人才交流机构建立并管理,一般是可信的档案材料。对于科技人员、一般员工的档案由用人单位建立并管理,也具有很大的可信度。这部分档案大多以本单位职工的考核、使用、薪酬、奖惩等为主要内容,不需要转递,也不进入社会,由原单位自行保存若干年后销毁。

上述类型中,国家公务员档案、科技人员档案、职工档案、生档案、流动人员档案各有特点,且使用频繁。

(三)人事档案与其他类型档案的比较

人事档案是整个档案家族中的一员,与其他档案在本质上是相同的,都是原始记录。特别是与文书档案、案件档案、诉讼档案、业务考绩档案等关系更为密切,甚至你中有我、我中有你,有时难以区分,造成归档材料重复,影响其他档案材料的完整性和提供利用,因而必须正确认识与处理人事档案与其他类型档案的关系。

1.人事档案与文书档案

文书档案来源于文书。"文书是国家机关、社会组织及个人在社会活动中,为了表达意图、进行联系和作为凭据而形成和使用的各种记录材料,它有待于转化为档案";而文书档案是"处理完毕确认值得保存以供社会查考利用的、保存在特定档案机构的文书的总和"。从文书向文书档案转变的过程可以看到,文书档案是国家机关、社会组织及个人在社会实践活动中直接形成,保存备查的一种普通档案。

将上述认识和人事档案进行深入对比分析不难发现,人事档案与文书档案既有联系,又有区别。

(1)人事档案与文书档案的联系主要表现在2个方面。①来源相同:两者都来源于机关、组织、个人的社会实践活动,不少材料互相交织,联系十分紧密,如人事档案中的考核、入党入团、奖惩、任免等方面的材料,都与文书档案有着错综复杂的关系。②本质相同:都是原始记录,也都是国家档案资源的组成部分。

(2)人事档案与文书档案的区别主要表现在4个方面。①内容不同:人事档案内容专指性强,必须是同一个人的有关材料,反映一个人的历史原貌。文书档案内容十分广泛,涉及机关、组织及个人的方方面面,反映一个机构、一个组织的历史原貌。②管理方法不同:人事档案的整理以个人为单位组合成专门的保管单位,卷内按十大类排列,由各单位的组织、人事、劳动部门的人事档案管档单位长期保管,直到人员去世后,有继续保存价值的,才向档案馆移交。文书档案的管理,首先须区分全宗,全宗内档案往往按年度-组织机构、组织机构-年度、年度-问题、问题-年度四种分类方法进行分类,再按问题、时间、名称、作者、通信者等特征排列或组"件"。③保管期限不同:档案材料根据其价值,划分为永久、长久保管期限,或永久、定期两种保管期限。④作用与服务方向不同:人事档案主要为考察、选拔人才和使用、培养人才等方面提供依据,为组织、人事、劳动工作服务。一般只供本机构或上级组织、人事、劳动部门使用,封闭期较长,一般在本人去世若干年后才能开放。文书档案形成后一定时期内主要供本单位各项工作提供服务,文书档案中涉及个人的有关材料不能作为考察、使用人才的依据,自形成之日起满30年一般都要向社会开放,为全社会服务。总之,文书档案保存的文件材料非常广泛,凡有查考价值的无论是正式文件,还是会议记录、调查材料,是历史的还是现实的,是正确的还是错误的,都需要完整齐全地保存下来。人事档案只要求保存内容真实、手续完备、结论性和概括性材料。

2.人事档案与案件档案

案件档案是指纪检、监察部门对党员和其他工作人员违犯党纪、政纪进行审查、处理活动中形成的,以案件为单位集中保存的一种专门档案。案件办理一般分为立案、办案、结案3个阶段,形成大量的文件材料,需要归档的主要有立案根据、立案检查的核实材料、调查报告、调查证明材料、本人检查交代材料、处分决定或批复、申诉复议结论等。

案件档案材料中有些材料需要归入人事档案中,两者的联系主要是本质相同、保管单位相同、内容有交叉,都是记载个人情况,以个人姓名为特征组成保管单位。

人事档案与案件档案的区别表现在以下几点。

(1)保管范围不同。人事档案是人员全部历史、全面情况的记录,而案件档案只是一个人部分情况的记录,具体是指人员某一方面、某一行为的一次性、一事性的从问题发生、调查、处理、结果的详细情况的记录;人事档案是组织上选人、用人、育人等人事工作的产物,案件档案是对人员因违反党纪、政纪进行审查、处理工作活动的产物。从某一个人某一事件的查处材料来说,人事档案内容是不全面的,案件档案内容是全面的。人事档案只收集和保存案件档案中的处分决定和检查交代等部分材料,案件档案内容则是全面的,包括案件从检举揭发、调查取证,到处理结果全过程的所有材料。

(2)保存原则不同。人事档案部门只保存案件材料中的结论性材料,案件档案是将纪检、监察部门工作中形成的、日后需要查考的全部案件材料保存下来。

(3)作用不同。人事档案是供考察了解人才使用的,案件档案是供研究案件时,起查考、凭证作用的。

3.人事档案与诉讼档案

诉讼档案是指一个案件在诉讼过程中所形成的,经过系统整理,作为历史记录,归档保存起来的一种专门档案。

人事档案与诉讼档案的联系主要是本质相同、内容上有一定联系,都是关于具体人和事的历史记录。

人事档案与诉讼档案也有较大的差别。

(1)形成单位不同。诉讼档案是人民法院在诉讼审理活动中形成的。

(2)内容不同。诉讼档案是个人诉讼活动的记录,是一个人历史的局部反映,内容涉及整个诉讼活动中形成的有查考价值的全部材料,包括案件移送书,起诉书正本,起诉书附件,阅卷笔录,准备开庭笔录,送达起诉书笔录,审问笔录,调查笔录或调查取证笔录,聘请、指定、委托辩护人的有关材料,开庭前的通知、传票、提票,开庭公告,审判庭审判笔录,审判庭询问证人笔录,辩护词、公诉词,合议庭评议记录,案情报告,审判委员会决议或记录,审判书或裁定书,调解书原本和正本,宣判笔录,判决书或裁定书等送达回证,抗诉书,移送上诉案件报告或上诉案件移送书上级法院退卷函,上级法院判决书或裁定书正本,执行通知书存根或回执(释放证回执),赃、证物移送清单和处理手续材料等。人事档案只保存诉讼案件的结论材料。

(3)保管目的和作用不同。保存诉讼档案是为了执行判决、总结经验、科学研究、健全法制和改进法院工作的需要。

4.人事档案与业务考绩档案

业务考绩档案是专业技术主管部门或业务技术管理部门在工作活动中形成的,记述和反映专业人员个人业务能力、技术水平,以个人为单位集中保存起来的专门档案。人事档案与业务考绩档案的联系表现在属性相同,都是个人档案。

两者的区别主要包括以下 3 项。

(1)内容侧重点不同。业务考绩档案着重反映个人科学技术水平和业务能力,属于专业的方面,是局部性的,比较单一和具体。人事档案是对一个人全面的、概括的记录。

(2)管理部门不同。业务考绩档案由专业技术主管部门或业务技术管理部门保管,而人事档案则由组织人事部分保管。

(3)使用范围不同。业务考绩档案服务的面比较宽,除党政领导和人事部门查阅外,业务、技术负责人,学术、技术团体,业务、技术考评组织等都可使用查阅。

综上所述,人事档案与文书档案、案件档案、诉讼档案、业务绩档案具有密切联系,又有一定差异。根据各自特点,细化归档范围,做好协调、加强联系,对于做好各类档案的管理与利用具有重要的意义。

三、人事档案的形成规律

人事档案的形成规律主要表现在以下 5 个方面。

(一)各级组织在考察和使用人的过程中形成的

人事工作的中心任务就是用人,任人唯贤,知人善任。为了达到"知人"的目的,组织上要经常有目的地通过本人,或通过有关单位的有关人员采取各种形式了解该人的经历及德才表现情况等。例如,组织上定期或不定期地布置填写履历表、登记表、鉴定表、学习工作总结、思想汇报,以及对有关政治、经济、时事问题的专题报告等。再如,组织上为了审查某人的政治历史问题或所犯错误问题,就要通过有关人员、有关单位和知情人了解情况,索要证明材料,再根据这些材料和有关政策,对其作出适当的审查结论和处理决定。再者,组织上对个人的考察、考核,也形成了考察、考核材料。同时,在使用人的过程中,也形成了不少材料,调动、任免、晋升、出国等都要经过一定的审批手续,于是就产生了呈报表、审批表等材料。所有上述材料,均属于人事档案材料。它是组织上在考察人、用人过程中产生的,而非其他过程中产生的。还可以举一个例子,专业人员在工作和学术活动中所撰写的学术报告论文、著作等不是组织上在知人、用人过程中形成的材料,也就不属于人事档案的内容,但是通过学术报告、论文及著作的目录能够了解人,为用人选人服务,因此其目录材料是可以归入人事档案的;同时,这一形成规律将人事档案与人物传记、报告文学等文艺作品也区别开来了。

(二)以个人为立卷单位

以个人为立卷单位,是人事档案的外部特征,这是由人事档案的作用决定的。人事档案是一个组织了解人、任用人的主要依据,是个人经历及德能勤绩等情况的全面记录。只有将反映一个人的详细经历和德才表现情况的全部材料集中起来,整理成专册,才便于历史地、全面地了解这个人,进而正确地使用这个人。如果某单位将某一个新近填写的履历表没有归入其人事档案中,而是以科室为单位装订成册,这种合订本不应称为人事档案,因为它不具备按个人为单位来立卷的属性。这种做法,会影响对一个人的全部了解。

(三)按照一定的原则和方法进行加工整理

按照一定的原则和方法对个人材料加工整理,是个人材料转化为人事档案的先决条件。因为人事档案是经过加工整理的个人材料。个人材料如同一堆原材料,人事档案则是通过一定的人的劳动将这部分原材料进行加工整理,使其不再是一堆繁杂无序的材料而成为有一定规律的、科学的有机体。当然,在这个加工整理过程中是需要遵循一定的原则和标准的,如中共中央组织部和国家档案局颁发的《干部档案工作条例》,把干部档案工作的理论与实际工作的具体情况相结合,对干部档案工作的原则、要求和办法,作出了明确具体的规定,是干部档案工作的根本法规性文件。这些原则要求和办法,一般均适用于其他类人事档案的管理工作,也是人事档案管理工作的根本法规。依照这个《干部档案工作条例》的原则和精神,可以使整理的档案科学、实用,更好地为人事工作服务。

(四)手续完备并具有价值的个人材料

手续完备是指人事档案整理过程中按照一定的移交手续进行交接和处理。在日常的人事档案材料的收集鉴别工作中,经常会遇到一个棘手的问题,即有些材料手续不全。例如,有的呈报表有呈报意见,无批准机关意见;有的履历表没有组织审核签署意见或没有盖章等。这样的材料,虽然也有人事档案的某些性质,但从本质上看,它不具有或不完全具有人事档案的可靠性,所以它不能作为考察人和使用人的依据。因此,这样的个人材料不是人事档案材料,或者说它还没有完全转化为人事档案材料,有的只能作为备查的材料,有的可以作为反映工作承办过程的材料存入机关文书档案。如果有的材料确实已经审批,由于经办人员责任心不强或不熟悉业务,而没有签署意见和盖章的,可以补办手续,这种补办手续的过程就是完成向人事档案转化的过程。至于在战争年代形成的一些人事档案材料,由于环境的限制,其中有些材料的手续不够完备,但它们都是十分宝贵的,对于这些材料,应当本着历史唯物主义的态度,仍可将它们视为人事档案并存入人事档案系列中。

那些已经手续完备的个人材料是否都属于人事档案呢?也不一定。上述仅仅能作为转化人事档案的条件之一。是否能转化为人事档案,关键还要看这些材料是否具有价值。人事档案的价值是指使用价值和保存价值。人事档案材料的一个基本要求就是精练实用,要符合这个要求,就必须对材料的价值进行认真鉴别,必须去粗取精,将那些没有保存价值及使用价值的个人材料剔出。例如,重份材料,无关的调查证明材料,或者同一问题一个人写了多次证明材料,都属于没有使用价值和保存价值的材料。这些材料虽然也都是在了解人、使用人过程中形成的真实的个人材料,手续也是完备的,但没有什么作用,归入人事档案,纯属一种浪费。

(五)由各单位组织人事部门集中统一保管

一般来说,人事档案是组织上在考察了解和使用人的过程中产生和形成的,它记载着有关知情人为组织提供的情况,这些材料的内容一般只能由组织上掌握和使用。有些内容如果扩散出去,就可能产生消极因素,不利于安定团结,不利于党的工作。另外,人事档案是人事工作的工具,所以它必须按照人员管理范围由人事部门分级集中,统一保管。任何个人不得保管人事档案,人事档案也不宜在业务部门、行政部门保管。

人事档案的上述形成规律是互相联系、互相制约的,同时,它们又是识别和确定人事档案材料的理论依据。

四、人事档案的特点与作用

(一)人事档案的特点

在市场经济条件下,我国的政治体制和人事制度已有较大的改革,与此相关的人事档案也发生了相应变化,形成了一些特点。认真总结、分析并针对其特点开展工作,可以取得事半功倍的效果。现代人事档案具有哪些主要特点呢?归纳起来主要有以下几点。

1.人事档案内容更加丰富全面

传统的人事档案内容较贫乏、片面,结构单一,主要是关于个人思想品德、政治历史结论、家庭社会关系方面的记载。这与过去对人的使用上较重政治、轻业绩,重抽象历史定论、轻个人现实表现等政治环境密切相关。而市场经济环境下,社会对人员的使用不仅要求政治素质好,而且特别重视人员的业绩、专长及现实表现,反映到人事档案的内容上比较丰富全面,当然结构也较复杂,既包括个人学习、工作经历、政治表现,也包括工作实绩、技能优势、专业特长、职务职称考核材料、创造发明、能力素质、群众评议等。人事档案管理工作必须结合市场经济和现代人事制度的要求开展工作,注意扩大归档范围,将反映个人业绩和能力的人事档案材料及时归档,才能使人事档案材料全面、真实地反映个人面貌,为人才开发使用打下良好的基础。

2.干部档案是人事档案的主体

由于我国传统上"干部"一词的含混模糊和广泛使用,干部的涵盖面不仅包括党政机构,也运用到工厂、农村、学校、医院及科研单位,以至于凡是大专以上毕业生无论从事什么工作,都统称为国家干部。所以,过去的人事档案主要是干部档案这一类。但是,随着我国公务员制度的推行,已经打破了传统的"干部"一词的含混模糊界限,使干部队伍分化:有党政机关干部、企业干部、事业单位干部,特别是现代社会的教师、律师、医师、科技人员等已不再划归于"干部"行列,而是具有明确和恰如其分的称谓。实际上,现在的干部主要是指在党政机关工作的国家公务员,他们是我国干部队伍的主体。因此,他们的档案自然也成为我国人事档案的主体,必须从国家公务员政策、用人制度等方面来开展人事档案工作,而不能完全沿用过去的方法。同时,只有做好国家公务员档案的制度化、规范化、现代化管理工作,其他干部人事档案才可以有标准参照执行。

3.流动人员人事档案规模逐渐增大

在计划经济体制下,人作为一种特殊的资源被有计划地使用着,人们的工作、学习、择业都没有多大自主权,学什么专业、做什么工作、在哪里工作,主要由领导、组织安排,加之户籍和人事制度的限制,使得人才很难流动。因此,计划经济时代人才流动很少,即使少数人流动了,那么其档案必须随人转走或存放原单位。这种环境下,很少有流动人员档案存在,更没有保管这种档案的专门机构。

在市场经济建立之后,为适应以公平竞争为主要特征的市场体制发展的需要,国家在人事制度、户籍制度等方面作了相应改革,使人才流动日益频繁。全国各级政府下设的人才流动服务机构中,正式登记在册的流动人员已达一千多万,今后还会增多。这些流动人员形成了大量档案,在各类企业、机关招聘使用新的管理人才、技术人才时,考察了解个人以往工作能力、品行、工作实绩、经历、创造发明等方面情况的重要依据。这些流动人员档案无论从数量上还是规模上都比计划经济时代大得多,而且已形成了自己的特点。专门管理流动人员人事档案的机构和人员,必须充分认识到这类档案的特点、难点及将逐步增多的趋势,认真做好流动人员人事档案管理与利用工作。其他单位档案管理人员也应了解和掌握我国流动人员人事档案管理的法规政策,按规

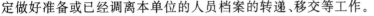

定做好准备或已经调离本单位的人员档案的转递、移交等工作。

4.企业人事档案中个人身份逐渐淡化

计划经济时代，人事档案管理中具有严格的等级制度。如干部档案是按行政级别高低分别管理，处级以上干部人事档案由组织部门管理，处级以下由人事部门管理，工人或职工人事档案由劳资科管理，不同身份、不同级别的人员，其档案管理机构、管理方式及保密程度都有很大差别。

市场经济体制的建立，迫使在用人制度方面进行了一些改革。特别是企业和高校员工，在干部能上能下、人事代理制、全员聘任制、全员劳动合同制等新的人事制度下，对于"干部本位"的思想更趋淡化。干部制度的改革，为人们提供了一个均等的机会。干部与工人开始交叉出现，今天的工人可能是明天的干部，明天的干部又可能是后天的工人。工人可被聘为厂长、经理，走上干部岗位；同样，原有企业厂长、书记等干部也可能下岗、转岗，转化为一般职工。工人与企业干部的界限很难分清，反映到人事档案材料中，都是关于个人工资材料、政治业务考核、专业技术评审材料等，按工人、干部甚至各种等级的干部分别管理其人事档案，已经没有什么实际意义，因此有些企业已开始将企业干部与工人档案统称为员工人事档案或职工档案，由企业综合性档案机构集中统一管理。高校人事档案中有干部、教师、职工、学生等类型，干部有各种级别，教师有各种职称，职工有各种工种，学生有各种学历，过去大多按不同身份分别管理。然而，这种重等级身份分别管理人事档案的做法，已明显不适应现代人事制度和高校建设的发展，妨碍了人事档案的完整归档和有效利用，而且不利于人事档案管理水平的提高。因此，不少高校人事档案管理部门及其人员，已经认识到这种严格按身份等级分别管理的弊端，提出并已开始实行集中统一管理，将干部、教师、职工档案统一归入人事档案机构管理。把传统的人事档案管理调整到整体性的人才资源开发使用上来，既有利于每个人的人事档案归档，避免分别编号出现"重号"或"遗漏"，也有利于对全校人事档案实行标准化、规范化、现代化管理，减少重复劳动或因过于分散造成的人力和物力浪费，同时，还有利于人事档案管理水平的提高和便于检索利用。

5.人事档案的作用范围更广

传统的人事档案主要是党政组织机构使用，范围较狭窄，大多是为政治方面服务，如查阅个人在某次政治运动中的表现、历史结论和社会关系等。

在现代社会，不仅党政组织机构，企业、公司招聘使用人才时也需要查阅利用人事档案；不仅需要查阅个人经历、政治生活方面的情况，还要查阅个人业务、专长、工资、奖惩等方面的材料。因为在市场经济条件下，人事档案是个人各方面情况的综合反映，是体现自身价值的证据，它与个人生活和切身利益密不可分，如在本单位的工资晋级、职称评定等方面都离不开人事档案作凭证；而对于离开原单位寻求新的发展机遇的人，更需要人事档案作依据。

(二)人事档案的作用

从总体上来说，人事档案在国家经济建设、人才选拔与使用、人才预测等方面都具有重要价值与作用。特别是在市场经济条件下，要想取得稳健的步伐和高速的发展，离不开科学技术，而科学技术的进步则取决于人才的素质，需要有一支宏大的专业技术人才队伍。人才已成为决定经济兴衰、事业成败、竞争胜负的关键因素。纵观世界各国的发展计划或发展战略，几乎都有一个共同点，即无论是发达国家还是发展中国家，都把社会、科技、经济发展的依据放在"人才资源"这个支撑点上。当代国际国内经济、技术的激烈竞争，说到底就是人才的竞争，尤其是高层次、复合型人才的竞争。实践证明，人才资源已成为社会、科技、经济发展的关键因素，谁拥有更多的高层次、复合型人才,谁就能在竞争中取胜。科学技术问题、现代化问题,实质上是人才问题。科学技术水平越高,市场经济越发展,人才就越显得重要。作为人才信息缩影的人事档案,是各类人才在社会实践活动中形成的原始记录,是人才在德、能、勤、绩等方面的综合反映。若对人事档案重视,能认真研究,注重科学管理,可以较全面地、历史地再现各类人才的面貌特点及专长,作为考察和了解人才的重要依据;对人事档案的科学管理有助于各级组织根据每个人才的不同特点,提出培养教育和合理使用的建议,做到"因材施教"和"量才录用",便于各级组织及人事部门合理使用人才;有助于从人事档案中探索人才成长规律,更好地发现、培养和使用人才,开发人才资源,以适应市场经济建设对人才的广泛需求;可以及时为各类经济领域及部门推荐优秀人才,调动各类人才的积极性和创造性,使各种人才扬其长、避其短,充分使其在经济建设中发挥聪明才智,贡献自己的力量。如果人事档案材料不齐全,或有间断甚至有片面性,那就不能反映某个人的真实情况,就会直接影响到人才的正确合理使用,影响人才在经济建设中的作用;如果对人事档案不重视,不加强管理,致使人事档案管理水平低,服务方式被动单一,就不能使人才档案信息得到及时使用,同样会影响或阻碍经济建设的发展。可以说,人事档案与市场经济建设关系密切,人事档案在经济建设中具有重要作用。

具体来讲,人事档案的价值与作用主要表现在以下几个方面。

1.人事档案是考察和了解人才的重要依据

各项事业建设与工作中都需要各种人才。在考察和了解人才时,需要全面分析、权衡利弊、择其所长、避其所短,做到善用人者无弃人,善用物者无弃物。知人是善任的基础,而要真正地做到知人,就得历史地、全面地了解人。不仅要了解人的过去,而且要了解人的现在;不仅要了解其才,还要了解其德;不仅要了解其长处及特点,还要了解其短处及弱点。只有全面地、历史地了解干部,才能科学地用人,才能有效地防止不讲德、才条件,而凭主观判断和个人情感任用提拔干部的问题。还可以防止出现擅长科学研究的却要他做管理,擅长管理的却要他做学问的任非所长的问题。了解人的方法有许多,通过组织直接考察现实表现是一种很好的方法,但仅仅如此是不够的,而通过查阅人事档案是了解人才状况的重要依据之一,可以较全面地了解这个人的经历、做过哪些工作、取得了哪些成绩、有何特长、有何个性、道德品质如何、进取精神和事业心是否较强等各方面情况。

2.人事档案是落实人员待遇和澄清人员问题的重要凭证

人事档案是历史的真凭实据,许多表格、文字材料都是当时的组织与相对人亲自填写的,具有无可辩驳的证据作用,在确定或更改人员参加工作或入党入团时间、调整工资级别、改善生活待遇落实人事政策、平反冤假错案、评定人员职称等方面都需要人事档案作凭证,可以解决个人历史遗留问题,实际生活与工作中的许多疑难问题,往往通过查人事档案就可以解决。针对目前干部的年龄越填越小,参加工作时间越填越早,文化程度越填越高等问题,也需要通过以前的干部人事档案来查证核实。

3.人事档案是开发、使用人才及人才预测的重要手段

社会主义市场经济体制的建立,各级人才市场的诞生,使得各种层次、各种形式、各种渠道的人才交流日益增多,科技人员、高校教师、各类专业人才的流动日益频繁,为人才开发创造了有利条件,人事档案对于新单位领导掌握调入者的基本情况,正确使用新的人才将起到重要作用。如大型外资、合资企业招聘用人,人事档案作用不小。人事档案的建立,是人类走向文明与进步的产物。一些经济发达的国家都十分注重人事档案信息的建立。当一些资金雄厚、实力强大的名

牌外资、合资企业人力资源部在我国境内招聘新的管理人才、技术人才时,非常重视人事档案的利用。因为一个跨越国界寻找经济合作,谋求最大经济效益的现代企业,深谙管理出效益的经商之道,而人才又是管理的关键因素。对一名优秀的企业人才的要求,不只限于其工作能力上,其品行、背景、以往的工作实绩诸因素,都是考察的条件。通过出示个人的人事档案,就可以此为凭,增加聘用企业对聘员的信任程度和认可程度。再如国内大中型企业(国企、民企)管理人员、技术人员的聘用,人事档案实力犹存。现代企业制度改革实施以来,企业实行专业技术人员、管理人员聘用制,使单位与人才在平等自愿的基础上建立了聘用关系。一份翔实、完整的个人人事档案,既是企业选用人才和人才日后晋升提拔的重要参证,也是择业人员量己之才选择行业、部门的"谋士",双方的"知己知彼",能扼制某些企业和个人盲目择业、选人的"自主权",更便于"人才与用人单位是市场经济体制下活动的主体"这一社会功能的充分发挥。

同时,由于人事档案能较全面、准确地反映人才各方面情况,所以能够从人事档案中了解全国或一个地区或一个系统一个单位人才的数量、文化程度、专业素质等方面数据,国家及地方有关部门可以根据人事档案进行统计分析,进而作出准确的人才预测,制定出长远的人才培养计划。人事档案是推行和贯彻国家公务员制度的重要依据,用人机关可面向社会直接招但对所招公务员的人事档案,有着严格要求。人事档案记载着个人的自然状况、社会关系、历史和现实表现,没有个人档案的出具,就无法保证今后机关工作的严肃性。因此,那些断档而参聘的人员,已失去被聘用的可能。对在机关单位工作的公职人员来说,随着人事制度的改革,各级组织、人事部门在干部考核、任免、工资调整、职称晋升等工作中形成了大批反映干部新情况的材料,在机关干部辞退职制度逐步推行的现行体制下,无论今后被辞退,还是在机关单位留用,这些材料都是继续工作的依据,与自身利益息息相关。

目前,各级党委及组织人事部门积极探索干部人事制度改革,在干部选择、考核、交流等方面迈出了较大的改革步伐,取得了明显的成绩。采取"双推双考"的办法,从处级干部中公开选拔副局级领导干部,公开选拔处级干部,面向社会公开招录国家公务员和党群机关工作人员;从报考职工和应届毕业生中录用公务员;为加强对干部的考察和监督管理,在完善领导干部年度考核的同时,坚持对干部进行届中和届末考核,实行领导干部收入申报、诫勉等制度;今后更要进一步深化干部人事制度的改革,就是要按照中央精神所要求的,在干部制度改革方面,要"扩大民主、完善考核、推进交流、加强监督,使优秀人才脱颖而出,尤其要在干部能上能下方面取得明显进展";在人事制度改革方面,要"引入竞争机制,完善公务员制度,建设一支高素质的专业化国家行政管理干部队伍"。总之,在推进干部交流轮岗、健全干部激励机制、加强干部宏观管理、完善国家公务员制度等方面,都离不开人事档案。

4.人事档案是人力资源管理部门对求职者总体与初步认识的工具之一

人事档案中对一个人从上学起一直到现在的经历、家庭状况、社会关系、兴趣爱好,以及现实表现都记录在里面。所有这些材料对了解和预测他将来的工作情况是很有价值的。人力资源部门从人事档案中可以了解到个人在以往的教育、培训、经验、技能、绩效等方面的信息,可以帮助人力资源部门寻找合适的人员补充职位。

5.人事档案是大中专毕业生走向社会必备的通行证之一

早在 1995 年,原国家教委就提出"加强大学生文化素质教育"的思想,至今也强调这一理念。我国高校还创立了综合素质评价体系,"档案袋"的内容也从根本上打破了过去千篇一律的学籍档案模式。评价体系包括了对学生思想道德、专业素质、科技素质、文化素质、身心素质、能力水平六大项指标的综合评议,"具有客观公正性和较强的操作性、可控制和可模拟性",既体现了大学生的主观愿望,又体现出市场需求的定量评估原则和个性评估原则,"使学生的整体素质的强项、弱项、综合优势,一览无余"。这种学生档案应该是聘人单位进行人才评估、启发选人谋略的重要向导,是大中专毕业生走向社会必备的通行证之一。

6.人事档案是维护个人权益和福利的法律信证

在当今的社会活动中,有许多手续需要人事档案才能办成,它是维护个人权益和福利的信证。

(1)公有企事业单位招聘、录用人才需要人事档案作依据。这些单位在办理录用或拟调入人员手续时,必须有本人档案和调动审批表经主管部门审批,由组织人事部门开具录用和调动通知才能办理正式手续。

(2)社会流动人员工作变化时需要人事档案作依据。人员跳槽到非公有部门后,又要回到公有部门时,没有原来的人事档案,原有的工龄计算、福利待遇等都会受到影响。

(3)民生及社会保险工作中需要人事档案作保障。社会保险制度作为市场经济体制的重要支柱,作用愈显。社会保险主要有养老保险、失业保险、工伤保险、医疗保险、生育保险、人寿保险、财产保险、死亡遗属保险等。每种保险都有不同的目的,如社会养老保险是劳动者因年老丧失劳动能力时,在养老期间发放的生活费及生活方面给以照顾的保险,以维护个人最起码的生存权利。目前,统一的职工基本养老保险制度已经建立,它不仅涉及国有企业、集体企业、三资企业、个体工商户及进城务工的农村劳动力,而且涉及机关事业单位的工作人员。鉴于我国养老保险金的筹集是建立在国家、单位、个人三方面基础之上,发放时则按照列入统筹项目的离退休费用总额向单位拨付或直接向离退休职工发放,因此,无论是在原单位供职的个人还是辞职、退职后另求新职的个人,在交纳养老保险金问题和退休后保险金的发放问题上,个人档案所记录的工龄、工资、待遇、职务、受保时间等都成为最主要的依据,那些弃个人档案与原单位出现断档的人,就会在实际利益上受到损失。再如其他社会保险档案,都是索赔、获益等方面的依据,关系重大。

(4)报考研究生和出国都需要人事档案。没有人事档案,研究生难以报考和录取。自费出国人员办理护照与其他手续,必须有记录个人经历、学历、成绩的档案材料。我国出入境管理条例中明确规定,必须对自费出国人员进行身份认定、政审等事宜,有些人因人事档案断档,不能出具有效的证明,而导致出国手续办理不畅通或不予办理。

(5)职称评定、合同鉴证、身份认定、参加工作时间、离退休等,都需要档案作为信证,没有人事档案会给人带来诸多不便,甚至使个人的切身利益受到损害。

7.人事档案是研究和撰写各类史志及人物传记的重要材料

人事档案数量大、范围广、内容丰富,涉及党史、军事史、革命史及干部个人工作的历史,具有较高的史料价值。它以独特的方式记载着人成长的道路和生平事迹,也涉及社会上许多重要事件和重要人物。有的材料是在战争年代中形成的,有的是当事人的自述,情节非常具体生动,时间准确,内容翔实,有的是在极其艰苦的历史条件下保存下来的,是难得的史料。它为研究党和国家人事工作、党史、地方史、思想史、专业史,编写人物传记等提供丰富而珍贵的史料,是印证历史的可靠材料。

总之,人事档案在市场经济条件下和现代文明社会里,不仅是组织使用的重要依据,而且与个人的生活和切身利益密不可分,是解决后顾之忧的好帮手。特别是个人在离开原工作单位寻求新的发展前途的同时,更不要忘却自己的"人事档案"。关于人事档案的作用,我国其他学者还有不同表述,但内涵基本一致。如:"人事档案是历史地、全面地了解一个人的必要手段,是人事工作不可缺少的重要工具;是确定和澄清个人有关问题及正常的政治审查的凭证;是研究和撰写各类历史传记的珍贵资料。""人事档案是历史地、全面地考查了解一个人的手段和基本依据;是进行科学研究的宝贵材料。"有学者从公共管理的视角对人事档案的作用进行了认定:"人事档案作为一种公共管理工具,充分体现了国家安全与官吏管理的有效性,它的存在为庞杂的公共事务管理和复杂的人事任免更替找到了依据,对中国几十年来经济社会发展和国家的安全稳定起到了不可言喻的作用。"有学者对人事档案的作用进行了比较全面的归纳,认为人事档案是人事管理实践活动的产物,服务于组织、人事、劳动(或人力资源管理)工作,服务于人。它是组织、人事、劳动(或人力资源管理)工作的信息库和知人的渠道之一,直接关系到人才的选拔。

各级领导班子和各方面人员队伍的建设,涉及选人、用人、育人的大事和个人权益的维护,并将其具体作用归结为 10 个方面:是组织、人事、劳动工作不可缺少的依据;为开发人才,使用人才,进行人才预测及制定人才计划提供准确的信息;澄清问题的可靠凭证;维护个人权益和福利的法律信证;是推行和贯彻公务员制度的重要手段;是组织与干部之间联系的纽带;是组织、人事、劳动(或人力资源管理)工作者记忆的工具;对人事工作起规范、检查、监督的作用;是进行科学研究,特别是编写人物传记和专业史的宝贵史料;宣传教育的生动素材。

(王　珍)

第二节　人事档案的工作基本概况

人事档案工作是运用科学的原则与方法管理人事档案,为组织、人事及其他工作提供人事档案信息服务的工作。

一、人事档案工作的内容

人事档案工作具体包括人事档案实体管理、人事档案信息管理、人事档案业务指导等方面的内容。

(一)人事档案实体管理工作

人事档案实体管理工作是管理记录有人事档案信息的档案原件本身,它是相对于人事档案信息管理工作而言的。人事档案实体包括载体与内容信息两个方面,其中,载体是指记录人事档案内容的纸质、磁质、光盘等物质材料,内容信息包括这些载体上记录的档案信息。人事档案实体管理工作就是指对上述档案的收集与补充、鉴别与鉴定、整理与保管、变动登记与转递、提供利用服务等。

(二)人事档案信息管理工作

人事档案信息管理工作是指管理人事档案原件实体上记录的信息。显然,随着各种人事档案管理信息系统的开发与应用,人事档案信息便脱离了人事档案原件而存在,并以此为依据对个人的基本情况、培训情况、证照情况、学习培训情况等进行综合管理。随着现代信息管理理论与信息技术的发展,人事档案工作中也越来越多的需要对人事档案实行信息化管理,对人事档案实体上的各类信息可以根据不同需要进行重新组织,便于从不同角度进行检索利用,这已成为人事

215

档案工作的重要内容之一。

(三)人事档案工作业务指导与研究

人事档案业务指导工作是指上级组织、人事档案部门根据党和国家管理人事档案工作的方针政策、法规、制度和办法,对下级组织、人事档案部门的工作提出任务和具体要求,对下属单位的人事档案工作进行监督、检查、督促,发现问题,及时解决问题,处理人事工作与其他工作的关系,推进人事档案工作发展。

人事档案业务研究工作是指组织、人事部门根据社会发展和人事制度改革的进程,对人事档案工作面临的新情况、新问题,进行深入研究,提出解决方案的工作。人事档案工作中的矛盾,管理体制改革,如何实现人事档案现代化管理,如何开发与利用人事档案信息资源,如何使人事档案管理工作逐步走向科学化、规范化、法制化道路等问题都是人事档案工作中亟待研究的问题。而且这些问题与矛盾是需要长期研究的,旧的问题与矛盾解决了,新的问题与矛盾又会产生,人事档案工作就是在这种矛盾运动中不断得到发展。

(四)人事档案规章制度建设

人事档案规章制度建设是指根据《中华人民共和国档案法》及其他法律、法规的精神,建立、健全适合本单位人事档案工作发展的规章制度,包括管理人员工作制度,人事档案材料收集归档制度,人事档案整理、转递、统计制度,人事档案安全保密与销毁制度,人事档案开发利用与借阅制度等。

(五)人事档案人员教育与培训工作

人事档案人员教育与培训工作是对从事档案管理人员进行各种形式的培训,包括全面教育、上岗培训、在职培训等,以帮助人事档案从业人员提高人事档案业务水平和服务质量的重要工作。

二、人事档案工作的性质

弄清人事档案工作的性质是做好人事档案工作的基础。归纳起来,人事档案工作主要具有专业性、依附性、政治性、保密性、管理性、服务性等性质。

(一)专业性

人事档案属于一种专门档案,以特殊的文件形式、单一的人员内容等特征区别于其他门类档案。人事档案工作就是管理这一专门档案,是一项专业性较强的工作,它有专门的业务理论知识,独立的体系和客观规律,必须遵循人事档案的运动规律和一定的科学原则进行,有专门的法规和方法,有独特的范围、任务和程序,有专门的管理人员。在理论上、实践上、组织上都自成体系而独立存在,没有任何工作可以代替它。

(二)依附性

人事档案工作虽具有一定的独立性,但同时又依附于组织、人事工作和档案工作,这种依附性是双重的。因为人事档案工作是为适应组织、人事工作的需要而产生、存在和发展的。人事工作中产生的大量人事档案必须进行收集、整理和管理,以适应组织、人事工作的需要,这就形成人事档案工作,并构成人事档案工作的内容和范围。人事档案工作是从属于组织、人事工作的,是组织、人事工作的重要组成部分,因此人事档案工作应与组织人事工作政策、法规相结合,与组织人事工作同步一致。同时,人事档案工作又是档案工作的重要内容之一,因为人事档案与其他档案一样,同属档案范畴,是国家档案资源的组成部分,明确人事档案工作与档案工作之间的关系,对于做好人事档案工作,具有重要意义。

(三)政治性

人事档案工作的政治性,首先表现在它与党的方针、政策、政治路线有着密切的联系,人事工作是为党和国家政治路线和经济建设服务的。党的政治路线是通过组织路线、人事工作来实现的,人事档案工作做得好坏,直接关系到组织、人事工作的开展,影响到组织、人事政策的贯彻落实,影响到干部路线、人才选拔使用等工作的开展。人事档案工作的政治性,还表现在人事档案工作本身是一项政策性很强的工作,人事档案是了解人使用人的重要依据,人事档案的收集、鉴别、取舍、清理和利用等工作,都涉及党和国家关于知识分子的政策,关于人才的改革,关于干部看法与使用的问题,直接关系到人的工作与生活,如果人事档案工作做得好,充分体现与落实党的政治、组织路线和人才政策,就能充分调动人的积极性;反之,则会挫伤人们的积极性,影响党和国家政治路线改革的贯彻执行。

(四)管理性

人事档案工作有着独特的管理对象,即人事档案。人事档案工作的任务就是集中统一的管理人事档案,为组织、人事、劳动等工作服务。管理人事档案是其最核心的工作,在从事该项工作活动中,必须正确认识与把握这一性质。应充分认识到人事档案工作不是随意的无规可循的简单劳动,也不仅仅是收收发发、取取放放、装装订订的纯事务性工作,而是需要采用一套科学理论、原则与方法进行的工作,它的收集、整理、鉴别、保管、利用等工作环节都涉及科学理论与管理方法,如怎样及时完整的收集与系统整理,如何正确鉴别人事档案内容,保管方法的适用,利用原则的制定等,都需要充分掌握一些科学管理知识,才能做好。

(五)服务性

人事档案工作的服务性是人事档案赖以生存和发展的基础,是人事档案工作的出发点和根本目的,人事档案工作的服务性表现在它是为党和国家人事工作及其他工作服务的,它是通过提供档案材料为制定政策、发布命令、录用选拔人才等工作服务的。充分认识人事档案工作的服务性,树立正确的服务思想、明确服务方向、提高服务质量、端正服务态度,是做好人事档案工作的基本条件。

(六)保密性

人事档案的保密性是由人事档案的机密性决定的,正因为人事档案中有些属机密内容,所以人事档案工作就具有保密的性质,从事此项工作应坚持保密原则、遵守保密制度,保证人事档案机密的绝对安全。同时,对人事档案机密性应正确认识,它有一定的时空性,即在一定的时间或一定的范围内是需要保密的,但它不是一成不变的,也不是绝对的,它是可以解密的。因此,不能对此采取绝对化的态度,而是要正确地、适当地保密,一方面要认识到人事档案工作具有保密性,对需要保密的人事档案一定要保密;另一方面,要正确处理保密与解密,保密与利用之间的辩证关系,到了保密期限或不需要保密的人事档案应积极提供利用。

综上所述,人事档案工作具有多重性质,在实际工作中应了解和正确掌握这些性质,处理好各种性质之间的关系,认真做好人事档案管理工作。

三、人事档案管理工作的原则

人事档案管理原则是在人事档案工作实践中逐步形成起来的。根据《中华人民共和国档案法》《干部档案工作条例》《企业职工档案管理工作规定》的精神,可以将我国人事档案管理工作的原则归结为集中统一、分级管理,维护人事档案真实、完整与安全,便于组织、人事工作及其他工作利用。在市场经济条件下,人事档案管理还是应坚持这些原则,只是在具体内涵上有所差异。

(一)集中统一、分级负责管理人事档案

集中统一、分级负责管理人事档案既是人事档案的管理原则也是人事档案的管理体制。"集中统一"是指人事档案必须集中由组织、人事、劳动部门统一管理,具体业务工作由直属的人事档案部门负责,其他任何部门或个人不得私自保存人事档案,严禁任何个人保存他人的人事档案材料,违反者要受到追究。《干部档案工作条例》指出:干部档案管理实行集中统一和分级负责的管理体制。《干部档案工作条例》第 30 条还明确规定:严禁任何个人私自保存他人的档案。对利用档案材料营私舞弊的,应视情节轻重,予以严肃处理。对违反《中华人民共和国档案法》《中华人民共和国保密法》的,要依法处理。这就明确规定了公共部门人事档案材料的所有权属于国家,并由国家授权由组织、人事、劳动部门统一管理。这一管理原则便于加强对人事档案工作的领导,促进这些单位的领导人把人事档案工作纳入议事日程。"分级管理"是指全国人事档案工作,由各级组织人事部门根据其管理权限负责某一级人员的人事档案材料,并对人事档案工作进行指导、检查与监督。一般来讲,工人档案由所在单位的劳动(人力资源)部门管理,学生档案由所在学校的教务或学生工作部门管理,干部档案是按干部管理权限由各级组织、人事部门分级管理,即管哪级干部,就管哪一级干部档案,使人员管理与档案管理的范围一致。这种管人与管档案相统一的管理体制,使人事档案工作与人事工作的关系非常密切,有利于各级组织、人事部门对人事工作的领导,也可以为人事档案的管理与利用提供组织保障。

在市场经济条件下,应注意级别不要分得太细。一旦级别分级过细,过分强调管人与管档完全一致,势必导致分散多头管理、管档单位与兼职人员过多等问题,因而实行适度分级即可。由于党政机构与企事业单位及其他机构的工作性质、职能任务不同,其人事档案的管理级别应区别对待。首先,党政机构人事档案管理应适度分级。由于我国传统上把人才人为地分成中央、部委、市属、部门和民营等几大块管理,所以我国人事档案所在机构和人事档案形成者历来存在级别之差,且分得过细。从人事档案所在行政机构的级别上说,有中央级、省级、市级、县级、乡镇级等;从党政机构人事档案形成者的行政级别来说,有一般科员级、副科级、正科级、副处级、正处级、副厅级、正厅级、副省级、正省级、副部级、正部级等。由于各级别的人事档案形成者所处的地位与身份不同,从事的工作性质不同,对国家所作贡献有大小之分,其档案的保存价值、保密范围也必然存在一定差异,因此,过去人事档案管理所分的级别很细,不同级别由不同机构保存,这对于重要人物档案的保管和保密具有有利的一面,但分得过细,则不便保管和利用。特别是社会主义市场经济条件下,民主化程度提高、透明度增强、各类人员级别变化较大,各类人员工作单位和工作性质不像计划经济时期那样稳定,而是具有较大的灵活性,可以进行合理流动和自由择业,政府机构人员也面临着分流、下岗的问题,现有近一半的机关干部将被精简,被精简下来的机关干部将向企业集团、监督机构中介组织、个体企业等领域分流,一些国家公务员可能转化为企业干部或职工,一些普通干部也有可能被提拔为官员。因此,人事档案管理的级别不宜像过去那样实行过细过严的等级体制,而采取适度分级较为合理。如省级党政机构的人事档案分为两个级别即可,副厅级以上官员的人事档案由省委组织部档案机构管理,副厅级以下官员及国家公务员由人事档案部门管理。市县级党政机构更不宜分级过细。

其次,企事业单位人事档案管理可以不分级。对于企业事业单位的人事档案来说,可以不分级别,由各单位人事档案部门、人力资源部或综合性档案机构集中统一管理。因为这类机构的人员中从事党政领导工作的人数较少,大多从事科研、教学、生产、开发等工作,了解、使用这类人员主要看业绩和贡献,各种级别的人事档案内容大体相同,其保密程度不存在大的差别,不需要像党政机关分级别分别保管,完全可以由所在单位人事部门或综合性档案机构统一管理,这样可以防止一个单位的人事档案分散在几个部门保管或一个人的档案分别由不同部门保管。同时,此类机构的"干部本位"观念将逐渐淡薄,如国有企业同行政级别逐渐脱钩,企业厂长经理实行自我推荐民主选举,企业干部处于动态之中,企业干部级别变动频繁,企业干部级别不像党政机构官员和国家公务员相对稳定,企业干部级别有时很难确定,所以企业的人事档案没有必要实行严格的等级管理。高校的校长、书记及有关领导也大多是专业人才、专家,校长一职并不是终身制,不当校长后仍从事自己的专业教学与科研活动。至于普通教师虽然有讲师、副教授、教授等各种等级,但每个人处于变化之中,现在是讲师,一段时间后可能是副教授、教授,而且这些职称在聘任制下也不是终身制,因此更没有必要分级别管理其人事档案。

(二)维护人事档案真实完整与安全

维护人事档案真实、完整与安全,既是人事档案管理中需坚持的基本原则之一,也是对人事档案管理工作最基本的要求。"真实",是指人事档案管理中不允许不实和虚假人事材料转入人事档案。应注意鉴别挑选真实内容的人事档案材料,这是能否发挥人事档案作用的前提,假如人事档案材料不真实,是不能用来作为凭证的;否则,会给工作和有关人员带来损失。人事档案材料形成于不同的历史时期,它的产生与一定的历史条件相联系,不可避免地带有时代色彩。特别是在历次政治运动中形成的人事档案材料,确实具有某些局限性,有些内容现在看来是不妥甚至是错误的。为了确保人事档案的真实性,从 1980 年以来,根据中央组织部的有关规定,在全国范围内,对每个干部的档案进行了认真的复查、鉴别和审核,将那些在历史上形成的已经失实的干部档案材料和丧失利用价值的干部档案材料,经过清理鉴别,及时剔除出去。干部违心写的与事实不符的检查交代材料,应退还给本人。只有经过复查做出的组织结论、与结论有关的证明材料和确实能反映干部实际情况又有保存价值的材料,才归入干部档案,以维护干部档案的真实性,使干部档案准确可靠,符合本人的实际情况,体现党的实事求是的思想路线。

"完整",是指保证人事档案材料在数量上和内容上的完整无缺。数量上的完整,是要求人事档案材料齐全,凡是一个人的档案材料应该收集集中保存在一起,不能残缺和短少,才能反映一个人的历史和现实面貌;内容上的完整,是要求随时将新的人事档案材料补充进去,一个人的档案材料中应能反映各个时期的情况,不能留下空白。从干部管理制度看,更改干部档案各类材料内容都属于干部审查工作范围,也是干部档案鉴别工作的重要内容,要求必须真实、准确、材料完整、手续齐备,这是一项十分严肃的工作。无论是干部本人还是组织部门都必须尊重,根据干部档案产生的时间、历史背景,客观分析其所起的历史作用,以确定干部档案的可靠程度。值得注意的是,近年来在落实中央组织部制定的有关干部政策工作中,特别是在关于干部待遇、干部选拔方面出现了一些问题。从干部档案管理角度来看,有些干部在申请更改干部档案有关材料时,年龄越改越小,参加工作时间越改越早,学历越改越高,甚至有人要求更改各类政审结果……因而给干部管理和干部档案管理造成一定的难度。尤其在部分履历情况基本相似的干部中引起不良影响,表现为在待遇上攀比,在职务、职级、职称晋升上计较,甚至发展为个人之间相互不信任。实际工作中,有的单位由于档案转递制度不健全,一个人的档案材料分散在不同的地方,支离破碎,无法看到一个人的全貌。有的由于长期不补充新材料,致使人事档案内容老化、陈旧,不能反映现实面貌。

"安全",是指人事档案实体安全与信息内容的安全。实体安全就是要妥善保管,力求避免人事档案材料遭受不应有的损坏,如丢失、破损、调换、涂改等。人事档案材料是一定的物质载体,以一定的物质形式存在,由于受自然和人为因素的影响,永远不遭受损坏是不可能的,因此,人事档案工作者应尽一切可能最大限度地延长档案寿命。信息内容安全,就是要建立健全人事档案的保管制度和保密制度,从内容上保证人事档案不失密、不泄密,不对人的个人隐私和权益造成损害。

总之,维护人事档案的真实、完整、准确与安全是互相联系、相互依存的统一体,是组织部门和每个干部的共同责任。真实准确是人事档案能否正确发挥作用的前提,离开了真实准确,维护人事档案的完整与安全就失去了意义。真实准确又必须以完整和安全为基础,仅有单份材料的准确,仍无法完整反映一个人的全貌。如果只考虑到人事档案的现实效用而热衷于更改人事档案有关内容,却忽视维护其真实、完整与准确,这不仅违反了历史实际和客观实际,背离了党的实事求是的思想路线,而且会给人事档案管理工作带来一定的难度,也会对个人的培养和使用起一定的不良反应,因而是不可取的。

应该指出,党和国家对组织、人事工作历来十分重视,为了确保人事档案的真实性,中央组织部作出了一系列规定,从制度上保证人事档案的真实性。中央组织部明确规定:凡是归入干部档案的材料,必须是经过组织程序、由组织审查认可的真实材料。这些归档材料一般是和干部本人见面的,内容准确、实事求是、手续完备,符合归档要求。因此,只有既维护了人事档案的真实准确,又保证了人事档案的完整与安全,才能发挥人事档案应有的作用。

(三)便于人事工作和其他工作利用

人事档案工作的目的是为了提供利用,这也是衡量和检验人事档案工作的重要标准。必须将这一原则贯穿到人事档案工作的各个环节中去,成为制定方针措施和安排部署工作的依据和指南。在收集、鉴别、整理等方面都要考虑这一原则,现在更应结合人事政策、制度及改革进程,积极主动为人事工作和其他工作服务。

现代社会除上述三项基本原则之外,还应坚持人、档统一和适度分离的原则。

人、档统一是指个人的管理单位和人事档案的管理单位必须相致,这样做有利于个人的有关材料及时收集、整理归档,也便于档案的利用,这就要求人事调动或管理权限变更时,档案应及时转递,做到人档一致。现代社会人才市场的建立、辞职、辞退等一系列新的人事制度的实施,使工作人员与工作单位之间的关系由原有的超稳定状态逐步向具有一定程度的自由度方向发展。同时,市场经济在追求效益的前提下,对人才的使用越来越强调其现实业绩与能力,客观上要求改变传统的人事档案管理体制,建立与新的人事管理制度相适应的人事档案管理体制,在统一制度指导下,人事档案也应进行改革,大部分人事档案仍然需要坚持"档随人走"这一原则,而在特定条件下也可以分离,但一定要适度。管理者可以借助现代管理手段而非档案保管处所来实现对人的全面了解与把握。如借助计算机技术和网络通信技术将分管于不同处所的某人的人事档案在信息的查询与利用实现集中,这样既可满足人事工作对人事档案的需求,同时又可解决现代社会条件下人们对保管人事档案实体的要求。

上述原则,是一个辩证统一的有机整体,是完成人事档案工作各项任务的基本保证。它决定和制约着人事档案工作的各个环节决定和制约着人事档案的一切具体原则、要求和方法。

四、人事档案工作的特点

人事档案工作者除应认识到上述性质之外,还应了解现代人事档案工作的特点,主要有以下几点。

(一)人事档案收集归档整理工作难度增大

由于市场经济条件下,人事档案涉及的范围更广,内容更丰富,结构更复杂,特别是流动人员等人事档案的特殊性,更增加了人事档案归档的难度,如流动人员从原单位进入人才市场或调动其他单位之前,有些原单位对已调走人员不重视,没按规定将其档案移交人才交流机构保管,而是让本人自带,有些高等院校将未找到工作单位的学生档案让学生自己保管;同时,又由于社会上各种人才中介服务机构如职业介绍所、技能测试中心、猎头公司、人才交易所较多较杂,有些受利益原则驱使,根本没有按流动人员人事档案管理条例执行,流动人员人事档案转递制度不健全、移交不及时。这些原因都导致了流动人员档案管理中难以按时归档并使之齐全完整,使得档案丢失、短缺、涂改、不真实等情况出现,增加了人事档案管理的难度。

此外,信息化条件下,既要收集纸质的人事档案信息又要收集办公自动化过程形成的人事档案,以及网上的数字化人事档案信息的收集和归档整理。

(二)人事档案工作的政治机密性减弱,科学服务性增强

在市场经济条件下,党和国家整体工作是以经济建设为中心。个人在重新择业过程中追求体现自身价值,人事档案中记载的是个人德能勤绩各方面的情况,不仅仅局限于政治历史材料,它不是组织政治化、神秘化的产物,而且人事档案在现代社会与个人生活有着千丝万缕的联系,不仅仅局限于组织机构使用,因此其机密性有所减弱。人事档案在市场经济条件下虽然还是有政治性、机密性的特点,它体现党的人事工作改革,掌管党和国家的人事机密,必须执行党和国家有关保密规定,保证人事档案的安全。但相对于计划经济时代,这种特点有所减弱。相反,如何开放人事档案信息,通过信息化提供人事档案成为当今人事档案需要重点思考的问题之一。人事档案服务性必须增强,因为市场经济条件下的人事档案范围广泛、内容丰富,因而其工作比较复杂,是一项专业性很强的工作,有很多学问,必须具有一定的专业知识和科学管理方法。随着现代科学技术的飞速发展,电子计算机等现代化手段在人事档案工作中的运用尤为突出。同时,人事档案在市场经济条件下,必须为市场经济建设服务,必须强调人事档案工作的服务性,端正服务态度,树立服务思想,提高服务质量。

(三)对人事档案查阅利用更频繁,快、精、准

要求便于社会利用档案,是一切档案工作的根本出发点和目的所在,人事档案也不例外。在市场经济条件下,由于人员变动大、流动频繁,因此对人事档案的查阅利用也更加频繁,而且要求快、精、准地利用自己的档案,希望在较短的时间内,快速查阅到自己所需的档案。

(四)对人事档案管理人员素质要求更高

人事档案工作是一项政策性、专业性很强的工作,特别是在市场经济条件下,人员转岗、下岗、招聘、调动等很频繁,人事档案查阅利用需求更多更广,要求档案人员不仅应当具备较好的政治素质,还应具有过硬的业务水平。对档案工作者应当进行严格的业务培训,不断提高其政策水平和业务能力,使他们不但熟悉本单位的人员结构、素质特长、历史背景及现实表现,还要懂档案专业知识,学会运用计算机输入、存储、加工、传递档案信息,应用多媒体技术、网络技术等一系列现代化管理手段,才能及时有效地在更大范围内为开发人才提供科学、全面、及时的服务,真正成为"开发人才的参谋部"。

(五)对人事档案现代化管理要求更高

任何一项事业的发展都需要有一批优秀的人才,人事档案管理也需要优秀的人才。因此,及

时获取人才信息,了解市场人才状况,挑选优秀人才至关重要。如果按传统手工检索人事档案信息、摘录人事档案材料,则费时费工费力,且很难及时准确地提供有用的人事档案。现代社会的各级领导部门及各类企业、公司等用人单位,在进行员工人事安排、挑选优秀人才、干部配备等工作时,已经开始认识并重视人事档案现代化管理方式与手段,提出了人事档案现代化管理的各种要求,而且这种要求会越来越高。各级各类人事档案管理部门的人员必须充分认识到这一特点,尽力满足社会对人事档案现代化和信息化管理的要求,以适应当代社会发展的要求。

五、人事档案工作的任务与组织领导

(一)人事档案工作的任务

人事档案工作的任务概括起来包括如下 5 个方面。

(1)收集、鉴别和整理人事档案材料。

(2)登记本单位员工的职务、职位变动情况。

(3)通过员工的人事档案熟悉各员工的历史和现状,为人事工作提供丰富、翔实的人才信息。

(4)负责办理人事档案的查阅、借用转递。

(5)负责调查研究和改进人事档案工作的方式方法,推进人事档案工作的现代化和科学化。

(二)人事档案的组织领导

在人事档案的组织领导方面,建立和完善人事档案工作的组织体系,加强党对人事档案工作的领导,是搞好人事档案管理和人事档案建设工作的关键。人事档案工作范围覆盖面广、工作量大,业务性、政策性、机密性强,必须有相应的管理机关,可喜的是我国目前已经组建了一整套人事档案工作组织体系,即各级组织、人事、劳资部门同时又是人事档案管理部门,按照统一领导,分级管理的原则,一般在这些部门内设立处、科、室等内部机构,负责人事档案的具体工作。各级党、政机关的组织、人事部门,对下级的人事档案工作,在业务上负有检查和指导责任,它们的具体任务。

(1)制定人事档案工作的有关方针、政策、规划、制度、法和贯彻的措施。

(2)对人事档案工作业务进行指导,组织业务学习活动,采取各种形式帮助人事档案管理人员提高业务水平。

(3)了解和检查贯彻执行人事档案工作的有关方针、政策、规章制度的情况,研究解决工作中存在的问题。

(4)总结、发现、交流并推广人事档案工作的先进经验,表彰先进工作者。

(5)召开人事档案工作的专门会议。

(6)办理党委或上级部门交办的有关人事档案工作的其他事。

(王　珍)

第三节　人事档案的工作管理体制与模式

一、人事档案工作管理体制

从广义上说,人事档案工作的管理体制是指党和国家管理人事档案工作的组织体系与制度。

主要包括：①人事档案管理的领导体制。这是增强人事档案工作发展宏观调控能力和对人事档案管理导向作用保障。根据我国国情和人事档案的特殊性，对这种专门档案的管理，应由中央组织部、人事部和国家档案局联合组成领导机构。具体讲应是建立以组织部门为主导、人事部门为主体，档案部门为指导的领导体制，共同商定我国人事档案管理工作方针政策等重大事宜，对我国人事档案管理工作从宏观上予以指导。②人事档案管理的专门机构。主要是为了确保相对集中统一的管理人事档案。《干部档案工作条例》明确要求干部档案管理实行集中统一和分级负责的管理体制。干部档案按照干部管理权限由组织、人事部门管理。企业职工档案根据《企业职工档案管理工作规定》的精神，由劳动主管部门领导与指导，实行分级管理。学生档案由学生工作部门管理。军队系统的档案由军队政治部干部部门管理。

从狭义上说，人事档案管理工作的管理体制是指各单位人事档案管理工作的组织体系与制度，主要分为集中型和分散型两种。本节主要从狭义的角度来阐述。

（一）集中型人事档案管理体制

集中型人事档案管理体制是指各单位人事档案集中由本单位组织、人事部门管理。

中央、省级各机关，都应有专门的组织、人事档案部门，实行相对集中管理本单位人事档案。对于高校和大型企业来说，无论其职位高低，无论从事何种工作，其所有在职员工的人事档案应由该机构人事档案机构或综合性档案机构统一集中管理，而不应分散在各科室部门，离退休人员档案应由该机构档案馆统一管理，因为人事档案的归宿与其他档案一样，其最后的归宿完全可以进入永久性保管档案的机构，只是在利用范围、时间、内容等方面比其他档案要求更严、保密程度高一些。

县及县级以下机构的人事档案应按行政区域集中统一管理，凡该行政区域内工作的任何人员，无论职位、年龄、专业、工作单位等情况有什么不同，但其人事档案均由一个档案机构管理，如一个县所有单位的人事档案完全可以由这个县人事局或县档案馆统管理，不必分散在县直各机关保管。这样既可节省人力、物力，提高人员素质，防止部门单位之间互相推诿扯皮，而且可以方便利用者利用档案，提高利用效率，也有利于实现人事档案标准化、现代化管理。对于县级以下基层单位的人事档案，更不必由各单位自行管理。如区级机关的所有人事档案，应由区档案馆或人事局统一管理。因为区级机关及基层单位人员住地集中、数量不多，各单位自行管理浪费人财物，管理条件得不到保障。加之，随着机构精简人员变动频繁，更不宜每个单位自行管理。人事档案过去分两块组织部管领导干部，人事局管一般干部，现在人事档案统一归于组织部合署办公的人事局管理，已经取得了一定成效，代表着人事档案管理的方向。有条件的县（市）可以建立干部人事档案管理中心，有利于配足干部人事档案管理人员，有利于加强对干部人事档案的管理和对干部人事档案工作的研究，有利于根据不同行业、不同地域、不同职级固定干部人事档案管理人员，实行专人统一管理，有利于提高干部人事档案管理质量和使用效率，更好地为党的干部人事工作和人事决策工作服务，为经济建设服务。

对于中小型企业的人事档案，更应该实行集中统一管理。这里是指应集中在该行政区域人事档案管理中心或该企业所属管理部门，而不是中小型企业机构单独集中管理。因为在"抓大放小"搞活大型国有企业的过程中，必然有许多中小企业被收购、兼并，即使能够独立存在，也普遍存在缺乏专用档案装具、库房和人员的问题。实行较大范围的集中，可以减轻中小企业负担，使企业人事件得到科学化和现代化管理，避免或减少因中小企业条件人事档案损毁或者丢失等事件发生。

(二)分散型人事档案管理体制

分散型人事档案管理体制是指各单位人事档案分别由组织、人事、行政、劳动、学生工作处、科研处等机构管理。

目前,我国人事档案实行分散型管理体制主要有 3 种情况:①县级以下机构的人事档案归多头管理,求属混乱,参加主管人事档案的部门有组织、人事、劳动、民政等,兼管人事档案的部门有教育、医疗卫生甚至每一个部门。②有些高校人事档案实行分散管理,分别存放于组织、人事、劳资、办公室、科研处、教务处等部门。③人事档案管理与档案业务指导机构关系疏远,处于分离状态,各级档案机构对其他专门档案具有业务指导作用,而对人事档案管理缺乏业务指导,管理人事档案的人员很少甚至根本不参与档案部门的业务活动

上述 3 种情况与社会主义市场经济体制条件下人事政策、人事制度改革要求是不相适应的。①为适应以公平竞争为主要特征的社会主义市场经济体制发展的需要,国家正在精简机构,实行干部分流,不可能也不必要将人事档案分散于各部门,由很多人来从事这项工作,而是需要相对集中,选派少而精的人员管理。而人事档案分散于各个部门,每个部门都需要人从事人事档案管理工作,这样看起来数量较大,而真正精通档案业务,专门从事人事档案管理的人很少,致使人员素质低下,管理水平落后,造成人力物力浪费。②每一个部门都管人事档案,很难保证必要的库房设施和保护条件,大多存放于普通办公用房,致使不少人事档案丢失、霉烂,更难对其实行标准化、现代化管理。③人事档案属多头管理,易造成职责不清,互相推诿扯皮现象发生。④不便于查找利用,因为分散多头的管理体制人为地破坏了人事档案及相关内容的有机联系,致使人事档案孤立分散和不完整,很难及时全面地为人才市场和人事部门提供人事档案信息,甚至造成人才选拔的失误。

二、人事档案管理模式

在计划经济体制下,我国人事档案工作只有封闭式这一种管理模式。随着社会主义市场经济体制的建立与发展,国家人事制度的改革,国家公务员制度的推行,流动人员的大量产生,使得开放式这种新管理模式应运而生。所以,现在我国人事档案管理中主要有机构内部封闭式和社会化开放式两种管理模式。

(一)封闭式人事档案管理模式

封闭式人事档案管理模式是指人事档案由单位内部设置的人事档案室(处、科)按照干部管理权限集中统一管理。主要是领导或组织上使用,一般不对外使用。目前,我国党、政、军机关,企事业单位在岗和离退休的国家干部、教师、科研人员等人事档案大多实行这种管理模式。这种模式具有一定的特点与长处。其特点长处主要表现在以下几个方面。

1.有利于本单位人事档案的收集和管理

本单位内部人事机构对本机构人员、工作内容非常熟悉与了解,人事档案来源单,仅限于本机构人员,因此在收集工作中可以较全面系统地收集。又由于本单位工作内容大体相同,因此,对其人事档案的分类、排列、鉴定可采用比较一致的标准,便于管理。

2.便于本单位领导及时使用其人事档案

由于本单位保管案,领导需要了解人员经历、成果等状况时,很快就能从本事档案机构查阅到,不必跑路,也不费时费力。

3.有利于人事档案的保密

因为人事档案材料是组织上在考察了解和使用人的过程中产生、形成的,它记载着有关知情人为组织提供的情况,这些材料上记载的内容,由组织上统一掌握和使用,对人事档案的保密具有较大作用。

封闭式人事档案管理模式也有一定缺点:利用服务面较小,档案信息资开发与发挥作用受一定的局限,比较封闭和内向。

(二)开放式人事档案管理模式

现代市场经济社会越来越成为一个开放的世界。人事档案管理正以一种更积极、更开放的姿态去面对开放,人事档案开放式管理模式正是在这种环境下建立与发展起来的。

1.开放式人事档案管理模式的概念及其含义

开放式人事档案管理模式是指人事档案不是由本机构管理,而是由人才交流中心和社会上的有关机构管理。其含义有以下 4 点。

(1)人事档案管理机构、管理与服务对象的社会性。市场经济的建立,产生了许多经济组织形式,这对人才的吸纳、流动与旧的人事制度发生了巨大的碰撞,新型的人事管理制度如人事代理制度应运而生,使人事管理变成了一种社会化的活动,因此,作为人事管理重要组成部分的人事档案工作,也必然具有这种社会化的性质。从管理机构来说,不像计划经济时代仅有各单位内部人事档案管理机构,只收集管理本单位人事档案,市场经济条件下已建立具有较强社会性的人事档案管理机构,如各省市人才市场建立的人事档案管理机构,这种机构不是管理本单位人事档案的机构,而是面向社会,其管理对象包括该社区范围内所有流动人员人事档案,其服务对象更具有社会性,可以为整个社会提供人事档案服务。

(2)人事档案来源的广泛性和内容的复杂性。人事档案管理机构、管理对象和服务对象的社会性,决定了人事档案来源的广泛性和内容结构的复杂性。在传统的人事档案管理中,人事档案的收集、处理和提供利用往往由各单位内部人事机构行使,该机构人事档案来源单一,仅限于本机构人员,内容也较简单;而社会化的人事档案管理机构,其来源要广泛得多,可以来自该社区范围内各类人员,由于每类人员身份不同,集中起来显得人员复杂,其档案内容也是丰富多样。

(3)利用者对人事档案需求的多样性。市场经济的发展离不开人才,无论是外资、合资、国有企业招聘新的管理人才、技术人才、选拔合格或优秀人才,还是考核、任免、招聘国家公务员及大中专毕业生社会就业,都不会忽略人事档案的利用。利用者类型、利用者用途的多样性,导致对人事档案内容、载体、传递方式等方面的多样性,也使得人事档案不可能局限于单位组织部门使用的狭窄范围,不仅组织上需要,许多个人也需要,那些与个人生活和切身利益密切相关的人事档案,经常会被组织和个人查阅利用,但人们的要求不完全一样,呈现出多种多样的需求。

(4)人事档案管理与服务方式的开放性。市场经济的建立减弱了人事档案政治化、神秘化的程度;与此同时,信息技术和互联网的飞速发展,改变了人事档案管理和服务方式,可以采用现代化管理手段与方式管理人事档案,还可以将不属于个人隐私内容的人事档案上网,采用网络化管理和服务的方式,使人事档案管理部门与外界的人才信息交流,由单一的途径变为开放式的交流模式。

2.开放式人事档案管理模式的意义

在中国,人事档案与户籍对人才的流动具有极大的制约作用。如果某人想调到更适合发挥自己专长特点的地方和单位工作,原单位领导不同意调走,其人事档案和户口就不能转走,那么,即便是这个人调走了,但在工作、家庭、婚姻、住房等方面都会遇到很多麻烦。如果建立人事档案社会化开放式管理模式,个人是社会人而不只是单位人,个人的人事档案由社会化的人才机构集中统一管理,与户籍制度、人事代理制度协调运行,那么许多问题都会迎刃而解。可见,社会主义市场经济条件下,建立一种社会化和开放式人事档案管理模式是非常必要的。

(王　珍)

第四节　人事档案的管理方法

尽管人事档案类型多样,但各类人事档案都有共同之处,由此形成了人事档案管理的一般方法。如从档案管理的环节上看,各类人事档案都包含收集、鉴定、整理、管理、保管、提供利用等基本环节,这是人事档案管理方法的共性。

一、人事档案的收集

(一)人事档案收集的概念与地位

人事档案收集工作,就是指人事档案管理部门通过各种渠道,将分散在有关部门所管人员已经形成的符合归档范围的人事档案材料收集起来,汇集成人事档案案卷的工作。

人事档案收集是人事档案部门取得和积累档案的一种手段,在人事档案工作中具有重要的地位与作用。

1.人事档案工作的基础

人事档案收集工作可以提供实际的管理对象,只有将人事档案材料完整齐全地收集起来,才能为科学地整理和鉴选等各项业务工作的开展准备了物质条件,打下坚实的基础。如果没有收集工作,人事档案工作将成为无源之水、无米之炊;如果收集工作不扎实,收集到的档案材料残缺不全,或者只收集到一些零散杂乱、价值不大的人事档案材料,人事档案整理和鉴别将会遇到无法克服的困难。可以说,收集工作的质量,制约着各项业务工作的开展和管理水平的提高。

2.实现人事档案集中统一管理的基本途径

由于人事档案来源的分散性和形成的零星性,而使用档案又要求相对集中,特别是一个人的材料必须集中一处,不应分散在不同地方,其分散性与集中使用就成为人事档案工作的矛盾之一,必须通过收集来解决这个矛盾。所以说,它是实现人事档案集中统一管理的基本途径。

3.人事档案发挥作用的前提

人事档案材料收集得齐全完整、内容充实,能全面真实地反映一个人的历史与现实全貌,做到"档如其人""档即其人",才能使其发挥应有的作用,才能帮助组织人事部门更好地了解人和正确地使用人,才能使贤者在职、能者在位;否则会产生"无档可查"或"查了不能解决问题"的现象,影响对人才的正确评价与使用,甚至导致错用人或埋没人。

(二)人事档案材料的收集范围

人事档案材料的收集必须有明确的范围。每个人在社会实践活动中形成的材料是多方面的,有的属于文书档案范围,有的属于专业档案范围,有的属于人事档案范围。根据各类档案的特点与属性,准确划分各自的收集范围,可以避免错收、漏收,是做好收集工作的先决条件。根据

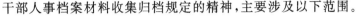

干部人事档案材料收集归档规定的精神,主要涉及以下范围。

1.从内容上看

各类人事档案需要收集的基本材料包括以下内容。

(1)履历、自传或鉴定材料:各种履历表、登记表、本人或组织写的个人经历材料、本人写的自传及各种鉴定表。

(2)政审材料:审查结论、复审结论、甄别平反结论或决定、通知、批复、组织批注意见、带结论性的调查报告、证明材料、本人交代和本人对组织结论签署的意见和对有关问题的主要申诉材料。

(3)纪检案件材料:处分决定、批复、通知、调查报告、复查、甄别、平反决定、本人决定、本人检讨、申诉、本人对处分决定签署的意见的复制件或打印件。

(4)职务任免、调级、出国人员审查材料、任免呈报表、调动登记表、调级审批表、出国人员审查表。

(5)入党入团材料:入党志愿书、入团志愿书、入党申请书、入团申请书(包括自传材料)、转正申请书、入党入团时组织上关于其本人历史和表现,以及家庭主要成员、社会关系情况的调查材料。

(6)司法案件材料:判决书复制件及撤销判决的通知书。

(7)晋升技术职称、学位、学衔审批表及工资、待遇、业务考绩资料:晋升技术职称、学位、学衔审批表、技术人员登记表、考试成绩表、业务自传、技术业务的个人小结,以及组织评定意见、创造发明和技术革新的评价材料、考核登记表、重要论文篇目和著作书目。

(8)奖励材料:授予先进模范称号的决定、通知、批复、授勋审批表、事迹材料。

(9)考核及考察材料:组织正式的考核、考察材料、考核登记表。

(10)招聘、录用、调动、任免、转业、退(离)休、辞职(退)材料:这些活动中形成的各种表格,退休、离休审批表和有关工龄、参加革命工作时间的调查审批材料,本人申请材料。此外,还有其他材料,包括出国(境)材料、各种代表会议代表登记表等材料、毕业生体检表、新录用人员体检表、个人写的思想、工作、学习总结、检查、近期的体检表、残疾登记表、死亡报告表、悼词等。

2.从载体形式上来看

随着多种载体的共存互补,人事档案载体类型越来越多。从现有的载体看,主要包括如下内容。

(1)纸质人事档案载体,即以纸张为载体记录个人信息的档案,这是目前各级各类人事档案管理机构收集和整理的主体。

(2)非纸质人事档案载体,包括记录人事档案或者人事档案信息的光盘(光盘塔)、磁盘、数据磁带等。这类载体主要记录如下两种类型的人事档案:①电子人事文件(档案),即以数字形式记录个人信息的档案。我国人事管理工作信息化的发展以及相关的人事管理信息系统建立之后,生成了不少的电子文件材料,这些材料的数量越来越大。同时,原有移交纸质人事档案也在向移交纸质档案和电子文件的"双轨制"形式过渡,由此,人事档案管理工作必须对电子文件材料进行收集。电子文件的产生和运动规律有其特殊性,其生成归档、保存和维护等一系列活动,与纸质档案有较大的差别,因而必须在新的管理理论指导下做好其收集工作,尤其是应根据《电子文件归档与管理规范》(GB/T 18894-2002)及相关法规的规定,进行合理有效的管理。②声像人事档案,即以声音、形象形式等记录个人信息的档案,具有形意结合、形象逼真,能观其行、闻其声、知其情的特点,既能弥补纸质档案材料上静态了解人才的传统方式的不足,又对更直观、更动态、更全面地了解人才起到一定的作用。

(三)人事档案材料的收集来源

人事档案部门管理的人事档案材料不是自己产生的,也不是档案人员编写的,是人事档案管理部门通过各种渠道收集、积累而成。人事档案材料的收集来源,从产生活动看,主要是学历教育、招聘、录用、任免、调动、转业、考察考核、专业技术职务评聘、党和群众团体组织建设、干部审查、奖惩、工资变动、出国(境)、人员流动、离退休等活动中形成的人事档案材料;从其来源看,个人形成的,也有组织上形成的;从材料形成过程来看,既有在现实工作中由组织和个人自然形成的,也有组织上为了解个人专门情况而专门布置填写的。弄清人事档案材料的收集来源,是做好收集工作的前提条件。只有掌握了从哪里收集,收集哪些方面的内容,才能在收集工作中心中有数,抓住重点。具体来讲,人事材料的收集来源主要有两大方面。

1.单位形成的人事档案材料

(1)组织、人事、劳动部门。这是形成人事档案材料的主要渠道,由其性质和档案内容决定。组织部门的主要职责之一就是贯彻执行党的干部路线与干部政策,搞好干部管理与培训,合理调整和使用干部,加强领导班子建设和干部队伍建设。人事部门是各级政府和企、事业单位综合管理干部的职能机构,承担人事工作的计划管理、工作人员的考试录用、教育培训、任免调动、工资福利、专业技术职称评聘、离休退休、军转安置、奖励惩戒、考察考核等工作任务。劳动部门是政府综合管理企业劳动工作的职能部门,承担企业劳力管理、工人录用聘用、调配培训、劳动工资、劳动安全、劳动保险和福利、劳动政策的贯彻执行和调查研究等。通过组织、人事、劳动部门收集个人的履历表、简历表、自传材料、考核考绩材料、政审材料、鉴定材料、培训、工资升级、出国、晋升技术职称、调动、任免、离休、退休等方面的材料。各单位组织、人事与劳动部门具体承担本部门或本单位在上述工作活动中形成的人事档案材料。

(2)党、团组织和政府机关。收集个人的入党志愿书、入团志愿书、入党申请书、入团申请书(包括自传材料),转正申请书及入党入团时组织上关于其本人历史和表现,以及家庭主要成员、社会关系情况的调查材料;入党、入团、党内外表彰等方面的材料,以及统一布置填写的各种履历表、自我鉴定、登记表等材料。

(3)纪检、监察、公安、检察院、法院、司法部门。收集个人违犯党纪国法而形成的党内、外处分,取消处分,甄别复查平反决定,判决书复制件及撤销判决的通知书;个人检查及判决书等方面的材料。

(4)人大常委、政协等有关部门。收集人大代表登记表、政协代表登记表等情况。

(5)科技、业务部门。收集反映个人业务能力、技术发明、技术职务评定和技术成果评定的材料,包括评聘专业技术职务(职称)的申报表、评审表、审批表,晋升技术职称、学位、学衔审批表,技术人员登记表,考试成绩表,业务自传,技术业务的个人小结及组织评定意见,创造发明和技术革新的评价材料,考核登记表,重要论文篇目和著作书目等材料。

(6)教育、培训机构。收集个人在校学习时形成的学历、学位、学衔、学习成绩、鉴定、奖励、处分等方面的材料。我国从高中生、中专生、技校学生就开始建立人事档案。大学、党校、技术学院、成人教育、自学考试、培训院校都会形成人事档案,主要包括学生登记表、考生登记表、毕业生登记表、授予学位的材料、培训结业登记表、培训证明等。

(7)部队有关部门和民政部门。收集地方干部兼任部队职务方面的审批材料,复员和转业军

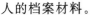

人的档案材料。

(8)审计部门(或行政管理部门)。收集干部个人任期经济责任审计报告或审计意见等材料。

(9)统战部门。收集干部参加民主党派的有关材料。

(10)卫生部门。收集健康检查和处理工伤事故中形成的有关材料。

此外,还可以通过各种代表大会,收集代表登记表、委员登记表等材料。通过老干部管理部门,收集一些有保存价值的材料。通过个人原工作单位,收集有关文件明确规定的应该归入个人人事档案的材料。

2.个人形成的人事档案材料

主要指人事档案相对人形成的档案。由于个人形成者的主体不同,材料内容也有差别。干部档案中,相对人形成的人事档案材料有自传及属于自传性质的材料、干部履历表、干部登记表、自我鉴定表、干部述职登记表、体格检查表、干部的创造发明、科研成果、著作和论文的目录、入党入团申请书、党员团员登记表等。工人档案中,相对人自己形成的人事档案材料有求职履历材料、招工登记表、体格检查表、职工岗位培训登记表、工会会员登记表、入党入团申请书、党员团员登记表等。学生档案中,相对人自己形成的人事档案材料有学生登记表、毕业生登记表、学习鉴定表、体格检查表、学历(学位)审批表、入党入团申请书、党员团员登记表等。在相对人形成的人事档案材料中,从形成的程序来看,有直接形成和组织审核认可或签署意见才最终形成的区别。相对人直接形成的材料,一般只要符合完整齐全、规范真实、文字清楚、对象明确等归档要求即可归入人事档案。

(四)收集人事档案材料的要求与方法

1.收集人事档案材料的要求

(1)保质保量。人事档案材料的归档范围,要有利于反映人的信息,要有利于领导的选才。

(2)客观公正。人事档案材料收集过程中必须以客观真实、变化发展、全面的思想为指导,符合事实、公正客观、准确无误,以达到信息的真正价值。

(3)主动及时。档案管理人员要明确自己的职责,主动联系,全面地、及时地收集人员的德、能、勤、绩等各方面现实表现的材料,鉴定、清理、充实档案的内容。归档时,注意到材料的准确性、可靠性和典型性。并将新的变化随时记入卡片,为查阅提供迅速、方便的服务,起到"开发人才的参谋部"作用。

(4)安全保密。人事档案材料收集过程中,要注意人事档案材料物质安全和信息内容安全,不丢失损坏,不失密泄密。人事档案材料丢失后很难补救,会造成相对人或某一事件上档案材料的空白,档案发挥作用会受到影响。人事档案信息内容泄露,既违反保守国家机密的原则,又可能侵犯个人的隐私权,对组织和相对人造成不应有的损害。

2.收集人事档案材料的方法

(1)针对性收集。掌握人事档案材料形成的源流和规律,把握收集工作的主动权,有针对性地收集有价值的人事档案材料。

(2)跟踪性收集。跟踪每一个干部或人才的活动及变化情况进行收集。

(3)经常性收集。人事档案的收集工作不是一劳永逸的,也不是突击性的活动,而是贯穿于人事档案工作始终的一项经常性的工作。应了解人事档案材料的形成时间与范围,指导形成单位与个人注重平时的经常性收集,始终保持收集渠道的畅通,促使他们主动做好人事档案材料的积累和归档工作。

(4)集中性收集。一是以时间为界限,实行按月、季、年终为集中收集时间;二是根据各个时期组织、人事部门的中心工作,及时有效地集中收集人事档案材料,如党代会、人代会、政协会议换届、调整领导班子、考核干部、工作调整等活动结束时,就是集中收集人事档案的最佳时机。

(5)内部收集。对本单位组织、人事、劳动工作中形成的人事档案材料的收集。

(6)外部收集。对外单位形成的人事档案材料的收集,主要通过设置联络员、召开联席会议等方式收集。上述方法一般需要结合使用。如针对性与跟踪性相结合、经常性与集中性相结合、内部收集与外部收集相结合。

尤其需要提出的是,随着信息技术的普遍使用,利用网络收集电子人事档案和人事档案信息已经成为人事档案管理一个需要关注的方面。这不仅可以节约大量的人力,而且有助于人事档案信息的整理和提供利用。

(五)人事档案的收集制度

人事档案材料的收集,是一项贯彻始终的经常性工作,不能单纯依靠突击工作,应当建立起必要的收集工作制度。主要包括如下内容。

1.归档(移交)制度

归档(移交)制度是关于将办理完毕的人事档案材料归档移交到人事档案机构或档案专管人员保存的规定。其内容包括归档范围、归档时间、归档要求。归档范围与要求在前面已经讲过,这里主要讲归档时间。根据《干部人事档案材料收集归档规定》的精神,归档时间规定为形成干部人事档案材料的部门,在形成材料的1个月内,按要求将材料送交主管干部人事档案的部门归档。各单位与部门在日常工作活动中形成的,属于人事档案管辖范围的材料,都应当及时地移交给人事档案部门,以使人事档案能够及时地、源源不断地得到补充。如对各级单位的党、团组织、人事与业务部门,应当本着档案工作中分工管理的精神,对现已保管的档案进行检查,发现属于人事档案范围的文件材料,应及时移交给人事档案部门;对于各单位的保卫部门,应当在员工的政治问题得到妥善解决之后,将结论、决定及相关重要材料送交人事档案部门归档;纪律检查和行政监察部门应当将有关人员的奖惩决定及重要材料送人事档案一份以备案。

2.转递制度

主要指对于调动工作离开原单位人员档案转到新单位的规定。原单位的人事档案部门,应及时将本单位调入其他单位工作人员的人事档案材料,转递至新单位的人事档案部门,以防丢失和散乱。

3.清理制度

人事档案部门根据所管档案的情况,定期对人事档案进行清理核对,将所缺材料逐一登记下来,有计划、有步骤地进行收集。

4.催要制度

人事档案部门在日常工作中不能坐等有关部门主动送材料,也不能送多少就收多少,应当经常与有关单位进行联系,主动催促并索要应当归档的人事档案材料。如果有关单位迟迟不交,人事档案部门应当及时发函、打电话或者派人登门索要,一定要注意做到口勤、脚勤、手勤,以防漏下某些材料。

5.及时登记制度

为了避免在收集工作中人事档案材料的遗失和散落,人事档案部门一定要做好档案材料的收集登记制度。就目前情况看,主要存在两种登记制度:一种为收文登记,即将收到的材料在收文登记簿上逐份登记;二是移交清单,由送交单位填写,作为转送或接收的底账,以便检查核对。

6.检查制度

根据所管辖人事档案的数量状况,人事档案管理部门应在每季度、半年或一年对人事档案进行一次检查核对,将那些不符合归档要求的材料,立即退回形成机关或部门重新制作或补办手续;剔出不属人事档案归档范围的材料退回原单位处理。另外,根据人事档案之间的有机联系,如果发现缺少的材料,应当填写补充材料登记表,以便补齐收全。

7.随时补充材料制度

组织、人事及劳资部门为了了解员工各方面的情况,及时补充人事档案的内容,应当根据工作需要和档案材料的短缺情况,不定期地统一布置填写履历表、登记表、自我鉴定、体检表等,以便随时补充人事档案材料,使组织上能比较完整地掌握一个人的情况。在利用信息系统时候,需要将收集到的材料及时补充到系统中,及时更新系统信息,或者一旦系统收到重要的人事档案时,也需要将该电子档案制成纸质硬拷贝保存。这是一个双向的过程,其根本目的是在当前的"双套制"下,系统的信息管理与实体档案管理基本保持同步。

(六)人事档案材料收集与补充的重点

目前新形势下的人事工作需要的是人事档案内容新颖、能够全面地反映个人的现实状况,尤其需要反映业务水平、技术专长、兴趣、工作业绩及个人气质等方面的材料,而当前的人事档案收集工作恰恰不能满足这种需求。要改变这种状况,人事档案部门应当确定当前收集工作的重点,如应重点收集反映业务水平和技术专长、发明创造、科研成果的鉴定、评价、论著目录等材料,反映重大贡献或成就、工作成绩的考察和考核等材料,反映学历和专业培训的材料,出国、任免、调动等方面情况的材料等,都应算作收集的重点。在业绩方面,除了现在已归档的外语水平、科技成果,评审职称形成的业务自传材料,还可建立现实表现专册。专册包括专业人员每年的自我小结和组织上的全面考核,包括工作实绩、科技开发、思想修养等,这样便于在选拔优秀人才时,也注重工作业绩的考核,对人具有现实性的了解。兴趣爱好体现了人的知识的广度和深度。将兴趣融入工作中,可以充分发挥自己的能量。组织部门注意观察和记录人的兴趣爱好,可以全面地考察、认识干部,用人之所长。同时,人与人之间气质的合理配置对事业的发展也有较大影响。现代科学研究认为,人的气质有不同的类别,而不同的岗位需要具有不同气质的人员。了解人的气质有利于人才合理配置。当然,这项工作的收集要有个逐步形成的过程,经过一段时间的接触,多方摸底,才能了解人的气质特点。

二、人事档案的鉴定

(一)人事档案鉴定的概念与作用

1.人事档案鉴定的概念

人事档案的鉴定是指依照一定的原则与规定,对收集起来的人事档案材料进行真伪的鉴别和价值的鉴定,再根据它们的真伪和价值进行取舍,将具有保存价值的材料归入档案、确定保存期限,把不应当归档的材料剔出销毁或转送其他部门予以处理的一项业务工作。收集的材料,必须经过认真的鉴别。属于归档的材料应真实,完整齐全,文字清楚,对象明确,手续完备。需经组织审查盖章或本人签字的,盖章签字后才能归入人事档案。不属于归档范围的材料不得擅自归档。

2.人事档案鉴定工作的作用

(1)人事档案材料的鉴定工作是归档前的最后一次审核。这项工作决定着人事档案文件材料的命运,关系到人事档案质量的优劣和能否正确的发挥作用,是保证人事档案完整、精练、真实、实用的重要手段。

(2)人事档案材料的鉴定工作是人事档案管理工作的首要环节。对于收集起来的杂而乱的人事档案材料进行清理和鉴别,确定和进行取舍,是人事档案系统整理工作的基础和前提。假如略去这一环节,不该归档的没有清理出去,该归档的又没有收进来,就会直接影响后面的诸环节,甚至造成整个工作的全部返工。

(3)人事档案材料的鉴定工作对其他各项业务工作具有积极的促进作用。鉴定工作与其他环节工作有着紧密的联系,通过鉴别工作,可以促使档案人员重视人事档案材料的质量,能发现哪些档案材料不齐全,以便及时收集,同时还可以提高收集工作在来源上的质量,不至于把一些不必要的、没有价值的材料都收集起来。再如鉴别工作的质量高低,直接关系到人事档案保管工作,通过鉴别,把那些不需要归档的材料从档案中剔除出去,减少档案的份数,可以节约馆库面积,有利于保管工作。此外,鉴别工作还可以促进人事档案利用工作的开展。鉴别工作中取舍恰当、合理,就能保证人事档案的真实性和精练性,否则一旦该归档的材料销毁了,就不可复得了,会给党的事业造成不必要的损失。

(4)人事档案材料的鉴定工作是正确贯彻人事政策的一项措施。通过鉴别,将已装入人事档案中的虚假不实材料剔除出去,可以为落实人事政策提供依据、消除隐患,保证党的组织人事路线、方针政策的贯彻执行。

(5)人事档案材料的鉴定工作有利于应对突然事变。突然事变是指战争、水灾、火灾、地震等天灾人祸,往往突发性强,难以预料。如果能对人事档案价值进行区分鉴别,遇到突发事变后,就有利于重要价值档案的抢救与保护,减少不必要的损失;反之,如果不对人事档案进行鉴定,不区分有无价值、不区分价值大小,遇到突然事变后就会束手无策,不能及时抢救珍贵和重要价值的人事档案,造成"玉石俱毁"。

(6)人事档案材料的鉴定工作有利于确定人事档案的保存期限,提高人事档案的质量和利用率,满足社会长远需要。因为人事档案不仅对现在有用,而且对今后还有查考利用价值,通过鉴定,使真正有价值的人事档案保存下来,可以造福子孙后代,让未来的研究者不必花更多的时间和精力去鉴别、挑选、考证有关人物的材料,可以为后人查询历史人物和历史事件提供依据和参考。

(二)人事档案鉴定工作的内容

从总的方面来看人事档案鉴定的内容,主要包括对收集起来的人事档案材料进行真伪的鉴别,将具有保存价值的材料归入档案;制定人事档案价值的鉴定标准,确定人事档案的保管期限;挑出有价值的档案继续保存,剔除无须保存的档案经过批准后销毁;为进行上述一系列工作所作的组织安排。从具体方面来看人事档案鉴定的内容,可分为两大部分,即人事档案真伪的鉴别内容与人事档案价值鉴定的内容。

1.人事档案真伪的鉴别内容

人事档案鉴别工作应当本着"取之有据,弃之有理"的原则来进行,即凡是确定有关材料应当归档就要符合有关规定;凡是确定要剔出处理某些材料,要有正当的理由,尤其是剔出应当销毁的材料,一定要非常谨慎;要严格按照有关政策和规定办事,不该归档的材料,一份也不能归档;应该归档的材料,一份也不能销毁。人事档案鉴别工作的内容范围大致包括以下几个方面。

(1)判断材料是否属于本人。鉴别这个问题的主要方法是辨认姓名的异同,下列3种情况比较容易混淆。①同姓同名:这是最容易混淆也最难发现的一种情况。对这种情况的辨认方法是逐份地核对同姓同名的材料,尤其是核对材料上的籍贯、年龄、家庭出身、本人成分、入党时间、参加工作时间、工资级别等情况是否相同、主要经历是否一致。为了达到互相印证的目的,要尽可能地多核对一些项目,使鉴别结论有可靠的依据和基础。②同姓异名或异姓同名:这是收集人事档案材料时造成的。鉴别时要特别留心材料上的姓名,对那些姓名有某些相同之字的材料,更要提高警惕。如果在鉴别材料时只注意看内容,而不大注意看姓名,就很容易让那些同姓异名或异姓同名的材料蒙混过去。③一人多名:有的人在不同时期有不同的名字,如儿童时期有乳名,上学时有学名,还有的人有字号、笔名、化名、别名等,如果不认真辨认,就很容易使一个人的档案材料身首异地。辨别这种情况的方法有3种:第一,核对后期材料姓名栏内曾用名,是否有与前期原名相同的名字;第二,清查档案内是否有更改姓名的报告和审批材料;第三,将不同姓名的材料内容进行核对,看看每份材料的年龄、籍贯、经历等情况是否相同。

(2)辨认材料的内容和作用。①看内容,即审核材料的内容是否与该人员的问题有关,如政审材料中所反映的内容与该人员的结论是否有内在联系,是不是结论的依据。②看用途,如对于证明材料,要详细审查,看此材料用于证明谁的问题,也就是被证明人是谁,如果被证明人不是该人员,那么这份材料一般也就不是该人员的。该人员所写的证明他人问题的材料,由于它的用途不是证明该人员的,所以不该归入该人员档案中。

(3)判断材料是否属于人事档案。一个人的档案材料包括人事档案内容的材料及非人事档案内容的材料两大部分。在非人事档案材料之中,有的是属于文书、业务考绩、案件等档案内容的材料,有的属于本人保存的材料,有的是应转送有关部门处理的材料,鉴别工作的任务就是将人事档案材料与非人事档案材料严格区分开来,择其前者归档,并将那些非人事档案内容的材料另加处理。常见的人事材料主要是前面讲的一些内容,在此不再赘述。

(4)判断材料是否真实、准确。做人事档案工作必须讲究实事求是,来不得半点虚假和含糊其词,由此要求,人事档案材料所记述的内容必须真实而且准确,不能前后矛盾,模棱两可。在鉴别工作中一旦发现内容不属实、观点不明确、盲词不达意或词义含混的情况,应立即退回原单位重新改正。

要保持人事档案的精练,重份材料或内容重复的材料必须剔除。鉴别的时候,无论是正本还是副本,只需保留一份,多余的可以剔出。如有的人在入党之前写了许多份入党申请书,鉴别时可以只选取其中内容最完整、手续最齐全、字迹最清楚的归入本人档案的正本和副本中。近年来,各级组织人事部门非常重视个人出生日期的鉴别工作,中组部出台了《关于认真做好干部出生日期管理工作的通知》[组通字(2006)41号],要求各级组织人事部门认真做好干部出生日期的管理工作,认真核对干部的出生日期,这也是鉴定工作的一个很重要的方面。

2.人事档案价值鉴定的内容

(1)确定材料是否有保存价值。归档的材料要能反映个人的政治思想、业务能力、工作成绩、专长爱好等方面的情况。

(2)剔除无价值的人事档案材料。对于一些没有价值或价值不大的材料及似是而非、模棱两可、不能说明问题、没有定论、起不了说明作用的旁证材料,不要归档,尤其对内容不真实、不准确甚至诬蔑陷害等材料更不能归入。

(3)判定人事档案价值。根据一定的原则与标准确定什么样的档案需要保存多长时间,如短期、长期、永久,或者定期、永久。

（三）人事档案价值鉴定的方法

人事档案价值鉴定的方法主要以下几种。

1.内容鉴定法

人事档案内容是决定人事档案价值最重要、最核心的要素，也是最重要的方法。因为利用者对档案最普遍、最大量的利用需求，反映在对档案内容的要求上，即人事档案中记载了人们活动的事实、历程、数据、经验、结论等。所以，人事档案内容是人事档案鉴定最重要的方法。在对人事档案价值进行鉴定时，必须分析人事档案内容的重要性与信息量的丰富程度、真实性、独特性、典型性等因素。

2.来源鉴定法

人事档案来源是指人事档案的相对人和形成机构。由于相对人和形成机构在社会生活和国家政务活动中所处的地位、职务、职称等方面的不同，对国家和社会的贡献不同，因而其人事档案的价值也有大小之分和重要程度的区别，所以人事档案来源可以作为其价值鉴定的方法之一。主要从以下几个方面分析。

（1）看成就或贡献。凡是对党和国家或某一地区及某一学科研究做出了贡献的人员，包括发明创造者、新学科的创始人、领导人、某运动的首倡者，发表过重要论文和著作、作品者，以及具有一技之长的人，或者某一著名建筑工程的设计者等做出了各种贡献的人员，死亡之后，他们的档案应当由原管理单位保存若干年以后移交本机关档案部门，随同到期的其他档案移交给同级档案馆长久保存。

（2）看知名度。一个人在国内外、省（市）内外、县（市）内外享有较大的声誉和知名度，其人事档案的价值较大，人事档案管理部门应当对在社会上有一定威望的著名政治家、社会活动家、企业家、民主党派人士、作家、诗人、艺术家、专家、学者、各方面的英雄模范人物及其他社会名流的档案材料重点进行保管。这类人员死亡以后，在原单位保存若干年以后移交本机关档案部门，随同到期的其他档案移交给同级档案馆长久保存。

（3）看影响力。影响力指的是在某一地区有重大影响的人员的影响能力。如各个方面的领袖人物、轰动一时的新闻人物、重大事件或案件的主要涉及者、重要讨论的发起者等，这些人的档案材料在其死亡后由原单位保存若干年以后移交本机关档案部门，随同到期的其他档案向同级档案馆移交并永久保存。

（4）看职务级别。也就是看该人在生前担任过何种职务。一般来说，职务较高的，其人事档案材料的保存价值就较大，保管期限就长一些。如《干部档案工作条例》规定，中央和国务院管理干部死亡后，其干部档案由原管理单位保存5年后，移交中央档案馆永久保存。

（5）看技术职称、学位和学衔。技术职称、学位和学衔是一个人在学术界的地位和专业上的造诣的突出表现。中国科学院院士、中国工程院院士、教授、研究员、高级工程师等，都在某一学术或工程技术领域中做出了一定成就，他们的人事档案材料对生前从事的科学研究、参与的社会实践、发明创造等方面，有准确而又具体的记载，能提供较多的信息，具有历史研究和现实查考意义，档案的价值较大，其人事档案由原单位档案室保存若干年以后，移交档案馆保存。

上述5个方面的来源，不是孤立的，而是互有联系的，在鉴定档案价值时应综合分析研究、准确判断。

3.时间鉴定法

时间鉴定法是指根据人事档案形成时间作为鉴定依据。一般来讲，形成时间越久的人事档案,其保存价值越大。这主要是由于年代越久的档案,留存下来的很少、很珍贵,"物以稀为贵",所以需要重点保存,这也符合德国档案学家迈斯奈尔"高龄案卷应当受到重视"的鉴定标准。

此外,还有主体鉴定法、效益鉴定法等。主体鉴定法是指在人事档案价值鉴定中,用主体需求程度与要求去评价。由于社会生活的丰富多彩,主体对人事档案的需求比较复杂。一方面,不同学历层次、不同文化素质、不同经历、不同年龄、不同历史条件下的人员,对人事档案会产生不同的要求,因而对人事档案价值的认识也是不同的。另一方面,即使同一主体,在不同时间、不同地点、不同条件下对人事档案的需求也是不同的,那么,对档案价值的认识也是有差异的。因此,在人事档案鉴定工作中也会根据主体的认知程度判断档案价值。效益鉴定法是指根据人事档案发挥的社会效益与经济效益判定档案价值。这两种方法带有很强的主观性,只能作为参考。

(四)人事档案保管期限

1.人事档案保管期限概念及档次

人事档案的价值不是一成不变的,具有一定的时效性。档案的时效性,决定了人事档案的保管期限。人事档案期限可分为永久、长期、短期3种,也可以分为永久与定期2种。

2.人事档案保管期限表

人事档案保管期限表是以表册形式列举档案的来源、内容和形式,并指明其保管期限的一种指导性文件。人事档案保管期限表的作用表现在3个方面:①人事档案鉴定的依据和标准。②可以避免个人认识上的局限性与片面性,保证人事档案鉴定工作的质量和提高鉴定工作的效率。③能够有效地防止任意销毁人事档案的现象发生。

(五)对不在归档范围内材料的处理

对不归档材料的处理主要有下列4种方法。

1.转

凡是经过鉴别,并不属于本人的材料,或者根本不在归档之列的材料,必须剔出,转给有关单位保存或处理。

2.退

对于近期形成的某些档案材料,手续不够完备,或者内容还需要查对核实的,需要提出具体的意见,退回有关单位,等到原单位修改补充后再行交回。如果材料应退回去的,必须经过领导批准退回本人,并办理相应的手续。

3.留

凡是不属于人事档案的范围,但很有保存价值的有关参考资料,经过整理以后,应由组织或人事部门作为业务资料保存。

4.毁

经人事档案部门鉴别后,确实没有保存价值的材料,应当按照有关规定作销毁处理。销毁的材料应当仔细检查,逐份登记,写清销毁理由,经主管领导批准后,才能销毁。

(六)人事档案材料的审核

人事档案材料的审核,是指对已归档和整理过的档案,进行认真细致的审查核定,以确保人事档案材料完整齐全、内容真实可靠、信息准确无误的工作。

1.审核的主要内容

主要审核档案材料中是否齐全完整,是否有缺失、遗漏,有无涂改伪造情况;审核档案材料是否手续完备,填写是否规范;审核档案材料中有无错装、混装的现象;审核档案材料归档整理是否符合要求。

2.审核要求

力求保证人事档案材料齐全完整、真实可靠;对档案中缺少的主要材料应逐一登记、补充收集归档;对人事档案材料中内容不真实的情况,应根据有关政策规定予以确认,确保档案中的信息真实可靠;对人事档案材料中前后不一致的材料,应进行更正。

(七)人事档案的销毁

人事档案的销毁是指对无保存价值的人事档案材料的销毁,是鉴定工作的必然结果。销毁档案,必须有严格的制度,非依规定的批准手续,不得随意销毁。凡是决定销毁的档案,必须详细登记造册,作为领导审核批准及日后查考档案销毁情况的依据。

三、人事档案的整理

人事档案的整理工作,就是依据一定的原则、方法和程序,对收集起来经过鉴别的人事材料,以个人为单位进行归类、排列、组合、编号、登记,使之条理化、系统化和组成有序体系的过程。

(一)人事档案整理工作的内容与范围

1.人事档案整理工作的内容

人事档案整理工作的内容主要包括分类、分本分册、复制、排列、编号、登记目录、技术加工、装订。

2.人事档案整理工作的范围

主要包括以下2个方面。

(1)对新建档案的系统整理。主要指对那些新吸收的人员的档案材料的整理,这部分档案材料原来没有系统整理,或者没有进行有规则地整理,材料零乱、庞杂,整理起来工作量大,比较复杂,而且随着各行业各单位新老人员的交替,这部分档案的整理工作将是连续不断的,因此必须从思想上提高对这一工作的重视程度,将其列入议事日程,及时地做好新吸收人员的人事档案的整理工作,以适应人事工作的需要。

(2)对已整理档案的重新调整。由于人事档案具有动态性的特征,始终处于动态变化之中,因而对于每一个已经整理好的人事档案来说,其整理工作不是一劳永逸的,已整理好的人事档案有时需要增加或剔除一定数量的材料,这就有必要重新整理这部分档案材料,这种整理实际上是一种调整。对于那些零散材料的归档,只需随时补充,不必重新登记目录,只在原有目录上补登即可。

此外,有时根据社会的发展要求,还需对人事档案进行普遍整理。例如,为了落实党的干部政策,需要对过去形成的人事档案进行普遍的整理,清除历次政治运动中不真实的人事档案材料。

(二)人事档案整理工作的基本要求

整理人事档案时,必须按照因"人"立卷、分"类"整理。具体整理过程中,需要做到以下内容。

1.分类准确,编排有序,目录清楚

不同类型的人事档案具有不同的整理要求,但不论是何种人事档案,都需要在科学分类的基础上进行准确整理和编排;同时,随着时间的推移,新的人事档案材料不断加入,这就需要在原有的整理的基础上进行再整理,直到符合当事人最新的、最客观的记录。

2.整理设备齐全,安全可靠

整理人事档案,事先要备齐卷皮、目录纸、衬纸、切纸刀、打孔机、缝纫机等必需的物品和设

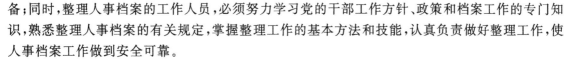

备;同时,整理人事档案的工作人员,必须努力学习党的干部工作方针、政策和档案工作的专门知识,熟悉整理人事档案的有关规定,掌握整理工作的基本方法和技能,认真负责做好整理工作,使人事档案工作做到安全可靠。

(三)人事档案的正本和副本

1.概念及其差别

根据人事档案管理和利用需要,一个人的全部人事档案材料可分别建立正本和副本。正本和副本都是人事档案材料的内容,但是两者存在不少差别:①管理范围不同。正本是由全面反映一个人的历史和现实情况的材料构成的;副本是正本的浓缩,是一个人的部分材料,由正本中的部分材料构成,为重份材料或复制件。②管理单位不同。正本由主管部门保管,副本由主管部门或协管部门保管。军队干部兼任地方职务的,其档案正本由军队保管;地方干部兼任军队职务的,其档案正本由地方保管。正本与副本的建档对象不同,正本是所有员工都必须建立的,副本一般来说是县级及县级以上领导干部等双重管理干部,由于主管与协管单位管人的需要,才建立副本,供协管单位使用,对于一般员工,只需要建立正本即可。③价值不同。正本是相对人的全部原件材料,具有较高的保存价值,其中双重管理的领导干部的档案,一般都要长久保存。副本是正本主要材料的复制件,一般在相对人死亡后,副本材料经过批准可以销毁,正本则需移交档案馆永久保存。

2.意义

人事档案分建正本和副本,对人事档案管理与利用具有重要的意义。

(1)有利于干部人事档案材料的分级管理。我国现行的人事管理制度,特别是对领导干部的管理,实行的是主管和协管的双重管理体制,即上级主管和本级协管。干部档案为了与干部工作相适应,必须实行分级管理的体制。双重管理人员的干部档案建立正本与副本,正本由上级组织、人事部门保管,副本由本级组织、人事部门保管。可以说,人事档案正本副本制度的建立,不仅有利于干部分级管理,而且可以解决干部主管和协管部门日常利用干部档案的矛盾。

(2)有利于人事档案的保护。对于领导干部,建立正本和副本的"两套制"档案,分别保存在不同的地方,若遇战争、天灾人祸等不可预测的事变,档案不可能全部毁灭,一套损毁了,还有另一套被保存下来继续提供利用。

(3)有利于提供利用。建立正本和副本,可以同时满足主管和协管单位利用档案的要求,大大方便了利用者。可以根据情况提供正本或副本,如果只需要查阅副本时,人事档案人员可以只提供副本,这样既便于保密,又提高了利用效率。

(4)有利于延长档案的寿命。建立正本和副本两套制后,在提供利用时,可尽量使用副本,以减少正本的查阅频率,减少磨损、延长寿命。

(四)人事档案的分类

目前,各类人事档案实体分类体系基本稳定,基本根据《干部档案工作条例》《干部档案整理工作细则》《企业职工档案管理工作规定》的内容分类。人事档案一般分为正本和副本,再对正本和副本进行分类。

1.人事档案正本的分类

主要分为10类。

第一类,履历材料。履历表(书)、简历表,干部、职工、教师、医务人员、军人、学生等各类人员登记表、个人简历材料,更改姓名的材料。

第二类,自传材料。个人自传及属于自传性质的材料。

第三类,鉴定、考核、考察材料。以鉴定为主要内容的各类人员登记表,组织正式出具的鉴定性的干部表现情况材料;作为干部任免、调动依据的正式考察综合材料;考核登记表、干部考核和民主评议的综合材料。

第四类,学历、学位、学绩培训和评聘专业技术职务材料。报考高等学校学生登记表、审查表,毕业登记证,学习(培训结业)成绩表,学历证明材料,选拔留学生审查登记表;专业技术职务任职资格申报表,专业技术职务考绩材料,聘任专业技术职务的审批表,套改和晋升专业技术职务(职称)审批表;干部的创造发明、科研成果、著作及有重大影响的论文(如获奖或在全国性报刊上发表的)等目录。

第五类,政治历史情况的审查材料,包括甄别、复查材料和依据材料,有关党籍、参加工作时间等问题的审查材料。

第六类,参加中国共产党、共青团及民主党派的有关材料。

第七类,奖励材料,包括科学技术和业务奖励、英雄模范先进事迹材料,各种先进人物登记表、先进模范事迹、嘉奖、通报表扬等材料。

第八类,处分材料(包括甄别、复查材料,免于处分的处理意见),干部违犯党纪、政纪、国法的材料,查证核实报告上级批复,本人对处分的意见和检查材料,通报批评材料等。

第九类,录用、任免、聘用、专业、工资、待遇、出国、退(离)休、退职材料及各种代表会代表登记表等材料。

第十类,其他可供组织上参考的材料。人员死亡后,组织上写的悼词,非正常死亡的调查处理材料,最后处理意见,可集中放在第十类里面。

2.人事档案副本的分类

人事档案副本由正本中以下类别主要材料的重复件或复制件构成。

第一类的近期履历材料。

第三类的主要鉴定、干部考核材料。

第四类的学历、学位、评聘专业技术职务的材料。

第五类的政治历史情况的审查结论(包括甄别、复查结论)材料。

第七类的奖励材料。

第八类的处分决定(包括甄别复查结论)材料。

第九类的任免呈报表和工资、待遇的审批材料。

其他类别多余的重要材料,也可归入副本。

(五)人事档案的归类

人事档案材料分为十大类之后,应当把每份材料归入相应的类中去。归类的方法主要有2种。

1.按文件材料的名称归类

凡是文件材料上有准确名称的,就可以按名称归入所属的类别中。如履历表、简历表归入第一类,自传归入第二类,鉴定表归入第三类。

2.按内容归类

对于只看名称而无法确定类目归属的材料,应当根据其内容归入相应的类别。如果材料内容涉及几个类目时,就应当根据主要内容归入相应类目。

(六)人事档案材料的排列与编目

1.人事档案材料的排列

在人事档案归类后,每类中的档案材料应当按一定的顺序排列起来,排列的原则是依据人事档案在了解人、使用人的过程中相互之间固有的联系,必须保持材料本身的系统性、连贯性,以便于使用和不断补充新的档案材料。人事档案的排列顺序有3种。

(1)按问题结合重要程度排列。将该类档案材料按其内容所反映的不同问题分开,同一问题的有关材料,再按重要程度排列。如对于入党、入团材料,先按入党、入团的不同问题分开,入党的材料按入党志愿书、组织转正意见、组织员谈话登记表、入党申请书、入党调查材料这一顺序排列。

(2)按时间顺序排列。依照人事档案形成时间的先后顺序,从远到近,依次排列。采用这种方法,可以比较详细地了解事物的来龙去脉,掌握员工的成长和发展变化情况,同时也有利于新材料的继续补充。运用这种方法排列的有履历类、自传类、鉴定考核类和其他类。

(3)按问题结合时间顺序排列。先将这类材料按其内容反映的不同问题分开,再将同一问题的有关材料按时间顺序排列。这种方法适用于反映职务、工资等方面的材料。排列时先分为职务、职称、出国、工资、离退休、退职等问题,每一问题内按材料形成时间由远到近排列。

2.人事档案的编目

人事档案的编目,是指填写人事档案案卷封面,保管单位内的人事档案目录、件、页号等。

人事档案目录具有重要作用,可以固定案卷内各类档案的分类体系和类内每份材料的排列顺序及其位置,避免次序混乱,巩固整理工作成果。编目是帮助利用者及时准确查阅所需材料的工具,是人事档案材料登记和统计的基本形式,是人事档案管理和控制工具,有助于人事档案的完整与安全。人事档案卷内目录一般应设置类号、文件题名(材料名称)、材料形成时间、份数、页数、备注等著录项目。

(七)人事档案的复制与技术加工

1.人事档案材料的复制

人事档案材料的复制,就是采用复印、摄影、缩微摄影、临摹等方法,制成与档案材料原件内容与外形相一致的复制件的技术。复制的主要作用:①为了方便利用。②为了保护档案原件,使其能长期或永久保存,延长档案材料的寿命。

人事档案材料的复制,应该符合一定的要求,忠实于人事档案原件,字迹清晰,手续完备。

人事档案材料的复制范围,主要指建立副本所需的材料,如圆珠笔、铅笔、复写纸书写的材料、字迹不清的材料、利用较频繁的材料。

2.人事档案材料的技术加工

人事档案材料的技术加工,就是为便于装订、保管和利用,延长档案寿命,对于纸张不规则、破损、卷角、折皱的材料,在不损伤档案历史原貌的情况下,对其外形进行一些技术性的处理。

人事档案材料的技术加工的方法,包括档案修裱、档案修复、加边、折叠与剪裁。

3.人事档案材料的装订

人事档案材料的装订,是指将零散的档案材料加工成册。经过装订,能巩固整理工作中分类、排列、技术加工、登记目录等工序的成果。

4.验收

验收是对装订后的人事档案按照一定的标准,全面系统地检验是否合格的一项工作。其方法包括自验、互验、最后验收。

四、人事档案的统计

人事档案的统计是指通过特定的人事档案项目的数量统计,为人事管理部门提供科学参考。利用信息系统,尤其是网络化的人事档案管理信息系统,其中的"移交"或者统计功能,可以方便地进行统计。

(一)人事档案管理各环节的数量状况统计

1.人事档案总量统计

(1)外部形式上:正本有多少,副本有多少。

(2)种类上:国家公务员档案有多少,教师档案有多少,科技人员档案有多少,新闻工作者档案有多少,一般职工档案有多少,流动人员档案有多少,军人档案有多少,学生档案有多少,每类还可以往下细分。

(3)保管期限上:永久的有多少,长期的有多少,短期的有多少。

2.人事档案收集情况的统计

人事档案收集情况的统计包括共收集人事档案有多少。其中属于归档的材料有多少,转给有关部门的有多少,销毁的有多少,在材料来源上,各是通过哪些途径收集的,各途径收集的有多少。

3.人事档案整理情况的统计

已经整理和尚未整理的数量有多少。通过整理需要销毁的档案材料有多少,复制的有多少,以及其他整理过程中的具体数字。

4.人事档案保管情况统计

人事档案保管情况统计包括统计档案的流动情况和档案遭受损失的情况。

5.人事档案提供利用工作情况的统计

人事档案提供利用工作情况的统计包括统计查阅人次,有哪几类利用者,在档案室阅览的有多少,外借的有多少。

(二)档案库房和人员情况的统计

1.档案库房设备情况的统计

统计库房设备的个数,其面积有多大,各类设备有多少,设备的保养情况等。

2.人事档案工作人员情况的统计

应定编人数、实定编人数、实有人数、与所管档案数量的比例、工作人员的年龄状况、文化程度、从事此工作的年限、是否受过训练等情况。

五、人事档案保管

人事档案保管是采取一定的制度和物资设备及方法,保存人事档案实体和人事档案信息。

(一)人事档案保管的范围

人事档案保管范围主要分为以下几种情况。

(1)分级管理的人员,其全套人事档案应由主管部门保管,主要协管的部门只保管档案副本,非主要协管和监管的单位不保管人事档案,根据工作需要可以建立卡片。

(2)军队和地方互兼职务的人员,主要职务在军队的,其人事档案则由军队保管;主要职务在地方的,其人事档案则由地方保管。

(3)人员离休、退休和退职后,就地安置的,由原管理单位或工作单位保管;易地安置的,则可以转至负责管理该人员的组织、人事部门保管。

(4)人员被开除公职以后,其档案转至该人员所在地方人事部门或管理部门保管,其中干部必须由当地县或相当县级的人事部门保管。

(5)人员在受刑事处分或劳动教养期间,其档案由原单位保管。刑满释放和解除劳教后,重新安置的,其档案应当转至主管单位保管。

(6)人员出国不归、失踪、逃亡以后,其档案由原主管单位保管。

(二)人事档案的存放与编号方法

人事档案的存放与编号方法主要有以下几种。

1.姓氏编号法

将同姓的人的档案集中在一起,再按照姓氏笔画的多少为序进行编号的方法叫姓氏编号法。具体方法如下。

(1)摘录所保管的一切人事档案中的姓名,将同姓的人的档案集中在一起。

(2)按照姓氏笔画的多少,将集中起来的人事档案由少到多的顺序排列起来。

(3)把同一姓内的姓名再进行排列。先按姓名的第二个字的笔画多少进行排列,如果第二个字的笔画相同,可以继续比较第三个字的笔画多少。

(4)将所排列的姓名顺序编制索引,统一进行编号。

(5)将索引名册的统一编号标注在档案袋上。

(6)按统一编号的次序排列档案,并对照索引名册进行一次全面的清点。

编号时需要注意几个问题:①每一姓的后面要根据档案递增的趋势留下一定数量的空号,以备增加档案之用。②姓名需用统一的规范简化字,不得用同音字代替。③档案的存放位置要经常保持与索引名册相一致。

2.四角号码法

四角号码法就是按照姓名的笔形取其四个角来进行编号的方法。它的优点是比较简便易学,且因为按这种方法是根据姓名的笔形来编号存放的,所以查取时就不必像按姓名笔画顺序编号法和按单位、职务顺序编号法查找那样,一定要通过索引登记来找到档案号再取材料,而是根据姓名的笔形得出档案号直接查取。

人事档案的四角号码编号法,同四角号码字典的编写原理基本相同,只要掌握了四角号码字典的查字方法,再学习人事档案的这种编号法,就比较容易了。但是这种人事档案四角号编号法同四角号编号字典的方法也有些不同之处。它有自己特殊的规律,所以不能完全等同于四角号码编号法。

3.组织编号法

将人事档案按照该人员所在的组织或单位进行编号存放的方法称为组织编号法。它适用于人事档案数量较少的单位,做起来比较简便。但是它也有一些弊病:①位置不能固定,一旦该人员调离了该单位,就得改变其人事档案原来的存放位置。②在档案增多超过了一定的限量时,就会给查找带来困难,因此使用这种方法的档案数量一般不得超过300个。

这种编号方法的具体过程是:①将各个组织机构或单位的全部人员的名单进行集中,并按照一定的规律(例如,按照职务、职称、姓氏等)将各个组织的名单进行系统排列。②依据常用名册人员或编制配备表的顺序排列单位次序,并统一编号,登记索引名册。③将索引名册上的统一编号标注在档案袋上,按编号顺序统一存放档案。

此外,还必须注意以下两个问题:①要根据人员增长的趋势预留出一定数量的空号,以备增加档案之用。②各个组织或单位不能分得太细,一般以直属单位为单位,如果有二、三级单位,只能作为直属单位所属的层次,而不能与直属单位并列起来。

4.拼音字母编号法

拼音字母编号法是按照人事档案中姓名的拼音字母的次序排列的编号方法,其基本原理就是"音序检字法",这种方法的优点是比较简便。

拼音字母编号法的排列次序一般有 3 个层次。

(1)先排姓,按姓的拼音字母的顺序排列。

(2)同姓之内,再按其名字的第一个字的拼音字母的次序排列。

(3)如果名字的第一个字母相同,再按这个名字的第二个字的首字母进行排列。

5.职称级别编号法

职称级别编号法是将不同的职称级别和职位高低进行顺序排列,然后依次存放的编号方法。这种编号存放的方法,将高级干部、高级知识分子和其他特殊人员的档案同一般人员的档案区分开来单独存放,便于进行重点保护,特别是发生在突发事件时便于及时转移。这种编号方法的具体操作过程与第三种编号方法基本相同。

(三)人事档案保管设施与要求

根据安全保密、便于查找的原则要求,对人事档案应严密、科学地保管。人事档案部门应建立坚固的、防火、防潮的专用档案库房,配置铁质的档案柜。库房面积每千卷需 20~25 m²。库房内应设立空调、去湿、灭火等设备;库房的防火、防潮、防蛀、防盗、防光、防高温等设施和安全措施应经常检查;要保持库房的清洁和库内适宜的温、湿度(要求:温度 14~24 ℃,相对湿度 45%~60%);人事档案管理部门,要设置专门的档案查阅室和档案管理人员办公室。档案库房、查档室和档案人员办公室应三室分开。

六、人事档案的转递

由于当前新的劳动管理制度和用工制度的变化,人员的主管单位也不是永远不变的,人事档案管理部门必须随着该人员主管单位的变化及时将其人事档案转至新的主管或协管单位,做到人由哪里管理,档案也就在哪里管理,档案随人走,使人事档案管理的范围与人员管理的范围相一致,这就是人事档案的转递工作。如果人事档案的转递工作做得好,该转的及时送转,就不会造成人员的管理与人事档案的管理相脱节,原管单位有档无人,形成"无头档案",新的主管单位则"有人无档",这就很大程度地影响了人事档案作用的发挥。因此可以说人事档案的转递工作是人事档案管理部门接收档案的一个主要途径,也是一项基础性的工作。

(一)转递工作的基本要求

(1)安全人事档案转递过程中必须注意档案的安全,谨防丢失和泄密现象的发生。转递人事档案,不允许用平信、挂号、包裹等公开邮寄方式,必须经过严格密封以机密件通过机要交通转递或由转出单位选择政治可靠的人员专门递送。人事档案一般不允许本人自己转递。凡是转出的档案要密封且加盖密封章,严格手续,健全制度,保证绝对安全。

(2)必须在确知有关人员新的主管或协管单位之后才能办理人事档案转递手续。依照县及相当于县以上的各级党组织、人事部门可以直接相互转递人事档案的规定,尽量直接把人事档案转递至某人的新的主管单位,不要转递给某人的主管或协管单位的上级机关或下级机关,更不能盲目转递。

(3)及时要求人事档案的转递应随着人员的调动而迅速地转递,避免档案与人员管理脱节和"无人有档""有档无人"现象的发生。《干部档案工作条例》规定:"干部工作调动或职务变动后应及时将档案转给新的主管单位。"根据这一规定,人事档案部门发出调动和任免的通知时,应抄送给人事档案管理部门,以便及时将有关人员的档案转至新的主管部门;如果新的主管部门在这个人报到后仍未收到档案,应向其主管单位催要。

(二)转递工作的方式

人事档案转递工作的方式分为转入和转出 2 种。

1.转入

转入是指某一人员在调到新的主管单位后,该单位的人事档案部门接收其原来单位转来或转送的人事档案材料,这是人员调动过程中一个不可缺少的环节。转入的手续一般规定为如下内容。

(1)审查转递人事档案材料通知单,看其转递理由是否充分,是否符合转递规定。

(2)审查档案材料是否本单位所管的干部或工人的,以防收入同名同姓之人的档案材料。

(3)审查清点档案的数量,看档案材料是否符合档案转递单开列的项目,是否符合转入要求,有无破损。

(4)经上述 3 个步骤后,确认无误,在转递人事档案材料通知单的回执上盖章,并将通知单退回寄出单位,同时将转进档案在登记簿上详细登记。

2.转出

一个人将其人事档案转出的原因不外乎以下几种:此人转单位或跨系统调动;此人的职务或职位(包括提拔和免职、降职)发生变化;此人所在单位撤销或合并了,此人离退休以后易地安置;此人离职、退职或被开除公职;此人因犯罪而劳改,刑满释放后易地安置,或到其他单位工作;此人死亡;外单位要求转递;新近收到的不属于人事档案部门管理的档案材料;经鉴别应当退回形成单位重新加工或补办手续的材料。

转出的方式主要有两种,即零散转出和整批转出。零散转出即指日常工作中经常性的数量并不很大的人事档案材料的转出,这是转出的主要方式,一般通过机要交通来完成。整批转出是指向某个单位或部门同时转出大批人事档案材料,经过交接双方协商,一般由专人或专车取送。

转出的手续:对于零散转出的档案材料必须在转出材料登记簿上登记,注明转出时间、材料名称、数量、转出原因、机要交通发文号或请接收人签字;在档案底册上注销并且详细注明何时何原因转至何处,以及转递的发文号;填写转递人事档案通知单并按发文要求包装、密封,加盖密封章后寄出。对于整批转出的档案材料,其移交手续是首先将人事档案材料全部取出,在转出材料登记簿上进行详细登记,并在底册上注明以后,还要编制移交收据,一式 2 份。收据上应当注明移交原因、移交时间、移交数量、移交单位和经办人等,收据后要附上移交清单,注明移交人姓名、职务、材料名称、数量等栏目,以备查考。

(王　珍)

第九章

病案基础管理

第一节　患者姓名的索引

索引是加速资料检索的方法。通常索引需要将资料归纳成类、列成目录，并按特定的标记和一定顺序排列。病案中包含了很多有关患者、医师和医疗的信息，为了加速查找，都可以制成索引，如患者姓名索引、疾病索引、手术操作索引、医师索引等。

医院的工作是以患者为中心，接待着成千上万的患者。在每位就诊患者建立病案的同时为其建立姓名索引，这就标示着医院与患者建立了医疗关系。患者的姓名索引也就关联着患者和他的病案。任何医院、诊所及初级卫生保健中心都必须建立患者姓名索引，它可以是列表式的、卷宗式的或卡片形式。患者姓名索引是医疗信息系统中最重要的索引，通过它可以链接所有的医疗信息，患者姓名索引是通过识别患者身份来查找病案的，因此被称为患者主索引（patient master index，PMI）。在建立医院电子信息系统时，它将是最基础，也是应当首先考虑建立的索引。

在病案管理过程中，超过一定年限的病案可予以处理甚至销毁。但患者姓名索引不可以也不应该被销毁，它是永久性保存的资料。

一、患者姓名索引的内容

患者姓名索引中的内容可根据各医院或诊所的需要而设计。通常姓名索引中仅记载那些可以迅速查找某一病案的鉴别性资料。因此没有必要将医疗信息，如疾病诊断及手术操作等内容记录在患者姓名索引上。患者姓名索引的主要内容如下。

（1）患者的姓名（包括曾用名）。

（2）患者的联系地址（包括工作及家庭住址）。

（3）病案号。

（4）患者的身份证号。

（5）患者的出生日期（年、月、日）及年龄（也是鉴别患者可靠的信息）。

（6）国籍、民族、籍贯、职业。

（7）其他有助于鉴别患者身份的唯一性资料，如未成年人父母亲的姓名等。

（8）可附加的资料：住院和初诊科别、出院日期；治疗结果（出院或死亡）；国外有些国家还要记录负责医师的姓名及患者母亲的未婚姓名。

由于姓名索引是在患者初次来院时建立的,因此比较费时,有一些资料可以在后期采集。如身份证号,它是鉴别患者最可靠的信息,理论上讲公安部门发出的居民身份证号码不存在重号,如果有可能应该让患者出示身份证,甚至采用二代身份证扫描的办法将照片信息采集下来。

姓名索引的内容也需要更新,如地址、年龄等。

二、患者姓名索引的作用

(一)查找病案
通过患者姓名索引查找病案号是它的基本功能和主要作用。

(二)支持医院信息系统主索引
患者姓名索引的内容也是医院信息系统的基本内容,其作用不只限于识别病案,还可以识别患者,联系患者所有的资料。

(三)支持患者随诊
在临床研究中,随诊是重要的环节。患者的个人信息和住址使医师可以与患者保持联系,获得患者出院后的信息。

(四)支持某些统计研究
可为某一目的的统计提供数据,如人口统计、流行病学统计等。

三、建立患者姓名索引的流程

(一)患者信息的采集
在门诊患者建立病案和住院患者办理住院手续时,应由患者填写身份证明资料,工作人员认真审核,要求每个项目填写完整、正确。

(二)核对患者身份证明资料
由病案科工作人员对患者填写的身份证明资料进行查重,以鉴别患者是否建有病案。

(三)填写患者姓名索引卡
如果患者以前没建立病案,患者姓名索引中就不会有他(她)的记录,应为其建立患者姓名索引卡(手工操作),并录入到计算机患者姓名索引系统的数据库中。

(四)患者姓名索引的保存
使用手工方法建立的患者姓名索引卡,应对患者姓名标注汉语拼音,按拼音顺序排列归入卡片柜内。也可以利用现代化的手段建立计算机患者姓名索引系统数据库,并编排储存。

由于目前不是每个医院都建立了门诊病案,因此凡有门诊信息系统的医院,均应为患者建立磁卡,磁卡的信息可以作为患者姓名索引的共享信息,只需要加入病案号,就可以成为患者姓名索引。

四、患者姓名索引的排列方法

患者姓名索引的最常见、最有效的编排方式是使用字母顺序进行排列,这在使用字母文字的国家和地区做起来是很容易的。我国使用的是象形方块字,使用字母顺序编排索引是在有了注音字母以后才开始的,在这以前的索引是按方块字的特点采取偏旁部首和数笔画的方法。如字词典的索引、某种情况下人名单公布的顺序等。下面分别按我国及国外的不同的患者姓名索引

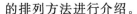

的排列方法进行介绍。

（一）我国的患者姓名索引的排列方法

随着我国文化历史的发展,曾使用过的索引方法有偏旁部首法、笔画法、五笔检字法、四角号码法、罗马拼音法、注音字母法、汉语拼音法、四角号码与汉语拼音合用的编排法等。现常用的主要方法如下。

1.汉语拼音法

汉语拼音方法在总结了以往各种拼音方案的基础上,吸收了各种方法的优点和精华编排而成。索引的编排皆以汉字的拼音字母(即英文字母)为排列顺序。

(1)姓名索引的编排方法:①用汉语拼音拼写患者的姓名,若为手工操作则在每张姓名索引卡片患者姓名的上方标注汉语拼音。②编排顺序,将拼写好汉语拼音的姓名索引卡按英文字母的顺序排列。计算机患者姓名索引系统应能完成自动排序。排列方法:将拼写相同的姓分别按笔画的多少顺序排列,如 Wang Wang,王(排在前)汪(排在后);Zhang Zhang,张(排在前)章(排在后)。按字母顺序排出先后,如张 Zhang、王 Wang、赵 Zhao、李 Li、刘 Liu 的正确排列顺序应为李 Li、刘 Liu、王 Wang、张 Zhang、赵 Zhao。拼写相同的姓再按姓名的第2个字的字母顺序排列,如 Zhang Hua Zhang Yan Zhang Ying,张华、张艳、张英。若姓名的第 2 个字也相同,再按第 3 个字的拼写顺序排列,如 Zhang hua li Zhang hua ping Zhang hua yun,张华利、张华平、张华云。不同的名字拼写出的第 1 个字母相同时,应按第2个字母排,以此类推。例如,Li Xiao yan Li Xiao yang Li Xiao ying Li xiao yun,李小艳、李小阳、李小英、李小云。

(2)设立导卡:导卡用于手工管理患者姓名索引系统,目的便于快速检索姓名索引。导卡可用于每个字母或每个姓的开始,如字母 A、B、C、D……Z 为字头,可设一级导卡;在每个字头的后面又包含很多不同的姓,将这些不同的姓再分别设立二级导卡;必要时还可根据索引的发展情况,在名字中设立三级导卡。

(3)运用标签:当采用手工操作时,由于日积月累使索引卡片被存放于多个抽屉,为便于迅速检索可在每个抽屉的外面粘贴标签,在此注明该抽屉内起始的字母和最后的字母。

(4)操作要求:①工作人员必须掌握正确的汉字读音及熟练掌握汉语拼音的拼写方法。②对多音字的拼写按日常习惯读法固定拼写,并记录备案,以便查询。③认真对待每一个字的读音及拼写,杜绝拼写错误。

2.四角号码法

四角号码是以中国汉字的笔形,给每一个字形的四个角按规定编号,常规用于辞典索引,便于查找汉字。四角号码克服了对汉字的认识和读音的困难;克服了对汉字用普通话读音的困难。由于有这些特点,为编制姓名索引提供了方便条件,特别是我国南方地区使用四角号码编制姓名索引较为普遍。

3.汉语拼音与四角号码法合用的编制方法

当单纯使用汉语拼音或四角号码法进行手工排列时,常会出现很多相同的姓名被编排在一起的现象,给检索带来不便,影响检索的速度。汉语拼音与四角号码法合用的编排方法,较好地解决了这一问题。

(1)编制方法:①对汉语拼音的要求,只编姓名中每个字汉语拼音的第一个字母。②对四角号码的要求,只编姓名中每个字上方两角的码或下方两角的码。③在姓名的每个字的上方,同时标出汉语拼音字母和四角号码中的两个码。

(2)排列方法:①姓的排列,首先按姓的第1个拼音字母排列,将拼写相同的字母排在一起,字母相同姓不同时按四角号码由小到大的顺序排列;拼写字母不同的姓,按字母的顺序排列。②名字的排列,在拼写字母相同的姓的后面,按第2个字的拼音字母顺序排列;如果名字的第2个字母也相同,再按第3个字母顺序排列;如果名字的字母均相同,按第2个字的四角号码顺序排列,若仍相同再按第3个字的四角号码顺序排列。③汉语拼音的声调排列,如果姓名3个字的汉语拼音及四角号码均相同,可再按汉语拼音的声调符号排列姓名的前后顺序。

(3)导卡的设立:①一级导卡,以汉语拼音的拼写法按英文字母的顺序排列,标出姓的第1个字母。②二级导卡,以四角号码的顺序标出字母中的不同的姓。③三级导卡,可根据名字排列的需要设立。

上述姓名索引编排方法中,汉语拼音方法适用于普通话的发音,正确的读音是快速、准确编排和检索姓名索引的保证,有利于用于计算机管理。四角号码方法则适用于我国南方地区的医院手工编排姓名索引,若将此种方法用于计算机管理,在程序编制上较汉语拼音法要复杂。汉语拼音与四角号码法合用编排姓名索引的方法,在手工操作上解决了单独使用某一方法的不足。另外,过去有些医院也曾经使用过五笔检字法、注音字母法作为姓名索引的排列方法。

(二)外宾患者姓名索引排列方法

根据国际病案协会(IFHRO)教育委员会编写的病案管理教程,有如下3种方法。

1.字母顺序排列法

患者姓名索引的排列方式同一般词典中的字母排列顺序相同。

2.语音顺序排列法

语音顺序排列法即按语音发音的顺序排列。采用这一方法排列患者姓名索引,关键在于正确的发音。

3.语音索引系统

在这个排列系统是将26个英文字母除元音字母 a、e、i、o、u 和辅音字母 w、h、y 不编码外,其余的字母中,将 b、c、d、l、m、r 等6个字母分别编号为1、2、3、4、5、6,其他字母作为这6个字母的相等字母,然后将患者姓名按照一定的编码规则给予编码后再进行排列。

语音索引系统适宜于计算机操作系统运用。

若要将该系统用于汉字的患者姓名索引,应先将姓名拼写出汉语拼音字母,然后再按该系统的编码要求进行编排。

上述3种方法适合于负有外宾人员医疗任务的医院使用。

(三)患者姓名索引卡的一般排列规则

1.使用规定

只有被授权的工作人员可以排列和使用患者姓名索引卡,并应定期进行检查,确保其排列的准确性。

2.连续编排

患者姓名索引要连续编排,即不要将其按年度分开。

3.规范检索

在使用患者姓名索引时,最好不要将其从索引存储器中取出,如果必须取出,应有一个不同颜色的替代卡插到原来的位置上,这样便于快速、准确地归档原卡片。

4.核对检查患者姓名索引的初次编排

索引初次编排时,排列人员应将一个不同颜色或稍大于索引卡的卡片作为检查卡放在每一张索引卡片的后面,或将索引卡片竖着排放,待检查员或审查员在核查完每一张姓名索引卡片的正确排列后,再将检查卡取出或将竖着排放的患者姓名索引卡放好。

5.索引卡信息的变更

再次就诊或住院的患者姓名发生变化时,应将患者更改姓名的有效文件归入病案内存档,同时在原患者姓名索引卡上注明更改的姓名并用括号标记;还应按更改的姓名建立一新的姓名索引卡并用括号标明其原名,与原索引卡相互参照,将原卡片记录的内容填入新卡片内;找出病案将原用名括起,写上更改后的姓名,切忌将原用名涂抹掉。

6.掌握索引建立流程

要保证每位患者都有一张姓名索引卡,掌握患者姓名索引建立的流程。

7.查重处理

在排放患者姓名索引时,要注意发现有无重复者,处理重复者的方法是去新留旧,并立即合并(注意将重复的病案合并)。

患者姓名索引的排列涉及资料的检索,要有极高的准确度,对新来的工作人员必须经过培训、认真考核后,将其安排到排列工作的某一步骤,便于对其操作的核查。

(郝兆华)

第二节 病案的编号

病案号是病案的唯一标志。收集患者身份证明资料及分派病案号是对每位就诊或住院的患者做的第一步工作,也是以后获得恰当的患者身份证明资料的唯一途径。病案采取编号管理是对资料进行有效管理的最为简捷的方法。

ID 是英文 identity 的缩写,是身份标识号码的意思,在医疗信息管理中就是一个序列号,也叫账号。ID 是一个编码,而且是唯一用来标识事物身份的编码。针对某个患者,在同一系统中它的 ID 号是不变的,至于到底用哪个数字来识别该事物,由系统设计者制订的一套规则来确定,这个规则有一定的主观性,如员工的工号、身份证号、档案号等。

病案号(medical record number,MRN)是根据病案管理的需求,以编码的方式而制订的、有规则的患者身份标识码,是在没有使用计算机以前人工管理病案的标识码。用现在的观点说病案号也是一种 ID。

当计算机软件介入到医院门诊管理工作中,使得管理那些流动的、不在医院建立正规病案的门诊患者成为可能,为这些患者分配一个可以唯一识别的 ID 是非常重要,且必需的。这也就是我们常说的门诊就诊卡中的患者 ID。这时候就出现了两种 ID,一种是没有建正规病案的门诊患者的 ID,一种是建立了正规病案患者的病案号。很显然建有病案的患者有 MRN 作为唯一标志,而没有病案号的患者就依靠 ID 来进行识别。实践经验证明建立了正规病案的患者需以病案号作为唯一识别的标识,若以电子计算机的 ID 号同时用于识别有无正规病案患者的信息,必将造成医院内医疗信息的混乱。

一、病案编号系统

(一)系列编号

这种方法是患者每住院一次或门诊患者每就诊一次就给一个新号,即每次都将患者作为新患者对待,建立新的患者姓名索引和新的病案,并与该患者以前的病案分别存放。这种方法使患者在医院内可有多份病案。就诊、住院次数越多资料就越分散。这种分割患者医疗信息方法不利于患者的医疗,易造成人力和资源的浪费,很难提供患者完整的医疗资料。

(二)单一编号

即患者所有就诊的医疗记录统一集中在一个病案号内管理。采用的方法是在每位患者首次来院就诊时,不管是住院、看急诊或门诊,就要发给一个唯一的识别号,即病案号。

采用这种方法不论患者在门诊、急诊或住院治疗多少次,都用这一个号。这种方法的特点是每个患者只有一个病案号和一张患者姓名索引卡,患者所有的资料都集中在一份病案内。这些资料可以来源于不同时期、不同诊室和病房。如果不只是一份病案也可以使用单一编号系统将分散放置的病案联系起来,保持患者信息资料的连续性和完整性。

(三)系列单一编号

它是系列编号和单一编号的组合。采用的方法是患者每就诊一次或住院一次,都发给一个新号,但每次都将旧号并入新号内,患者的病案都集中在最后,最终患者只有一个号码。

此种方法在归档或查找时,需在消除的原病案号的位置上设一指引卡,以表示病案最终所处的位置,因此患者越是反复就医,病案架上的指引卡也越多,同时患者姓名索引的资料也要不断地修正。用本次就诊以前的病案号查找病案,就要沿着病案架上的指引卡依次查找。这种方法既浪费人力和物资资源,也降低了供应病案的速度。

二、病案编号的类型

(一)直接数字顺序编号

医院的患者流动性大,病案发展迅速,利用数字编号的方法管理大量的病案,比其他方法更简捷,便于病案的归档、排序、检索、信息的加工和整理,以及编制索引。具体方法是按阿拉伯数字的顺序从 0 开始,按时间发展分派号码。系列编号和单一编号系统均采用这种发号方法。

数字编号管理病案的优点是方法简单、便于操作和管理,而且使用广泛,特别是适用于计算机管理。

(二)其他编号类型

1.字母-数字编号

这种方法是将数字与字母结合起来使用。优点是可以用于大容量的编号。例如,用 AA 99 99 代替 99 99 99。

其缺点如下:①写错或漏写字母,各类医务人员在使用病案号时难免写错或漏写字母。如医师的处方、病案记录、各实验室检查申请单和报告单、各种申请书、护理记录等,需要书写病案号。②常提供错误的病案号码,患者不注意病案号中的字母,往往只记得数字编号,因而提供的病案查找号码常是错误的。

二十世纪六七十年代,我国有些医院曾采用此种编号方法。当编号发展到 10 万时,就更换字母,并将此称为"10 万号制法"。其目的是减少号码书写的错误,将号码控制在 5 位数内,但实际上号码加上字母仍为 6 位。由于病案数量发展快,字母更换得频繁,给使用者造成诸多不便。目前我国手机号码已达 11 位数,身份证号更是多达 18 位数。人们在生活中对于 7、8 位数字的运用习以为常。条形码用于病案号管理给我们带来的实惠,毋庸顾虑号码的差错。

2.关系编号

关系编号是指其部分或全部号码在某种意义上与患者有关。如采用出生日期 8 个数字中的后 6 个数字,再加上表示性别的数字(奇数表示男性,偶数表示女性)、表示地区编码的数字及 2～3 个或更多的数字作为顺序号以区别生日相同者。

例如: 2 000　08　30　1　09　2
　　　　年　　月　日　性别　顺序号　地区码

在计算机系统中,除此以外还应有 1～2 个校验值。亦有采用身份证号码作为病案号的。

使用关系编号的优点:①容易记忆,便于查找。病案号内含一些与患者有关的信息(性别、年龄、出生日期),使患者容易记忆;如果在检索患者姓名索引发生困难时(拼错姓名、同名同性别),根据出生日期或其他相关信息就可以找到病案。②易于鉴别。可以较好地鉴别患者。

使用关系编号的缺点:①增加记录错误的机会。由于号码较长增加了记录错误的机会,特别是在非自动化系统管理中。②数字的容量有限。因为使用的出生日期的最大数值是 31,月份的最大数值是 12,只有年的数字是从 00～99。③管理不便。如果在建立病案时不知道出生日期,就需要用临时号码代替,一旦知道了生日就要变更号码,给管理带来不便。

3.社会安全编号

使用社会安全编号主要是在美国。与身份证号码使用相似,所不同的是有些患者可能不只有一个安全号,医院不能控制和核实社会安全号的发放情况,只能使用它,造成号码的不连贯。

4.家庭编号

其方法是以家庭为单位,一个家庭发给一个号,再加上一些附加数字表示家庭中的每一成员。

例如:家庭号码为 7654。

附加号码:01＝家长(户主);02＝配偶;03 以后的数字＝孩子或家庭其他成员。

林一枫 01 7654

张士容 02 7654

林 杰 03 7654

林 迎 04 7654

家庭中每一位成员的病案(或称为健康档案)分别用一个夹子(或袋子)保存,然后将所有的病案以家庭为单位按数字顺序分组排列。

我国以地区开展的社区医疗保健,分片划分管理的各居民点的医疗保健,以街道或里弄门牌号码建档,强调以家庭为单位。家庭编号适用于门诊治疗中心、社区医疗单位及街道保健部门的健康咨询、预防保健等。

此方法的主要缺点:当家庭成员发生变化时,如结婚、离婚、病故等,造成家庭人数和其他数字的变化,特别是要改变患者姓名索引资料。

5.冠年编号

即在数字号码前冠以年号。年与年之间的号码不连贯。

例如:2001 年的病案号自 01-0001 开始编号,任其发展,年终截止。下年度更新年号。2002 年的病案号自 02-0001 开始编号。

此种方法的优点是可以直接从病案编号上获得每年病案发展的情况,但其缺点也是显而易见的。

三、病案编号的分派

一个好的病案管理系统应能有效地控制病案,从患者入院建立病案时就应对其实行有效的管理,要建立有关的登记、索引和号码的分派等,不要在患者出院后再做这些工作。只有在患者入院时或住院期间做好病案的登记工作,才较易获得完整准确的资料。

号码的分派有两种主要方式。

(一)集中分派

通常只有病案科负责分派号码。

如果患者到了登记处(不论是住院还是门诊患者),工作人员就要与病案科联系以得到一个新的号码。

在登记处(或住院处)工作人员将患者的病案号、姓名、性别、出生日期及其他资料登记好后(一式两份),将其中的一份交与(或通过电子手段传送)病案科。

无论是手工操作还是利用电子化设备,号码的分派过程都应进行清晰地记录和控制,保证号码的准确发放,避免号码发放遗漏或重复。

(二)分散分派

如有若干个登记处,病案科应将事先确定好的大量供新患者使用的几组号码同时发放到各登记处。每组号码的数量应由每个登记处的工作量而定,这些号码应加以限制并应小心控制,登记处应将每天号码发放的情况反馈给病案科。在每个独立的登记处,当他们的计算机可用于核实患者姓名索引并同时得到下一个病案号时,就可以进行号码的分派。但要注意,如果有很多人负责分派号码,就会增加号码重复使用的可能性,因此应有一套控制措施。

四、号码分派的控制

不论是集中分派还是分散分派,重要的是要有分派号码的控制方法。可用总登记簿或用计算机系统控制号码的分派。计算机程序上或登记簿上注有全部已分派及待分派的号码,号码分派后就在该号码的后边立即填上患者的姓名,同时记录分派号码的日期。

例如:　　号码　　　姓名　　　日期　　　　　　　发号部门
　　　　207860　　刘宇良　　2007 年 7 月 12 日　　门诊登记处

(一)门诊病案号码的控制

1.专人掌握

应有专人掌握号码的发放,待用的病案应事先做好编号的检查核对。

2.查重制度

患者新建病案时应坚持执行姓名索引的查重制度,确认未曾建有病案后,再分派病案号。

3.核对制度

应建立发放病案号的核对检查制度。

(1)每天检查。每天检查病案号发放的登记记录,核对号码分派后的销号情况。

(2)合并重号病案。患者姓名索引归档操作时发现重号病案,应及时合并,保留新的患者姓

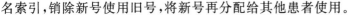

名索引,销除新号使用旧号,将新号再分配给其他患者使用。

(二)住院病案号码的控制

1.病案科专人掌控

由病案科专人掌握、控制号码的发放。有手工管理和计算机管理两种方法。手工操作时病案科将病案号用列表的形式发出,住院处每收一个患者,必须按列表上的号码以销号的方式(即在已使用的号码上画一横线)分派,并在号码后填注患者姓名。然后将号码列表单反馈于病案科。使用计算机网络系统实现数据共享,计算机会自动控制病案号的发放情况。当接到住院处发出新患者的身份证明资料,经核对后确认发给的新号。

例如:

病案号	患者姓名	病案号	患者姓名
~~263491~~	米定芳	262496	
~~262492~~	卜来柱	262497	
~~262493~~	刘林子	262498	
262494		262499	
262495		262500	

2.逐一核对病案号

病案科每天将新入院的住院患者应逐一核对,若发现有老病案使用旧病案号,将新病案号再次发给住院处重新使用,并找出老病案送至病房,同时通知病房及住院处更改病案号。

3.填写病案号码

明确规定医师对有正规病案的患者,在填写入院许可证时必须清楚地填写病案号码。

4.科室密切合作

住院处要与病案科密切合作,详细询问患者,准确收集患者身份证明资料,认真填写住院登记表。

(三)计算机系统的病案号码的控制

使用计算机进行号的自动分派,要根据基本数字的计算确定一个校验位。校验位检查是检查由于数据字段转录引起的错误或号码在使用中排列错误的一种方法。它包含每个数字在字段中的位置和数量值的信息。

如果转录错误(错误数字)或易位错误(两个数字颠倒)导致计算机结果与校验值不同,它就会显示出错误信息,应随时注意纠正错误。

(四)号码的分派时间

病案号码不应提前分派,一定要在患者办理建立病案手续时及第一次办理入院手续时分派。患者入院后有关患者在院所做的记录均以分派的病案号码作识别,确认患者的记录。不应在患者出院后病案科整理出院病案时再分派病案号。

(五)号码类型的影响

号码呈现的方式对有效控制号码有一定的影响。一个全数字形(即不加字母等)的号码出现在表格中,可降低错误引用的发生率。

五、病案管理系统

(一)病案集中管理

集中管理是指将患者的住院记录、门诊记录和急诊记录集中在一个病案内保存,用一个编号管理;或将住院记录、门诊记录分别编号,分别归档,但都集中在病案科统一管理。这样的管理方式分为一号集中制、两号集中制、一号分开制和两号分开制。

1.一号集中制

目的是在医院内最大程度地来保证病案资料的整体性、连续性,全面地搜集有关患者的医疗信息资料。

方法:将住院记录、门诊记录和急诊记录按患者就诊时间顺序集中在一份病案内,即患者凡来医院就诊的记录集中保存在一个编号内,在一处归档,记录完整。这是病案管理工作中最简捷的方法,较其他方法操作简单、可免去一些重复工作、节省资源,利于资料的使用。

2.两号集中制

即住院记录与门诊记录分别编号,但病案却集中在一种编号内管理,只归档一份病案。这种方法适用于建筑形式集中、门诊与病房连在一起的医院。

其方法:①门诊病案、住院病案各自建立编号系统,两种编号并存,各自发展。②门诊患者如果不住院,其病案资料则永远使用门诊病案号管理。③患者一旦住院则发给住院号,取消门诊病案号,并将门诊病案(含急诊记录)并入住院病案内,永远使用住院病案号管理。④空下来的门诊病案号不再使用,如要重复使用应注意避免出现重号差错。⑤两种编号均由病案科掌握,分发给登记处或门诊挂号处和住院处使用。⑥患者住院时,登记处或住院处须告知患者,将患者挂号证上的门诊病案号改为住院病案号。⑦建立改号目录卡,按门诊病案号排列,作为门诊病案并入住院病案的索引,指引门诊病案转入住院病案号。⑧将患者姓名索引中的门诊病案号更改为住院病案号。

患者手中挂号证的病案号码,须在登记处(住院处)办理住院手续时立即更改。必须提请住院登记处的同志切实做好。

优点:保持了病案的完整性、连续性,门诊与住院病案较易区别,便于存放,有利于科研使用。

缺点:造成了工作的复杂化,容易发生号码混乱,增添了改号手续,但患者住院前门诊病案资料的登记涉及多科室、多种类,不易全部更改,长时间影响病案的查找供应,稍有疏忽即会给今后的工作和患者带来很多不便。

3.一号分开制

住院病案与门诊病案分别管理,各自排架归档,但却同用一个病案号。

优缺点:方便门诊患者就诊时使用病案,保护住院病案的安全。但科研总结使用病案必须从两方面查找,即门诊病案、住院病案都提供使用。

4.两号分开制

即门诊病案与住院病案分别编号,单独存放、互不关联。虽然分别管理、各自存放,但仍存放在病案科内。门诊病案用于患者在门诊就医使用,住院病案则作为患者住院期间的医疗,以及今后的教学和研究使用。为便于门诊医疗,将复写的出院记录、手术记录置于门诊病案内。

病案采用两号集中制或分开制,从管理学上评价要比一号集中制管理使用更多的资源,投入更多的人力进行重复的工作。分开管理也使得资料分散,不利于医疗、科研使用。书写时也容易将号码混淆,造成工作复杂化。

(二)病案分散管理

即患者的病案分散在多个医疗部门,分散于病案科以外如特殊的治疗科室。分散存放在其他部门的病案最好由病案工作人员严格监督及控制。

(三)特殊病案的管理

在医院的某些部门中,由于患者的医疗需要,有必要将病案在本部门保留较长一段时间,如进行肾透析、肾移植、放射疗法或化学疗法的病案。

如果将这些特殊的、适当数量的病案暂时放在某一特殊部门,那么就出现了微量或"卫星"病案中心。病案就像存放在病案科一样。作为病案科的工作人员必须知道哪些病案放在"卫星"病案中心。当患者治疗结束或死亡,这些病案就应送回病案科进行归档,而不可无限期地保留下去。

(潘帮峰)

第三节　病案的归档

对病案不能进行有效的管理必将严重影响诊所或医院内的日常工作。因此病案科的工作职责就是要建立一系列制度和程序以保证病案在医疗、医学法律、统计、教学和研究方面被有效地应用。

对病案科工作的评价是根据他为各部门的服务效率来判断,也就是说当病案需要用于医疗时,应随时可以获得。因此病案科工作的效率及对病案的控制是病案管理中须考虑的两个重要的事情。

一、病案归档系统的种类

病案的归档就是根据病案的标识(号码)将病案按一定的顺序进行系统性的排列、上架,以便能快速、容易地查阅和检索病案。病案归档系统是病案排列归档的系统性管理方法。

好的归档系统有利于对病案的有效控制,不同规模的医疗机构采用的归档方法亦可不同,实践证明用编号排架归档优于其他方法。我国过去及现今使用的归档方法如下。

(一)按姓名排列归档

如果不使用病案编号管理,患者的姓名则是唯一检索病案的依据。可将其按汉语拼音或字母的顺序排列,此种归档方法只适于病案数量很少或患者流动量非常小的诊所或医务室。

(二)按户口集中存放归档

这种方法适于街道保健机构。其以户口为依据,类似家庭编号,将家庭中的所有成员都分别建立病案,但都集中装在户主的封袋内。归档是按街道、里弄(胡同)、居民住宅楼编成次序,再按门牌号码编序。病案架亦按街道、里弄(胡同)、居民住宅楼做出标记,病案依户主居住的门牌号码存放在病案架上。这样可以掌握每个家庭成员的健康状况,适用于开展社区医疗。

(三)按号码排列归档

采用号码归档有多种方法,具体如下。

1.数字顺序号归档

以数字顺序号排列归档的方法是直接将病案按数字自然顺序排列归档。采用此方法归档可反映病案建立的时间顺序。数字顺序号归档法的优点:易于掌握、简单易行,易于从储存架上检索号码连续的病案。数字顺序号归档法的缺点:①容易出现归档错误。②容易照抄已写错或读错的号码,如将 1 写成 7。③容易将号码上的数字换位,如病案号码是 194383,但按 193483 归档。④由于最大的号码代表的是最新发展的病案,因此就会使大部分近期使用频繁的病案集中在病案库房某一区段归档。⑤由于大部分病案和检验回报单要在同一区域归档,影响对病案人员的归档工作的分派。

2.尾号归档

为了改进检索和归档的效率,用其他的方法取代了直接顺序归档法。其方法有两种,即尾号和中间号归档法。采用这种方法归档的目的是为了减少和杜绝归档错误,提高归档的速度和准确率。

尾号归档方法:①将 6 位数的号码分为 3 部分,第一部分位于号码的右边的最后 2 个数字,称为一级号(也称为尾号);第二部分位于号码的中间 2 个数字,称为二级号(也称为中间号);第三部分位于号码的最左边 2 个数字,称为三级号(也称为查找号),见图 9-1。②在尾号归档中,每一级号都有 100 个号码,范围从 00～99。③归档时将尾号一样的放在一起,再将中间号一样的挑出来,按查找号顺序大小排列。

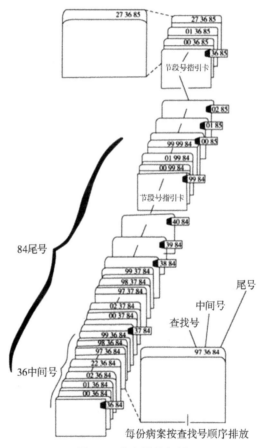

图 9-1 病案尾号归档

尾号归档的优点:①病案可均匀地分布在 100 个尾号内。②每 100 个新病案号只有一个病案排列归档在同一个一级号(尾号)中。③免除归档区域内工作人员拥挤的状况。④负责病案归档的工作人员分工明确、责任心强。⑤工作人员的工作量分配较均匀。⑥当加入新病案时,非活动性的病案可以从每一尾号组内取出。⑦使用尾号归档法减少了错放病案的机会。⑧使用尾号归档法提高了归档速度。

注意使用原则：在较大的综合性医院，尾号归档法应与序列号归档法并用。即尾号归档法用于活动性病案，对于被筛选出的不活动病案（置于第二病案库房）采用序列号归档法。

3.尾号切口病案排列归档法

我国有不少地区和单位的门诊医疗记录采用门诊病案卡片，在归档排列方法上使用了尾号的排列归档管理方法。此种方法适用于门诊患者较多的医院和采用两号分开归档的病案管理，突出优点在于较其他归档方法快速、简便。

4.中间号归档法

中间号归档法的优点基本与尾号归档法的优点相同。其缺点是学习和掌握此方法难于尾号法。因病案号不是均匀分布，当旧病案抽取出来存入不活动病案库时，病案中就会出现空号现象，如果病案号多于6位数，此方法效果并不好。

(四)病案号的色标编码归档

色标编码是指在病案夹的边缘使用不同的颜色标志病案号码，以颜色区分号码。这是为使病案人员便于识别病案号，避免出现归档错误。使用色标编码要比按尾号和中间号排列归档病案的方法来说更方便。

1.国外色标编码法

通常在病案夹的不同位置用10种颜色表示0～9的数字。一种或两种颜色的色标可用来表示尾号归档中的一级号码。就两种颜色来说，上边的颜色代表一级号的十位数，下面的颜色表示一级号的个位数（表9-1）。

表 9-1 尾号颜色标志

一位数尾号	颜色标志	二位数尾号	颜色标志
0	紫色	0 0	紫色 紫色
1	黄色	0 1	紫色 黄色
2	深绿	0 2	紫色 深绿
3	浅蓝	0 3	紫色 浅蓝
4	橙色	0 4	紫色 橙色
5	棕色	1 5	黄色 棕色
6	粉色	1 6	黄色 粉色
7	浅绿	2 7	深绿 浅绿
8	深蓝	3 8	浅蓝 深蓝
9	红色	4 9	橙色 红色

色标的使用通常限制在号码的2～3位数，使其尽可能简单并维持效果，其目的仅仅是为了避免归档错误。

2.我国的色标编码法

(1)彩色色标编码法。①尾号色标编码，用于按尾号方法排列归档病案时，通常在病案夹边缘的不同位置用10种颜色分别表示0～9的数字，以一种或两种颜色的色标用来表示一级号。就两种颜色来说，上边的颜色代表一级号的十位数字，紧挨在下面的颜色表示一级号的个位数字。如142049这一号码中,用橙色和红色分别表示一级号中的4和9。②中间号色标编码,如果采用中间号排列归档,其由于一级号在中间,就要用颜色表示在"20"的数字上。一般将色标限制在号码的2或3位数,使其尽可能地简单并维持其效果,因其最大的目的是避免归档的错误。③顺序号色标编码,将不同的颜色标志固定在病案袋右下角,每1 000个号码更换一种颜色。

(2)单色色标编码法。包括顺序号单色画线标志。在病案封袋右边的不同位置印以黑线,从上至下分为7个档次,每一档次1 000份病案,即1 000个号码为一档次。当号码发展到第8个1 000时,黑线的位置又返回到第一档次。

二、归档系统的转换

当你要改变现在的归档系统时,不要低估了从一种归档系统转换为另一种归档系统工作的复杂性,以及所需要的转换时间及准备工作,不论做哪些系统的转换,大量的病案位置的移动和病案的其他方面问题都是必须加以考虑和控制的。下面就顺序号向尾号系统转换做一叙述。

(一)转换工作的要求

1.事先设计转换方案

要考虑病案数量,考虑时间、空间和物资等需求。如对于时间的分析要考虑需要多少天可以完成系统转换,是否可以分段进行,会不会干扰正常工作。对于空间需要则需要计算100个尾号归档病案的架位。对于事先需要准备的物品,如病案条形码、色标、病案封面等需要事先准备好。设计方案要经过讨论然后提交上级部门审批。

2.人员进行培训

归档系统的转换改变了日常习惯的操作方法,必须经过专门的培训才有可能圆满完成转换。培训除理论讲解目的、意义、方法外,还要在模拟现场进行教育。

3.进行必要的物质准备

库房的空间与充足的病案架是物质保证的前提;根据病案存贮的数量安排好转换的时间,如利用法定的长假,以不影响日间正常工作。

(二)转换的步骤

(1)培训工作人员熟练掌握尾号归档法。

(2)调查、计算年病案发展数量,并计算几年内所需病案架之数量,准备足够的病案架;把所有病案架按尾号排列规划。

(3)计算并准备好所需指引卡的规格及数量。

(4)在转换排列过程中,注意找出以往错误归档的病案。归档方法的转换等于将病案进行重新组合,在这一过程中注意纠正过去难以发现归档的差错。

(5)未在架上的病案应填写好示踪卡,指明去向(包括已丢失的病案)。

(6)筛选非活动病案,并按顺序号将不活动病案存入第二病案库。非活动病案在患者就诊时再行转换。

(7)转换过程中还应注意更换已破损的病案封皮(袋)。

三、归档工作要求

(一)归档是一项重要工作

归档时要认真细致、思想集中、看准号码,不要抢时间。

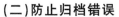

(二)防止归档错误

如将号码看颠倒,字形看错,例字形 1、7、9,3、5、8,0、6 等,或将双份病案放入一个位置内。

(三)归档工作要坚持核对制

采取归档"留尾制",即不要一次性把病案全部插入,要留一小部分于架外,经核对无误后方可将病案全部推入架内。

(四)保持病案排放整齐

归档时应随手将架上的病案排齐。病案排放过紧,应及时移动、调整,保持松紧适度,可防止病案袋破损,提高工作效率。

(五)破损病案的修补

对破损的病案袋或病案应在归档前修补好。

(潘帮峰)

第十章

医院财务分析

第一节　医院财务分析的概述

一、财务分析的含义

财务分析是以经营单位财务报告等会计资料为基础,采用一定的技术方法,对经营单位的财务状况和经营成果进行评价和剖析的一项财务活动,以反映经营单位在运营过程中的利弊得失、财务状况和发展趋势。《医院财务制度》第六十九条规定:医院应通过相关指标对医院财务状况进行分析。财务分析以医院财务报告反映的财务指标为主要依据,为改进医院的管理工作和优化经济决策提供重要的财务信息。其目的是帮助医院管理者查找经营过程中的利弊,了解并掌握医院的财务状况及其发展趋势,进而将重要的财务信息应用到医院财务管理工作和经济决策过程中去。

二、财务分析的作用和主体

(一)财务分析的意义和作用

1.财务分析是评价财务状况,衡量经营业绩的重要依据

医院在持续经营中,经营业绩及财务成果都将以不同的指标表现出来,评价这种业绩指标和成果指标的前提就是对这些指标开展分析,通过对医院财务报表等核算资料进行分析,可以较为准确地了解与掌握医院所具备的偿债能力、营运能力、盈利能力和发展能力。便于经营管理者及其报表使用者了解医院的财务状况和经营成果,并通过分析将影响财务状况和经营成果的主客观因素区分开来,以划清经济责任,从而对医院经营做出较为客观的综合评价。

2.财务分析是实现理财目标和经营目标的重要手段

财务指标的分析,既能揭示成绩也能揭示矛盾和问题,通过对财务指标的分析,医院管理者可以清晰查明各项财务指标的优劣,从而找出经营管理和财务管理中的薄弱环节,并分析其原因,以便及时采取措施,重点改进,引导和促进医院采用合理的融资方式,开展理财活动,提高资金的使用效率。

3.财务分析有利于投资者和债权人做出正确的投资决策

投资者和债权人是医院经济资源的提供者,他们十分关心医院的财务经营状况。投资者关

注资金使用效果及保值增值能力,债权人关注资金的偿债能力及风险等情况。通过财务分析,便于投资者和债权人更加深入地了解医院的财务状况、经营成果和现金流量等情况,从而把握医院的收益水平和财务风险水平,为进行投资、融资决策提供依据。

4.有利于加强管理,规范财务行为,提高资金使用效率

医院管理者通过对单位财务预算执行情况的分析,可以找出工作中的差距,总结预算执行中的经验教训,促进单位加强预算管理,保证单位预算的完成。通过对单位资源消耗的分析,促使单位充分挖掘内部潜力,积极增收节支,提高资金使用的社会效益和经济效益。通过对单位内部财务规范性的分析,促进医院不断完善内部财务管理办法,规范财务行为。

5.财务分析有利于医院加强和改善内部管理

医院的会计报表只能概括地反映出医院过去的财务状况和经营成果。只有通过财务分析,才能正确评价医院的财务状况和经营成果,揭示医院在提供服务的过程及其管理中存在的问题,总结经验教训,为制订医院发展计划和财务决策提供重要依据,以促进医院管理者不断改进工作,提高管理水平。

6.开展财务分析有利于国家进行宏观经济管理和调控

新医改背景下,财政成为医院投资的主体。卫生行政管理部门通过对医院财务报表等会计信息进行汇总分析,可以了解和掌握公立医院整体运行情况,制定正确、合理、有效的管理方法和调控措施,促进医疗机构认真贯彻执行医改路线、方针和政策,保证医疗机构的公益性发展。

(二)财务分析的主体

从信息使用的角度来看,不同利益主体对财务报告的分析目的有所不同。

1.投资者

投资人和经营单位的所有者高度关心资本的保值增值状况。投资者分析的重点是医院的收益能力、发展能力和业绩综合分析评价。通过对医院进行财务分析,可以了解资金的使用状况和资金回报的基本趋势。

2.医院债权人

债权人(金融机构)对其投资的安全性高度重视。最关注的目标是经营单位是否有足够的支付能力,偿还本息的可靠性与及时性及破产财务的追债能力,重点是偿债能力、收益能力和产生现金能力。

3.医院管理者

对经营单位理财的各个方面,包括营运能力、偿债能力、盈利能力及对社会贡献能力的全部信息予以详尽的了解和掌握,并要综合分析医院的经营情况。

4.政府管理机构

政府对国家投资的单位进行财务分析,除关注投资所产生的经济效益外,还要关心投资的社会效益。因此,政府考核拨款单位经营理财状况,不仅需要了解其资金占用的使用效率,而且还要借助财务分析,检查拨款单位是否存在违法违纪、浪费国家财产的问题。最后通过综合分析,对医院发展及对社会的贡献程度进行分析考察。因此,政府其关注目标在于医院的收入能力,资产使用效率、社会贡献能力等。

三、卫生机构财务分析的基本内容

根据 2012 年出台的《医院财务制度》规定,财务分析的主要内容包括预算管理分析、结余和风险管理分析、资产营运能力分析、成本管理分析、收支结构分析和发展能力分析。

(一)预算管理分析

预算管理分析是通过预算收入执行率、预算支出执行率、财政专项拨款执行率等指标反映医院的预算执行情况。预算执行率反映医院预算管理水平;财政专项拨款执行率反映医院财政项目补助支出执行进度。

(二)结余和风险管理分析

结余和风险管理分析是通过业务收支结余率、资产负债率、流动比率等指标反映医院的获得经济收益和抵抗财务风险的能力。业务收支结余率反映医院除来源于财政项目收支和科教项目收支之外的收支结余水平,能够体现医院财务状况、医院医疗支出的节约程度及医院管理水平;资产负债率反映医院的资产中借债筹资的比重,衡量医院利用负债进行营运的能力;流动比率衡量医院流动资产在短期负债到期以前可以变为现金、用于偿还债务的能力。

(三)资产运营分析

资产运营分析是通过总资产周转率、应收账款周转天数、存货周转率等指标反映医院的资产管理效率。

总资产周转率反映医院运营能力。平均总资产是指医院期初和期末总资产的平均值。应收账款周转天数反映医院应收账款流动速度。存货周转率反映医院向患者提供的药品、卫生材料、其他材料等的流动速度,以及存货资金占用是否合理。平均存货是指医院期初和期末存货的平均值。一年日历数(360 天)与存货周转率的比值为存货周转天数。

(四)成本管理分析

成本管理分析是通过门诊收入成本率;住院收入成本率;百元收入药品、卫生材料消耗等指标反映医院提供医疗服务过程中的成本管理水平。

(五)收支结构分析

收支结构分析是通过人员经费支出率;公用经费支出比率;管理费用率;药品、卫生材料支出率;药品收入占医疗收入比重等指标反映医院重要的收支项目的结构比,从而认识局部与整体的关系和影响,发现存在问题的收支项目,揭示进一步分析的方向。

(六)发展能力分析

发展能力分析是通过总资产增长率、净资产增长率、固定资产净值率等指标反映医院的资产和净资产的发展潜力及固定资产的新旧程度。

总资产增长率从资产总量方面反映医院的发展能力;净资产增长率反映医院净资产的增值情况和发展能力;固定资产净值率反映医院固定资产的新旧程度。

四、医院财务分析的基本步骤

财务分析的过程一般按照以下几个步骤进行。

(一)明确分析目的

如何进行财务分析,首先取决于分析的目的是什么。医院开展财务分析的根本目标是保证医院可持续发展,具体目标是在医疗市场逐步完善发展的情况下,医院财务分析必须经常为医院决策服务。医院管理者通过经常性的分析来对医院医疗服务和理财等各方面工作进行评价,以洞察医院医疗服务中的风险性、资产运用中的安全性和效益性,把握医院的发展趋势,为医院医疗服务决策和控制提供依据。

(二)收集所需要的资料

一般来讲,财务报告是财务分析的主要资料来源,根据不同的分析目的,也要收集其他资料。如本单位历年的经营状况、人员构成、市场前景等。

(三)选择分析方法

分析方法服从于分析目的,应当根据不同的分析目的,采取不同的分析方法。例如,对未来发展趋势的预测,一般需要用回归分析法;对流动性的分析,需要用比率分析法;对计划执行情况的分析,需要用因素分析法等。

(四)进行分析计算

根据所掌握的数据资料和分析目的,采用一定的方法,特别是采用一定的指标,进行计算。如分析医院流动性时,就应计算其流动比率、速动比率等指标;分析其盈利能力时,就要计算其净资产收益率等。

(五)撰写分析报告

在撰写分析报告时,对分析过程,所采用的分析方法,分析依据做出明确清晰的说明和解释,对分析结果作出总结和概括,同时还应当对分析资料、分析方法的局限性做出说明。

五、医院财务分析指标体系

财务分析指标就是财务状况的概念和数值,即卫生财务活动的投入与产出在一定时间、地点或条件下的比较关系。财务指标体系取决于分析的目的。尽管不同利益主体进行财务分析有着各自不同的侧重点,但综合各方面对信息的需求,根据《医院财务制度》的规定,财务分析主要包含以下五个方面,各方之间相互依存,相互作用,相辅相成,形成财务分析的指标体系。

(一)预算管理指标

预算管理指标主要反映医院预算执行情况和财政专项拨款执行,它反映出医院预算管理水平和财政项目补助支出执行进度。预算执行情况包括预算收入和支出两个方面。主要指标包括预算收入执行率、预算支出执行率、财政专项拨款执行率。该指标越大,说明预算管理水平越高。反之,预算管理水平越低。该指标是医院管理者必须关注的指标之一。

$$预算收入执行率 = \frac{本期实际收入总额}{本期预算收入总额} \times 100\%$$

$$预算支出执行率 = \frac{本期实际支出总额}{本期预算支出总额} \times 100\%$$

$$财政专项拨款执行率 = \frac{本期财政项目补助实际支出}{本期财政项目支出补助收入} \times 100\%$$

(二)财务风险管理指标

医院在运行过程中,必然产生财务分析,反映财务分析的主要指标为偿债能力指标,它是指资产的变现能力,是衡量医院支付债务能力的重要指标。财务风险管理指标也是反映医院偿债能力的指标,偿债能力是财务目标实现的稳健保证。财务风险管理指标主要指标包括资产负债率、流动负债、速动负债等。该指标是债权人最关注的指标。

(三)资产运营能力指标

运营能力分析主要是反映医院资本利用情况和效果,反映医院的营利能力和盈利水平,掌握医院的营利情况。营运能力是财务目标实现的物质基础。资产运营能力指标主要包括总资产周转率、应收医疗款周转天数、存货周转天数等。该指标是医院管理者、投资人、债权人最关注的指标。

(四)收支结构指标

收支结构主要反映医院各项收入构成和各项支出的构成情况,反映各种来源渠道对医院的支持力度,医院使用资金的合理性。收支结构指标主要包括药品收入占医疗收入比重,人员经费支出、公用经费支出、管理费用支出占总支出的比例等。该指标是医院管理者、投资人、债权人最关注的指标。

(五)发展能力分析

反映医院的发展潜力,是评价医院发展潜力和趋势的重要指标。发展能力分析主要包括总资产增长率、净资产增长率、业务收支结余增长率等。该指标是医院管理者、政府管理机构、债权人最关注的指标。

(六)成本管理与分析指标

新出台的会计制度对医院成本核算做了重要的修改和完善,因此,适应医院发展的需要,开展医院成本管理分析,反映医院成本变化的指标也是财务分析中的主要指标之一。该指标是医院管理者、政府管理部门最关注的指标。

$$每门诊人次收入 = \frac{门诊收入}{门诊人次}$$

$$每门诊人次支出 = \frac{门诊支出}{门诊人次}$$

$$门诊收入成本率 = \frac{每门诊人次支出}{每门诊人次收入} \times 100\%$$

$$每住院人次收入 = \frac{住院收入}{出院人次}$$

$$每住院人次支出 = \frac{住院支出}{出院人次}$$

$$住院收入成本率 = \frac{每住院人次支出}{每住院人次收入} \times 100\%$$

$$百元收入药品、卫生材料消耗 = \frac{药品、卫生材料消耗}{医疗收入 + 其他收入} \times 100\%$$

门诊收入成本率反映医院每门诊收入耗费的成本水平;住院收入成本率反映医院每住院患者收入耗费的成本水平;百元收入药品、卫生材料消耗反映医院的药品、卫生材料消耗程度,以及医院药品、卫生材料的管理水平。

(王咏梅)

第二节　财务分析的方法

财务分析是一项技术性很强的工作,其重点在于选择合适的方法并进行计算与分析。开展财务分析,需要运用一定的方法。通常使用的财务分析方法包括比较分析法、趋势分析法、比率分析法、因素分析法、本量利分析等。

一、比较分析法

比较分析法是将两个或两个以上相关指标(可比指标)进行对比,测算出相互间的差异,从中进行分析比较,找出产生差异主要原因的一种分析方法。比较分析法是实际工作中最常用的一种方法。主要包括4个方面。

(1)用本期的实际指标与本期计划指标比较,用以说明本期计划的完成情况和完成进度情况,并为进一步分析产生差异的原因指明方向。

(2)用本期的实际指标与上期实际指标比较,用以了解指标的发展变化情况,预计发展变化的规律和趋势,评价本期与上期财务管理状况的优劣。

(3)用本单位的实际指标与本地区的先进水平进行比较,用以说明单位的差距与不足,促进单位进一步提高财务管理水平。

(4)用本单位的实际指标与其他地区同类机构相同指标进行比较,以说明地域差异。

采用比较分析法时,应注意指标的统一性和可比性。进行对比的各项指标,在经济内容,计算方法等方面,应具有可比的共同基础。如果相比较的指标之间存在不可比因素,应先按照统一的口径进行调整,然后再进行比较。

二、趋势分析法

趋势分析法是通过比较医院连续几期的会计报表或财务指标,来分析财务指标的变化情况,并以此预测医院未来发展趋势的一种分析方法。采用这种方法可以从医院的财务账款和经营成果的发展变化中寻求其变动的原因、性质、速度等,并以此来判断医院未来的发展趋势。

(一)定基分析法

定基分析法是指连续在几期的会计数据中,以某期为固定时期(一般为第一期),指数定为100,分别计算其他各期对固定基期的变动情况,以判断其发展趋势。其中,要分析的时期称为报告期,要对比的时期称为基期。采用定基指标分析时,可以将报告期与基期进行直接对比,便于挖掘潜力,改进工作方法。定基分析法具体公式如下:

$$定基发展速度=\frac{报告期金额}{基期金额}\times100\%$$

$$定基增长速度=定基发展速度-1$$

表10-1是某医院2019—2021年连续三年的资产负债表,以2019年为基期举例,计算定基百分比,并进行简要分析。

表 10-1 资产负债表

(单位:万元)

项目	2019 年	2020 年	2021 年	定基百分比(%)		环比百分比(%)	
				2020 年	2021 年	2020 年	2021 年
流动资产	1 430	2 700	4 080	188.8	285.3	188.8	151.1
速动资产	1 000	2 100	3 400	210.0	340.0	210.0	161.9
其中:应收账款	3 500	2 600	1 700	74.3	48.6	74.3	65.4
存货	130	190	300	146.2	230.8	146.2	157.9
长期资产	5 400	5 660	5 900	104.8	109.3	104.8	104.2
固定资产	40	50	120	125.0	300.0	125.0	240.0
资产总计	10 500	11 200	12 100	106.7	115.2	106.7	108.0
流动负债	2 500	2 800	3 000	112.0	120.0	112.0	107.1
非流动负债	2 000	2 178	2 378	108.9	118.9	108.9	109.2
净资产	2 000	2 222	2 722	111.1	136.1	111.1	122.5
负债与净资产合计	10 500	11 200	12 100	106.7	115.2	106.7	108.0

从表 10-1 的数据中可以做出简要分析如下:①总资产稳定增长。②速动资产增长很快,是总资产增长的主要原因。③存货连续上升且幅度很大,说明在促销上成效不显著。④固定资产稳定增长。⑤负债逐年增加,是医院筹措资金的主要来源。⑥净资产增长较快,内部筹资已经成为单位资金筹资的一个主要来源。

由此可见,该经营单位总资产稳定增长,资金筹集方式除增加负债以外,还应努力从内部进行筹措。医院存货占用水平增加,说明在促销上还需要努力。速动资产增长很快,尤其在 2020 年,注意加强了应收账款管理问题。

(二)环比分析法

环比分析法是指在连续几期的会计数据中,每一期分别与上期进行对比,分析计算各期的变动情况,以判断发展趋势,采用环比指标分析,可以看出指标的连续变化趋势。环比分析法具体公式如下:

$$环比发展速度 = \frac{报告期金额}{上期金额} \times 100\%$$

$$环比增长速度 = 环比发展速度 - 1$$

2020 年、2021 年环比发展速度如表 10-1 所示。根据数据计算结果分析:净资产,总资产略有增加。但是总资产增加,主要是由于固定资产增加和存货增长较快,其他各项指标环比均下降,表明该医院 2021 年发展略逊于 2020 年,需要进一步寻找原因,及时加以改进。

(三)在运用趋势分析法时应注意的问题

1.选择合适的基期

基期必须具有代表性、正常性和可比性;当出现重大政策、措施出台以后,应该根据措施出台的年份来调整基期。如医改启动的 2009 年,《医院财务制度》实施的 2012 年等。

2.趋势分析法所需要的期数

从理论上讲,趋势分析法应在 3 期以上。一般而言,选择的期数越多,分析结果的准确性越高；从实际工作来看，应该不少于5期左右。

3.分析过程应排除不可比因素

趋势分析法所采用的指标一般是不同时间的同一个指标。但要注意在指标计算口径上力求一致，当会计政策、财务制度等变化时，应对相关因素作适当的调整，并注意偶然事件的影响。如分析2007—2012年某三级医院医疗收入时，要注意医疗收入这个指标口径的变化。2012年以前，医疗收入仅包括门诊收入和住院收入，不包括药品收入（含门诊和住院），而2012年，随着《医院会计制度》和《医院财务制度》的修订，医疗收入的口径发生了变化。医疗收入不仅包括医疗服务收入（门诊和住院），还包括药品收入（含门诊和住院）。因此，首先要将医疗收入的口径进行调整，让其口径一致，然后才能够采用趋势分析法进行分析。

三、结构分析法

结构分析是指某一类财务项目的数据在全部财务项目中所占的百分比。例如，将医院的总收入作为总体，计算财政补助收入占总收入的比重，可以反映政府对医院的支持程度。将总收入中分别计算出医疗服务收入和药品收入所占的比重，可以反映出药品在医疗收入中的作用。这是一种非常简单但很实用的方法，也是一种便于掌握的分析方法。但是在分析中要注意总体和部分之间的构成关系。

(一)筹资结构

筹资结构是指某类筹资形式或渠道所筹集的资金在所筹全部资金中的比重。筹资结构又可以细分为自有资金和借入资金类型结构。筹资结构的计算公式为：

$$某类(种)筹资形式(渠道)所占比重=\frac{某类筹资形式所筹资金}{全部筹资总额}\times100\%$$

(二)资产结构

资产结构是指单位某类资产在资产总额中所占的比重。分析资产占用的合理性和有效性。计算公式为：

$$某类(项)资产所占比重=\frac{某类资产金额}{资产总额}\times100\%$$

(三)负债结构

负债包括流动负债和非流动负债，流动负债和非流动负债占负债总额的比重称为负债结构。由于流动负债要求在一年之内偿还，如果流动负债所占比例较高，说明单位的还款压力比较大；如果流动负债比例较小，说明单位还款压力不大，可以通过医疗活动增加收入以偿还负债。计算公式为：

$$某类负债所占比重=\frac{某类负债金额}{负债总额}\times100\%$$

(四)收入结构

收入结构是指各个不同项目的收入额占全部收入的比重。计算公式为：

$$某类(项)收入所占比重=\frac{某类收入金额}{收入总额}\times100\%$$

$$药品收入占医疗收入比重=药品收入/医疗收入\times100\%$$

该指标反映医院药品收入占医疗收入的比重，反映出医院对药品收入的依赖程度，从另一个侧面也反映出就诊者的医疗费用情况。例如，本年财政补助收入占总收入（医疗收入＋财政补助

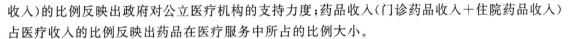

收入)的比例反映出政府对公立医疗机构的支持力度;药品收入(门诊药品收入+住院药品收入)占医疗收入的比例反映出药品在医疗服务中所占的比例大小。

(五)支出结构

支出结构是指各个不同项目(类别)的支出占全部支出的比重。按照修订的《医院财务制度》的规定,按性质分类,医院的支出包括人员经费、卫生材料费、药品费、固定资产折旧费、无形资产摊销费、提取医疗风险基金和其他费用。按功能分类,医院的支出包括医疗业务支出、管理费用支出、其他支出等具体的项目。计算公式为:

$$某类(项)支出所占比重 = \frac{某类支出金额}{支出总额} \times 100\%$$

以下为不同经费支出的计算公式:

$$人员经费支出比率 = \frac{人员经费}{医疗支出+管理费用+其他支出} \times 100\%$$

$$公用经费支出比率 = \frac{公用经费}{医疗支出+管理费用+其他支出} \times 100\%$$

$$管理费用率 = \frac{管理费用}{医疗支出+管理费用+其他支出} \times 100\%$$

$$药品、卫生材料支出率 = \frac{药品支出+卫生材料支出}{医疗支出+管理费用+其他支出} \times 100\%$$

人员经费支出反映医院人员配备的合理性和薪酬水平高低;公用经费支出比率反映医院公用经费支出占业务支出的比重;管理费用率反映医院管理效率;药品、卫生材料支出率反映医院药品、卫生材料在医疗业务活动中的耗费情况。

四、因素分析法

因素分析法是依据分析指标与其影响因素之间的关系,从数量上来确定几种相互联系的因素对分析对象影响程度的一种分析方法。一项指标的变动一般来讲受到多种因素的影响,因素分析法就是研究各项因素变动对指标影响程度的大小,以便了解原因,分清责任,评价医院的经营工作;同时,也可以通过因素分析,找出问题之所在,抓住主要矛盾,有的放矢地解决问题。

根据最新颁布的《医院会计制度》中会计科目设计计算药品收入时,需要将门诊收入和住院收入下的三级科目药品收入加和计算,才能够准确确定药品收入金额。

(一)因素分析法的种类

常见的因素分析法包括连环替代法和差额分析法。

1.连环替代法

这是最基本的因素分析方法。它是根据财务指标与其影响因素的依存关系,从数值上测定各因素对分析指标差异影响程度的方法。连环替代法是利用各个因素的实际数与计划数的连环替代来计算各因素的影响程度。

连环替代法的计算步骤包括:①比较分析财务指标的实际数和计划数,确定分析对象。②确定影响分析对象变动的各项因素。③对影响这项经济指标的各项因素进行分析,决定每一项因素的排列顺序。④逐项进行连环替代,计算替代结果。⑤比较各因素的替代结果,确定各因素对分析指标的影响程度。⑥对各项因素影响程度验证,检验分析结果。

假定某一财务指标 S 受 a、b、c 3 个因素的影响,且 S＝a×b×c。其实际数指标与计划数指标分别如下。

实际数:$S_n = a_n \times b_n \times c_n$

计划数:$S_0 = a_0 \times b_0 \times c_0$

实际数与计划数的总差异 $S(S_n - S_0)$ 同时受 a、b、c 3 个因素的影响。

计划数指标 $S_0 = a_0 \times b_0 \times c_0$ ①

第一次替代 $S_1 = a_1 \times b_0 \times c_0$ ②

第二次替代 $S_2 = a_1 \times b_1 \times c_0$ ③

……

第 n 次替代 $S_n = a_n \times b_n \times c_n$ ④

②式－①式:$S_1 - S_0, = (a_1 - a_0) \times b_0 \times c_0$,即 a 因素变动对 S 的影响。

③式－②式:$S_2 - S_1, = a_1 \times (b_1 - b_0) \times c_0$,即 b 因素变动对 S 的影响。

④式－③式:$S_n - S_2, = a_n \times b_n \times (c_n - c_0)$ 即 c 因素变动对 S 的影响。

将这 3 个因素各自的影响程度相加,即为总差异 $(S_n - S_0)$。

某医院青霉素销售情况如下,2020 年销售收入比 2019 年减少了 6 520 元,为什么? 采用因素分析法开展分析,如表 10-2 所示。

表 10-2　青霉素销售情况统计表

指标	2019 年	2020 年
销售数量(盒)	50 000	55 000
进价(元)	1.00	0.80
加价率(％)	5.0	4.5
销售收入(元)	52 500	45 980

药品销售收入计算公式:药品销售收入＝数量×进价×(1＋加价率),具体步骤如下:

第一步,2019 年销售收入＝50 000×1.00×(1＋5％)＝52 500(元)①。

第二步,逐项替代:

替换数量因素＝55 000×1.00×(1＋5％)＝57 750(元)②。

数量因素影响＝②－①＝5 250(元)。

替换价格因素＝55 000×0.80×(1＋5％)＝46 200(元)③。

价格因素影响＝③－②＝－11 550(元)。

替换加价率因素＝55 000×0.80×(1＋4.5％)＝45 980(元)④。

加价率因素的影响＝④－③＝－220(元)。

第三步,验证各个因素共同影响,2020 年的销售收入总的下降了 6 520 元(5 250－11 550－220)。

结论:由于数量的增加,使药品销售额增加了 5 250 元,但是由于价格的下降,使药品销售额下降 11 550 元,由于加价率下降,使得销售额下降了 220 元。3 个因素综合作用的结果,药品销售额总的变动下降 6 520 元。

2.差额分析法

差额分析法是利用各个因素的实际数与计划数的差额来计算各因素对指标变动的影响程度来计算对财务指标影响程度,它实际上是连环替代法的简化形式,在实际工作中一般都采用这种因素分析法。其基本要点是用某项因素的实际数与计划数的差额,乘以因素关系之中列在该因素前各个因素的实际数和列在计划数因素后的各因素的基数,所得出的结果就是该因素变动对分析指标的影响程度。

以某单位为例,甲产品的计划产量 100 件,计划单位耗用量 50 kg,每千克材料计划价格 8 元;该产品实际产量 120 件,实际单位耗用量 49 kg,每千克材料实际价格 7 元。要求采用因素分析法和差额分析法对材料费用差异进行分析。

$$材料费用=产品产量×单位耗用量×材料单价$$

计划材料费用$=100×50×8=40\ 000$(元)①。

实际材料费用$=120×49×7=41\ 160$(元)。

两者相差:$41\ 160-40\ 000=1\ 160$(元)。

第一次替代:$120×50×8=48\ 000$(元)②。

第二次替代:$120×49×8=47\ 040$(元)③。

第三次替代:$120×49×7=41\ 160$(元)④。

②$-$①$=48\ 000-40\ 000=8\ 000$(元),说明由于产量增加,使材料费用增加了 8 000 元;③$-$②$=47\ 040-48\ 000=-960$(元),说明由于单耗下降,使材料费用减少了 960 元;④$-$③$=41\ 160-47\ 040=-5\ 880$(元),说明由于单价下降,使材料费用减少了 5 880 元;三个因素共同影响额为:$8\ 000+(-960)+(-5\ 880)=1\ 160$(元)。

根据上例资料,运用差额分析法计算分析如下:由于产量变动对材料费用的影响:$(120-100)×50×8=8\ 000$(元);由于单耗变动对材料费用的影响:$120×(49-50)×8=-960$(元);由于单价变动对材料费用的影响:$120×49×(7-8)=-5\ 880$(元)。

三个因素共同影响:$8\ 000-960-5\ 880=1\ 160$(元)。

(二)因素分析中应注意的问题

因素分析法既可以全面分析各个因素对某项经济指标的影响,又可以单独分析某个因素对某一经济指标的影响。在财务分析中应用较为广泛。但在应用因素分析法中,应注意以下几个问题。

1.因素的关联性

因素的关联性即被分解的各个因素必须与总体指标存在着因果关系,客观上构成指标差异的制约因素。

2.计算结果的假定性

采用因素分析法计算某个因素变动的影响程度时,需假定其他因素不变,并且需假定前面的因素已变动,而后面因素未变动。连环替代顺序不同将导致计算分析结果不同,为此,财务人员在开展分析时应力求这种假定是合乎逻辑的,是具有实际经济意义的。应按照事物的发展规律和各因素的相互依存关系合理排列各因素的顺序。

3.因素替代的顺序性

替代因素时,必须遵循各因素的主次依存关系,排列成一定的顺序并依次替代,不可颠倒,否则会得出不同的结果。确定各因素排列顺序的一般原则是:先数量因素后质量因素;先实物因素后价格因素;先主要因素后次要因素。

4.顺序替代的连环性

因素分析法所确定的每一因素变动对总指标的影响,都是在前一次计算的基础上进行的,并采取连环比较的形式确定所有因素变化影响结果。因为只有保持计算过程的连环性，才能使各个因素影响数之和等于分析指标变动的差异，以全面说明分析指标变动的原因。

五、本量利分析

"本量利"分析即成本-数量-利润分析，又称收支平衡分析、盈亏平衡点分析、保本分析等。对于一个经营实体来讲，获得利润是其经营的主要动力。为了取得一定数量的利润，就要对影响利润的有关因素进行分析和研究。在价格一定情况下，影响利润的因素有两个：成本和数量。这种研究成本、数量和利润之间关系的方法，称为"本量利分析"。这是财务分析的主要方法之一。

医院在开展医疗服务的过程中，通过医疗业务活动会取得一定的收入，同时也要消耗一定的卫生资源。为了医院的维持和发展，医院也必须使所消耗的卫生资源得到应有的补偿，从而取得一定的结余。影响结余的因素有两个：卫生服务成本和卫生服务的数量，因此，也可以采用本量利分析的方法。

本量利分析的核心是假定在收费单价和费用耗用水平不变的条件下，研究结余与服务数量的关系。本量利方法的应用有 4 个假设和限制：①总成本划分为变动成本和固定成本。②单价、单位变动成本和固定成本总额不变。③在相关范围内，总收入和总成本都是线性的。④数量是影响成本的唯一因素。

(一)成本的分类

成本的分类有很多种，在进行收支平衡分析中，首先按其成本性态将成本进行划分。成本性态，是指成本总额与业务量之间的依存关系。按成本性态不同，成本可分为固定成本、变动成本和混合成本三大类。

1.变动成本

变动成本是指在特定的业务量范围内其总额随医疗服务业务量变动而正比例变动的成本。如提供医疗服务的直接人员工资、直接材料耗费等。这类成本直接受业务量的影响，两者保持正比例关系，比例系数稳定。这个比例系数就是单位业务量的变动成本，即单位变动成本。

2.固定成本

固定成本是指在特定的业务量范围内不受医疗服务业务量变动影响，一定期间的总额能保持相对稳定的成本。如固定月工资、固定资产折旧、取暖费、财产保险费等。

3.混合成本

混合成本是介于固定成本和变动成本之间，其总额既随业务量变动又不成正比例的那部分成本。即同时兼有变动成本和固定成本两种不同性质的成本项目。

(二)混合成本的分解方法

在医院管理中，为了便于制订计划和控制经济活动，必须把全部成本划分为变动成本和固定成本两类。因此，对混合成本需要采用适当的方法，将其中变动和固定的两部分成本分解出来，并分别计入变动成本和固定成本中去。分解混合成本主要包括两种方法。

1.高低点法

高低点是指有效范围内，分别确定出高点的业务量和成本，低点的业务量和成本，求出其差额，然后以成本的差额除以业务量的差额，求出单位变动成本，再求出其中的固定成本数。

以某医院为例，其患者住院的天数，高点为 10 天，低点为 5 天；水电费高点 1 000 元，低点为

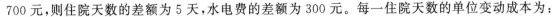

700元,则住院天数的差额为5天,水电费的差额为300元。每一住院天数的单位变动成本为:

$$单位变动成本=\frac{高低点成本差额}{高低点业务量差额}=\frac{300}{5}=60(元)$$

按低点条件分解:

$$变动成本=低点业务量×单位变动成本=5×60=300(元)$$

$$固定成本=低点混合成本-低点变动成本=700-300=400(元)$$

按高点条件分解:

$$变动成本=10×60=600(元)$$

$$固定成本=1\,000-600=400(元)$$

通过以上计算,求出混合成本分解后的固定成本是400元,其余部分为变动成本600元。

2.最小二乘方法

利用最小二乘法的公式,将某项混合成本分解为变动成本和固定成本。

设:混合成本为Y,业务量为X,分解后固定成本为a,单位变动成本为b。在不同业务量条件下,全部混合成本Y为:

$$Y=a+bX$$

待定常数a和b为:

$$a=Y-bX$$

$$b=\frac{\sum(XY)-(\sum X)(\sum Y)}{\sum X^2-(\sum X)^2}$$

变动成本和固定成本的划分是相对的,有一定程度的假定性,不绝对准确。因此,在一定业务量范围内,如混合成本的数量不大,为了简化手续,根据成本的具体内容,可以全部视为固定成本或变动成本,不进行分解。在实际工作中采用哪种方法进行混合成本的分解,取决于成本本身的性质和所掌握的材料。一般来讲,最小二乘法比较精确,但要求数据质量较高。在工作中,高低点法应用更多一些。

(三)本量利计算方法

当成本归并为固定成本和变动成本两大类后,就可以进行本量利分析了。

开展本量利分析时,首先要计算单位产品的边际贡献。

单位产品边际贡献=单价-单位变动成本。

边际贡献首先用于支付固定成本,如果不够支付固定成本,医院将出现亏损。当服务量增加时,所产生的边际贡献也逐步用来支付固定成本,直到所有的固定成本都已付清。当边际贡献正好等于固定成本的时候,它的利润为零。这一点称为盈亏平衡点。

1.基本的边际贡献方程式

结余=业务收入-成本

　　=业务收入-(变动成本+固定成本)

　　=(业务收入-变动成本)-固定成本

　　=边际贡献-固定成本

　　=(业务量×单位收费水平-业务量×单位变动成本)-固定成本

　　=业务量×(单位收费水平-单位变动成本)-固定成本

　　=业务量×单位边际贡献-固定成本

2.边际贡献率方程式

$$边际贡献率 = \frac{边际贡献}{业务收入}$$

$$边际贡献 = 业务收入 \times 边际贡献率$$

$$结余 = 边际贡献 - 固定成本 = 业务收入 \times 边际贡献率 - 固定成本$$

3.盈亏临界点分析

$$盈亏临界点业务量 = \frac{固定成本}{单位收费水平 - 单位变动成本}$$

$$盈亏临界点业务收入额 = \frac{固定成本}{边际贡献率}$$

盈亏临界点分析如图 10-1 所示。

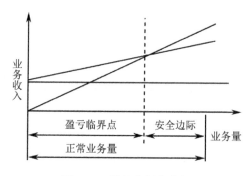

图 10-1　盈亏临界点分析

安全边际是指正常业务额超过盈亏临界点业务额的差额。安全边际率即安全边际与正常业务额的比值。安全边际率越大,发生亏损的可能性越小。

$$安全边际 = 正常业务收入额 - 盈亏临界点业务收入额$$

$$安全边际率 = \frac{安全边际}{正常业务收入额} \times 100\%$$

(王咏梅)

第三节　综合分析与评价

单纯的财务分析法无法揭示各种财务指标之间存在的内在关系,不能全面地评价医院的总体财务状况及经营成果。而只有将各种财务比率指标结合起来,进行系统的、综合的分析,才能指出有关指标之间的内在联系,才能对医院的财务状况做出全面的、合理的评价,这就是综合财务分析。企业中常用的综合财务分析方法包括杜邦财务分析体系和沃尔比重评分法。这两种方法值得医院管理者开展财务分析时引用。

一、杜邦财务分析体系

(一)杜邦财务分析的含义

杜邦财务分析体系是常用的综合财务分析的方法。杜邦财务分析是利用几种主要的财务比率之间的关系来综合地分析医院财务状况的一种分析方法。由于这种方法是由美国杜邦公司创造并首先采用的,故称杜邦财务分析。

杜邦分析法是一种用来评价公司赢利能力和股东权益回报水平,从财务角度评价企业绩效的一种经典方法。其基本思想是将企业净资产收益率逐级分解为多项财务比率乘积,这样有助于深入分析比较企业经营业绩。杜邦分析一般用杜邦系统图来表示(图 10-2)。

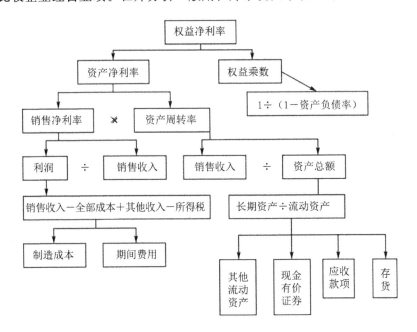

图 10-2　杜邦财务分析

杜邦财务分析是将净资产收益率作为一个综合性指标来反映企业的经营状况。净资产收益率可以分解为三部分:利润率、总资产周转率和财务杠杆。

$$净资产收益率=\frac{净收益}{总权益}$$

$$=\frac{净收益}{总资产}\times\frac{总资产}{总权益}$$

$$=\frac{净收益}{销售收入}\times\frac{销售收入}{总资产}\times\frac{总资产}{总权益}$$

$$=\frac{利润}{销售收入}\times\frac{销售收入}{总资产}\times\frac{总资产}{总权益}$$

$$=利润率\times资产周转率\times权益乘数$$

净资产收益率受三类因素影响:利润率反映了营运效率;资产周转率反映了资产使用效率,权益乘数又称为财务杠杆,权益乘数=1/(1-资产负债率),它反映了负债情况。因此说净资产收益率是一个综合反映企业经营状况的指标。

(二)杜邦分析法的特点

杜邦财务分析体系是一种分解财务比率的方法,从评价企业绩效最具综合性和代表性的净资产收益率指标出发,利用各主要财务比率指标间的内在有机联系,对企业财务状况及经济效益进行综合系统分析评价。该体系以净资产收益率为龙头,以资产净利率和权益乘数为核心,重点揭示企业获利能力及权益乘数对净资产收益率的影响,以及各相关指标间的相互影响作用关系。该体系层层分解至企业最基本生产要素的使用、成本与费用的构成和企业风险,揭示指标变动的原因和趋势,满足经营者通过财务分析进行绩效评价需要,在经营目标发生异动时能及时查明原因并加以修正,为企业经营决策和投资决策指明方向。

(三)杜邦分析法的基本思路

(1)净资产收益率是一个综合性最强的财务分析指标,是杜邦分析系统的核心。

(2)资产净利率是影响权益净利率的最重要的指标,具有很强的综合性,而资产净利率又取决于销售净利率和总资金周转率的高低。总资金周转率是反映总资产的周转速度。对资产周转率的分析,需要对影响资金周转的各因素进行分析,以判明影响公司资金周转的主要问题在哪里。销售净利率反映销售收入的收益水平。扩大销售收入,降低成本费用是提高企业销售利润率的根本途径,而扩大销售,同时也是提高资产周转率的必要条件和途径。

(3)权益乘数表示企业的负债程度,它反映了公司利用财务杠杆进行经营活动的程度。资产负债率高,权益乘数就大,这说明公司负债程度高,公司会有较多的杠杆利益,但风险也高;反之,资产负债率低,权益乘数就小,这说明公司负债程度低,公司会有较少的杠杆利益,但相应所承担的风险也低。

(四)杜邦分析法的财务指标关系

杜邦分析法中的几种主要的财务指标关系为:净资产收益率=销售净利率×资产周转率×权益乘数,其中:净资产收益率=净利润/净资产;净资产收益率=权益乘数×资产净利率;权益乘数=1/(1-资产负债率);资产负债率=负债总额/资产总额;资产净利率=销售净利率×资产周转率;销售净利率=净利润/销售收入;资产周转率=销售收入/平均资产总额。

在具体运用杜邦财务体系进行分析时,可以采用因素分析法,首先确定销售净利率、总资产周转率和权益乘数的基准值,然后顺次代入这3个指标的实际值,分别计算分析这3个指标的变动对净资产收益率的影响方向和程度,还可以使用因素分析法进一步分解每个指标并分析其变动的深层次原因,找出解决的方法。

(五)杜邦财务分析在医院管理中的应用

以上各种财务分析方法都是对某一方面进行分析,难以全面综合地反映医院的发展情况。借用企业中的杜邦财务分析体系的思想,在医院财务管理的分析中,也可以利用一个综合的指标来全面反映医院的经营情况。这个指标可以采取净资产收益率。具体分析过程如下:

净资产收益率经过层层分析,最终受3个指标的影响。

$$净资产收益率 = \frac{收支结余}{净资产}$$

$$= \frac{收支结余}{资产平均总额} \times \frac{资产平均总额}{净资产}$$

$$= \frac{收支结余}{收入总额} \times \frac{收入总额}{资产平均总额} \times \frac{资产平均总额}{净资产}$$

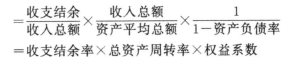

$$=\frac{收支结余}{收入总额}\times\frac{收入总额}{资产平均总额}\times\frac{1}{1-资产负债率}$$

$$=收支结余率\times总资产周转率\times权益系数$$

1.收支结余率

收支结余率的高低反映了医院经营状况的好坏,结余率越高,说明医院经营管理的水平和效果越好。

2.总资产周转率

总资产周转率反映了资产利用现状,总资产周转率越高,表明资产利用效果越好,说明医院对资产管理的水平和利用效果越好。

3.权益系数

权益系数反映了负债的状况,负债率越高,权益系数越高,说明医院负债程度越高,说明医院负债压力越大,而负债率越低,权益系数越低,说明医院负债压力越小。

净资产收益率是三者之间的乘积所得,所以该指标的变化,既能反映出医院的经营情况,又能反映出医院资产利用情况,同时还反映出医院负债的情况。因此,资产收益率是综合指标,它反映出医院管理水平的高低。

杜邦财务分析体系可以综合反映医院的经营情况,但它在医院管理中也存在着一定的局限性。从绩效评价的角度来看,杜邦分析法只包括财务方面的信息,对短期财务结果过分重视,忽略医院长期的价值创造,有可能助长管理层的短期行为。财务指标反映的是企业过去的经营业绩,在目前信息时代,医疗技术创新、医院的无形资产等因素对医院经营业绩的影响越来越大,而杜邦分析法不能解决无形资产的估值问题,对医院的价值判断有一定的局限性。但它不失为一种综合的评价方法,值得借助它的思想开展医院的财务分析。

二、沃尔比重评分法

沃尔比重评分法是指将选定的财务比率用线性关系结合起来,并分别给定各自的分数比重,然后通过与标准比率进行比较,确定各项指标的得分及总体指标的累计分数,从而对企业的信用水平做出评价的方法。

沃尔比重评分法的基本步骤包括:①选择评价指标并分配指标权重。②根据各项财务比率的重要程度,确定其标准评分值。③确定各项评价指标的标准值。④对各项评价指标计分并计算综合分数。⑤形成评价结果。

三、综合评价方法

综合评分法适用于评价指标无法用统一的量纲进行定量分析的场合,而用无量纲的分数进行综合评价。

综合评分法是先分别按不同指标的评价标准对各评价指标进行评分,然后采用加权相加,求得总分。其顺序如下。

(1)确定评价项目,即哪些指标采取此法进行评价。

(2)制定出评价等级和标准。先制定出各项评价指标统一的评价等级或分值范围,然后制定出每项评价指标每个等级的标准,以便打分时掌握。这项标准,一般是定性与定量相结合,可能是定量为主,也可以是定性为主,根据具体情况而定。

(3)制定评分表。内容包括所有的评价指标及其等级区分和打分。

(4)根据指标和等级评出分数值。评价者收集和指标相关的资料,给评价对象打分,填入表格。打分的方法,一般是先对某项指标达到的成绩做出等级判断,然后进一步细化,在这个等级的分数范围内打上一个具体分。这时往往要对不同评价对象进行横向比较。

(5)数据处理和评价。①确定各单项评价指标得分。②计算各组的综合评分和评价对象的总评分。③评价结果的运用。将各评价对象的综合评分,按原先确定的评价目的,予以运用。

(王咏梅)

第十一章

医院财务报告

第一节 医院财务报告的概述

一、医院财务报告的概念

医院财务报告是指医院对外提供的反映医院某一特定日期的财务状况和某一会计期间的经营成果、财政补助收支情况、现金流量等情况的书面文件。它是医院根据日常会计核算资料,归集、加工、汇总形成的一个完整的报告系统,是医院会计核算的最终成果。

会计报表是财务报告的主要组成部分,是医疗卫生机构向外传递会计信息的主要手段。会计报表是根据日常会计核算资料定期编制的,综合反映医疗卫生机构某一特定日期财务状况和某一会计期间运营成果的总结性书面文件。

通常日常的会计核算,虽然可以提供反映医疗卫生机构经济活动的财务收支情况,但是,反映在会计凭证和账簿上的资料是比较分散的,不便于理解和直观使用,很难满足医疗机构、各级主管部门及其他方面了解机构信息的需求,也很难满足机构内部加强财务管理的需求。因此,需要在日常核算的基础上,根据会计信息使用者的需求,定期对日常会计资料进行加工整理和分类,通过会计报表,总括、直观地反映医疗机构的财务状况和成果,以及财务收支情况。

二、医院财务报告的作用

财务报告是会计循环的最后一个步骤,因此会计报表的编制成为会计循环中的重要一环。会计报表是根据会计账簿中所记载的各种核算数据加以分析、整理、汇总而形成的具有相互关联、互为钩稽的一套具有整体性、综合性的信息资料。因此,根据会计报表提供的有关数据,可以考核、分析医疗机构财务收支情况及业务完成情况,借以评价医疗机构工作业绩和财务管理状况,以利于各级管理者作出决策,并加强会计管理。

(一)如实反映医院的财务状况、收入费用、现金流量等情况

一般而言,会计具有反映和监督两个职能,其中尤其是反映职能是会计最本质的职能。医院通过编制财务报告,可以真实、完整地反映其所控制的经济资源、所承担的债务状况、所取得的收入、发生的成本费用情况,以及现金流量情况、财政补助收支执行情况等,从而可以反映出医院的经济实力、偿债能力、运营绩效、现金周转、预算执行情况等广泛的信息。医疗卫生机构内部管理

者可以通过会计报表了解机构财务状况和报告期内的财务成果,总结经济管理的经验教训,剖析经济情况,进一步找出薄弱环节,从而研究和改善医院经济管理现状,明确绩效目标和发展方向。

(二)为主管部门提供财务信息

国家有关管理部门及社会其他有关方面,可以通过会计报表掌握医疗机构经济活动和财务收支状况,检查机构预算执行情况,考核机构对财经纪律、法规、制度的遵守情况,分析不同模式、不同地区、不同规模医疗机构在经济运行中存在的问题,作为确定医疗机构发展和预算收支的依据,以利于宏观调控。

(三)提供会计信息使用者决策有用的信息

医院定期编制财务报告不仅可以满足财政、卫生等主管部门及审计等其他监督部门的信息需要,还可以满足债权人、捐赠人、医院管理层和医院自身的信息需要,为这些会计信息使用者提供对其决策有用的信息。这些会计信息使用者通过全面阅读和综合分析医院财务报告,可以了解和掌握医院过去和当前的状况,预测医院的未来发展趋势,从而作出相关的决策。

(四)有助于提高医院的透明度,增强其社会公信力

由于医院的业务活动宗旨是"以患者为中心",所以,医院这一行业实际上是建立在信任或者诚信基础上的一个行业,信息的透明对于这个行业的发展至关重要。为此,医院通过编制财务报告,通过一定的途径,定期披露财务信息,可以有效提高其透明度,增强其社会公信力,从而有利于医院在社会公众中树立良好、可信的形象,促进其长远发展。

三、医院财务报告的构成

按照内容,医院财务报告由会计报表、会计报表附注和财务情况说明书组成。

(一)会计报表

会计报表是财务报告的主体和核心,反映医院基本的财务状况、运营业绩、现金流量和财政补助收支情况。会计报表包括"四主表一附表",即资产负债表、收入费用总表、现金流量表、财政补助收支情况表四张主表,以及作为收入费用总表附表的医疗收入费用明细表。

(二)会计报表附注

医院会计报表附注是为便于会计报表使用者理解会计报表的内容而对会计报表的编制基础、编制依据、编制原则和方法及主要项目等所作的解释。医院会计报表附注至少应当包括下列内容。

(1)遵循《医院会计制度》的声明。

(2)重要会计政策、会计估计及其变更情况的说明。

(3)重要资产转让及其出售情况的说明。

(4)重大投资、借款活动的说明。

(5)会计报表重要项目及其增减变动情况的说明。

(6)以前年度结余调整情况的说明。

(7)有助于理解和分析会计报表需要说明的其他事项。

(三)财务情况说明书

财务情况说明书是对医院一定会计期间业务活动,以及财务状况、收入费用、成本核算、预算执行等情况进行分析说明的书面文字报告。财务情况说明书应全面扼要地提供医院财务、运营等活动的全貌,分析总结其业绩和不足,是财务报告使用者了解和考核其业务活动开展情况的重

要资料。医院财务情况说明书至少应当对医院的下列情况做出说明。

(1)业务开展情况。

(2)年度预算执行情况。

(3)资产利用、负债管理情况。

(4)成本核算及控制情况。

(5)绩效考评情况。

(6)需要说明的其他事项。

医院财务情况说明书中对成本核算及控制的说明应附有成本报表,医院会计制度提供了成本报表的参考格式。

四、医院会计报表的分类及编制要求

(一)医院会计报表的分类

医院会计报表可以按不同的标准进行分类。

1.按财务报告编制时间划分

会计报表按编制时间可分为月度报表、季度报表和年度报表。月度报表每月编制,对月度报表要求简明,季度报表每季编制,季度报表介于月度报表与年度报表之间。年度财务报告则是以整个会计年度为基础编制的财务报告。年度报表要求指标充分和信息齐全完整,医院对外提供的年度财务报告应按有关规定经过注册会计师审计。与年度财务报告相比,月报表和季报表可以不编制现金流量表和财政补助收支情况表,并可适当简化报表附注和财务情况说明书的内容。

2.会计报表按照报送对象划分

会计报表按照报送对象可以划分为对外报送的会计报表和内部使用的会计报表,医院向外报送的会计报表有"资产负债表""收入费用总表""医疗收入费用明细表""现金流量表""财政补助收支情况表"等。内部使用的会计报表是指医院根据内部管理需要和主管部门的要求自行设计编报的会计报表,如管理费用明细表、绩效考核表、其他收支明细表等。

3.会计报表按照其反映的内容划分

会计报表按照其反映的内容可以分为静态会计报表和动态会计报表。静态会计报表是指反映资产、负债和净资产的报表,如"资产负债表"反映一定时点医院资产总额、资产的构成和来源渠道,即从资产总量反映医院财务状况。动态会计报表是指反映一定时期内资金耗费和资金收回的报表,如"收入费用总表"。

(二)会计报表的编制要求

编制会计报表应做到数字真实、计算准确、手续完备、内容完整、报送及时。为此,在编制会计报表时,必须做好以下工作。

1.遵守会计制度的相关要求

医院应当根据《医院会计制度》有关会计报表的编制基础、编制依据、编制原则和方法的要求,对外提供真实、完整的会计报表。医院不得违反规定,随意改变会计报表的编制基础、编制依据、编制原则和方法,不得随意改变医院会计制度规定的会计报表有关数据的会计口径。

2.保持会计制度和填报方法的一致性

为了保证各期会计报表的可比性,编制会计报表时,在会计计量和填报方法上,应保持前后会计期间的一致性,一经采用某种会计方法,不得随意变动。另外,要注意各种会计报表之间、各项目之间、本期报表与上期报表之间的钩稽关系。会计报表中的内容和核算方法如有变动,应在报表说明中予以说明。

3.做好编制前的准备工作

编制会计报表前,必须做好以下工作:①本期所有经济业务须全部登记入账,不能为了赶编报表而提前结账。②核对账簿记录,做到账证相符、账账相符,发现不符应查明原因,加以更正。③按规定清查财产物资和往来账款,确保账实相符。对盘盈、盘亏和毁损的情况应及时查明原因,按规定进行账务处理。

4.编制报表要求会计信息准确内容完整

会计信息要具有相关性和可靠性,达到真实、准确、有效地满足报表使用者获得有用的会计信息,以供决策需要。会计信息要对决策有用,就要具备两种质量:相关性和可靠性。相关性包含及时性,可靠性包含如实反映和内容完整。相关性越大,可靠性越高,对决策越有用。相关性要求提供的会计信息能够帮助报表使用者并影响其经济决策,可靠性要求资料有用,能如实地反映其所反映或理当反映的情况,供报表使用者作为依据。做到数字真实、计算准确、内容完整。不能以估计、测算的数据作为填报根据。如报表规定的项目内容不能全面反映基层医疗卫生机构的重大事项,可以利用附表、报表附注、文字说明等形式加以补充。

5.会计报表要报送及时

会计报表主要是为财务管理提供决策信息,及时准确的信息有利于管理者的决策,而如果会计报表编制滞后,报送不及时,会计报表的信息就难以满足管理者制定政策的需要,所以会计报表的报送要及时。一般来讲,月度报表要在月度结束后 5 天之内报送,季度报表要在季度结束后10 天之内报送,年度报表要在年度结束后 15 天之内报送。

五、会计报表的格式和基本编制方法

(一)会计报表的格式

会计报表的格式一般有两种。①是横列式,其报表格式分为左右两部分,类似"丁字式"分类账,所以又称为"账户式",如"资产负债表"。②纵列式,其报表格式为由上向下顺序排列,类似于编写数字报告,所以又称为"报告式",如"收入费用总表"。

(二)会计报表的基本编制方法

会计报表是会计信息的沟通手段,都是以绝对数表示,这些绝对数都来自医院会计分类账各个账户的实际数,并在会计循环中与医院分类账各个账户相衔接。会计报表的编制,主要采用以下两种基本方法。

1.直接填列法

直接填列法即根据有关总账(或明细账)的期末余额直接填列报表项目的方法。

2.间接填列法

间接填列法即根据总分类账户、明细分类账户的期末余额、本期发生额及有关报表的数据,经过分析、计算、整理后填列报表项目的方法。

六、新旧医院会计报表的主要变化

原有的医院会计报表已经使用了十余年,如今医院本身及其所处的外部环境都发生了巨大的变化,原有的会计报表的内容与结构已不再适应新时期医院管理、上级主管部门的需要。为了同新会计制度中的新会计科目体系相适应,医院会计报表也进行了相应完善。

2010年颁布的新会计制度与原有的1998年颁布的旧会计制度相比,新制度增加了现金流量表、财政补助收支情况表和报表附注,规定了财务情况说明书至少应包括的内容,提供了作为财务情况说明书附表的成本报表的参考格式,并全面改进了各报表的结构、项目及其排列方式,特别是为便于对医院进行财务分析,按照流动性和非流动性排列资产负债表项目;为合理反映医院的收支补偿机制,按照多步式结构设计收入费用总表;按照性质分类和功能分类分别列示医疗成本明细项目等。这一方面使医院的财务报表格式与国际惯例和企业会计更为协调,增强了通用性;另一方面,也兼顾了医院的实际情况,使医院的财务报告体系更为完善,以满足财务管理、预算管理、成本管理等多方面的信息要求。医院会计报表目录如表11-1所示。

表11-1 医院会计报表目录

编号	会计报表名称	编制期
会医01表	资产负债表	月报、季度、年度
会医02表	收入费用总表	月报、季度、年度
会医02表附表01	医疗收入费用明细表	月报、季度、年度
会医03表	现金流量表	年度
会医04表	财政补助收支情况表	年度

(纪媛媛)

第二节　资产负债表

一、资产负债表的概念和作用

(一)资产负债表的概念

资产负债表反映医院某一会计期末全部资产、负债和净资产情况,或者说它反映的是医院在某一特定日期的财务状况,是反映医院某一时点财务状况变动结果的静态报表。具体而言,资产负债表反映医院在某一特定日期所拥有或控制的经济资源、所承担的现时义务和净资产的构成情况。资产负债表应当按照月度、季度、年度来编制。

(二)资产负债表的作用

资产负债表是会计报表中的重要组成部分。资产负债表是以"资产＝负债＋净资产"这一等式为理论基础,采用账户式结构,反映和填列每个项目的"期末余额"和"年初余额"。资产负债表的作用包括:①可以提供某一日期资产的总额及其结构,表明医院拥有或控制的资源及其分布情况,使用者可以一目了然地从资产负债表上了解医院在某一特定日期所拥有的资产总量及其结构。②可以提供某一日期的负债总额及其结构,表明医院未来需要用多少资产或劳务清偿债务及清偿时间。③可以反映净资产的状况,据以判断净资产增加、减少的情况及对负债的保障程度。

二、资产负债表的结构和格式

《医院会计制度》规定,医院的资产负债表采用账户式结构,报表分为左右两方,左方列示资产各项目,反映全部资产的分布及存在形态;右方列示负债和净资产各项目,反映全部负债和净资产的内容及构成情况。右方又分为上下两段,上段反映医院的负债构成情况,下段反映净资产构成情况。资产负债表左右双方平衡,即资产总计等于负债和净资产总计。符合"资产=负债+净资产"的平衡原理。

资产各项目按其流动性由强到弱顺序排列,包括流动资产和非流动资产;负债各项目按其到期日的远近或者偿付的紧迫程度顺序排列,包括流动负债和非流动负债;净资产按照项目内容排列。把流动资产排列在前,把流动资产中的速动资产排列在最前列,而固定资产、在建工程、无形资产排列在后,这样做的目的是为了反映医院近期偿债能力,提供有关方面(债权人、资金提供者等)关心资产变动和决策需要的资金状况,以满足多方面利用报表的需要。资产负债表的基本格式如表 11-2 所示。

表 11-2 资产负债表

会医 01 表

编制单位:＿＿＿＿＿＿　年＿＿＿＿＿＿月＿＿＿＿＿＿日　　　　　　　　　　　　　　单位:元

资产	期末余额	年初余额	负债和净资产	期末余额	年初余额
流动资产:			流动负债:		
货币资金			短期借款		
短期投资			应缴款项		
财政应返还额度			应付票据		
应收在院患者医疗款			应付账款		
应收医疗款			预收医疗款		
其他应收款			应付职工薪酬		
减:坏账准备			应付福利费		
预付账款			应付社会保障费		
存货			应缴税费		
待摊费用			其他应付款项		
1 年内到期的长期债权投资			预提费用		
流动资产合计			1 年内到期的长期负债		
非流动资产:			流动负债合计		
长期投资			非流动负债:		
固定资产			长期借款		
固定资产原价			长期应付款		
减:累计折旧			非流动负债合计		
在建工程			负债合计		
固定资产清理			净资产:		
无形资产			事业基金		
无形资产原价			专用基金		
减:累计摊销			待冲基金		
长期待摊费用			财政补助结转(余)		

续表

资产	期末余额	年初余额	负债和净资产	期末余额	年初余额
待处理财产损益			科教项目结转(余)		
非流动资产合计			本期结余		
			未弥补亏损		
			净资产合计		
资产总计			负债和净资产总计		

三、资产负债表的编制方法

资产负债表的编制是以日常会计核算记录的数据为基础进行归类、整理、汇总和加工,总括反映报告期末的资产、负债和净资产构成的过程。医院资产负债表主体部分的各项目列有"年初余额"和"期末余额"两个栏目,是一种比较资产负债表。各个项目的具体填列方法归纳如下。

(一)"年初余额"的填列方法

"年初余额"栏内各项数字,应当根据上年年末资产负债表"期末余额"栏内数字填列。如果本年度资产负债表规定的各个项目的名称和内容同上年度不相一致,应对上年年末资产负债表各项目的名称和数字按照本年度的规定进行调整,填入本表"年初余额"栏内。

(二)"期末余额"的填列方法

1.数据来源

"期末余额"是指某一会计期末的数字,即中期期末或者年末的数字。资产负债表各项目"期末余额"的数据来源,一般可以通过以下几种方式取得。

(1)直接根据总账科目的余额填列。如"短期投资""财政应返还额度""应收在院患者医疗款""应收医疗款""待摊费用""固定资产原价""累计折旧""短期借款""应缴款项""应付票据""事业基金""专用基金""待冲基金""财政补助结转(余)""科教项目结转(余)"等项目。

(2)根据几个总账科目的余额计算填列。如"货币资金"项目,根据"库存现金""银行存款""零余额账户用款额度""其他货币资金"科目的期末余额合计填列;"存货"项目,根据"库存物资""在加工物资"科目的期末余额合计填列。

(3)根据总账科目和明细科目的余额分析计算填列。如"长期借款"项目,根据"长期借款"总账科目余额扣除"长期借款"科目所属的明细科目中反映的将于一年内到期的长期借款部分分析计算填列。这些项目有:"长期借款""长期应付款""长期投资"。

(4)根据有关资产科目与其备抵科目抵消后的净额填列。如"固定资产""无形资产"项目等。此外,还要注意有关项目应根据相关科目的不同方向余额,以"-"填列的情况,如"坏账准备""固定资产清理""待处理财产损益""本期结余"等项目。

2.反映内容及填列方法

根据上述原则,《医院会计制度》规定了资产负债表各项目所反映的内容及其填列方法,具体如下。

(1)"货币资金"项目:反映医院期末库存现金、银行存款、零余额账户用款额度及其他货币资金的合计数。本项目应当根据"库存现金""银行存款""零余额账户用款额度""其他货币资金"科目的期末余额合计填列。

(2)"短期投资"项目:反映医院期末持有的短期投资的成本金额。本项目应当根据"短期投资"科目的期末余额填列。

(3)"财政应返还额度"项目:反映医院期末财政应返还额度的金额。本项目应当根据"财政应返还额度"科目的期末余额填列。

(4)"应收在院患者医疗款"项目:反映医院期末应收在院患者医疗款的金额。本项目应当根据"应收在院患者医疗款"科目的期末余额填列。

(5)"应收医疗款"项目:反映医院期末应收医疗款的账面余额。本项目应当根据"应收医疗款"科目的期末余额填列。

(6)"其他应收款"项目:反映医院期末其他应收款的账面余额。本项目应当根据"其他应收款"科目的期末余额填列。

(7)"坏账准备"项目:反映医院期末对应收医疗款和其他应收款提取的坏账准备。本项目应当根据"坏账准备"科目的期末贷方余额填列;如果"坏账准备"科目期末为借方余额,则以"一"填列。

(8)"预付账款"项目:反映医院预付给商品或者服务供应单位等的款项。本项目应当根据"预付账款"科目的期末余额填列。

(9)"存货"项目:反映医院在日常业务活动中持有已备出售给患者用于治疗,或者为了治疗出售仍处在加工(包括自制和委托外单位加工)过程中的,或者将在提供医疗服务或日常管理中耗用的药品、卫生材料、低值易耗品和其他材料。本项目应当根据"库存物资""在加工物资"科目的期末余额合计填列。

(10)"待摊费用"项目:反映医院已经支出,但应当由本期和以后各期分别负担的分摊期在1年以内(含1年)的各项费用。本项目应当根据"待摊费用"科目的期末余额填列。

(11)"1年内到期的长期债权投资"项目:反映医院将在1年内(含1年)到期的长期债权投资。本项目应当根据"长期投资——债权投资"明细科目的期末余额中将在1年内(含1年)到期的长期债权投资余额分析填列。

(12)"流动资产合计"项目:按照"货币资金""短期投资""财政应返还额度""应收在院患者医疗款""应收医疗款""其他应收款""预付账款""存货""待摊费用""1年内到期的长期债权投资"项目金额的合计数减去"坏账准备"项目金额后的金额填列。

(13)"长期投资"项目:反映医院准备持有时间超过1年(不含1年)的各种股权性质的投资,以及在1年内(含1年)不能变现或不准备随时变现的债权性质的投资。本项目应当根据"长期投资"科目期末余额减去其中将于1年内(含1年)到期的长期债权投资余额后的金额填列。

(14)"固定资产"项目:反映医院各项固定资产的净值(账面价值)。本项目应当根据"固定资产"科目期末余额减去"累计折旧"科目期末余额后的金额填列。

本项目下,"固定资产原价"项目,反映医院各项固定资产的原价,根据"固定资产"科目期末余额填列;"累计折旧"项目,反映医院各项固定资产的累计折旧,根据"累计折旧"科目期末余额填列。

(15)"在建工程"项目:反映医院尚未完工交付使用的在建工程发生的实际成本。本项目应当根据"在建工程"科目的期末余额填列。

(16)"固定资产清理"项目:反映医院因出售、报废、毁损等原因转入清理但尚未清理完毕的固定资产的账面价值,以及固定资产清理过程中所发生的清理费用和清理收入等各项金额的差额。本项目应当根据"固定资产清理"科目的期末借方余额填列;如果"固定资产清理"科目期末为贷方余额,则以"—"填列。

(17)"无形资产"项目:反映医院持有的各项无形资产的账面价值。本项目应当根据"无形资产"科目期末余额减去"累计摊销"科目期末余额后的金额填列。

本项目下,"无形资产原价"项目,反映医院持有的各项无形资产的账面余额,根据"无形资产"科目期末余额填列;"累计摊销"项目,反映医院各项无形资产已计提的累计摊销,根据"累计摊销"科目期末余额填列。

(18)"长期待摊费用"项目:反映医院已经支出但应由本期和以后各期负担的分摊期限在1年以上(不含1年)的各项费用。本项目应当根据"长期待摊费用"科目的期末余额填列。

(19)"待处理财产损益"项目:反映医院期末尚未处理的各种财产的净损失或净溢余。本项目应当根据"待处理财产损益"科目的期末借方余额填列;如果"待处理财产损益"科目期末为贷方余额,则以"—"填列。在编制年度资产负债表时,本项目金额一般应为"0"。

(20)"非流动资产合计"项目:按照"长期投资""固定资产""在建工程""固定资产清理""无形资产""长期待摊费用""待处理财产损益"项目金额的合计数填列。

(21)"资产总计"项目:按照"流动资产合计""非流动资产合计"项目金额的合计数填列。

(22)"短期借款"项目:反映医院向银行或其他金融机构等借入的、尚未偿还的期限在1年以下(含1年)的各种借款。本项目应当根据"短期借款"科目的期末余额填列。

(23)"应缴款项"项目:反映医院按规定应缴入国库或应上缴行政主管部门的款项。本项目应当根据"应缴款项"科目的期末余额填列。

(24)"应付票据"项目:反映医院期末应付票据的金额。本项目应当根据"应付票据"科目的期末余额填列。

(25)"应付账款"科目:反映医院期末应付未付账款的金额。本项目应当根据"应付账款"科目的期末余额填列。

(26)"预收医疗款"项目:反映医院向住院患者、门诊患者等预收的医疗款项。本项目应当根据"预收医疗款"科目的期末余额填列。

(27)"应付职工薪酬"项目:反映医院按有关规定应付未付给职工的各种薪酬。本项目应当根据"应付职工薪酬"科目的期末余额填列。

(28)"应付福利费"项目:反映医院按有关规定提取、尚未支付的职工福利费金额。本项目应当根据"应付福利费"科目的期末余额填列。

(29)"应付社会保障费"项目:反映医院按有关规定应付未付给社会保障机构的各种社会保障费。本项目应当根据"应付社会保障费"科目的期末余额填列。

(30)"应缴税费"项目:反映医院应缴未缴的各种税费。本项目应当根据"应缴税费"科目的期末余额填列。

(31)"其他应付款项"项目:反映医院期末其他应付款金额。本项目应当根据"其他应付款"科目的期末余额填列。

(32)"预提费用"项目:反映医院预先提取的已经发生但尚未实际支付的各项费用。本项目应当根据"预提费用"科目的期末余额填列。

(33)"一年内到期的长期负债"项目:反映医院承担的将于1年内(含1年)偿还的长期负债。

本项目应当根据"长期借款""长期应付款"科目的期末余额中将在1年内(含1年)到期的金额分析填列。

(34)"流动负债合计"项目:按照"短期借款""应缴款项""应付票据""应付账款""预收医疗款""应付职工薪酬""应付福利费""应付社会保障费""应缴税费""其他应付款""预提费用""1年内到期的长期负债"项目金额的合计数填列。

(35)"长期借款"项目:反映医院向银行或其他金融机构借入的期限在1年以上(不含1年)的各种借款本息。本项目应当根据"长期借款"科目的期末余额减去其中将于1年内(含1年)到期的长期借款余额后的金额填列。

(36)"长期应付款"项目:反映医院发生的偿还期限在1年以上(不含1年)的各种应付款项。本项目应当根据"长期应付款"科目的期末余额减去其中将于1年内(含1年)到期的长期应付款余额后的金额填列。

(37)"非流动负债合计"项目:按照"长期借款""长期应付款"项目金额的合计数填列。

(38)"负债合计"项目:按照"流动负债合计""非流动负债合计"项目金额的合计数填列。

(39)"事业基金"项目:反映医院拥有的非限定用途的净资产,主要包括滚存的结余资金和科教项目结余解除限定后转入的金额等。本项目应当根据"事业基金"科目的期末余额填列。

(40)"专用基金"项目:反映医院按规定设置、提取的具有专门用途的净资产。本项目应当根据"专用基金"科目的期末余额填列。

(41)"待冲基金"项目:反映医院使用财政补助、科教项目收入购建固定资产、无形资产或购买药品等物资所形成的,留待计提资产折旧、摊销或领用发出库存物资时予以冲减的基金。本项目应当根据"待冲基金"科目的期末余额填列。

(42)"财政补助结转(余)"项目:反映医院历年滚存的财政补助结转和结余资金,包括基本支出结转、项目支出结转和项目支出结余。本项目应当根据"财政补助结转(余)"科目的期末余额填列。

(43)"科教项目结转(余)"项目:反映医院尚未结项的非财政资助科研、教学项目累计所取得收入减去累计发生支出后的,留待下期按原用途继续使用的结转资金,以及医院已经结项但尚未解除限定的非财政科研、教学项目结余资金。本项目应当根据"科教项目结转(余)"科目的期末余额填列。

(44)"本期结余"项目:反映医院自年初至报告期末止除财政项目补助收支、科教项目收支以外的各项收入减去各项费用后的累计结余。本项目应当根据"本期结余"科目的期末贷方余额填列;"本期结余"科目期末为借方余额时,以"-"填列。在编制年度资产负债表时,本项目金额应为"0"。

(45)"未弥补亏损"项目:反映医院累计未弥补的亏损。本项目应当根据"结余分配"科目的期末借方余额,以"-"填列。

(46)"净资产合计"项目:按照"事业基金""专用基金""待冲基金""财政补助结转(余)""科教项目结转(余)""本期结余""未弥补亏损"项目金额的合计数填列。

(47)"负债和净资产总计"项目:按照"负债合计""净资产合计"项目金额的合计数填列。

(纪媛媛)

第三节 收入费用总表

一、收入费用总表的概念和作用

收入费用总表是反映医院在某一会计期间内全部收入、支出的实际情况及年末结余分配情况的会计报表。利用收入费用总表可以了解医院一定时期的业务活动成果、医疗收入的来源和各项费用的去向，了解医院收支结余的分配去向及未分配结余情况。收入支出总表采取结余计算和结余分配合二为一的形式编报，既反映医院在一定期间的业务活动成果及其来龙去脉，又反映业务活动成果的分配过程。结余的实现和结余的分配一目了然。

医院应当编制月度、季度、年度收入支出总表。在实际工作中，按月计算本期结余、编报"收入支出总表"，年度中间不进行结余分配，年度终了计算出全年损益后，据实进行结余分配。

收入支出总表与资产负债表的要素，具有密切的内在联系。资产负债表可以从静态上了解在一定时期或一定时点的财务状况，但要了解在一定时期业务活动的成果，则要依赖于收入支出总表，两者互相依存，相为钩稽，缺一不可。

二、收入费用总表的内容和格式

收入费用总表反映两个方面的内容：①医院在某一会计期间内开展业务活动所实现的全部收入与发生全部费用的情况。②医院在年末的结余分配情况或亏损弥补情况。该表结构左右分为"本月数"和"本年累计数"两部分；上下分为"收入""支出""本期结余""结余分配""转入事业基金"五大项。按照各项收入、费用及其构成，以及结余分配或亏损弥补情况分项编制而成。

收入费用总表按反映内容性质的不同，可以分为三大部分。

(1)反映医院在一定会计期间除项目收支外的收入、费用及结余情况。体现在报表的"医疗收入、医疗结余、本期结余"部分。该部分采用多步式结构，反映医院除项目收支外的收入、费用及结余情况，其本质是反映出医院维持其基本运营活动的收支补偿机制。该部分反映的基本公式为：

医疗结余＝医疗收入＋财政基本补助收入－医疗业务成本－管理费用本期结余
＝医疗结余＋其他收入－其他支出

(2)反映医院在一定会计期间的项目收支情况。体现在报表的"本期财政项目补助结转(余)""本期科教项目结转(余)"两部分。反映医院财政项目补助资金和非财政科教项目资金的本期收支及结转(余)情况。该部分反映的基本公式为：

本期财政项目补助结转(余)＝本期财政项目补助收入－本期财政项目补助支出
本期科教项目结转(余)＝本期科教项目收入－本期科教项目支出

收入费用总表的以上两大部分反映了医院全部的收入、费用情况。

(3)反映年末结余分配或弥补亏损情况。集中体现在报表的"结转入结余分配"部分，该部分反映某一会计年度实现的可供分配的结余及其分配情况或累计亏损的弥补情况。其中"结余分配"反映本期结余减去财政补助结转(余)和其他限定用途结转(余)后结转入结余分配的金额，

"转入事业基金"反映非限定用途的待分配结余完成弥补亏损及提取专用基金后转入事业基金的结余数额。按照有关部门预算管理规定,财政基本补助结转资金不得提取职工福利基金和转入事业基金,因此,本年可供分配结余的计算公式如下:

本年可供分配结余＝本期结余(指本年结余)－财政基本补助结转

按照医院财务制度和主管部门规定执行"超收上缴"政策的医院如果发生结余上缴义务的,则本年可供分配结余的计算公式如下:

本年可供分配结余＝本期结余(指本年结余)－财政基本补助结转－结余上缴

医院收入费用总表主要采用多步式结构。为提供相关比较信息,便于报表使用者分析判断医院运营成果的未来发展趋势,《医院会计制度》规定年度收入费用总表应提供两年的比较数据。收入费用总表的基本格式如表 11-3 所示。

表 11-3　收入费用总表

会医 02 表

编制单位：　　　　　　　　　年　　　　　月　　　　　　　　　　　单位:元

项目	本月数	本年累计数
一、医疗收入		
加:财政基本补助收入		
减:医疗业务成本		
减:管理费用		
二、医疗结余		
加:其他收入		
减:其他支出		
三、本期结余		
减:财政基本补助结转		
四、结转入结余分配		
加:年初未弥补亏损		
加:事业基金弥补亏损		
减:提取职工福利基金		
转入事业基金		
年末未弥补亏损		
五、本期财政项目补助结转(余):		
财政项目补助收入		
减:财政项目补助支出		
六、本期科教项目结转(余):		
科教项目收入		
减:科教项目支出		

注:医院按照财务制度和主管部门规定,发生结余上缴义务的,应当在表中"减:财政基本补助结转"行和"四、结转入结余分配"行之间增加"减:结余上缴"行。

三、收入费用总表的编制方法

(一)基本填列方法

收入费用总表中"本月数"栏反映各收入、费用及结余项目的本月实际发生数。在编制季度收入费用总表时,应当将本栏改为"本季度数",反映各收入、费用及结余项目的本季度实际发生数。在编制年度收入费用总表时,应当将本栏改为"上年数"栏,反映各收入、费用及结余项目上一年度的实际发生数。如果本年度收入费用总表规定的各个项目的名称和内容同上年度不一致,应对上年度收入费用总表各项目的名称和数字按照本年度的规定进行调整,填入年度本表中的"上年数"栏。

表 11-3 中"本年累计数"栏反映各项目自年初起至报告期末止的累计实际发生数。可以根据各月数据累计加总填列。

收入费用总表各项目的填列方法可归纳为以下 3 类。

(1)根据总账及明细账科目的本期发生额直接或分析填列。如表中"医疗收入""财政基本补助收入""医疗业务成本""管理费用""其他收入""其他支出""财政项目补助收入""财政项目补助支出""科教项目收入""科教项目支出"等项目。

(2)只在编制年度收入费用总表时才填列的项目。如表中"财政基本补助结转""结转入结余分配""年初未弥补亏损""事业基金弥补亏损""提取职工福利基金""转入事业基金""年末未弥补亏损"7 个项目。这些项目直接填列在"本年累计数"栏,有些按相关科目及明细科目发生额分析填列,有些根据相关科目及明细科目的年初、年末余额填列。

(3)根据表中项目计算填列。如表中"医疗结余""本期结余""本期财政项目补助结转(余)""本期科教项目结转(余)"项目。

(二)各项目的具体填列方法

根据上述原则,《医院会计制度》规定了收入费用总表各项目的内容及填列方法,具体如下。

(1)"医疗收入"项目:反映医院本期开展医疗服务活动取得的收入,包括门诊收入和住院收入。本项目应当根据"医疗收入"科目的贷方发生额减去借方发生额后的金额填列。

(2)"财政基本补助收入"项目:反映医院本期按部门预算隶属关系从同级财政部门取得的基本支出补助。本项目应当根据"财政补助收入——基本支出"明细科目的发生额填列。

(3)"医疗业务成本"项目:反映医院本期开展医疗活动及其辅助活动发生的各项费用。本项目应当根据"医疗业务成本"科目的发生额填列。

(4)"管理费用"项目:反映医院本期行政及后勤管理部门为组织、管理医疗、科研、教学业务活动所发生的各项费用,包括医院行政及后勤管理部门发生的人员经费、公用经费、资产折旧(摊销)费等费用,以及医院统一负担的离退休人员经费、坏账损失、银行借款利息支出、银行手续费支出、汇兑损益、聘请中介机构费、印花税、房产税、车船税等。本项目应当根据"管理费用"科目的借方发生额减去贷方发生额后的金额填列。

(5)"医疗结余"项目:反映医院本期医疗收入加上财政基本补助收入,再减去医疗业务成本、管理费用后的结余数额。本项目应根据本表中"医疗收入"项目金额加上"财政基本补助收入"项目金额,再减去"医疗业务成本"项目金额、"管理费用"项目金额后的金额填列;如为负数,以"—"填列。

(6)"其他收入"项目:反映医院本期除医疗收入、财政补助收入、科教项目收入以外的其他收入总额。本项目应当根据"其他收入"科目的贷方发生额减去借方发生额后的金额填列。

(7)"其他支出"项目：反映医院本期发生的,无法归属到医疗业务成本、财政项目补助支出、科教项目支出、管理费用中的支出总额。本项目应当根据"其他支出"科目的发生额填列。

(8)"本期结余"项目：反映医院本期医疗结余加上其他收入,再减去其他支出后的结余数额。本项目可以根据本表"医疗结余"项目金额加上"其他收入"项目金额,再减去"其他支出"项目金额后的金额填列;如为负数,以"－"填列。

(9)"财政基本补助结转""结转入结余分配""年初未弥补亏损""事业基金弥补亏损""提取职工福利基金""转入事业基金""年末未弥补亏损"7个项目,只有在编制年度收入费用总表时才填列。在编制年度收入费用总表时,该7个项目的内容及"本年累计数"栏的填列方法如下。①"财政基本补助结转"项目：反映医院本年财政基本补助收入减去财政基本补助支出后,留待下年继续使用的结转资金数额。本项目可以根据"财政补助收入——基本支出"明细科目本年发生额减去"医疗业务成本""管理费用"科目下"财政基本补助支出"备查簿中登记的本年发生额合计后的金额填列。②"结转入结余分配"项目：反映医院当年本期结余减去财政基本补助结转金额后,结转入结余分配的金额。本项目可以根据本表"本期结余"项目金额减去"财政基本补助结转"项目金额后的金额填列;如为负数,以"－"填列。③"年初未弥补亏损"项目：反映医院截至本年初累计未弥补的亏损。本项目应当根据"结余分配"科目的本年初借方余额,以"－"填列。④"事业基金弥补亏损"项目：反映医院本年以事业基金弥补亏损的数额。本项目应当根据"结余分配——事业基金弥补亏损"明细科目的本年贷方发生额填列。⑤"提取职工福利基金"项目：反映医院本年提取职工福利基金的数额。本项目应当根据"结余分配——提取职工福利基金"明细科目的本年借方发生额填列。⑥"转入事业基金"项目：反映医院本年转入事业基金的未分配结余数额。本项目应当根据"结余分配——转入事业基金"明细科目的本年借方发生额填列。⑦"年末未弥补亏损"项目：反映医院截至本年末累计未弥补的亏损。本项目可以根据"结余分配"科目的本年末借方余额,以"－"填列。

(10)"本期财政项目补助结转(余)"项目：反映医院本期取得的财政项目补助收入减去本期发生的财政项目补助支出后的数额。本项目应当根据"财政补助收入——项目支出"明细科目本期发生额减去"财政项目补助支出"科目的本期发生额后的金额填列。

其中"财政项目补助收入"项目,反映医院本期取得的财政项目补助收入。本项目应当根据"财政补助收入——项目支出"科目的本期发生额填列。

"财政项目补助支出"项目,反映医院本期发生的财政项目补助支出。本项目应当根据"财政项目补助支出"科目的本期发生额填列。

(11)"本期科教项目结转(余)"项目：反映医院本期取得的非财政科教项目收入减去本期发生的非财政科教项目支出后的数额。本项目应当根据"科教项目收入"科目本期发生额减去"科教项目支出"科目本期发生额后的金额填列。

本项目下："科教项目收入"项目,反映医院本期取得的非财政科教项目收入。本项目应当根据"科教项目收入"科目的本期发生额填列。"科教项目支出"项目,反映医院本期发生的非财政科教项目支出。本项目应当根据"科教项目支出"科目的本期发生额填列。

四、收入支出的结转方法

收入支出可以按照两种方法进行结转,即账结法和表结法。

（一）账结法

账结法是指通过会计账户结转结余的一种方法。在账结法下,每月月末均需编制转账凭证,将在账上结计出的各收入、支出类账户的余额结转入结余科目,各收入、支出类科目每月月末结转后均无余额。结转后,结余科目贷方余额反映历年滚存至本月的结余。

账结法下,由于各月收入支出类科目均要结转入结余科目,即各月均可直接通过结余科目提供当月及本年累计的结余,可以充分医院会计收入支出核算的系统性和准确性,但增加了转账环节和工作量,所以采用该方法,需要实现会计电算化的医院。对于手工操作的基础医疗机构不适用。

（二）表结法

表结法是指通过会计报表结转结余的一种方法。在表结法下,各收入、支出类科目每月月末均不需结转到结余科目,只有在年末时才将各收入、支出类科目全年累计余额结转入"结余"科目,各收入、支出科目年末结转后无余额。

表结法下,由于各月收入支出类科目无须结转入结余科目,从而减少了转账环节和工作量,但并不影响收入支出表的编制及有关指标的利用,是一种简化的基层医疗卫生机构收入支出会计核算方法。表结法适用于日常收入支出业务频繁、金额重大且尚未采用会计电算化的机构。

五、医疗收入费用明细表

（一）医疗收入费用明细表的概念

医疗收入费用明细表反映某一会计期间内医疗收入、医疗成本及其明细项目的实际发生情况。它是医院收入费用总表的附表。报表的使用者能够从这张表中得到更详细医院收入与费用的构成情况。医院应当编制月度、季度、年度医疗收入费用明细表。

（二）医疗收入费用明细表的内容和格式

医疗收入费用明细表作为收入费用总表的附表,是对收入费用总表中医疗收入、医疗业务成本和管理费用的明细内容所作的进一步说明。医疗收入费用明细表中医疗成本包括医疗业务成本和管理费用。

医疗收入费用明细表分左右两方,左边列示医疗收入各明细项目的金额,右边列示医疗成本各明细项目的金额。

1.医疗收入的列示内容

医疗收入按形成来源不同,分为门诊收入和住院收入。按照收入性质不同,门诊收入分为挂号收入、诊察收入、检查收入、化验收入、治疗收入、手术收入、卫生材料收入、药品收入、药事服务费收入和其他门诊收入;住院收入分为床位收入、诊察收入、检查收入、化验收入、治疗收入、手术收入、护理收入、卫生材料收入、药品收入、药事服务费收入和其他住院收入。

需要注意的是,各项医疗收入均应按照扣除分摊的医保结算差额后的净额列示。

2.医疗成本的列示内容

医疗成本指医疗业务成本和管理费用的总和。医疗成本应按性质和功能两种分类予以列示。

（1）按性质分类。医疗成本按性质分类,可分为人员经费、卫生材料费、药品费、固定资产折旧费、无形资产摊销费、提取医疗风险基金和其他费用。按性质分类列示医疗成本,有助于反映费用的经济用途。

（2）按功能分类。医院的业务活动通常可划分为临床服务、医技服务、医辅服务、行政后勤管理等，每一种活动上发生的费用所发挥的功能不同，因此，按功能分类列示医疗成本，有助于反映费用发生的活动领域。

按照费用在医院所发挥的功能进行分类，医疗成本可分为医疗业务成本和管理费用。其中，医疗业务成本指各医疗业务科室发生的可以直接计入各科室或采用一定方法计算后计入各科室的直接成本。具体包括临床服务成本、医疗技术成本和医疗辅助成本，分别反映临床服务类科室、医疗技术类科室、医疗辅助类科室发生的直接成本合计数。管理费用指医院行政后勤管理部门发生的费用，以及医院统一负担的管理费用。

（三）医疗收入费用明细表的编制方法

本表"本月数"栏反映医疗收入、医疗成本及其所属明细项目的本月实际发生数；在编制季度收入费用明细表时，应当将本栏改为"本季度数"，反映医疗收入、医疗成本及所属明细项目的本季度实际发生数。在编制年度医疗收入费用明细表时，应当将本栏改为"上年数"栏，反映医疗收入、医疗成本及其所属明细项目上一年度的实际发生数。如果本年度医疗收入费用明细表规定的各个项目的名称和内容同上年度不一致，应对上年度医疗收入费用明细表各项目的名称和数字按照本年度的规定进行调整，填入年度本表中的"上年数"栏。

本表"本年累计数"栏反映各项目自年初起至报告期末止的累计实际发生数。

本表各项目的填列方法如下。

（1）"医疗收入"项目及其所属各明细项目，应当根据"医疗收入"科目及其所属各明细科目的本期贷方发生额减去借方发生额后的金额填列，即各项收入均按照扣除分摊的医保结算差额后的金额填列。

（2）"医疗成本"项目，应当根据"医疗业务成本"科目和"管理费用"科目本期发生额合计填列。

本项目下：①"按性质分类"下各明细项目，应当根据"医疗业务成本"和"管理费用"科目各所属对应一级明细科目本期发生额合计填列。如"人员经费"项目，根据"医疗业务成本——人员经费"和"管理费用——人员经费"科目本期发生额合计填列；"固定资产折旧费"项目，根据"医疗业务成本——固定资产折旧费"和"管理费用——固定资产折旧费"科目本期发生额合计填列。②"无形资产摊销费"项目，根据"医疗业务成本——无形资产摊销费"和"管理费用——无形资产摊销费"科目本期发生额合计填列。③"提取医疗风险基金"项目，根据"医疗业务成本——提取医疗风险基金"科目本期发生额填列。④"其他费用"项目，根据"医疗业务成本——其他费用"和"管理费用——其他费用"科目本期发生额合计填列。⑤管理费用中一般不发生"药品费""卫生材料费"，这两个项目根据"医疗业务成本——药品费、卫生材料费"科目本期发生额填列。⑥"按功能分类"下各明细项目，应当根据"医疗业务成本"科目及其所属明细科目、"管理费用"科目的本期发生额分析填列。其中："临床服务成本"是指医院临床服务类科室发生的直接成本合计数；"医疗技术成本"是指医院医疗技术类科室发生的直接成本合计数；"医疗辅助成本"是指医院医疗辅助类科室发生的直接成本合计数。

（纪媛媛）

第四节 现金流量表

现金流量表是反映医院一定会计期间现金流入和流出的报表。它是以现金为基础编制的财务状况变动表。通过分析现金流量表,报表的使用者能够掌握与评价医院运用现金和获得现金的能力。

一、现金流量表概述

这里的"现金"是指医院的库存现金及可以随时用于支付的存款,即不仅包括"库存现金"账户核算的库存现金,还包括可以随时用于支付的银行存款、零余额账户用款额度和其他货币资金。编制现金流量表有助于会计报表使用者了解和评价医院现金获取能力、支付能力、偿债能力和周转能力,有助于预测医院未来现金流量,有助于分析判断医院的财务前景。

现金流量表以现金为基础编制,划分为业务活动、投资活动和筹资活动,按照收付实现制原则编制,将权责发生制下的信息调整为收付实现制下的现金流量信息。医院应当在年末编制本年度现金流量表。

二、现金流量及其分类

现金流量是指现金的流入和流出。医院的现金流量产生于不同的来源,也有不同的用途。例如,可通过提供医疗服务收到现金,通过向银行借款收到现金等;购买卫生材料、固定资产需要支付现金,职工工资也需要用现金进行支付等。现金流量净额是指现金流入与流出的差额,可能是正数,也可能是负数。如果是正数,则为净流入;如果是负数,则为净流出。一般来说,现金流入大于流出反映了医院现金流量的积极现象和趋势。现金流量信息能够表明医院经营状况是否良好,资金是否紧缺,医院偿付能力大小,从而为行政管理部门、债权人、医院管理者等提供有用的信息。

需要注意的是,医院现金形式的转换不会产生现金的流入和流出,如医院从银行提取现金,是医院现金存放形式的转换,不构成现金流量。此外,医院取得财政补助,在直接支付方式下,实质是现金流入和现金流出同步发生,财政直接支付所取得的补助及同时发生的支出也构成医院的现金流量。

《医院会计制度》规定,现金流量表应当按照业务活动产生的现金流量、投资活动产生的现金流量和筹资活动产生的现金流量分别反映。

(一)业务活动产生的现金流量

业务活动是指医院投资活动和筹资活动以外的所有交易和事项,包括提供医疗服务、获得非资本性财政补助、取得科研项目拨款、支付人员经费、购买药品及卫生材料、支付项目支出、支付其他公用经费等。通过业务活动产生的现金流量,可以说明医院的业务活动对现金流入和流出的影响程度,判断医院在不动用对外筹得资金的情况下,是否足以维持日常业务周转、偿还债务等。

业务活动产生的现金流入项目主要有开展医疗服务活动收到的现金、财政基本支出补助收到的现金、财政非资本性项目补助收到的现金、从事科教项目活动收到的除财政补助以外的现金、收到的其他与业务活动有关的现金;业务活动产生的现金流出项目主要有发生人员经费支付的现金、购买药品支付的现金、购买卫生材料支付的现金、使用财政非资本性项目补助支付的现金、使用科教项目收入支付的现金、支付的其他与业务活动有关的现金。

（二）投资活动产生的现金流量

投资活动是指医院长期资产的购建和对外投资及其处置活动。现金流量表中的"投资"既包括对外投资，又包括长期资产的购建与处置。其中，长期资产是指固定资产、无形资产、在建工程等。医院的投资活动包括取得和收回投资、购建和处置固定资产、购买和处置无形资产等。通过投资活动产生的现金流量，可以判断投资活动对医院现金流量净额的影响程度。

投资活动产生的现金流入项目主要有收回投资所收到的现金，取得投资收益所收到的现金，处置固定资产、无形资产收回的现金净额，收到的其他与投资活动有关的现金；投资活动产生的现金流出项目主要有购建固定资产、无形资产支付的现金，对外投资支付的现金，上缴处置固定资产、无形资产收回现金净额支付的现金，支付的其他与投资活动有关的现金。

（三）筹资活动产生的现金流量

筹资活动主要是指导致医院债务规模发生变化的活动，包括取得和偿还借款、偿付利息等。应付账款、应付票据等属于业务活动，不属于筹资活动。医院取得的财政资本性项目补助（即用于购建固定资产、无形资产的财政补助）从性质上类似于国家对企业的投资，参照企业现金流量表中将实收资本作为筹资活动现金流量的做法，《医院会计制度》规定将医院取得的财政资本性项目补助作为筹资活动产生的现金流量。

筹资活动产生的现金流入项目主要有取得财政资本性项目补助收到的现金，借款收到的现金，收到的其他与筹资活动有关的现金；筹资活动产生的现金流出项目主要有偿还借款支付的现金，偿付利息支付的现金，支付的其他与筹资活动有关的现金。医院在进行现金流量分类时，对于现金流量表中未特殊说明的现金流量，应按照现金流量表的分类方法和重要性原则，判断某项交易或事项所产生的现金流量应当归属的类别或项目，对于重要的现金流入或流出项目应当单独反映。

三、现金流量表的内容和格式

按照《医院会计制度》规定，医院现金流量表在格式的设计上主要依照现金流量的性质，依次分类反映业务活动产生的现金流量、投资活动产生的现金流量和筹资活动产生的现金流量，最后汇总反映医院现金净增加额。在有外币现金流量折算为人民币的医院，正表中还应单设"汇率变动对现金的影响额"项目，以反映医院外币现金流量折算为人民币时，所采用的现金流量发生日的汇率或期初汇率折算的人民币金额与"现金净增加额"中外币现金净增加额按期末汇率折算的人民币金额之间的差额。

医院现金流量表的基本格式如表 11-4 所示。

表 11-4　现金流量表

会医 03 表

编制单位：　　　　　　　　　年　　　　　月　　　　　　　　　　　　　　　单位：元

项目	行次	金额
一、业务活动产生的现金流量		
开展医疗服务活动收到的现金		
财政基本支出补助收到的现金		

续表

项目	行次	金额
财政非资本性项目补助收到的现金		
从事科教项目活动收到的除财政补助以外的现金		
收到的其他与业务活动有关的现金		
现金流入小计		
发生人员经费支付的现金		
购买药品支付的现金		
购买卫生材料支付的现金		
使用财政非资本性项目补助支付的现金		
使用科教项目收入支付的现金		
支付的其他与业务活动有关的现金		
现金流出小计		
业务活动产生的现金流量净额		
二、投资活动产生的现金流量		
收回投资所收到的现金		
取得投资收益所收到的现金		
处置固定资产、无形资产收回的现金净额		
收到的其他与投资活动有关的现金		
现金流入小计		
购建固定资产、无形资产支付的现金		
对外投资支付的现金		
上缴处置固定资产、无形资产收回现金净额支付的现金		
支付的其他与投资活动有关的现金		
现金流出小计		
投资活动产生的现金流量净额		
三、筹资活动产生的现金流量		
取得财政资本性项目补助收到的现金		
借款收到的现金		
收到的其他与筹资活动有关的现金		
现金流入小计		
偿还借款支付的现金		
偿付利息支付的现金		
支付的其他与筹资活动有关的现金		
现金流出小计		
筹资活动产生的现金流量净额		
四、汇率变动对现金的影响额		
五、现金净增加额		

四、现金流量表的编制方法

(一)"业务活动产生的现金流量"填列方法和内容

1.填列方法

编制现金流量表时,业务活动产生的现金流量的填列方法主要有两种:直接法和间接法。这两种方法通常也称为编制现金流量表的方法。

(1)直接法。指通过现金收入和现金支出的主要类别直接反映医院业务活动产生的现金流量,如开展医疗服务活动收到的现金、购买药品支付的现金等就是按现金收入和支出的类别直接反映的。在直接法下,一般是以收入费用总表中的本期各项收入为起点,调节与业务活动有关的项目增减变动,然后计算出业务活动产生的现金流量。

(2)间接法。指以本期净资产变动额为起点,通过调整不涉及现金的收入、费用等项目的增减变动,调整不属于业务活动的现金收支项目,根据计算并列示业务活动现金流量的一种方法。

按照《医院会计制度》的规定,医院应当采取直接法编制业务活动产生的现金流量,对于按照间接法反映业务现金流量的情况不做要求。采用直接法编报的现金流量表,便于分析医院业务活动产生的现金流量的来源和用途,预测医院现金流量的未来前景。

2.各项目编制内容

(1)"开展医疗服务活动收到的现金"项目:反映医院开展医疗活动取得的现金净额。本项目可以根据"库存现金""银行存款""应收在院患者医疗款""应收医疗款""预收医疗款""医疗收入"等科目的记录分析填列。

(2)"财政基本支出补助收到的现金"项目:反映医院接受财政基本支出补助取得的现金。本项目可以根据"零余额账户用款额度""财政补助收入"等科目及其所属明细的记录分析填列。

(3)"财政非资本性项目补助收到的现金"项目:反映医院接受财政除用于购建固定资产、无形资产以外的项目补助取得的现金。本项目可以根据"银行存款""零余额账户用款额度""财政补助收入"等科目及其所属明细科目的记录分析填列。

(4)"从事科教项目活动收到的除财政补助以外的现金"项目:反映医院从事科研、教学项目活动取得的除财政补助以外的现金。本项目可以根据"库存现金""银行存款""科教项目收入"等科目的记录分析填列。

(5)"收到的其他与业务活动有关的现金"项目:反映医院收到的除以上项目之外的与业务活动有关的现金。本项目可以根据"库存现金""银行存款""其他应收款""其他收入"等科目的记录分析填列。

(6)"发生人员经费支付的现金"项目:反映医院为开展各项业务活动发生人员经费支付的现金。本项目可以根据"库存现金""银行存款""在加工物资""医疗业务成本""管理费用""应付职工薪酬""应付福利费""应付社会保障费"等科目的记录分析填列。

(7)"购买药品支付的现金"项目:反映医院购买药品而支付的现金。本项目可以根据"库存现金""银行存款""应付账款""应付票据""预付账款""医疗业务成本""库存物资"等科目的记录分析填列。

(8)"购买卫生材料支付的现金"项目:反映医院购买卫生材料支付的现金。本项目可以根据"库存现金""银行存款""应付账款""应付票据""预付账款""医疗业务成本""库存物资"等科目的记录分析填列。

(9)"使用财政非资本性项目补助支付的现金"项目:反映医院使用除用于购建固定资产、无形资产外的财政项目补助资金发生支出所支付的现金。本项目可以根据"银行存款""零余额账户用款额度""财政项目补助支出"等科目的记录分析填列。

(10)"使用科教项目收入支付的现金"项目:反映医院使用非财政科研、教学项目收入支付的现金;不包括使用非财政科教项目收入购建固定资产、无形资产所支付的现金。使用非财政科教项目收入购建固定资产、无形资产所支付的现金,在"购建固定资产、无形资产支付的现金"项目反映。本项目可以根据"库存现金""银行存款""科教项目支出"等科目的记录分析填列。

(11)"支付的其他与业务活动有关的现金"项目:反映医院除上述项目之外支付的与业务有关的现金。本项目可以根据"库存现金""银行存款""其他应付款""管理费用""其他支出""应缴税费"等科目的记录分析填列。

(12)"业务活动产生的现金流量净额"项目:按照"业务活动产生的现金流量"项下"现金流入小计"项目金额减去"现金流出小计"项目金额后的金额填列;如为负数,以"一"填列。

(二)"投资活动产生的现金流量"各项目的内容和填列方法

现金流量表中的投资活动包括短期投资和长期投资的取得与处置、固定资产的购建与处置、无形资产的购置与转让等。单独反映投资活动产生的现金流量,能了解医院为获得未来收益或提供服务而导致对外投资或内部长期资产投资的程度,以及以前对外投资所带来的现金流入的信息。投资活动现金流量各项目的内容和填列方法如下。

(1)"收回投资所收到的现金"项目:反映医院出售、转让或者到期收回长期投资而收到的现金;不包括长期投资收回的利润、利息,以及收回的非现金资产。本项目可以根据"库存现金""银行存款""长期投资"等科目的记录分析填列。

(2)"取得投资收益所收到的现金"项目:反映医院因对外投资而被投资单位分回利润收到的现金及取得的现金利息。本项目可以根据"库存现金""银行存款""其他应收款""其他收入——投资收益"等科目的记录分析填列。

(3)"处置固定资产""无形资产收回的现金净额"项目:反映医院处置固定资产和无形资产所取得的现金,减去为处置这些资产而支付的有关费用之后的净额。由于自然灾害所造成的固定资产等长期资产损失而收到的保险赔偿收入,也在本项目反映。本项目可以根据"库存现金""银行存款""固定资产清理"等科目的记录分析填列。

(4)"收到的其他与投资活动有关的现金"项目:反映医院除上述项目之外收到的与投资活动有关的现金。其他现金流入如果金额较大的,应当单列项目反映。本项目可以根据"库存现金""银行存款"等有关科目的记录分析填列。

(5)"购建固定资产、无形资产支付的现金"项目:反映医院购买和建造固定资产,取得无形资产所支付的现金;不包括为购建固定资产而发生的借款利息资本化的部分、融资租入固定资产支付的租赁费。借款利息和融资租入固定资产支付的租赁费,在筹资活动产生的现金流量中反映。本项目可以根据"库存现金""银行存款""固定资产""无形资产""在建工程"等科目的记录分析填列。

(6)"对外投资支付的现金"项目:反映医院进行对外投资所支付的现金,包括取得长期股权投资和长期债权投资所支付的现金,以及支付的佣金、手续费等附加费用。本项目可以根据"库存现金""银行存款""长期投资"等科目的记录分析填列。

(7)"上缴处置固定资产、无形资产收回现金净额支付的现金"项目:反映医院将处置固定资产、无形资产所收回的现金净额予以上缴所支付的现金。本项目可以根据"库存现金""银行存款""应缴款项"等科目的记录分析填列。

(8)"支付的其他与投资活动有关的现金"项目:反映医院除上述项目之外支付的与投资活动有关的现金。如果其他现金流出金额较大的,应当单列项目反映。本项目可以根据"库存现金""银行存款"等有关科目的记录分析填列。

(9)"投资活动产生的现金流量净额"项目:按照"投资活动产生的现金流量"项下"现金流入小计"项目金额减去"现金流出小计"项目金额后的金额填列;如为负数,以"一"填列。

(三)"筹资活动产生的现金流量"各项目的内容和填列方法

单独反映筹资活动产生的现金流量,能了解医院筹资活动产生现金流量的规模与能力,以及医院为获得现金流入而付出的代价。筹资活动现金流量各项目的内容和填列方法如下。

(1)"取得财政资本性项目补助收到的现金"项目:反映医院接受用于购建固定资产、无形资产的财政项目补助取得的现金。本项目可以根据"银行存款""零余额账户用款额度""财政补助收入"等科目及其所属明细科目的记录分析填列。

(2)"借款收到的现金"项目:反映医院举借各种短期、长期借款所收到的现金。本项目可以根据"库存现金""银行存款""短期借款""长期借款"等科目的记录分析填列。

(3)"收到的其他与筹资活动有关的现金"项目:反映医院除上述项目之外收到的与筹资活动有关的现金。如果其他现金流入金额较大的,应当单列项目反映。本项目可以根据"库存现金""银行存款"等有关科目的记录分析填列。

(4)"偿还借款支付的现金"项目:反映医院偿还债务本金所支付的现金。本项目可以根据"库存现金""银行存款""短期借款""长期借款"等科目的记录分析填列。

(5)"偿付利息支付的现金"项目:反映医院实际支付的借款利息等。本项目可以根据"库存现金""银行存款""长期借款""管理费用""预提费用"等科目的记录分析填列。

(6)"支付的其他与筹资活动有关的现金"项目:反映医院除上述项目之外支付的与筹资活动有关的现金,如融资租入固定资产所支付的租赁费。本项目可以根据"库存现金""银行存款""长期应付款"等有关科目的记录分析填列。

(7)"筹资活动产生的现金流量净额"项目:按照"筹资活动产生的现金流量"项下"现金流入小计"项目金额减去"现金流出小计"项目金额后的金额填列;如为负数,以"一"填列。

(四)"汇率变动对现金的影响额"项目的内容和填列方法

现金流量表中"汇率变动对现金的影响额"项目,反映医院外币现金流量折算为人民币时,按照现金流量发生日的汇率或期初汇率折算的人民币金额,与本表"现金净增加额"中外币现金净增加额按期末汇率折算的人民币金额之间的差额。

(五)"现金净增加额"项目的内容和填列方法

现金流量表中"现金净增加额"项目,反映医院本年度现金变动的金额。本项目应当根据本表"业务活动产生的现金流量净额""投资活动产生的现金流量净额""筹资活动产生的现金流量净额"和"汇率变动对现金的影响额"项目的金额合计填列。

五、现金流量表的具体编制说明

在具体编制现金流量表时,医院可根据业务量的大小及复杂程度,采用工作底稿法、T型账户法,或直接根据有关科目的记录分析填列。

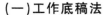

(一)工作底稿法

采用工作底稿法编制现金流量表就是以工作底稿为手段,以收入费用总表和资产负债表数据为基础,结合有关科目的记录,对现金流量表的每一项目进行分析并编制调整分录,从而编制出现金流量表。

采用工作底稿法编制现金流量表的程序如下。

(1)将资产负债表的期初数和期末数过录到工作底稿的期初数栏和期末数栏。

(2)对当期业务进行分析并编制调整分录。调整分录大体有这样几类:第一类涉及收入费用总表中的收入和费用项目及资产负债表中的资产、负债和净资产项目,通过调整,将权责发生制下的收入费用转换为现金基础;第二类涉及资产负债表和现金流量表中的投资和筹资项目,反映投资和筹资活动的现金流量;第三类涉及收入费用总表和现金流量表中的投资和筹资项目,目的是将收入费用总表中有关投资和筹资方面的收入和费用列入现金流量表投资、筹资现金流量中去。此外还有一些调整分录并不涉及现金收支,只是为了核对资产负债表项目的期末期初变动。

在调整分录中,有关现金的事项,并不直接借记或贷记现金,而是分别计入"业务活动产生的现金流量""投资活动产生的现金流量""筹资活动产生的现金流量"的有关项目,借记表明现金流入,贷记表明现金流出。

(3)将调整分录过录到工作底稿中的相应部分。

(4)核对调整分录,借贷合计应当相等,资产负债表项目期初数加减调整分录中的借贷金额以后,应当等于期末数。

(5)根据工作底稿中的现金流量表项目部分编制正式的现金流量表。

(二)T型账户法

采用T型账户法编制现金流量表,是以T型账户为手段,以资产负债表和收入费用总表数据为基础,结合有关科目的记录,对现金流量表的每一项目进行分析并编制调整分录,从而编制现金流量表。采用T型账户法编制现金流量表的程序如下。

(1)为所有的非现金项目(包括资产负债表项目和收入费用总表)分别开设T型账户,并将各自的期末期初变动数过入到各相关账户。如果项目的期末数大于期初数,则将差额过入到与项目余额相同的方向;反之,过入相反方向。

(2)开设一个大的"现金"T型账户,每边分为业务活动、投资活动和筹资活动三个部分,左边记现金流入,右边记现金流出。与其他账户一样,过入期末期初变动数。

(3)以收入费用总表项目为基础,结合资产负债表分析每一个非现金项目的增减变动,并据此编制调整分录。

(4)将调整分录过入各T型账户,并进行核对,该账户借贷相抵后的余额与原先过入的期末期初变动数应当一致。

(5)根据大的"现金"T型账户编制正式的现金流量表。

(三)分析填列法

分析填列法是直接根据资产负债表、收入费用总表和有关会计科目明细账的记录,分析计算出现金流量表各项目的金额,并据以编制现金流量表的一种方法。

(纪媛媛)

第五节 成本报表

成本报表反映医院各科室在经营过程中发生的直接成本和临床服务类科室的全成本情况。它是医院财务报告的重要组成部分。它对医院加强成本管理,提高医院整体管理水平有着重要的作用。

一、成本报表概述

随着医疗卫生体制改革的不断深入,医院成本核算、分析及管理工作变得越来越重要。一方面在卫生资源有限的情况下,医院需要依靠技术进步、科学管理和结构调整,降低成本,提高效率,向社会提供更多、更好的卫生服务;另一方面,科学的成本核算与分析结果也是制定合理的医疗收费标准的重要依据。

为了促进医院加强成本核算与控制,便于医院行政管理部门等相关方面了解、评价、监督医院的成本管理工作,并为国家研究、制定医疗收费标准及医疗改革政策提供依据,《医院会计制度》规定医院应当在编报财务报告时,在财务情况说明书中对医院的成本核算与控制情况做出说明,并附送成本报表。同时,《医院会计制度》提供了成本报表的参考格式。

二、成本报表的内容及参考格式

医院需要作为财务情况说明书附表编报的成本报表包括 3 张表,即医院各科室直接成本表、医院临床服务类科室全成本表和医院临床服务类科室全成本构成分析表,这 3 张表的编制期间均为月度和年度。

(一)医院各科室直接成本表

医院各科室直接成本表反映管理费用(行政后勤类科室成本)和医疗技术、医疗辅助科室成本分摊至临床服务类科室成本前各科室直接成本情况。直接成本是指科室为开展医疗服务活动而发生的能够直接计入或采用一定方法计算后直接计入的各种费用。

各科室直接成本需要按成本项目,即人员经费、卫生材料费、药品费、固定资产折旧费、无形资产摊销费、提取医疗风险基金和其他费用分项列示。

(二)医院临床服务类科室全成本表

医院临床服务类科室全成本表反映医院根据《医院财务制度》规定的原则和程序,将管理费用、医疗辅助类科室直接成本、医疗技术类科室直接成本逐步分摊转移到临床服务类科室后,各临床服务类科室的全成本情况。即临床服务类科室全成本包括科室直接成本和分摊转移的间接成本。

各临床服务类科室的直接成本、间接成本和全成本也应当按成本项目,即人员经费、卫生材料费、药品费、固定资产折旧费、无形资产摊销费、提取医疗风险基金和其他费用分项列示。

(三)医院临床服务类科室全成本构成分析表

医院临床服务类科室全成本构成分析表反映各临床服务类科室的全成本中各项成本所占的比例情况,以及各临床服务类科室的床日成本、诊次成本情况。

诊次和床日成本核算是以诊次、床日为核算对象,将科室成本进一步分摊到门急诊人次、住院床日中,计算出诊次成本、床日成本。

医院成本报表的参考格式如表 11-5、表 11-6、表 11-7 所示。

表 11-5 医院各科室直接成本表

成本医 01 表

编制单位: _____ 年 _____ 月

单位:元

科室名称	人员经费①	卫生材料费②	药品费③	固定资产折旧④	无形资产摊销⑤	提取医疗风险基金⑥	其他费用⑦	合计⑧=①+②+③+④+⑤+⑥+⑦
临床服务类科室 1								
临床服务类科室 2								
…								
小计								
医疗技术类科室 1								
医疗技术类科室 2								
…								
小计								
医疗辅助类科室 1								
医疗辅助类科室 2								
…								
小计								
医疗业务成本合计								
管理费用								
本月总计								

注:说明:1.本表反映管理费用和医疗技术、辅助类科室成本分摊至临床服务类科室成本前各科室直接成本情况;2.医疗业务成本合计=临床服务类科室成本小计+医疗技术类科室成本小计+医疗辅助类科室成本小计;3.本月总计=医疗业务成本合计+管理费用。

表 11-6 医院临床服务类科室全成本表

科室名称	人员经费①	卫生材料②	药品费③	固定资产折旧④	无形资产摊销⑤	提取医疗风险金⑥	其他费用⑦	合计⑧=①+②+③+④+⑤+⑥+⑦
科室名称								
临床服务类科室 1								
临床服务类科室 2								
…								
科室成本合计								

注:说明:1.本表反映医院根据《医院财务制度》规定的原则和程序,将管理费用、医疗辅助类科室直接成本、医疗技术类科室直接成本逐步分摊转移到临床服务类科室后,各临床服务类科室的全成本情况。即临床服务类科室全成本包括科室直接成本和分摊转移的间接成本;2.表中的"直接成本"反映间接成本分摊前各临床服务类科室发生的直接成本金额;3.表中的"间接成本"反映将管理费用、医疗辅助类科室直接成本、医疗技术类科室直接成本按规定的原则和程序分摊转移至各临床服务类科室的间接成本金额。

表 11-7　医院临床服务类科室全成本构成分析表

成本医 03 表

编制单位：　　　　　　　　　　年　　　　　　月　　　　　　　　　　　　　　　　单位：元

成本项目	内科		各临床服务类科室合计	
	金额	％	金额	％
人员经费				
卫生材料费				
药品费				
固定资产折旧	（＃＃）		（＊＊）	
无形资产摊销				
提取医疗风险基金				
其他费用				
科室全成本合计	（100％）		（100％）	
科室收入				
收入—成本				
床日成本				
诊次成本				

注：说明：本表用于对医院临床服务类科室全成本要素及其结构进行分析与监测，"＃＃"为某一临床服务类科室不同成本项目的构成比，用于分析各临床服务类科室的成本结构，确定各科室内部成本管理的重点成本项目。科室全成本包括临床服务类科室直接成本和分摊转移的间接成本。例：人员经费％（＃＃）＝（某一临床服务类科室人员经费金额/该科室全成本合计）×100％；人员经费金额合计（＊＊）＝各临床服务类科室人员经费之和；人员经费合计％＝（各临床服务类科室人员经费之和/各临床服务类科室全成本合计）×100％；诊次和床日成本核算是以诊次、床日为核算对象，将科室成本进一步分摊到门急诊人次、住院床日中，计算出诊次成本、床日成本。

三、成本报表的编制方法

医院各科室直接成本表的各项目可以根据有关科目记录直接或计算填列。医院临床服务类科室全成本表中的"直接成本"栏可根据有关科目记录填列，"间接成本""全成本"栏需根据《医院财务制度》规定的方法计算填列。医院临床服务类科室全成本构成分析表各项目需要依据医院临床服务类科室全成本表的数据计算填列，其中，床日成本、诊次成本需根据《医院财务制度》规定的方法计算填列。

需要说明的是：以上 3 张报表所反映的成本信息主要以科室、诊次和床日为成本核算对象，所反映的成本均不包括财政补助、非财政科教项目资金形成的固定资产折旧和无形资产摊销。开展医疗全成本核算的地方或医院，还应将财政项目补助支出、非财政科教项目支出所形成的固定资产折旧、无形资产摊销纳入成本核算范围。

（纪媛媛）

第十二章

医院财务预算管理与控制

第一节　医院全面预算管理体系

医院通过预测和决策,确定发展的长期战略目标和短期运营目标。为保证决策方案得以执行,实现既定目标,必须编制未来一定期间的全面预算,对医院的各项活动进行统筹安排及全面控制。

医院全面预算是指以数字形式表示的计划,反映医院以政府要求、患者要求和市场为导向的运营活动的各项目标及其资源配置的数量和金额等,它既是决策的具体化,又是控制医院运营活动的依据。

医院的全面预算由一系列预算构成,它覆盖整个医院的各个部门、科室。在医院全面预算的体系中,各项预算之间相互联系、相互制约、相互对应,构成一个有机的整体。

一、医院预算的概念和内容

(一)医院预算的概念

医院预算是指医院根据事业发展计划和任务编制的年度财务收支计划。医院预算由收入预算和支出预算组成。

国家对医院实行"核定收支、定额或定项补助、超支不补、结余留用"的预算管理办法。定额或定项补助的具体内容和标准,可根据各级各类医院不同的特点和业务收支状况及财力可能进行确定。大中型医院一般以定项补助为主,小型医院一般以定额补助为主。

医院预算参考以前年度预算执行情况,根据预算年度收入的增减因素和措施,编制收入预算;根据事业发展需要、业务活动需要和财力可能,编制支出预算。编制收支预算必须坚持以收定支、收支平衡、统筹兼顾、保证重点的原则,不得编制赤字预算。医院要逐步采用零基预算方法编制预算。医院所有收支应全部纳入预算管理。

医院财会部门根据年度事业计划提出预算建议数,经主管部门审核汇总报财政部门核定。医院根据主管部门下达的预算控制数编制预算,报主管部门审核批复后执行。

在医院预算执行过程中,当上级下达的事业计划有较大调整或由于国家有关政策的变化对预算执行影响较大时,医院须报经主管部门或财政部门调整预算;对预算执行影响较小时,由医院自行调整,报主管部门备案。

(二)医院预算的内容

医院未来一定期间的预算,包括收入预算和支出预算,是以决策确定的运营目标为指导,以运营预算为基础,根据医院的人力、财力和物力资源而确定的。如根据支出预算确定人力成本、药品、材料、管理费用等预算。

编制医院全面预算是通过编制一整套预计的财务报表和其他报表来实现的,这些表格相互衔接,组成医院的全面预算体系。

1.运营预算

运营预算是指为保证医院正常运营的收入、支出、存货等而编制的预算。它是预算体系的核心,包括收入预算、服务量预算、人力成本预算、药品、材料成本预算、管理费用预算等。医院的收入预算,包括财政补助收入、上级补助收入、医院收入、药品收入、其他收入等内容;医院的支出预算,包括事业支出、经营支出、自筹基本建设支出、对附属单位补助支出和上缴上级支出等项内容。

2.财务预算

财务预算是关于资金筹措和使用的预算,它以运营预算为基础,主要编制现金预算、信贷预算、预计总收入支出、预计资产负债和预计现金流量等。

3.专门(专项)决策预算

专门(专项)决策预算是指根据医院投资决策所编制的投资支出预算,即经医院有关部门反复论证确定的项目支出预算。它可能只涉及现金支出,也可能同时涉及固定成本(提取固定资产更新维护费)。

二、医院全面预算的作用

编制医院全面预算是规划和控制医院未来运营活动的手段之一,是强化医院运营管理的重要环节,其作用主要有以下几个方面。

(一)目标具体,责任明确

要实现对医院经济活动的有效控制,不仅需要制定医院发展总目标,而且需要将运营总目标按医院内部各职能部门的职责分工层层分解,使医院的运营总目标成为各职能部门工作的具体目标,以便能够控制医院内部各部门、各科室的业务活动,并使医院全体员工都知道自己在预算期内的具体任务及其与医院运营目标之间的关系,从而明确自己所承担的责任。

医院在持续运营的过程中,通过编制全面预算,可以把医院的收入、支出、收支结余、项目支出等方面的目标要求,同有关部门、科室、班组的具体工作任务有机地结合起来,使每位员工的工作在预算指导和控制下有计划、有步骤地进行。由于全面预算全面、具体,因此可时时掌握执行过程中的偏差信息,采取有效措施,保证医院在预算期内整个运营活动不偏离运营目标。

(二)可协调医院各部门的运营活动

医院为实现决策层所提出的既定目标,必须使医院内部各部门、各科室、各班组之间紧密联系,有机配合,避免医院运营过程相互脱节。通过编制全面预算,可以把各部门、各科室、班组、个人和每一环节的目标有机地结合起来,明确各自的经济责任和相互关系,有助于医院各层次、各个部门、科室、班组和个人通过正式渠道加强内部沟通。同时,有助于发现医院未来时期运营活动的薄弱环节,从而为加强薄弱环节的管理和控制,克服消极因素的影响,更好地协调医院内部各项运营活动,最终实现医院社会效益、经济效益和技术效益最大化创造良好条件。

(三)有利于日常经济活动标准的控制

医院在日常运营活动中,各项经济活动的进展如何,是否符合预算进程,能否实现决策目标,都需要根据一定的标准进行分析和判断,以便及时采取措施。预算使各个部门的管理人员、医技科室的专业人员和全体员工明确知道运营期间部门、个人都应该做什么和怎样做,并以预算为依据,通过计量、对比,及时提供实际执行结果及与预算标准之间的差异,然后采用有关的分析方法,找出原因,采取有效措施,保证预算目标顺利实现。

(四)为经营控制提供可靠依据

全面预算一经制定,就必须付诸实施,在预算执行过程中,各部门、各医技科室应以全面预算为依据,通过计量、对比,及时提供实际偏离预算的差异数额并分析其原因,以便采取有效措施,挖掘潜力、巩固成绩、纠正缺点,保证预定目标的完成。从这个意义上说,全面预算为经营控制提供了可靠依据。

(五)为评价、考核工作绩效提供客观标准

预算一旦经过全院各部门充分酝酿、讨论、起草、修改,就确立为医院内部各部门、科室、员工行动的目标和可考核的经济责任。医院可以通过对其实际完成数与预算数的比较分析,检查其完成预算目标的程度,考核评价各部门、员工的工作业绩。同时,根据预算与实际的偏差,检查预算的编制质量,以便提高预算编制水平。此外,编制全面预算,还有利于找到降低成本、提高效益的措施和途径,有利于调动全院职工为实现医院的总体目标而不懈工作。

三、医院全面预算的编制原则与依据

(一)医院全面预算的编制原则

1.坚持收支统管、收支平衡的原则

医院在编制预算时,必须将一切财务收支全部列入预算,包括计划部门根据项目功能、规模核定安排的基本建设计划,以及医院自筹用于发展建设和对外投资的资本支出等。医院预算要做到收支平衡,根据预算收入安排相应支出,保证国家下达的卫生事业计划能够顺利完成。

2.坚持量入为出、统筹兼顾的原则

要按照上年度的执行情况,考虑预算年度的可变因素,将收入打足,在安排支出预算时,应分清轻重缓急,将有限的资金安排到最需要的地方。要对各类资金统筹调度,合理安排。人员支出是保证医院正常运转的基本支出,必须优先安排。然后,再视财力可能,本着先急后缓、先重后轻的原则,妥善安排其他支出项目,做到既要保证重点,又要兼顾一般。基本原则是效率优先,兼顾公平。

3.坚持积极稳妥、依法理财的原则

编制预算要坚持以收定支、量入为出、收支平衡、略有结余或要有结余的原则,不能赤字预算。收入预算既要实事求是,又要留有余地;支出预算要打紧,坚持勤俭办院的方针。要把效益放在突出位置,一切收支数字要科学、严密、准确、真实。预算是医院财务工作的重要基础,预算的编制过程也是贯彻国家有关方针、政策、法规、制度及规范财务管理的过程。因此,医院在编制预算的过程中,必须认真贯彻和准确体现国家有关财经和医疗卫生方面的政策、法规、制度,特别是财政、财务、会计等方面的规章制度。

(二)医院预算的编制依据

为了保证医院预算切实可行,在编制预算时,要有充分的依据,主要包括:①国家卫生行政管

理部门下达的卫生事业发展计划。②以往年度的预算执行情况。③本单位的业务规划及工作目标。

四、医院全面预算的编制与实施程序

(一)编制预算的准备工作

编制预算是医院预算管理的基础环节。为保障预算编制的科学、合理,应做好以下准备工作。

1.对上年预算执行情况进行全面分析研究

通过分析研究,掌握财务收支和业务规律及有关资料的变化情况,预测预算年度的收支增减趋势,为编制新年度预算打下基础。主要的分析包括分析上年计划和任务完成情况,预算执行情况,找出规律;分析各项资金来源及其变化情况;分析收支标准及定员、定编、定额的变化情况;分析资金使用中存在的问题及改进措施;分析有关政策对预算收支的影响程度。

2.核定基本数字

基本数字是反映医院规模、工作量多少、人员配置等情况的基础统计数据,是编制预算最基础的依据。核定基本数字包括:①定员,职工人数包括人员编制、在职职工实有人数、离退休职工实有数等。②定额,如每次食品检测的收费、每位从业人员的健康体检收费、支出定额中的人员经费等。③开支标准,计划年度各项费用的开支范围、额度、标准等,如差旅费、会议费等。④基本数字是卫生机构事业发展规模和业务量的依据,如各种服务量。

3.正确测算各种因素对单位收支的影响

(1)分析测算计划年度内国家有关政策对单位收支的影响,如监督和防疫分离政策、收费标准变动对收入的影响,职工医疗保险制度改革对收入的影响等。

(2)分析事业发展计划对单位收支的要求,如新建疾病控制中心,新进大型检测设备等对资金的需求和对收入的影响等。

4.准确掌握各种预算知识

准确掌握财政部门和主管部门有关编制收支预算的要求,熟悉新的预算科目及其内涵,熟悉预算表格的内在联系,熟悉预算科目,包括收入预算科目和支出预算科目,熟悉各种预算表格包括基本数字表、大型购置预算明细表、预算单位收支预算表等,理解其内在含义和联系,以保证预算编制的统一性和规范性。只有充分做好上述各项准备工作,才能将预算编制做得符合实际,更具有操作性。

(二)医院全面预算的编制程序

医院预算的编制是非常复杂的,涉及行政、后勤、医疗、医技等各个部门,只有全员参与预算的编制,才能使预算成为各部门、科室、全体员工自愿努力完成的目标。医院全面预算的编制程序如下。

(1)医院最高管理层根据医院长期发展战略规划、运营目标、运营方针,提出医院在预算期(财年)的预算总目标和具体目标。

(2)各业务部门对于分配的预算指标进行反复研究,编制本部门预算,报送医院预算管理部门。

(3)医院预算管理部门审查、论证、平衡各部门编制的预算,汇总编制医疗收支、药品收支、管理费用、专项收支等预算,汇总出医院的全面预算,提交医院院长办公会。

（4）经医院院长办公会批准，审议机构（预算管理委员会或职工代表大会）通过或驳回修改预算。

（5）主要预算指标报给主管部门（市卫生局、市财政局）。

（6）批准后的医院预算，下达各部门、科室并执行。

（三）医院全面预算的实施程序

1.首先要对医院的外部环境和内部环境进行调查摸底

在市场经济条件下，医院的经济目标要服从于市场经济的客观规律，所以在预算管理中要准确把握国家宏观经济政策和卫生改革的总体方向，周边医疗市场资源配置状况，地区居民收入发展趋势，居民医疗消费需求发展情况及同行业相关信息。对医院内部要充分把握工作思路、目标、各项事业发展计划和实施计划，全面了解单位人员编制、财产分布及使用情况，了解科室、部门的人员、设备、技术力量、盈利能力、工作量情况，并对历年数据进行加工、分析，以便做好经费的预算和项目论证工作。

2.确立医院收支目标

医院的收入主要包括业务收入、财政拨款收入和投资收入三大部分。确立医院收入目标时应以医院业务收入为重点。通常根据医院总体发展规划和目标确定总收入；根据医保定点人员的扩大、绩效激励政策的改变等因素来确定医院的增收额；根据卫生及物价等政策的改变、周边卫生资源配置变化、医保政策的变化等因素确立医院的总的减收额；根据医院总的工作量指标（如门、急诊人次，出院人数），确立医院业务收入结构。医院的支出应遵循"一要吃饭，二要建设，三要有所积累"的原则量入为出，力力而行，并与医院成本核算相结合。

3.对医院收支目标进行合理分解，并层层落实到科室、部门

（1）业务收入部门。根据业务科室的历年经营状况及技术水平，结合科室的人员结构，设备投入情况，医院对科室的扶持政策，科室所承担的职能来分解落实收入目标；根据收入来配比药品、器械、材料消耗支出；根据历年情况核定其他公用经费支出。

（2）行政后勤部门。主要根据所承担的职能、任务，强调费用的合理开支，减少浪费，通过定额、定项管理的办法来核定费用支出。当然这些收支指标的分解、落实并非一劳永逸，而是按"自上而下，自下而上，上下结合，多次平衡"的方式进行，从而缩小预算与实际的偏差，使目标更具合理性和可操作性。

4.全面预算的评价与激励

杰克·韦尔奇说："我的经营理念是要让每个人感觉到自己的贡献，这种贡献看得见、摸得着、数得清。"医院全面预算管理是一项全员参与、全面覆盖、全程跟踪的系统工程，要使其有效实施，必须充分调动管理者和全院职工的积极性，使执行情况与医院管理者、职工的经济利益挂钩，并做到奖罚分明、到位。要奖罚必须定期对科室的实绩与预算的差异进行分析、评估，考评中要求明确责任，区分执行中的可控及不可控因素，对于那些由责任部门创造的预算绩效，按增加收入、节约支出金额的一定比例确定奖励额度；对于由于主观过失所造成的损失，按收入减少、费用超支额度酌情确定责罚额度。

医院全面预算管理是单位和医院行之有效的财务管理手段与技术。积极推进医院全面预算管理将从根本上推动医院建设和发展。

五、预算编制方法

预算编制方法很多,常用的编制方法包括传统的预算编制方法、弹性预算和零基预算。

(一)传统的预算编制方法

1.基期法

基期法指确定基期(通常为上一年度)预算收支的基数,在基期执行数的基础上,按照一定增减比例或数额确定预算年度收支指标的方法。该方法的最大优点是简单方便。它的缺点是没有考虑基数收支是否合理;它是一种增量预算,是在原预算基础上的增加,实际上是承认既成事实,而不管这个事实是否科学。

2.系数法

$$系数=收支统计数\div同期有关技术经济指标数$$
$$收支预算数=系数\times计划年度有关的技术经济指标数$$

3.定额法

定额法是利用各种定额和有关的技术经济指标来测算近年收支预算数。

$$收支预算数=定额\times计划年度有关的技术经济指标$$

如医院人员工资的编制采用的就是定额的方法,每一名职工工资有一个基本的定额,根据在职职工实有人数,就可以确定在职人员工资。

4.比例法

比例法是在已知全部预算收支总额的情况下,利用局部的比例关系,测算局部收支数的一种方法。它的公式为:

$$某项收支预算数=预算收支总额\times比例$$

如根据卫生材料费占事业收入的比例,测算卫生材料预算数。

5.分析法

分析法是在原有基础上,分析各种新发生的因素或者原有因素的新变化对预算收支影响的方法。它的公式为:

$$预算收支数=基数\pm各种增减因素$$

6.综合法

综合法是综合利用系数法和分析法等,测算预算支出的一种方法。它的公式为:

$$预算收支数=系数\times有关指标计划数\pm各种增减因素$$

以上传统的预算编制方法共同的特点是操作简单,适应性强,但是,这些方法没有考虑到收支因素的变动及这些变动是否合理。运用传统方法编制预算,实际上是只能升不能降,不利于加强财务管理。

(二)弹性预算

弹性预算是在不能准确预测业务量的情况下,根据本量利关系,按照一系列业务量水平编制的有伸缩性的预算。它的特点是在可预见的业务量范围内确定多个业务量水平的预算数,根据实际业务量确定相应的费用预算。编制的步骤如下。

(1)选择业务量的计量单位。

(2)确定适用的业务量范围:70%～120%。

(3)研究各项成本与业务量之间的关系。

$$成本＝固定成本＋单位变动成本×业务量$$

(4)计算各项成本预计数,并用一定的方式表达出来。

(三)零基预算

1.零基预算的概念

零基预算是目前世界各国普遍采用的一种相对科学的预算方法。我国 20 世纪 80 年代初期有人提出这个名词,20 世纪 90 年代陆续有些地区和部门采用这个方法。零基预算是指预算的收支以零为基点,对预算期内各项支出的必要性、合理性,预算收入的可能性及预算数额的大小,逐项审议决策从而确定收支水平的一种预算方法。零基预算适用于较难分辨其产出的服务型部门或不经常发生的及预算编制基础变化较大的预算项目。

2.零基预算的特点

零基预算的特点是以零为起点;要求针对一切业务活动;在对各项目成本效益分析的基础上,按项目的轻重缓急和财力可能分配预算金额;可以排除以前年度的不合理因素,使预算更切合实际;有利于调整单位之间的利益格局。

3.零基预算的编制

(1)各部门根据各自的分目标列出预算期内可能发生的费用支出项目及目的,并对各费用项目列示出几套不同的经济活动方式下的费用开支方案,上报预算管理委员会。

(2)对各费用开支方案进行汇总、排序。将刚性支出在尽可能节约的前提下,列为第一层,对酌量性费用进行成本效益分析,按成本效益比的大小进行排序,列为第二层和第三层。

(3)根据可动用的财力资源,按费用层次和轻重缓急进行资金分配,汇总编制成费用预算。

(王咏梅)

第二节　财务预测与财务计划

一、财务预测

财务预测是医院管理人员以对未来经济状况和经济行为的假设为基础,对医院预期的经营成果、财务状况和现金流量所做的预测。财务预测的成果是预测性的财务报告,其表现形式可以是整套的财务报告预测,也可以是财务报告一部分或多部分的预测。

从财务管理的整个过程来看,财务预测在财务计划、财务决策和财务控制之前,是财务管理的首要环节。通过财务预测可为进行财务计划、做出财务决策和实施财务控制提供依据,也是提高医院经济效益的手段。

(一)财务预测的目的

财务预测是融资计划的前提。医院要为患者提供医疗服务,必须要有一定的资产。医疗服务增加时,医院必然要相应增加医药用品等流动资产,甚至还需要增加医疗设备等固定资产。为取得改善医疗服务所需增加的各项资产,医院要筹措资金。这些资金,一部分来自保留盈余,另一部分通过外部融资取得。因此医院需要预先知道自己的财务需求,提前安排融资计划,否则就可能发生资金周转问题,影响服务质量。财务预测的真正目的是应变。财务预测与其他预测一样都不可能很准确。从表面看,不准确的预测只能导致不准确的计划,从而使预测和计划失去意义,其实并非如此。预测可以提高企业对不确定事件的反应能力,从而减少不利事件出现带来的损失,增加利用有利机会带来的收益。

(二)我国财务预测的特点

(1)财务预测体系不健全、法规不完善。现阶段的法律、法规未对医院财务预测的程序、方法、具体要求等提供相应的规定或指南。

(2)财务预测内容不完整、行为不规范。预测的范围主要是盈利预测,而不是医院全面的财务预测,盈利预测的审计主要是对预测的基本假设及所选用的会计政策、预测编制的基础和计算方法进行审核,对预测的准确性不承担审计责任。

(三)财务预测的种类

(1)按预测对象分类,可分为筹资预测、投资预测、成本预测、收入预测和利润预测。

(2)按预测性质分类,可分为定性预测和定量预测。

(3)按预测跨度时间分类,可分为长期预测、中期预测和短期预测。

(4)按预测项目多寡分类,可分为单项预测和多项预测。

(5)按预测态势分类,可分为静态预测和动态预测。

(四)财务预测的基本程序

首先,明确预测对象和要求,即确立财务预测的目标,使预测工作有目的地进行。其次,收集和分析财务预测的资料,并加以分类和整理,使之满足预测的需要。再次,选择合适的预测方法,有效地进行预测工作,以取得初步的预测结果。最后,检查和修正预测的结果,分析误差及其产生原因,以保证目标的完成。

(五)财务预测的主要方法

1.定性预测法

定性预测法也称专家预测法,是通过判断事物所具有的各种因素、属性进行预测的方法,它是建立在经验判断、逻辑思维和逻辑推理基础之上的,主要特点是利用直观的材料,依靠专家个人的经验和直觉进行综合分析,主观地对事物未来状况进行预测定性。经常采用的定性预测方法有专家会议法、德尔菲调查、访问、现场观察、座谈等。定性预测法的优点是在资料不足的情况下可以加快预测速度,但科学依据不足,可靠性较差。

2.定量预测法

定量预测法主要是根据变量之间的数量关系建立数学模型,通过分析事物各项因素、属性的数量关系来进行预测的方法。它的主要特点是根据历史数据找出其内在规律,运用连贯性原则和类推性原则,通过数学运算对事物未来状况进行数量预测。有时间序列预测法和因果预测法两种。

(1)时间序列预测法也称趋势预测法,是分析按时间顺序排列的历史资料,根据事物发展趋势进行预测的一种方法。这种方法可以分为算术平均法、加权平均法、移动平均法、指数平滑法、最小二乘法、回归趋势法等。

(2)因果预测法是根据历史资料找出要预测的因素与其他因素之间的因果关系,并建立数字模型进行预测的方法。有一元回归法、多元回归法和投入产出法等。

定量预测法和定性预测法并不是相互孤立的,在进行财务预测时,经常要综合运用。进行财务预测所取得的资料要真实、及时,采用的方法要科学、合理,预测结果要正确、可靠。

二、医院财务计划

财务计划是在一定时期内以货币形式综合反映医院资金运动和财务成果的形成和分配的计划。它是组织和指导医院财务活动及进行财务管理的重要依据,既可以使各项经营目标具体化、系统化,协调各项计划指标,综合平衡各项生产经营计划,也可以为检查、考核和分析生产经营过程与结果提供依据。

(一)财务计划的作用

财务计划是以货币形式表示的财务方面的经营计划,是规定计划期医院经营中资金来源和运用、资金消耗和收入分配的计划。正确编制财务计划,对有效地组织财务活动,控制货币收支,努力达到预定的财务目标具有重要的意义。具体来说,财务计划有以下两个方面的作用。

1.有助于明确目标

财务计划是具体化的财务目标。编制财务计划有助于医院内部各个科室、部门的主管和员工了解本科室、部门、本人在医院财务目标中的地位、作用和责任,有助于医院财务人员为保证医院运营目标的实现,经济合理地使用资金和筹措资金。财务计划围绕医院的财务目标,把医院运营过程中各个环节的工作紧密组织起来,有利于消除部门之间的隔阂和本位主义,使医院内部各方面力量相互协调,资金运用保持平衡,减少和消除可能出现的各种矛盾冲突,从而使医院成为一个为完成其运营目标、财务目标而顺利运转的有机整体。

2.有助于控制资金

财务计划的控制作用主要表现在 3 个方面:事前控制、事中控制和事后控制。计划的事前控制,主要是控制计划单位业务范围和规模,以及可用资金限额。由于医院计划总是有一定限度的,因此各科室、部门不能随心所欲,应分清轻重缓急,在资金允许的情况下,合理安排。科学合理的计划能激发各科室、部门和医院员工的工作积极性,主动献计献策,提出降低医疗服务费用,增加医疗收入的措施,以确保计划目标的完成。计划的事中控制主要是按计划确定的目标,对计划收入进行督促,争取实现预期收益和货币资金的流入;对计划的各项耗费和货币资金流出进行审核,防止超支,保证计划的执行。计划的事后控制主要是进行计划和实际执行结果的比较,分析差异产生的原因,进行业绩评价,并为下一期的计划编制工作提供依据。

(二)财务计划的内容

财务计划就是以现金收支预算为核心,编制现金收支预算表、预计损益表和预计资产负债表。

现金收支预算由现金收入、现金支出、现金多余或不足、资金的筹集和运用 4 个部分组成,其目的在于协调医院现金收支的平衡,提供现金收支的控制依据。预计损益表是在汇总销售、成本、费用、投资和营业外收支预算基础上编制的,其格式基本上与会计报表相同,其目的是可以掌握税后净利润。预计资产负债表是利用期初资产负债表相关数字,根据销售、生产、资本等预算的有关数据加以调整后编制的,其目的是为了预见计划期的财务状况,保证各项目的收支平衡。

(三)编制财务计划的程序

首先,收集和整理资料,并根据上期指标预计执行情况和财务决策,结合市场形势,全面提出财务计划指标;其次,紧密结合医院各项计划,对各项指标进行协调,实现计划的综合平衡;再次,在先进、合理的技术经济定额的基础上,调整各项指标,提出计划表格;最后,组织讨论,提出措施,发动职工,贯彻计划的执行。

(四)确定财务计划的方法

计划的编制是个信息的转换过程,将初始信息转化成关于医院未来发展目标、资金筹措、运用和考核效果的财务计划指标,必须借助于一定的数量分析和推断的方法。财务计划的编制方法一般有以下几种。

1.平衡法

平衡法即利用有关指标客观存在的内在平衡关系计算确定计划指标的方法。

2.因素法

因素法即根据影响各项指标的各种因素来推算计划指标的方法。

3.比例法

比例法即根据医院历史上已经形成的各种指标之间的比例关系来计算计划指标的方法。

4.定率法

定率法即根据有关规定的固定比率来确定计划指标的方法。如税金、利息、折旧等都可以按照固定比率计算确定有关计划指标。

5.定额法

定额法即以医院规定的定额作为计划指标的一种方法。

6.趋势计算法

趋势计算法即根据历年指标的发展趋势确定计划指标。

（王咏梅）

第三节　责任中心及其绩效考核

一、责任中心概述

(一)责任中心的概念

责任中心是医院实行责任会计制度的基础,是指医院内部按照责权统一的原则划分的、相对独立的、根据其管理权限承担一定经济责任并能反映其经济责任履行情况的核算单位。

医院在进行医疗服务的过程中,为了有效地进行内部经济管理和控制,在统一领导、分级管理的原则下,根据本院的具体情况,将整个医院的经济管理逐级划分为若干个责任领域或范围,即责任中心。让其主管负责人员在其职责范围以内,尽其职,负其责,努力工作,并定期就其经济责任进行绩效考核,实行奖惩,将权、责、利有机地结合起来,围绕各责任中心的经营活动实行自我控制。实行责任中心制,可以真实反映医院各部门、各科室自身经济责任的完成情况,进一步规范科室成本计算办法,加强成本控制,有利于激励各部门、科室和全体人员的工作热情,有利于医院总体经济管理目标的实现,从而推动医院逐步形成集约化的经营管理模式。其目的是加强医院内部管理,保证社会效益和经济效益的不断提高。

(二)医院责任中心的划分

医院划分责任中心前,必须明确每个责任单位的权责范围,做到权小责小,权大责大,权责紧密结合。医院责任中心的划分原则如下。

(1)医院在运营过程中,各部门、科室、班组应具有相对独立的地位,能独立承担一定的经济责任。

(2)作为责任中心的部门、科室、班组应有一定的管理权、控制权和责任范围。

(3)作为责任中心的部门、科室、班组均能制定明确的控制目标,并具有实现控制目标的能力。

(4)在医院运营活动过程中,各责任中心都必须能独立地执行和完成目标规定的任务。

责任中心无论其级次与大小,凡在经济管理上的责任可以辨认者,都可以作为单独的考核单位。从门诊部、药械科、制剂室、药房,到临床科室、医技科室、洗衣室、技工室、锅炉房、电工班组,甚至医院或某科室的某项设备,都可以划分为责任中心。医院内部的责任层次一般分为院、科两级,以一个科室为一个责任中心为宜。后勤保障部门少数科室所属的室(组),其责任范围易于区分并能够独立核算的,也可划分为责任中心。

二、责任中心的分类

责任中心按其责任范围所控制的区域大小,一般分为医疗成本中心、收益中心和投资中心三类。

(一)医疗成本中心

1.医疗成本中心的范围

医疗成本中心又称医疗费用中心,是指医院在运营过程中医疗成本发生的区域。医疗成本中心在一般情况下,只能控制医疗成本。即医疗成本中心的主管负责人,对责任范围内发生的医疗成本应负责任,并能对其中的若干个医疗成本项目加以控制,但无法控制医疗收入和盈亏。

医疗成本中心在医院各种形式的责任中心中应用范围较广,凡在医院内部对成本负有责任的部门、科室、班组都可视为医疗成本中心。例如,医院的挂号室、普通制剂室、无菌制剂室、药品室、输血室、输氧室等都是医疗成本中心。有条件的或分工较细的科室,也可以将若干班组、员工个人或某一项设备,如CT、B超、动态心电图划为医疗成本中心,在一个医院内部,只要有需要和可能,各级组织都可成为成本中心。

2.责任成本

责任成本是指医院将成本支出按部门、科室、班组等责任者进行归类,并由责任者负责和进行核算的可控成本。计算责任成本,要求把能够分清责任的成本数据,分解到医院各部门、科室、班组或个人,做到干什么、管什么,干与管一致,干的要对一定的成本负责,经济责任清楚。责任成本是考核各成本中心工作业绩的依据,但应和奖惩制度挂钩。

责任成本有可控成本和不可控成本两类。可控成本是指可由医院一个部门、科室、班组或个人对其发生额施加影响并控制的成本。不可控成本是指不能由医院某一个部门、科室、班组或个人施加影响并控制的成本。可控成本与不可控成本的划分标准如下。

(1)成本中心在运行过程中,是否有办法知道将要发生什么性质的耗费。

(2)成本中心是否有办法计量此种耗费。

(3)成本中心在运行过程中,当耗费发生偏差时,是否有能力控制并调节此种耗费。

责任成本的可控与不可控是相对的,一项成本对某责任中心来说是可控的,而对另一责任中心来说则可能是不可控的;对上级责任中心是可控的,而对下级责任中心则可能是不可控的。如医院总收入的成本,对药品责任中心来说是不可控成本,药品责任中心对其不可控成本也就不能负责。

如果成本中心对于某项成本,能够按以上3个要求进行管理,那么这项成本便称作该成本中心的可控成本;否则,就是不可控成本。成本中心的各项可控成本之和,即构成该成本中心的责任成本。如各医技科室,作为成本中心来说,对人工、水、电、医用材料、设备维修、折旧的提取,都有一定的方法计量,在实际工作中既有办法知道其耗费中活劳动与物化劳动各占的比重,又有能力控制、调节其耗费量,但对间接费用则不能控制和调节。

由于成本中心只对其可控成本负责,因此,每个成本中心在月、季、年计划开始以前,应根据上级下达的工作任务先编制责任预算,平时应根据本中心的可控成本,对责任成本的实际发生数进行记录,定期编制该成本中心的责任成本实绩报告,其工作实绩也以它的可控成本作为效绩评估和考核的依据;对不可控成本,由于成本中心无能为力,在定期的实绩报告中不予反映,最多只能作为补充资料上报,供上级参考。

成本中心的负责人,只能对其可以直接影响和控制的责任成本负责,对其不能影响和控制的不可控成本就不能负责。可见,只有可控成本才能构成该成本中心的责任成本。通过经济责任制的实施,医院根据需要和可能,可以将本院所属各部门、科室、班组或个人都划分为成本中心,分别编制责任预算,记录、分析和考核各成本中心的责任成本,并据其绩效实行奖惩,促进各成本中心积极努力抓成本管理,这是医院控制成本,增加效益的必要途径。

在实际工作中,一个医疗成本中心的不可控成本,往往是另一个医疗成本中心的可控成本。如医院实行医疗项目成本核算后,各医疗项目成本的间接费用和行政管理费,对辅助科室和行政部门来说是可控成本,而对各医疗项目的成本中心则是不可控成本;又如直接用于制剂室生产的原材料、燃料、动力、人工工资等,对于制剂室成本中心是可控成本,而制剂室应摊的医院行政管理费等间接费用则是不可控成本。

在通常情况下,小规模的部门、班组、某项设备的成本中心,与较大规模的科室成本中心相比,其所计算的成本指标范围不尽相同。前者涉及的成本项目较少,后者可能要涉及全部成本项目,但都是责任成本。

(二)收益中心

1.医院收益中心概述

收益中心是指既对医疗成本负责,又对医疗收入和盈亏负责的医院内部单位。该单位既要控制成本的发生,又要对应取得的收入和收益进行控制,即它能通过对运营决策的调整来对该单位的盈亏产生影响,为医院增加经济效益。

2.医院收益中心分类

医院的收益中心可以是自然形成的,也可以是人为划分的。自然的收益中心一般是指医院内部的独立单位,如所属分院、门诊部(所)、独立的药品零售店、服务中心等,这些单位一般可以直接与外部市场发生业务上的联系,提供劳务或销售最终产品,既有收入,又有成本,可以计算盈亏,并且直接以完成的财务成果与其责任预算对比,即可评价和考核其工作业绩。人为划分的收益中心,一般不与外部市场发生业务上的联系,它适用于医院内部具有独立收入来源的药房、医技科室、在加工材料等部门。采用收益中心的管理办法,可以充分调动这些部门的积极性,达到节约挖潜、增加收入、提高经济效益的目的。

3.医院收益中心的管理

医院在实行收益中心管理时,既可以对其进行完整的、独立的全部成本核算,也可以采取不分摊不可控成本,如间接费用和管理费用的办法,只计算收益中心的毛收益,让收益中心由净收益中心变为毛收益中心。

4.医院收益中心应实行等价交换

应当指出的是,医院的收益有自然形成的,也有人为的。如供给患者的药品实现的收益是自然形成的。人为的收益是指在医院内部各责任中心之间,采用"内部货币"的结算办法,按照"内部转移价格"或称"内部费用转移"的办法,实行等价交换所实现的收益。如汽车班按照内定价格收取使用车辆的费用;维修班、洗衣房、供应室、药库等按照内定价格向有关科室收取的费用。由于将成本中心作为收益中心来运营管理,能够加强工作人员的责任心,做到人人既关心成本,又关心收益。因此,人为的收益中心随着市场经济的发展和医院经济管理的深化,逐渐被一些医院采用。

(三)投资中心

投资中心是指既对成本、收入、利润负责,又对投入的资金的使用效果负责的医院所属内部单位。投资中心不但能控制成本、收入与收益,同时也能控制所占用的全部资金,包括流动资产和固定资产。投资中心一般适用于运营规模和经营管理权限较大的内部单位,如医院后勤体制改革后,服务公司对某医院的后勤部门——洗衣、食堂、运输、维修、小卖部等实行统一管理。由于在保证优质服务的前提下要对投资的经济效益负责,所以,服务公司有充分的运营决策权和投资决策权。各投资中心共同使用的资产必须划分清楚,共同发生的成本应按适当标准进行分摊,这样才能比较准确地算出各投资中心的经济效益。投资中心比医院其他责任中心的权力更大、责任更重。医院的投资中心是在医院规模不断扩大、市场竞争加剧以后医院获得较大运营投资权的产物。

三、责任中心的绩效考核

绩效考核是指以责任报告为依据,分析、评价各责任中心责任预算的实际执行情况,找出差距,查明原因,借以考核各责任中心工作成果,实施奖罚,促使各责任中心积极纠正行为偏差,完成责任预算的过程。

从考核的指标口径看,绩效考核包括狭义和广义两种。前者仅考核责任中心的价值指标(如成本、收入、利润及资产占用额等责任指标)的完成情况;后者则还包括非价值责任指标的完成情况。

(一)成本中心的绩效考核

由于医疗成本中心没有收入,只对医疗成本负责,因而对医疗成本中心的绩效考核应以责任成本为重点,即以其责任报告为依据,来衡量责任成本发生的实际数与预算数的差异,并分析研究其产生的原因。

医疗成本中心编制的责任报告,也称作实绩报告,通常只需按该中心可控成本的各明细项目列示其预算数、实际数和差异数三栏。实绩报告中的"成本差异"是评价和考核医疗成本中心工作实绩好坏的重要指标。

(二)收益中心的绩效考核

对医院收益中心的绩效考核,应以贡献毛益与税前净利为重点,也就是应以责任报告为依据,来衡量其实际收入与成本是否达到目标收入和成本水平。

医院收益中心编制的责任报告,又称为成果报告。在这报告中需分别列出总收入、变动成本、贡献毛益、期间成本和税前净利等五项指标的预算数、实际数和差异数。

(三)投资中心的绩效评估

投资中心实质上也是利润中心,对投资中心的效绩评估,不但要计算收益,而且要考虑投资,除考核成本、收入、利润等指标外,要重点考核"投资报酬回收率",又称投资的"获利能力",它是全面反映投资中心运营管理活动的综合质量指标,可以综合考核投资中心的运营成果。投资报酬回收率的计算公式为:

$$投资报酬回收率=投资中心收益额÷投资中心平均占有资产额×100\%$$

上述公式中的"收益",是指减去成本后的收益;"资产额"是指运营业务所用的全部资产的平均占用额。计算时应以期初和期末的平均占用额为准。根据以上公式,提高投资报酬回收率的主要途径如下。

1.增加服务收入

(1)设法使服务收入增长的比例高于服务成本增长的比例。

(2)设法在服务用资产额相对稳定的情况下,增加服务收入。

(3)设法使收益增加的幅度高于服务用资产额增加的幅度。

2.降低成本数额

设法在服务收入稳定的情况下,逐步降低服务成本。

3.减少服务用资产额

(1)压缩库存,减少外欠,减少资金占用,加速资金周转。

(2)设法在收益不变或增加的情况下,减少服务用资产额。

(3)设法使服务用资产额减少的幅度,大于收益减少的幅度。

(4)提高设备完好率和使用率,出售或调出多余的固定资产。

综上所述,在实际工作中采用什么模式,建立何种责任会计制度,如何划分责任中心的层次和如何将医院的全面预算从最高层逐级向下分解,形成责任预算,都要同医院的具体情况,如组织结构等相适应。将各责任单位对应的责、权、利紧密结合,使相关制度同时兼顾国家、集体和个人三方面的需要。同时应注意促使各个责任单位为了医院总体目标的实现而协调工作,使各个责任单位的目标和利益同企业的总体目标和利益保持一致。

(王咏梅)

第四节 财 务 控 制

财务控制是指财务人员(部门)通过财务法规、财务制度、财务定额、财务计划目标等对资金运动(或日常财务活动、现金流转)进行指导、督促和约束,确保财务计划(目标)实现的管理活动。在医院财务管理工作中,财务控制是财务管理的重要环节或基本职能,与财务预测、财务决策、财务分析与评价一起成为财务管理的系统或全部职能。医院的任何一项财务活动都需要控制。

财务控制是通过对财务活动约束、调节、疏通,使个别、分散的财务行动按预定目标运行的过程。财务控制要以消除隐患、防范风险、规范经营、提高效率为宗旨,建立全方位的控制体系、多元的监控措施和循序渐进的多道控制防线。

一、财务控制的目的

(1)对理财目标本身进行控制,使它达到先进的水平,进而确定一个优良的财务活动运行轨道。

(2)对理财目标的执行情况进行控制,消除财务活动运行结果与既定目标的偏差,以保证整个财务活动按照既定的目标进行。

(3)通过财务对经营活动进行控制,使经营活动的发展符合理财目标,并保证理财目标的实现。

二、财务控制的地位与作用

财务控制在医院财务管理中具有重要的地位和作用,财务预测、决策、计划、控制、分析、检查构成财务管理的循环体系。从一定意义上说,财务预测、决策、计划是为财务控制指明方向、提供依据、规划措施,财务控制则是对这些规划和设想的具体落实。在医院财务管理中,财务控制是财务管理循环中的关键环节,没有控制,一切预测、决策和计划都是徒劳无益的。财务控制是经济控制系统的重要组成部分。经济控制系统由物质控制系统、技术控制系统、人员控制系统及财务控制系统等多个控制系统构成,而其中的财务控制是借助于货币这一价值尺度所实施的控制。

(一)保证作用

通过控制资金占用规模,保证医院正常业务活动对资金的合理需要;通过控制资金占用结构,保证医院业务活动持续高效地运行;通过控制资金耗费价值的补偿,保证和维护医院业务的顺利进行。

(二)促进作用

通过对资金占用的日常控制,促进医院加速资金周转;通过对基金耗费的控制,促进医院提高经营管理水平,不断增收节支,提高经济效益。

(三)监督作用

通过控制医院各项财务收支,督促医院严格执行党和国家有关方针政策与财经纪律,防止违法乱纪,保护医院资产的安全与完整;通过控制医院财务活动,防止损害国家利益和患者利益,以利于医院的健康发展。

(四)协调作用

通过控制资金运用的结构与规模,控制资金的收入、支出及分配,协调国家、单位、患者及职工个人之间的经济利益关系。

三、财务控制的基础和原则

(一)财务控制的基础

财务控制的目的是为了实现财务预算,而财务预算所包含的各项指标都是以价值形式来反映的,因此财务控制必须借助价值手段来进行。财务控制以价值控制为手段,可以对不同岗位、不同部门、不同类型的经济业务活动进行度量,有利于进行对比、分析和考核。财务控制的基础是进行财务控制所必须具备的基本条件,这主要包括以下几个方面。

1.组织保证

控制必然涉及控制主体和被控制对象。就控制主体而言,应围绕财务控制建立有效的组织保证。如为了确定财务预算,应建立相应的决策和预算编制机构;为了组织和实施日常财务控制,应建立相应的监督、协调、仲裁机构;为了便于考评预算的执行结果,应建立相应的考评机构等。就被控制的对象而言,应本着有利于将财务预算分解落实到内部各部门、各层次和各岗位的原则,建立各种执行预算的责任中心,使各责任中心对分解的预算指标既能控制,又能承担完成责任。

2.制度保证

财务控制必须以财务控制责任制为基础。实行责任控制,按照职务分管的原则,明确职权,使各个部门既相互联系,又相互制约,便于检查。进行财务控制,要按照各自的职责分工进行,以有效达到控制的目的。内部控制制度包括组织机构的设计和医院内部采取的所有相互协调的方法和措施。这些方法和措施用于保护医院的财产,检查医院会计信息的准确性和可靠性,提高经营效率,促使有关人员遵循既定的管理方针。

3.科学管理

财务控制必须以医疗业务活动过程、管理方法、程序、标准为依据,才能有效实施。财务控制效率的高低,很大程度上与医院管理工作密切相关,要提高资金利用效果,必然要求医院各管理部门对其工作进行科学的管理和有效的控制。因此,必须以科学管理为基础,才能充分发挥财务控制的作用。

4.预算目标

财务控制应以健全的财务预算为依据,面向各个部门的财务预算是控制经济活动的依据。财务预算应分解落实到各责任中心,成为控制各责任中心经济活动的依据。若财务预算所确定的财务标准严重偏离实际,财务控制就无法达到目的。

5.财务信息

无论是财务控制目的的选择和财务控制标准的制定,还是差异揭示和分析,都必须建立在及时掌握并加工和反馈信息的基础上。财务信息是财务控制的指示信号,因此,要搞好医院经营管理的各项工作,应建立健全管理制度和方法,建立医院财务信息网,及时收集、加工、传递、储存、处理信息。财务信息包括 2 个方面内容。

(1)财务预算总目标的执行情况必须通过医院的汇总会计核算资料予以反映,透过这些会计资料可以了解和分析医院财务预算总目标的执行情况,找出存在的差异及其原因,并提出相应的纠正措施。

(2)各责任中心及各岗位的预算目标的执行情况必须通过各自的会计核算资料予以反映,透过这些会计资料可以了解、分析各责任中心以至各岗位预算目标的完成情况,将其作为各责任及各岗位改进工作和考核工作业绩的依据。

6.信息反馈系统

财务控制是一个动态的控制过程,要确保财务预算的贯彻实施,必须对各责任中心执行预算的情况进行跟踪监控,不断纠正执行中出现的偏差。这就需要建立一个信息反馈系统。

7.奖罚制度

财务控制的最终效率取决于是否有切实可行的奖罚制度,以及是否严格执行了这一制度,否则,即使有符合实际的财务预算,也会因为财务控制的软化而得不到贯彻落实。

财务控制必须以充分调动职工的积极性为基础。实施财务控制,不能仅靠制度、上级的监督和检查,还应充分发动群众,调动广大干部职工的积极性,想办法、出主意、定措施,把财务控制变

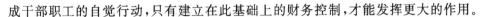

成干部职工的自觉行动,只有建立在此基础上的财务控制,才能发挥更大的作用。

(二)财务控制的原则

1.全面控制与重点控制相结合的原则

全面控制也就是对医院资金运动全过程的各个环节及影响财务成果的全部因素,实施全员、全方位的控制。重点控制就是按照例外管理的原则,对医院资金运动过程中出现的重点事项及重大差异实施的控制。重点控制寓于全面控制之中,重点控制使全面控制更为有效,全面控制与重点控制结合在一起才能发挥更大的作用。

2.专业控制与非专业控制相结合的原则

财务人员根据占有的资料,借助专业的方法,对资金运动进行专业控制。为了使专业控制发挥更大效能,还应充分发动广大干部职工参加财务管理,对各部门各环节的经济活动进行控制。只有将专业控制与非专业控制结合起来,才能实施对资金运动的有效控制。

3.责权利相结合的原则

控制本身是一种责任,从某一方面讲也是一种权力。光有责任,没有权力,不能保证责任的完成。有责权,还要与考核奖惩制度相联系,责权利相结合,才能充分调动医院各部门和个人在财务控制中的责任心和主动性。

4.目标控制与追踪控制相结合的原则

控制是对目标进行控制,控制的关键在于确定目标。但只对目标控制还远远不够,在实际资金运动过程中,资金运动不可能完全按既定的目标进行,总会有差异。因此,必须搞好资金的动态追踪控制,查找差异原因,及时采取措施或重新修订目标。只有把两者有效地结合起来,才能保证财务控制的有效性。

5.日常控制与定期控制相结合的原则

日常控制主要与各责任中心、各部门、各科室的正常工作结合进行。为了保证日常控制的有效性,还要定期不定期地检查落实日常控制情况,分析资金利用效果,找出不足,以便采取相应的措施。

6.财务控制与行为控制相结合的原则

要使财务控制有效,必须研究人们对财务控制的行为因素。一般情况下,人们对控制有一种反感情绪,医院是技术密集型单位,技术专业人员荟萃,又是与患者打交道,如果控制标准方法缺乏科学性,更容易使财务控制效果大打折扣。因此,必须把财务控制与行为控制结合起来,讲清财务控制的目的和意义,让广大下部职工认识理解,并变成他们自觉接受的一种管理制度。既要坚持政治思想教育,发动广大干部职工讨论财务控制标准,力求公正合理,又要严格考核制度,实事求是,奖优罚劣。

7.强制性控制与建议性控制相结合的原则

强制性控制是指对违法违纪的经济活动所进行的强制惩罚。建议性控制是指财务控制能引导经济活动更迅速地朝着既定目标前进。把强制性控制与建议性控制有效结合起来,以达到开源节流、增收节支、提高资金使用效益的作用。

四、财务控制的形式

财务控制可采取多种多样的方式,而且随着客观环境的变化而变化。医院常用的控制形式包括集中控制与分级控制。

(一)集中控制

集中控制是指由一个控制中心对所有子系统的情况进行集中加工、处理,集中指令,操纵所有子系统的财务活动的一种控制形式。集中控制一般适用于规模较小的医院。控制中心对信息的掌握、传输与处理具有高效率与可靠性,有利于实现整体的最优控制。对于规模较大的医院来说,实行集中控制,不利于调动各方面的积极性,风险集中,信息传递不快,容易使控制失效。

(二)分级控制

分级控制是指在一个最高控制中心的领导下,按照整个系统内在的结构层次,分别设置不同级别的控制中心,层层控制,分级控制,一般适用于规模较大的医院。

五、财务控制的种类

(一)按控制的时间分类

可分为事前控制、事中控制和事后控制。

1.事前控制

事前控制是指在活动发生之前所进行的控制活动。如对指标进行分解,将各项指标分解后落实到各归口部门,使各项指标的实现有切实可靠的保证。又如规定计划执行的标准和制度——现金使用范围、费用开支标准等,用以事前加强内部的控制能力。

2.事中控制

事中控制是对医院经营过程中实际发生的各项业务活动按照计划和制度的要求进行审查,并采取措施加以控制。如为了控制医院的短期偿债能力,随时分析医院的流动比率,在发现该比率不合理时,采取措施加以调整。又如为了执行限额制度,在医院内部实行限额发料、限额开支等措施,保证计划目标的执行。

3.事后控制

事后控制即在计划执行后,认真分析检查实际与计划之间的差异,采取切实的措施,消除偏差或调整计划,使差异不致扩大。

(二)按控制的依据分类

可分为具有激励性的预算控制和具有防护性的制度控制。

(二)按控制的对象分类

可分为以降低成本、减少支出和实现利润最大化为目的的收支控制和以确保现金流入与流出的基本平衡,避免现金短缺或沉淀为目的的现金控制。

(四)按控制的手段分类

可分为缺乏弹性的定额控制(绝对控制)和具有弹性的定率控制。

六、财务控制的主要方法

(一)组织控制法

医院要实行财务控制,不仅要有控制目标,而且要有实施控制的机构,有些目标还要按照机构设置状况进行分类或分解,以便于贯彻和执行。合理的组织规划是保证经济业务按照医院既定的方针执行,提高经营效率,保护资产,增强会计数据可靠性的重要条件。各个医院所处的环境、规模大小及业务复杂程度不同,组织机构也应根据各单位的不同实际情况而定。机构设置以后,首先要进行职责划分,明确规定每一层次机构的任务和应负的职责,还要按不相容职务分离的原则,规定相互配合与制约的方法。组织控制法是一种事前控制法。在实施组织控制时,要分清职责,杜绝一个部门或个人控制经济业务的全过程。每类经济业务循环,必须经过不同的部门并保证业务循环有关部门之间互相进行检查,同时,在每项经济业务检查中,检查者不应从属于被检查者。职能责任和职权的分配,应避免重叠、重复和冲突,还要避免职权分工过细,力求机构精干。

(二)授权控制法

授权控制是指在各项财务活动发生之前,单位的各级人员必须获得批准或授权,才能开展正常的或特殊的业务。授权控制是一种事前控制,能使一切不正确、不合理、不合法的经济行为在其发生之前被制止。授权管理的方法是通过授权通知书来明确授权事项和使用资金的限额。

进行授权控制的注意事项:①要求医院内部要有授权环节并明确各环节的授权者。②授权级别应与授权者地位相适应。③授权人应该是称职的人员,对于不能胜任的人不得授权。④各级人员应严格按所授权权限办事,对在授权范围内的行为给予充分信任,对其超越权限外的行为不予认可。⑤无论采取什么样的授权方式,都应有文件记录。

按授权的性质可分为一般授权和特定授权。一般授权是指对单位内部较低层次的管理人员在正常业务范围内的授权,是根据既定的预算、计划、制度等标准,对正常的经济行为进行的授权。一般授权在单位大量存在。与一般授权不同,特别授权是对某些非经常经济业务进行的专门授权,这些经济业务往往是个别的、特殊的,一般没有既定的预算、计划等标准,需要根据具体情况进行具体分析和研究。例如,授权购买一件重要医疗设备就是特别授权的事例。

授权控制对于保护医院财产安全与完整,防止出现弊端是一项重要措施。一个医院的授权控制应做到以下几点:①医院所有人员不经合法授权,不能行使相应权力。这是最起码的要求,不经合法授权,任何人不能审批。有权授权的人则应在规定的范围内行事,不得越权授权。②医院的所有业务不经授权不能执行。③财务业务一经授权必须予以执行。按照责权利相结合的原则,在合理分工的基础上,授予各层次管理人员以相应的权限并赋予相应的责任,各级领导授权后应按规定执行,以身作则,不能越权办事。

(三)目标控制法

目标控制法是指一个单位内部的管理工作应遵循其创建的目标,分期对经济业务活动制定切实可行的计划并对其执行情况进行控制的方法。目标控制是一种事前控制。

实行目标控制的注意事项:①应根据财务控制的对象与要求,制定控制目标。②根据财务指标的组成因素,分解目标,落实到责任单位,做到层层把关。③规定财务指标责任单位的权责利,并制定相应的奖惩办法。④连续不断地检查财务目标的实现情况,并与计划进行比较,揭示差距,查明原因,及时采取相应措施。⑤对财务目标达到的情况进行考核,做到奖惩兑现。

为了进行目标控制,医院要编制计划,实行分级分口管理,推行全面经济责任制,对医院内部职能目标任务的完成情况进行严格考核。

(四)预算控制法

预算控制法是以预先编制的财务预算为标准来实施控制的方法。实际上,预算控制是在年度经济业务开始之前,根据预算期的结果,对全年经济业务的授权批准控制。医院预算按其内容可分为财务收入预算、财务支出预算、财务收支综合预算等;按时间则可分为长期预算、短期预算、临时预算;按形式分为固定预算、滚动预算和弹性预算。医院预算是由多个相互联系的预算组合而成的严密的体系。

预算控制能够最大限度地保证预算得以实现,通过对预算目标与实际执行情况的比较,可以及时了解实际进展情况,找出存在差异的原因,反映原始预算的现实性和可行性,据此决定是否修改原始预算,使之更有利于目标的科学性与合理性。预算控制的方法包括制定预算、指标分解、指标落实、检查考核与奖惩兑现等,与目标控制法相似。

(五)措施控制法

措施控制法主要指政策制度控制措施、文件记录控制措施和实物控制措施。

1.政策制度控制

政策制度控制主要指以国家有关方针政策及医院的计划预算、制度作为控制手段。现代医院财务管理决不能在基础工作不扎实、管理制度不健全的环境中进行。因此,医院内部要建立健全财务管理制度及各项制度,按照国家有关法律、法规、规章、制度,结合医院的实际情况,使医院的财务管理做到有章可循。

2.文件记录控制

文件记录在医院财务控制中有着重要的地位,要使文件记录有效,必须进行可靠性控制。各种文件记录资料的可靠性主要来源于经济业务的真实性及反映的正确性,各种资料的记录应符合其内在联系的规律,按文件记录的性质可分为管理文件和会计记录。管理文件是以书面方式明确单位、各部门、各级管理人员的任务、职权和责任等的方针程序,以便单位有关人员全面了解内部控制的文件,一般包括组织结构图、岗位工作说明、方针和程序手册、系统流程图等。会计记录反映经济业务的发生、处理及其结果。会计记录制度要求保证会计信息反映及时、完整和正确。会计记录制度的主要内容有会计凭证的审核、复式记账、账账核对、复核、稽核、科目控制、凭证控制、账簿控制、权责控制、核算形式控制及电算化控制等。

3.实物控制

实物包括医院的资产、物资及会计账表等,实物控制是指为保护各种实物的安全与完整,防止舞弊行为所进行的控制。实物控制的主要内容包括实物的限制接近(根据医院的实际情况,一般情况下限制接近现金,限制接近库存物资及其他容易转作个人使用的实物,以及会计账单、账册、账簿),实物的保护和实物的定期盘点清查。

(六)责任控制法

科学的组织结构、合理的分工、建立适合医院特点的责任制度是财务控制的又一种形式。责任控制是以明确经济责任,检查和考核责任履行情况为主要内容的控制,要求把职责和权利结合起来,把工作任务和工作方法结合起来,把上下左右的工作结合起来。责任控制的具体形式有2种。

1.部门责任制

医院由许多部门组成,各部门之间存在着密切的联系,部门责任制就是按照单位各部门各自具有的职能来明确责任,考核责任的制度。目的就是理顺各部门之间的联系,督促各职能部门互相配合、协调同步,防止扯皮现象的发生。实行部门责任制,首先要确定各部门的工作内容、责任范围及部门之间的联系,其次制定各部门工作标准,并经常检查执行情况。

2.岗位责任制

岗位责任制是在合理分工的基础上,按照岗位明确责任、考核责任的制度,目的是使单位内部有关人员都有明确而具体的职权范围和工作责任。

(王咏梅)

第十三章

医院财务成本核算与管理

第一节　成本核算的理论

一、医院成本的概念和分类

(一)医院成本的概念

医院成本是指医院在提供医疗服务过程中所消耗的物化劳动和活劳动的货币表现,包括人力成本(工资、奖金、补助等)、物耗成本(低值易耗品、卫生材料)、设备成本、房屋成本等。

(二)医院成本的分类

1.按成本性态分类

分为固定成本、变动成本和混合成本。

(1)固定成本。指在一定时期和一定业务量范围内,成本总额不随业务量、作业量变动而发生增减的成本。固定成本常常是维持性作业消耗的资源耗用,维持性作业是指使医院内部某部门受益,而与医疗服务项目或患者几乎没有联系的作业。固定成本总额只有在一定时期和一定业务量范围内才是固定的,这就是说固定成本的固定性是有条件的,不能以绝对化的观点来看待固定成本与业务量之间的依存关系,超出相关范围,固定成本还是会发生变动。

(2)变动成本。指在一定相关范围内,成本总额随着业务量的变动而成正比例变动的成本。这里的变动成本是就总业务量的成本总额而言。变动成本是与业务量的总数成正比例增减变动的成本总额,主要是科室可以控制的成本,包括各种材料消耗、水电气的消耗等。

(3)混合成本。介于固定成本和变动成本之间,其总额虽受业务量变动的影响,但其变动幅度并不与业务量保持严格比例的成本。固定成本与变动成本只是经济生活中诸多成本形态的两种极端类型,多数成本是以混合成本的形式存在,即同时兼有变动成本和固定成本两种不同性质的成本项目。

2.按与成本对象之间的关系分类

分为直接成本和间接成本。

(1)直接成本。指在成本核算中,不需要通过分配可以直接追踪归属于某一成本对象的成本,即医院在开展业务活动中可以直接计入医疗服务支出的费用。直接成本包括医疗科室开支的人员经费、耗用的药品及卫生材料支出、计提的固定资产折旧、无形资产摊销、提取医疗风险基金,以及医疗科室直接发生的、可独立计量的办公费、印刷费、水费、电费、邮电费、取暖费、物业管理费、差旅费、会议费、培训费等其他费用。

（2）间接成本。指同多个受益对象相联系的成本,需要先归集而后采用一定的成本分摊方法在多个受益对象之间进行分配的成本,即不能直接计入医疗服务支出的管理费用和其他支出。包括医院行政管理部门和后勤部门发生的各项支出。间接费用按照一定的方式(如按人员比例)可以在医疗科室中进行分摊。

3.按核算内容分类

分为人员经费、材料经费和其他费用。

（1）人员费用。指应计入医疗业务成本和管理费用的职工工资、奖金、津贴、补贴和其他工资性支出及职工福利费和对个人和家庭的补助支出等。

（2）卫生材料费和药品费。医疗运营过程中实际消耗的医疗耗材、辅助材料和药品、燃料的原价、运输、装卸等费用。

（3）固定资产折旧费、无形资产摊销费。固定资产折旧、租赁费、修理修缮费和低值易耗品的摊销、无形资产的摊销。

（4）提取医疗风险基金。用于支付医院购买医疗风险保险发生的支出或实际发生的医疗事故赔偿的资金。

（5）其他费用。不属于以上各要素但应计入医疗业务成本和管理费用的支出,如办公费、水电费、差旅费等。

二、医疗保险付费方式

医院成本核算层次的划分与医保付费方式的变革密不可分。当前,医保付费方式的改革正在进行中。实行付费方式的改革能控制医疗需求和医疗费用的增长,使之与GDP增长水平相适应;能够促进医院转变管理模式、降低医疗成本、提供适宜的医疗服务;能够优化医疗费用报销流程,缩短报销周期;能够实现医疗保险基金管理的信息化,便于调节与控制。

我国医疗体制改革试点的实践证明,单一的费用支付方式难以达到预期的效果,建立多元化、混合的支付体系,便于实践管理,保留综合优势以消除单一支付体系的负面效应。

(一)医保付费方式

医疗保险付费方式是指医疗保险经办机构代表参保患者为患者提供医疗服务的定点医疗机构支付费用的方式,即第三方付费(也就是通常所说的保险报销费用)。目前国际上保险人对医院的付费方式有5种,分别是按服务项目付费、总额预付、按人头付费、按服务单元付费和按病种付费。当前我国城镇职工医保、城镇居民医保和新农合的支付方式主要是按服务项目付费,总体逐步转化为按服务单元付费、按病种付费等多种付费方式。由于不同的支付方式对医疗供需双方存在着不同的刺激作用,直接影响卫生费用的控制和医疗保险制度实施的成败。

1.按服务项目付费

按服务项目付费是对医疗服务过程中所设计的每一服务项目制定价格。参保人员在享受医疗服务时逐一对服务项目计费或付费,然后由医疗保险经办机构向参保人或者定点医疗机构依照规定比例偿付发生的医疗费用。这是一种运用最早而又最常用的一种付费方式,也是我国当前医疗服务付费的基本方法。

2.总额预付

总额预付制是政府或医保经办机构与医疗服务提供方协商,以前期医院总支出为依据,在剔除不合理支出后,确定供方下一年度总额预算,保险机构在支付供方费用时,以此为最高限额。这种付费方式对医院服务量方面有高度的控制权,医疗机构一旦采纳这种补偿方式,对所有前来就诊的参保人必须提供医疗保险范围内的服务,因此会在总预算额内精打细算,控制过量医疗服务。我国在进行医院体制改革前,国家对多数公立医院实行这种付费方法。现在一些地方社保机构也采用这种方法。

3.按人头付费

按人头付费是医疗保险机构每月或每年按医院或医师服务的人数和规定收费的定额,预付给服务提供方一笔固定的费用。在此期间,供方提供合同范围内的一切医疗服务。这是在没有完整、高效的管理系统前,常被社会保险采用的一种方法。按照既往数据,测算出每一住院人次的花费,再考虑地域费用水平和医疗费用上涨等因素确定付费标准。

4.按服务单元付费

服务单元是指将医疗服务的过程按照一个特定的参数划分为相同的部分,每一个部分为一个服务单元。例如,一个门诊人次、一个住院人次和一个住院床日。按服务单元付费即保险机构根据过去的历史资料及其他因素制定出平均服务单元费用标准,然后根据医疗机构的服务单元量进行偿付。与按人头付费方式相比,按单元付费更进一步,它把患者每次住院分解成每天或其他单元来付费,相对科学一些。

5.按病种付费

即按疾病诊断付费方案(DRG)。这一概念是由耶鲁大学研究者于 20 世纪 70 年代提出来的。它的出发点是基于患者所接受的治疗与患者的病情有关而与医院的特性无关,如病床规模、是不是专科医院等。治疗每位患者都要消耗一定的资源,而每位患者因其年龄、性别、主要和次要诊断及入院时的状况等因素的不同而消耗不同的资源。疾病诊断付费方案正是基于这个出发点用大量的临床数据,采用量化的办法,核算每种条件下资源消耗的正常值(或平均消耗量)建立起来的。医院被看成是一个生产多种产品的企业,它可以医治多种类型和不同状态下的疾病。显然,按照补偿的价格和医院可能消耗的资源,医院总是承担着一定的经济风险。按疾病诊断付费方案是一个庞大而复杂的系统,它首先将疾病分成 23 种主要的诊断类型,进而将它们分成470 个独立的组,然后再按美国不同地区工资指数制定不同的支付比例。预付标准从疾病的主要诊断、是否需要手术、患者年龄及有无并发症四个方面综合平衡,确定每种疾病的住院日和费用,用预付方式支付给医疗服务提供者。DRG 方式因涉及医疗机构之间利益的公平性、标准评判和医疗责任界定等问题,为可能出现的法律诉讼,DRG 是通过法案的方式推行下去的。

(二)医保付费方式对医院财务管理的影响

医疗保险付费方式改革对医院的管理理念、管理模式、工作流程、医疗行为等都带来了一定的影响,对医院的医保管理工作更是提出了挑战。如何适应改革,应对挑战成为医院管理和医保管理必须面对而又亟待解决的问题。

《关于进一步推进医疗保险付费方式改革的意见》(人社部发〔2011〕63 号)指出当前推进付费方式改革的任务目标是结合基金收支预算管理加强总额控制,探索总额预付。在此基础上,结合门诊统筹的开展探索按人头付费,结合住院门诊大病的保障探索按病种付费。建立和完善医疗保险经办机构与医疗机构的谈判协商机制与风险分担机制,逐步形成与基本医疗保险制度发展相适应,激励与约束并重的支付制度。

门诊医疗费用的支付,要结合居民医保门诊统筹的普遍开展,适应基层医疗机构或全科医师首诊制的建立,探索实行以按人头付费为主的付费方式。实行按人头付费必须明确门诊统筹基本医疗服务包,首先保障参保人员基本医疗保险甲类药品、一般诊疗费和其他必需的基层医疗服务费用的支付。要通过签订定点服务协议,将门诊统筹基本医疗服务包列入定点服务协议内容,落实签约定点基层医疗机构或全科医师的保障责任。

住院及门诊大病医疗费用的支付,要结合医疗保险统筹基金支付水平的提高,探索实行以按病种付费为主的付费方式。按病种付费可从单一病种起步,优先选择临床路径明确、并发症与并发症少、诊疗技术成熟、质量可控且费用稳定的常见病、多发病。同时,兼顾儿童白血病、先天性心脏病等当前有重大社会影响的疾病。具体病种由各地根据实际组织专家论证后确定。有条件的地区可逐步探索按病种分组付费的办法。生育保险住院分娩(包括顺产、器械产、剖宫产)医疗费用,原则上要按病种付费的方式,由经办机构与医疗机构直接结算。暂不具备实行按人头或按病种付费的地方,作为过渡方式,可以结合基金预算管理,将现行的按项目付费方式改为总额控制下的按平均定额付费方式。

要针对不同付费方式明确监管重点环节。采取按人头付费的,重点防范减少服务内容、降低服务标准等行为;采取按病种付费的,重点防范诊断升级、分解住院等行为;采取总额预付的,重点防范服务提供不足、推诿重症患者等行为。

三、医院成本核算的层次

开展成本核算,首先要明确的是成本核算的对象,这是开展成分费用归集的前提和基础。成本核算对象不同,核算的内容、方法和口径都不同。按照我国财务制度的规定,根据核算对象的不同,成本核算可分为总成本核算、科室成本核算、医疗服务项目成本核算、病种成本核算、床日和诊次成本核算。成本核算一般应以科室、诊次和床日为核算对象,三级医院及其他有条件的医院还应以医疗服务项目、病种等为核算对象进行成本核算。

(一)医院总成本

医院总成本是指医院在医疗运营过程中耗费资金的总和。它可总括反映医疗成本状况,评价和考核医院的运营水平,也是用于对外和向上级报告的财务成本,如财务会计报表反映的医疗总成本。在总成本中可划分为门诊总成本、住院总成本、医疗总成本、药品总成本。

(二)科室(部门)成本

科室、部门成本是按责任会计理论方法对责任单位的成本核算,是责任单位在医疗运营过程中所耗费的资金。科室、部门成本主要是对责任单位并对科室的运营作出预测和决策,在医院的管理中有着重要作用。

(三)医疗项目成本

医疗项目成本是针对每个医疗项目所核算的成本,反映了医疗项目所耗费的资金。项目成本主要作用在于考核医疗项目的盈亏作为补偿和定价的依据。

(四)病种成本

病种成本是反映在治疗某病种所耗费的资金总和。可以作为对治疗过程的综合评价,为病种收费提供依据,为医保的结算开辟新的途径。

(五)床日和诊次成本

1.床日成本

床日成本是指住院患者每一床位日所耗费的成本,是医院为一个住院患者提供一天的诊疗服务所耗费的平均成本。床日成本包括住院、检查、治疗、药品、血液、其他医疗材料等所有住院服务的成本。

2.诊次成本

诊次成本是医院为患者提供一次完整的门诊服务所耗费的平均成本。一个诊次的服务包括从挂号、交款、检查、诊断,直至明确结局的全过程。它和住院患者病种成本一起构成了医院最终极的两个成本核算对象。事实上,医院任何一项成本核算工作最终都指向这两类成本。

每诊次成本和每床日成本是考核医院实际成本水平的指标,便于同类医院之间的比较。在一般情况下,一个医院的某单位成本的升降,可以直接表示医院在此方面成本控制上的成效。

在以上述核算对象为基础进行成本核算的同时,开展医疗全成本核算的地方或医院,应将财政项目补助支出所形成的固定资产折旧、无形资产摊销纳入成本核算范围;开展医院全成本核算的地方或医院,还应在医疗成本核算的基础上,将科教项目支出形成的固定资产折旧、无形资产摊销纳入成本核算范围。

四、不计入医院成本核算范围的支出

为了正确反映医院正常业务活动的成本和管理水平,在进行医院成本核算时,凡属下列业务所发生的支出,一般不应计入成本范围。

(1)不属于医院成本核算范围的其他核算主体及其经济活动所发生的支出。

(2)为购置和建造固定资产、购入无形资产和其他资产的资本性支出。

(3)对外投资的支出。

(4)各种罚款、赞助和捐赠支出。

(5)有经费来源的科研、教学等项目支出。

(6)在各类基金中列支的费用。

(7)国家规定的不得列入成本的其他支出。

(王咏梅)

第二节 科室成本核算

一、科室成本核算的含义

科室成本核算是指将医院业务活动中所发生的各种耗费以科室为核算对象进行归集和分配,计算出科室成本的过程。建立成本责任中心,核算科室成本,将成本形成过程的控制落实到具体科室和个人,节省医院开支,减少卫生资源浪费。科室成本核算有利于改善医院运营管理,加强医院对科室医疗投入、产出的管理。

二、科室成本核算的作用

(1)实行科室成本核算,有利于医院各层次的成本核算。成本核算分为总成本核算、科室成本核算、医疗服务项目成本核算、病种成本核算、床日和诊次成本五个层次。科室是医院组织架构中最基本明晰的责任单元,科室成本是对医院总成本的细分,科室成本核算既是医院总成本核算的延伸,又是项目成本核算和病种成本核算的基础。

(2)实行科室成本核算,有利于增强职工的成本效益责任意识。随着我国医疗卫生改革的不断发展和深入,医院面临着前所未有的压力。医院要发展就必须强化内部管理,完善内部机制,明确经济责任。将科室作为成本责任中心,进行科室成本核算,不仅能培养职工成本效益责任意识,促使科室人员自觉加强管理,节约开支,减少浪费,而且有利于降低医院的运行成本,提高医疗管理水平。

(3)实行科室成本核算,有利于医疗资源合理配置。医院在重大项目的立项选择和决策上,充分依靠成本核算数据,进行事前的成本分析及成本预测,最大可能地减少投资风险,避免盲目决策,使医院的发展规划决策更具科学性,对科室的业务发展、人力的配备、床位的设置更加合理化,医疗卫生资源配置更加高效。

(4)实行科室成本核算,有利于控制医院的整体成本。进行科室成本核算,有利于更好地执行医院的支出标准和消耗定额制度。通过实行定额制度和部门预算管理,能有效地控制卫生材料和业务费用的增长。

(5)实行科室成本核算,有利于正确处理经济效益和社会效益的关系。医院实行成本核算能够调动职工工作的积极性、主动性,为医院开源节流、增收节支,有利于持续改进、提高医疗质量和医院声誉,不断加强和提高医院管理水平,在获得较好的经济效益的同时,也获得较好的社会效益,保证医院持续、稳定、健康地发展。

三、科室分类

根据《医院财务制度》的规定,科室成本核算的科室区分为以下类别:临床服务类、医疗技术类、医疗辅助类和行政后勤类等。

(一)临床服务类

临床服务类指直接为患者提供医疗服务,并能体现最终医疗结果、完整反映医疗成本的科室,包括门诊和病房。

(二)医疗技术类

医疗技术类指为临床服务类科室及患者提供医疗技术服务的科室。该类科室作为一个医疗检查、治疗项目的执行科室,只是提供医疗服务过程中的中间服务,并不体现医疗服务的最终产品,如检验科、心功能科等。

(三)医疗辅助类

医疗辅助类科室是服务于临床服务类和医疗技术类科室,为其提供动力、生产、加工等辅助服务的科室,如门诊病案室、咨询导诊室等。

(四)行政后勤类

行政后勤类指除临床服务、医疗技术和医疗辅助科室之外的从事院内外行政后勤业务工作的科室,如医务处、财务处、行保处等。

四、科室成本的归集

医院应通过健全的组织机构,按照规范的统计要求及报送程序,将支出直接或分配归属到耗用科室,形成各类科室的成本,包括直接成本和间接成本。

直接成本的归集分两种情况,一种情况是为开展医疗服务活动而发生的能够直接计入或采用一定方法计算后直接计入该科室的各种支出,即直接成本,如人员支出、直接耗材、药品成本等,按照实际耗用情况,计入相关科室成本。对于科室有用水、用电记录的,水费、电费也直接计入相关科室成本。

另一种情况为开展医疗服务活动而发生的不能直接计入、需要按照一定原则和标准分配计入该科室的各项支出,即科室的间接成本,即公摊成本。公摊成本需按一定的分摊标准在医院所有科室进行分摊。公摊成本包括煤、水、电、取暖费,房屋修缮费等。分摊标准可以采用人员比例、房屋面积或仪器设备占用等。如取暖费、房屋维修费按房屋面积比例进行分摊,科室无用水、用电记录时,水费按科室人员比例分摊,电费按房屋面积或按仪器设备占用比例进行分摊。

以水费为例,计算公式如下:

$$某科室分摊的水费 = \frac{该科室的人员数}{无用水记录的科室人员数之和} \times 水费$$

医院根据成本核算的要求设置成本核算科室,在各级科室下还需要设定核算单元,它是成本核算的最小单位。核算单元与成本责任中心既有区别又是相互关联的。成本责任中心是按照成本管理目标,将医院运营的整体目标分解为不同层次的子目标,落实到有关单位完成而形成的内部责任单位。核算单元是成本责任中心的分支单位,核算单元的成本核算是责任中心的成本核算的延伸和细化,每个责任中心的成本等于其各个核算单元的成本之和。如神经内科是成本责任中心,但它的核算单元有神经内科一病区、神经内科二病区和神经内科门诊。核算单元的确定要科学合理,如果核算单元过多,就会增加核算难度和成本,如果核算单元过少,也无法精细化进行成本核算。所以,确定核算单元既要遵循成本效益原则,又要满足成本核算的要求。

经过归集,可以编制科室直接成本表,如表13-1所示。

五、科室成本的分摊

医院全成本核算过程对各级各类科室成本都要核算和反映,但医技科室、医辅科室和行政后勤科室并不是医院成本核算的终点,临床科室才是终点,其他科室的成本要归集分配到临床各相关科室。

根据《医院财务制度》规定,各类科室成本应本着相关性、成本效益关系及重要性等原则,按照分项逐级分步结转的方法进行分摊,最终将所有成本转移到临床服务类科室。

科室成本的分摊通常按照受益原则进行,即"谁受益、谁分摊"。分摊流程可以用图13-1来表示。

(一)管理费用的分摊

在将公摊成本进行分配后,将行政后勤类科室的管理费用向临床服务类、医疗技术类、医疗辅助类科室分摊,如图13-1中A1所示。分摊参数可采用人员比例、内部服务量、工作量等。

表 13-1　医院各科室直接成本表

成本医 01 表

编制单位 ＿＿＿＿＿年＿＿＿＿＿月 单位:元

成本项目 科室名称	人员经费(1)	卫生材料费(2)	药品费(3)	固定资产折旧(4)	无形资产摊销(5)	提取医疗风险基金(6)	其他费用(7)	合计(8)＝(1)＋(2)＋(3)＋(4)＋(5)＋(6)＋(7)
临床服务类科室 1								
临床服务类科室 2								
…								
小计								
医疗技术类科室 1								
医疗技术类科室 2								
…								
小计								
医疗辅助类科室 1								
医疗辅助类科室 2								
…								
小计								
医疗业务成本合计								
管理费用								
本月总计								

注:说明:①本表反映管理费用和医疗技术、辅助类科室成本分摊至临床服务类科室成本前各科室直接成本情况;②医疗业务成本合计＝临床服务类科室成本小计＋医疗技术类科室成本小计＋医疗辅助类科室成本小计;③本月总计＝医疗业务成本合计＋管理费用。

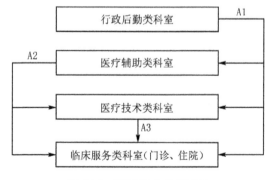

图 13-1　科室成本分摊流程

分摊标准以人员比例为例：

$$某科室分摊到的管理费用 = \frac{该科室人员数}{临床、医技、医辅类科室人员总数} \times 管理费用$$

在管理费用的分摊中，可以根据科室服务对象的性质采用不同的人员系数，如医务处主要为医疗人员提供管理服务，所以人员系数采用科室医师、医技人员总数分摊；护理部主要为护理人员提供管理服务，人员系数采用科室护理人员总数分摊。

(二)医疗辅助成本分摊

管理费用分配后，再将医疗辅助类科室成本向临床服务类和医疗技术类科室分摊，分摊参数可采用人员比例、内部服务量、工作量等，如图13-1中A2所示。

如消毒供应室成本按该科室向临床科室、医疗技术科室提供的消毒服务量比例分摊，挂号室成本按该科室向临床科室提供的挂号工作量比例分摊。以分摊消毒供应室为例：

$$某科室分摊的消毒供应室成本 = \frac{消毒供应室向该科室提供的消毒服务量}{消毒供应室全部服务量} \times 消毒供应室总成本$$

这里所分摊的消毒科总成本含消毒科直接成本（包括直计成本与分配的公摊成本），以及行政后勤科室分摊到消毒科的成本。

在医疗辅助成本的分摊中，如果医疗辅助科室按其为其他科室提供的服务指定内部价格，并按内部价格归集科室成本时，由于该科室的成本已经计入各被分摊科室中，因此其成本不能直接再分摊，应将已计入科室成本的部分先剔除，差额部分再按服务量进行分摊。

如供应室的成本，在核算时已按消毒费内部价格将一部分成本直接计入到了各科室中。

$$供应室未分摊成本 = 供应室总成本 - 已计入科室的消毒费之和$$

$$某科室所分摊到的供应室的成本 = 供应室未分摊成本 \times \frac{供应室向该科室提供的服务量}{供应室全部服务量}$$

需要注意的是，医院内部价格应定期检查，发现实际成本与内部价格差异较大时应重新核定，以尽可能减少未分摊成本。

(三)医技科室成本分摊

最后将医疗技术类科室成本向临床服务类科室分摊，分摊参数可采用工作量、业务收入、收入、占用资产、面积等，分摊后形成门诊、住院临床类科室的成本。以手术麻醉室成本分摊为例：

$$某科室所分摊到手术麻醉室的成本 = \frac{手术麻醉室提供给该科室的工作量}{手术麻醉室提供给所有科室的工作量} \times 手术麻醉室总成本$$

这里所分摊的手术麻醉室总成本含手术麻醉室直接成本已经分摊到的行政后勤科室成本和医疗辅助科室成本。

科室全成本核算公式：

某临床科室全成本＝直计成本＋公摊成本＋管理费用分摊＋医辅成本分摊＋医技成本分摊

经上述分摊后，可以编制医院临床服务类科室全成本表，如表13-2所示。

表 13-2　医院临床服务类科室全成本表

成本医 02 表

编制单位　_____ 年 _____ 月　　　　　　　　　　　　　　　　　　　　　单位:元

成本项目 / 科室名称	人员经费(1)			卫生材料费(2)			药品费(3)			固定资产折旧(4)			无形资产摊销(5)			提取医疗风险基金(6)			其他费用(7)			合计(8)=(1)+(2)+(3)+(4)+(5)+(6)+(7)		
	直接成本	间接成本	全合计	直接成本	间接成本	全合计	直接成本	间接成本	全合计	直接成本	间接成本	全合计	直接成本	间接成本	全合计	直接成本	间接成本	全合计	直接成本	间接成本	全合计	直接成本	间接成本	全合计
临床服务类科室(1)																								
临床服务类科室(2)																								
......																								
科室全成本合计																								

注:说明:①本表反映医院根据《医院财务制度》规定的原则和程序,将管理费用、医疗辅助类科室直接成本、医疗技术类科室直接成本逐步分摊转移到临床服务类科室后,各临床服务类科室的全成本情况。即:临床服务类科室全成本包括科室直接成本和分摊转移的间接成本;②表中的"直接成本"反映间接成本分摊前各临床服务类科室发生的直接成本金额;③表中的"间接成本"反映将管理费用、医疗辅助类科室直接成本、医疗技术类科室直接成本按规定的原则和程序分摊转移至各临床服务类科室的间接成本金额。

（王咏梅）

第三节　项目成本核算

一、医院项目成本核算概述

医院服务项目成本核算是以各科室开展的医疗服务项目为对象,归集和分配各项支出,计算出各项目单位成本的过程。核算办法是将临床服务类、医疗技术类和医疗辅助类科室的医疗成本向其提供的医疗服务项目进行归集和分摊,分摊参数可采用各项目收入比、工作量等。

医疗服务项目成本核算就是对围绕某一服务项目所发生的一切成本进行审核、记录、汇集和分配,并计算实际成本的过程。

医疗服务项目成本核算是以临床服务科室及医疗技术科室二次分摊后的科室成本为基础,以各科室开展的医疗服务项目为对象,归集和分配各项支出,计算出各科室所开展医疗服务项目单位成本的过程。

通过项目成本核算,可以明晰成本与价格关系,有利于政府部门准确制定医疗服务项目的价格,对医院发生的各种费用进行合理补偿;有利于对不同部门或不同医院的同一医疗服务项目进行成本差异分析,找出运营管理的差距及存在的问题,指导医院优化资源配置;项目成本的核算也是病种成本核算的基础。

二、项目直接成本的归集

即收集可直接归集到各医疗服务项目的费用,如人员经费、卫生材料费等。

三、项目其他成本的分摊

即将项目开展科室的医疗成本按照一定方法分摊至服务项目。以二次分摊后的临床服务类、医疗技术类科室成本为基础,向所有医疗服务项目分摊。

一般来说,成本分摊系数包括收入分配系数、工作量分配系数和操作时间分配系数。因为项目成本核算的对象是医疗服务项目,其目的是为政府部门制定医疗服务价格提供依据,因此参与项目成本核算的成本范围不包括单收费材料和药品的成本。

(一)收入分配系数

收入分配系数是指某服务项目年医疗收入占该项目所在科室总医疗收入的百分比。计算公式如下:

$$某服务项目成本=\frac{该服务项目医疗收入}{该科室总医疗收入}\times(该科室二次分摊后成本-该科室所有医疗服务项目直接成本-单独收费的药品及材料成本)$$

(二)工作量分配系数

工作量分配系数是指某服务项目工作量占该项目所在成本科室总工作量的百分比。计算公式如下:

$$某服务项目成本=\frac{该服务项目工作量}{该科室总工作量}\times(该科室二次分摊后成本-该科室所有医疗服务项目直接成本-单独收费的药品及材料成本)$$

(三)操作时间分配系数

操作时间分配系数是指某项目的操作时间占该项目所在成本科室总操作时间的百分比。计算公式如下:

$$某服务项目成本=\frac{该项目操作时间}{该科室总操作时间}\times(该科室二次分摊后成本-该科室所有医疗服务项目直接成本-单独收费的药品及材料成本)$$

四、项目成本的汇总

由于项目成本核算的工作量较大,通常以年为单位进行核算,将项目消耗的人员经费、卫生材料费、低值易耗品、专用设备折旧等直接成本,加上项目开展科室的成本分摊额,即可得到该服务项目的年总成本,再根据该项目年工作量可得到单位成本。

$$项目的单位成本=\frac{该服务项目年总成本}{该服务项目年工作量}$$

五、作业成本法

为了准确核算项目成本,要以作业成本法为指导。作业成本法(简称 ABC 法)作为一种先进的成本管理方法,可以提高医院的运营业绩和决策水平,促进医院的内涵建设,增强医院的生命力和竞争力。作业成本法是一种通过对所有作业活动进行动态追踪反映,计量作业和成本对象的成本,评价作业业绩和资源利用情况的成本计算和管理方法。与各种传统的成本计算方法相比,作业成本法把医疗服务提供过程看作是由一系列作业组成的动态过程,在资源和医疗服务项目之间引入"作业"。以作业为中心,根据作业对资源耗费的情况将资源成本分配到作业中,然后根据医疗服务项目所耗用的作业量,最终将成本分配医疗服务项目,即对价值的研究着眼于"资源→作业→项目"的过程,而不是传统的"资源→项目"的过程。作业成本法的计算原理如图 13-2 所示。

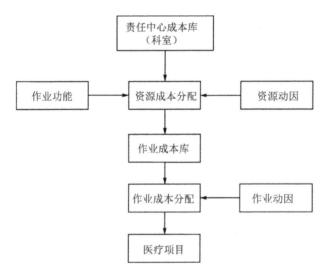

图 13-2 作业成本法计算原理

根据作业消耗资源、服务项目消耗作业的指导思想,先将消耗的资源分配到作业,再将作业成本归集到服务项目。医院的医疗服务活动过程可被分为若干作业,这些作业分别以各自不同的方式耗费资源为患者提供服务,所以需要根据医院行业特点和实际情况,把资源费用分配到直接成本中心,最后分配到各项作业中。而医疗服务项目是由一系列的作业构成的,这样就可以通过归集作业成本来核算医疗服务项目成本。

资源是指在一定期间内为提供服务而发生的各类成本,是作业进行中被耗费的人力、物力、财力等经济要素,这些资源消耗用货币形式来表现就是作业成本。从成本计算的角度看,作业是基于一定目的,以人为主体,消耗一定资源的特定范围内的活动。从管理角度讲,医疗服务提供过程中的各个工序或环节,如诊疗、手术(消毒、探查)、护理等行为都可以视为作业。可以根据人员类型、工作流程、日常工作范围及工作内容划分科室作业。

在医院的运营活动中,会有多个作业消耗同一经济资源的情况,这就需要寻找一个标准,来将这一资源合理地分配到有关的作业中去,这一标准就是资源动因。资源动因是指作业消耗资源的原因或方式,反映了作业对资源的消耗状况,是对一项作业所消耗资源数量的计量。资源动因可以根据作业人数、作业工时、材料消耗比例、设备原值、房屋占用面积等进行设置。在医院里资源动因即指各医疗或医技的科室成本向作业分配的依据。

作业动因是引起作业发生的因素,是指各项作业被最终服务消耗的原因和方式,是对一项作业产出的定量计算,是成本对象对作业需求的频度与强度,反映了每项作业利用率的产出计量标准,反映了成本对象对作业消耗的逻辑关系,是将成本库中汇集的各种成本分配到医疗服务中去的标准,也是沟通资源耗费和最终服务的中介。作业动因可以根据医疗项目执行人员类型、作业时长、工作量、工时、项目消耗材料比例、项目耗用设备额定功率等进行设置。在医院里作业动因即指各项作业成本向医疗项目分配的依据。作业成本法的计算方法如图 13-3 所示。

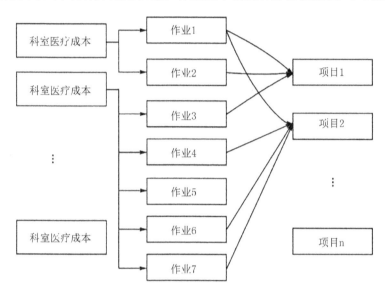

图 13-3 作业成本法计算方法

（王咏梅）

第十四章

医院财务会计内部控制与管理

第一节　医院财务会计内部控制与管理的概述

内部控制是因加强经济管理的需要而产生的,是随着经济的发展而发展完善的。远在公元前3600年的美索不达米亚文化的记载中,就可找到内部牵制的踪迹。内部控制在世界范围的发展可以分为4个阶段:内部牵制阶段、内部控制制度阶段、内部控制结构阶段、内部控制框架阶段。1992年美国提出的《内部控制——整体框架》即著名的"COSO框架"是目前国际最为权威的内部控制理论。2004年,美国证券市场开始实施《塞班斯法案》,规定上市公司的财务报告必须包括一份内控报告,并明确规定公司管理层对建立和维护财务报告的内部控制体系及相应控制流程负有完全责任,财务报告中必须附有其内控体系和相应流程有效性的年度评估。国内有关内部控制的研究和实务主要是借鉴国外的经验,并结合适合于我国具体情况的内控制度。2001年6月至2004年7月财政部连续指定和发布《内部会计控制规范-基本规范(试行)》等七项内部会计控制规范。2008年6月28日财政部等五部门联合发布我国首部《企业内部控制基本规范》,是我国在会计审计领域做出的与国际接轨的重大改革之一,使我国企业内部控制规范化工作跨入新的发展阶段。

与企业相比较,医院财务会计内部控制规范建设还相对滞后,虽然经过多年的实践,各医院都相继建立了一系列内部控制制度,并制定了一定考核办法,但尚未有统一的、完整的、规范的、权威性的内部控制制度,相关的文件有2006年原卫生部发布的《医院财务会计内部控制规定(试行)》。财政部2012年印发了《行政事业单位内部控制规范(试行)》,有效填补行政事业单位内部控制规范的空白。

一、医院财务会计内部控制现状

随着医疗体制改革的不断深入,建立健全医院财务会计内部控制制度对提高医院管理水平有着重要的意义。在医院财务会计内部控制实施过程中存在一些问题,需要进一步完善和提高。只有不断健全与完善内部控制,加强内部运营管理,提高医院财务会计内部控制的效率和效果,提高内部管理水平和风险防范能力,推进廉政建设,才能维护社会公众利益,达到内部控制的最终目标,使医院稳步健康的发展。

内部控制制度是现代管理理论的重要组成部分,是强调以预防为主的制度,目的在于通过建立完善的制度和程序来防止错误和舞弊的发生,提高管理的效果及效率。严控则强,失控则弱,无控则乱。目前,我国医院财务会计内部控制与管理中还存在着一些问题。

(一)对财务会计内部控制的重要性缺乏应有的认识

内控意识是内控制度中的一项重要内容,良好的内控意识是确保内控制度建立健全并有效实施的重要保证。但是许多医院缺乏对财务会计内部控制知识的基本了解,对建立健全内部控制的重要性和现实意义认识不够,内控意识薄弱。有的医院管理层只是把内控理解为各种规章制度的汇总,有的在处理内控与管理、内控与风险、内控与发展的关系问题上的认识有偏差,把内控与发展和效益对立起来。有的医院管理者简单地将预算控制等同于内部控制,认为有了预算控制就无所谓内部控制体系了,还有的单位干脆拒绝进行内部控制制度的建设。

(二)忽视了财会部门在医院财务会计内部控制中的地位和作用

医院财务部门是医院财务会计内部控制制度的执行者和实施者,对财务会计内部控制制度的有效实施起着举足轻重的作用。许多医院的财会部门没有得到应有的重视,财务管理制度不健全,财务会计基础工作仍很薄弱,需要进一步强化。有的单位缺乏明确的岗位责任制,财会人员对其所处岗位的职责内容不详,职权不明确,责任不清楚,程序不规范,造成财务管理及运营失控。

(三)财产物资的控制较薄弱

财产物资是医院资产的重要组成部分,医院必须制定切实可行的财务会计内部控制制度,保证其安全和完整,防止资产流失。实行政府采购制度以后,医院固定资产的购置环节得以规范,但在使用管理方面仍缺乏相关的内部控制,重钱轻物,重购轻管现象比较普遍。有的医院对财产物资的采购具有盲目性,只是依据科室申请去采购,而不进行可行性研究,造成资产的重复购置和闲置浪费。

(四)费用支出方面缺乏有效控制

许多医院对经费的支出(特别是招待费、办公费、会议费、车辆费等)缺乏严格的控制标准,有的医院即使制定了内部经费开支标准,仍较多采用实报实销制,只要有相应审批人员签字同意,会计人员就予以报销;专项经费被挤占、挪用、执行效率低的现象比较普遍,致使专项资金未能发挥其应有的资金效益。

(五)缺少评价、监督机制

财务会计内部控制是一个系统管理的过程,需要通过大量的制度和活动来实现,要确保内控制度的执行效果,就必须进行监督。目前,财务会计内部控制制度的内部监督和评价机制没有很好地建立起来,缺乏统一的标准和体系,致使检查监督和评价流于形式,无法达到理想效果。如在实际工作中存在着不相容岗位没有相互分离的问题,记账人员、保管人员、经办人员没有设置专人专岗,存在出纳兼复核、采购兼保管等违规现象,重大事项决策和执行没有实行分离制约制度。缺乏应有的监督机制,任何严密的内部控制系统都难以发挥作用。

(六)财务会计内部控制人员的素质不能适应岗位要求

目前很多医院缺乏经过正规培训的财务会计内部控制人员。很多在职内部控制人员在意识上、技能上和行为方式上不能达到实施财务会计内部控制的基本要求,对内部控制的程序或措施经常理解不到位。多数医院的内部审计部门没有发挥其监督、评价、防范的作用。

我国医院财务会计内部控制与管理还存在着很多缺陷,在医疗体制改革不断深化的情况下,医院的内控建设面临着前所未有的挑战,因此财务会计内部控制制度的健全及发挥作用也就显得尤为重要。

二、医院内部控制与管理的改进

(一)促使财务内控制度有效实施

增强医院员工特别是管理层对财务会计内部控制重要性的认识,促使财务内控制度有效实施:医院管理层的思想意识、道德水平和综合素质是医院财务会计内部控制的关键因素。医院领导层应改变旧的"重医疗、轻管理"的管理理念,更新知识,加强对会计法律和法规的学习,明确财务负责人参与医院重大决策的职责。管理理念的提升是医院形成良好的内控机制和制度执行的关键。

(二)切实加强财产物资的安全控制

按照不相容职务相分离的原则,合理设置会计及相关工作岗位,明确职责及权限,对重要岗位定期轮换,形成相互制衡的机制。建立和完善各项资产在采购、验收、付款等环节上的授权审批制度。严格规范固定资产的购建与使用。建立和完善各项管理制度,并组织实施。

(三)建立和完善监督机制

监督机制是确保财务会计内部控制有效的关键环节。内部控制制度的制定不仅是文字化的制度形式,更重要的是在工作中要监督执行,行使监督的职能作用。达到查错防弊、改进管理的目的。

(四)建立适合医院的成本费用考核体系

医院要结合自身的实际情况,建立成本费用管理的组织体系和考评体系,各成本责任中心将成本管理机构制定的指标,落实到人,采取奖罚措施,达到成本控制的目的,提高医院的运营效率。

(五)加强人员培训,提高审计人员素质

加强内部审计人员业务培训和后续教育工作,以培训学习及考核来提高内部审计人员的整体素质,全面提高他们的思想素养、理论水平、学历层次。同时,应积极吸收经济、会计、法律等相关专业人才或复合人才加入审计队伍,促进医院内部审计人员素质的提高,为有效开展内审业务提供保障。

(高毅静)

第二节 医院财务会计内部控制与管理的基本要求

一、内部控制的定义

内部控制是指单位为实现控制目标,通过制定一系列制度、实施相关措施和程序,对经济活动的风险进行防范和管控的动态过程。

医院财务会计内部控制是医院为了保证业务活动的有效进行和资产的安全与完整,防止、发现和纠正错误与舞弊,保证会计资料的真实、合法、完整而制定和实施的政策、措施及程序。通过建立健全财务会计内部控制,使医院各部门、各岗位相互监督、制约和联系,从而维护国有资产安

全与完整,堵塞漏洞,加强医院财务管理,促进各医院财务会计内部控制制度的建设,提高医院财务管理水平和会计信息质量,为提高医院自身竞争力和医院发展战略目标的实现,提供合理保证。

二、内部控制的目标

内部控制与管理的目标可归纳为 5 个方面。

(一)合理保证医院管理和服务活动合法合规

内部控制要求医院的管理和服务活动必须置于国家法律、法规允许的基本框架之下,在守法的基础上进行管理。

(二)合理保证医院资金安全完整

资金安全是医院正常经营的前提和基础,也是财务管理的目标之一,而良好的内部控制,应当为资产安全提供扎实的制度保障。

(三)合理保证医院财务报告及相关信息真实准确

可靠的信息报告能够为医院管理者提供适合其制定目标的准确而完整的信息,同时,保证对外披露的信息报告的真实、完整,有利于提升医院的诚信度和公信力,维护医院良好的声誉和形象。

(四)提高管理服务的效率和效果

要求医院结合自身管理和提供服务的环境,通过健全有效的内部控制,不断提高管理服务活动的效率和效果。

(五)促进医院实现发展战略

这是内部控制的终极目标。它要求医院在运营管理中努力做出符合战略要求,有利于提升可持续发展能力和创造长久价值的策略选择。

三、内部控制的原则

内部控制制度的建立与实施,应当遵循下列原则。

(一)全面性原则

内部控制应当贯穿决策、执行和监督全过程,覆盖各种业务和事项。内部控制是一个全方位的整体,它渗透于医院管理和服务活动整个过程并贯穿于活动的始终。

(二)重要性原则

内部控制应当在全面控制的基础上,关注重要业务事项和高风险领域。医院在构建内部控制制度时,应密切关注所面临的各种风险,有针对性地设计内部控制措施,使风险降低到可以忍受的合理水平,保持医院健康持续地发展。

(三)制衡性原则

内部控制应当在治理结构、机构设置及权责分配、业务流程等方面相互制约、相互监督,同时兼顾运营效率。一项完整的经济业务事项,如果是经过两个以上的相互制约环节对其进行监督和检查,其发生错弊现象的概率就很低。就具体的内部控制措施来说,相互牵制必须考虑横向控制和纵向控制两个方面的制约关系。从横向关系来讲,完成某个环节的工作需有来自彼此独立的两个部门或人员协调运作、相互监督、相互制约、相互证明;从纵向关系来讲,完成某个工作需经过互不隶属的两个或两个以上的岗位和环节,以使下级受上级监督,上级受下级牵制。横向关

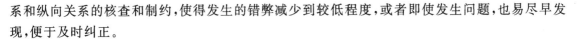

系和纵向关系的核查和制约,使得发生的错弊减少到较低程度,或者即使发生问题,也易尽早发现,便于及时纠正。

(四)适应性原则

内部控制应当与医院规模、业务范围、竞争状况和风险水平等相适应,并随着情况的变化及时加以调整。进行内部控制设计时应根据不同的控制类型灵活采用不同的策略。

(五)成本效益原则

内部控制应当权衡实施成本与预期效益,以适当的成本实现有效控制。在设计内部控制时,一定要考虑控制投入成本和控制产出效益之比,一般来讲,要对那些在业务处理过程中发挥作用大、影响范围广的关键控制点进行严格控制;而对那些只在局部发挥作用、影响特定范围的一般控制点,其设立只要能起到监控作用即可,不必花费大量的人力、物力进行控制。力争以最小的控制成本获取最大的经济效果。

四、内部控制的要素

借鉴1992年美国提出的《内部控制——整体框架》即 COSO 框架,内部控制的要素归纳为内部环境、风险评估、控制活动、信息与沟通、内部监督五大方面。

(一)内部环境

内部环境规定医院的纪律与架构,影响运营管理目标的制定,塑造医院文化并影响员工的控制意识,是实施内部控制的基础。它通常包括下列5个方面。

1.医院的治理结构

医院的治理结构,如管理层、核心部门的分工制衡及其在内部控制中的职责权限等。

2.医院的内部机构设置及权责分配

尽管没有统一模式,但所采用的组织结构应当有利于提升管理效能,并保证信息通畅流动。

3.内部审计机制

内部审计机制包括内部审计机构设置、人员配备、工作开展及其独立性的保证等。

4.医院的人力资源政策

医院的人力资源政策,如关键岗位员工的强制休假制度和定期岗位轮换制度等。

5.医院文化

医院文化包括医院整体的风险意识和风险管理理念,管理层的诚信和道德价值观,医院全体员工的法制观念等。一般而言,医院负责人在塑造良好的内部环境中发挥着关键作用。

(二)风险评估

风险是指一个潜在事项的发生对目标实现产生的影响。风险评估是指医院及时识别、科学分析管理服务活动中与实现控制目标相关的风险,合理确定风险应对策略,是实施内部控制的重要环节。风险评估主要包括目标设定、风险识别、风险分析和风险应对。风险与可能被影响的控制目标相关联。医院必须制定与各项管理服务项目相关的目标,设立可辨认、分析和管理相关风险的机制,以了解医院所面临的来自内部和外部的各种不同风险。在充分识别各种潜在风险因素后,要对固有风险(即不采取任何防范措施)可能造成的损失程度进行评估。

(三)控制活动

控制活动是指医院管理层根据风险评估结果,采用相应的控制措施,将风险控制在可承受度之内的政策和程序。控制措施可概括为7个方面,即不相容职务分离控制、授权审批控制、会计系统控制、财产保护控制、预算控制、运营分析控制和绩效考评控制。同时规定医院应当建立重大风险预警机制和突发事件应急处理机制,明确风险预警标准,对可能发生的重大风险或突发事件,制订应急预案、明确责任人员、规范处置程序,确保突发事件得到及时妥善处理。

(四)信息与沟通

信息与沟通是指医院及时准确地收集、传递与内部控制相关的信息,确保信息在医院内部、医院与外部之间进行有效沟通,是实施内部控制的重要条件。信息与沟通的主要环节包括确认、计量、记录有效的管理服务业务;在财务报告中恰当揭示财务状况、运营成果和现金流量;保证管理层与医院内部、外部的顺畅沟通。信息与沟通的方式是灵活多样的,但无论哪种方式,都应当保证信息的真实性、及时性和有用性。

(五)内部监督

内部监督,即医院对内部控制建立与实施情况进行监督检查,评价内部控制的有效性,对于发现的内部控制缺陷,及时加以改进。内部监督是实施内部控制的重要保证,包括日常监督和专项监督。监督情况应当形成书面报告,在报告中应揭示内部控制的重要缺陷。内部监督形成的报告应当有畅通的报告渠道,确保发现的重要问题能传达到管理层。同时,应当建立内部控制缺陷纠正、改进机制,充分发挥内部监督效力。

(高毅静)

第三节 医院财务会计内部控制的主要内容与要求

一、预算控制

(一)预算编制控制

根据国家有关规定和医院的实际情况,建立健全预算编制、审批、执行、分析、调整、决算编报、绩效评价等内部预算管理工作机制。单位一切收入、支出必须全部纳入预算管理。

医院的预算编制应当做到程序合理、方法科学、编制及时、数据准确。按规定程序逐级上报,由上级预算管理部门审批。

医院应当指定部门专人负责收集、整理、归档并及时更新与预算编制有关的各类文件,定期开展培训,确保预算编制部门人员及时全面掌握相关规定。

医院应当建立内部预算编制部门与预算执行部门、资产管理部门的沟通协调机制,确保预算编制部门及时取得和有效运用财务信息和其他相关资料,实现对资产的合理配置。应严格按照批复的预算组织收入、安排支出,确保预算严格有效执行。

(二)预算执行控制

1.建立预算执行的适时分析机制

财会部门定期核对内部各部门的预算执行报告和已掌握的动态监控信息,确认各部门的预算执行完成情况。医院根据财会部门核实的情况定期予以通报并召开预算执行分析会议,研究、解决预算执行中存在的问题,提出改进措施。确保年度预算的完成。

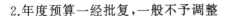

2.年度预算一经批复,一般不予调整

因政策变化、突发事件等客观原因影响预算执行的,按规定程序报批。应当建立突发事件应急预案资金保障机制,明确资金报批和使用程序。因突发事件等不可预见因素确需调整预算的,应当按照国家有关规定和医院的应急预案办理。

(三)决算控制

加强决算管理,确保决算真实、完整、准确,建立健全预算与决算相互协调、相互促进的机制。

建立健全预算支出绩效评价机制,按照国家有关规定和本单位具体情况建立绩效评价指标,明确评价项目和评价方法,加强业务或项目成本核算,通过开展支出绩效评价考核,控制成本费用支出,降低运行成本,提高资金使用效率。

二、收入与支出控制

(一)收入控制

1.医院应当建立健全收入管理制度和岗位责任制

根据收入来源和管理方式,合理设置岗位,明确相关岗位的职责权限,确保提供服务与收取费用、价格管理与价格执行、收入票据保管与使用、办理退费与退费审批、收入稽核与收入经办等不相容职务相互分离,合理设置岗位,加强制约和监督。

2.各项收入应符合国家有关法律、法规和政策规定

要严格按照国家规定管理各项收入,严格执行收入管理业务流程。

(1)重点控制门诊收入、住院结算收入。加强流程控制,防范收入流失,确保收入的全过程得到有效控制。

(2)加强结算起止时间控制。统一规定门诊收入、住院收入的每天、每月结算起止时间,及时准确核算收入。

(3)建立退费管理制度。各项退费必须提供交费凭据及相关证明,核对原始凭证和原始记录,严格审批权限,完备审批手续,做好相关凭证的保存和归档工作。

(4)各项收入应当由单位财会部门统一收取并进行会计核算,其他部门和个人未经批准不得办理收款业务,严禁设立账外账和"小金库"。严格按照医院财务会计制度规定确认、核算收入。

3.财务部门要及时备案各项收入合同

业务部门应在涉及收入的合同协议签订后及时将合同副本交存财会部门备案,确保各项收入应收尽收,及时入账。财会部门应当定期检查收入金额是否与合同约定相符;对应收未收项目应当查明情况,明确责任主体,落实追缴责任。按照规定项目和标准实现的收入不得以任何形式截留、挪用、私分或者变相私分。

4.指定专人负责文件

指定专人负责收集、整理、归档并及时更新与收入有关的文件,定期开展培训,确保主管领导和业务人员及时全面掌握相关规定。

5.取得的各项收入必须开具统一规定的票据

各类收入票据由财务部门统一管理。

(1)建立各项收入与票据存根的审查核对制度,确保收入真实完整。建立健全票据管理程序和责任制度。明确票据的购买、印制、保管、领用、核销、遗失处理、清查、归档等环节的职责权限和程序,财政票据等各类票据的申领、启用、核销、销毁均应履行规定手续。

（2）按照规定设置票据专管员，建立票据台账，做好票据的保管和序时登记工作。票据应当按照顺序号使用，不得拆本使用。设立票据登记簿进行详细记录，防止空白票据遗失、盗用。

（3）每位负责保管票据的人员要配置单独的保险柜等保管设备，并做到人走柜锁。不得违反规定转让、出借、代开、买卖财政票据，不得擅自扩大财政票据的适用范围。

6.重点关注一些特殊项目的收入情况

医院内部应当定期和不定期检查、评价收入管理的薄弱环节，如发现问题，应当及时整改。重点关注：长期挂账的往来款项和冲减支出的交易或事项是否真实；挂账多年的应收款项是否及时进行追缴，确实无法追缴的，是否按照规定程序报批后处理；已核销的应收款项是否按照"账销、案存、权在"的要求，保留继续追缴权利，明确责任人追缴义务；与收入相关的其他情形。医院的收入管理岗位流程图如图 14-1 所示。

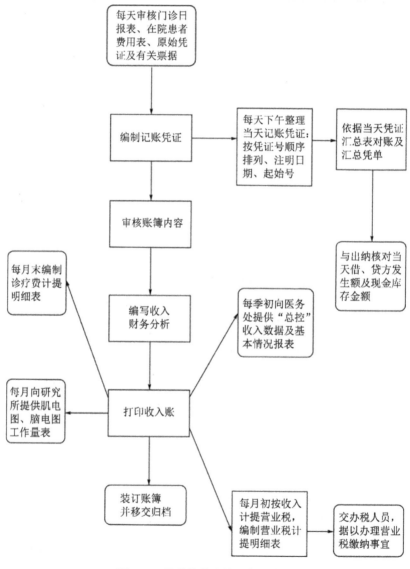

图 14-1 医院的收入管理岗位流程

(二)支出控制

1.建立健全支出管理制度和岗位责任制

合理设置岗位,明确相关岗位的职责权限,确保支出申请和内部审批、付款审批和付款执行、业务经办和会计核算等不相容岗位相互分离。合理设置岗位,加强制约和监督。

2.完善支出管理的流程

按照支付业务的类型,完善支出管理流程,明确内部审批、审核、支付、核算和归档等支出各关键岗位的职责权限。实行国库集中支付的,应当严格按照财政国库管理制度有关规定执行。

3.加强支出审批控制

明确支出的内部审批权限、程序、责任和相关控制措施。审批人应当在授权范围内审批,不得超越权限审批。

4.建立重大支出集体决策制度和责任追究制度

重大支出应当由单位领导班子集体决策,重大支出标准根据本单位实际情况确定,不得随意变更。

5.加强支出审核控制

全面审核各类付款凭证及其附件的所有要素。主要做到几个方面:①重点审核单据凭证是否真实、合规、完整,审批手续是否齐全,以及是否符合国库集中支付和政府采购等有关规定;②会议费、差旅费、培训费等支出报销凭据应附明细清单,并由经办人员签字或盖章;③超出规定标准的支出事项应由经办人员说明原因并附审批依据,确保单据凭证与真实的经济业务事项相符。

6.加强支付控制

明确报销业务流程,按照规定办理资金支付手续。签发的支票应当进行备查登记。使用公务卡结算的,应当按照公务卡管理有关规定办理业务。

7.加强支出的核算和归档控制

由财会部门根据业务的实质内容及时登记账簿,保证核算的及时性、真实性和完整性。与支出业务相关的经济合同和专项报告应当按照有关规定交存财会部门备案。各项支出要符合国家有关财经法规制度。严格按照医院财务会计制度的规定确认、核算支出。

8.加强成本核算与管理

严格控制成本费用支出,降低运行成本,提高效益。

9.一些项目的支出要重点关注和管理

医院内部应当定期和不定期检查、评价支出管理的薄弱环节,如发现问题,应当及时整改。重点关注内容包括:①是否存在挪用预算资金向无预算项目支付资金或用于对外投资的情形。②是否存在采用虚假或不实事项套取预算资金的情形。③是否存在违规向所属预算单位划转资金的情形。④是否存在将财政预算资金借贷给其他单位的情形。⑤预付款项的转回或冲销是否合理、合规,是否存在协同第三方套取预算资金的情形;与支出相关的其他情形。

三、采购控制

医院应当按照《中华人民共和国政府采购法》及相关法律、法规的规定加强对采购业务的控制。建立健全包括采购预算与计划管理、采购活动管理、验收与合同管理、质疑投诉答复管理和内部监督检查等方面的内部管理制度。对未纳入《中华人民共和国政府采购法》适用范围的采购业务,应当参照政府采购业务制定相应的内部管理制度。

医院应当结合本规范的要求和实际情况,对采购业务的关键环节制定有针对性的内部控制措施。

(一)加强采购业务的预算和计划管理

建立预算管理部门、采购管理部门和资产管理部门之间的沟通机制。采购管理部门根据本单位工程、货物和服务实际需求及经费预算标准和设备配置标准细化部门预算,列明采购项目或货物品目,并根据采购预算及实际采购需求安排编报月度采购计划。

指定专人负责收集、整理、归档并及时更新与政府采购业务有关的政策制度文件,定期开展培训,确保办理政府采购业务的人员及时全面掌握相关规定。

建立采购业务管理岗位责任制,明确相关部门和岗位的职责权限,确保采购需求制定与内部审批、招标文件准备与复核、合同签订与验收、采购活动组织与质疑投诉检查等不相容岗位相互分离。

(二)加强审批审核事项管理

审批审核事项包括采购组织形式变更、采购方式变更、采购进口产品和落实政府采购扶持能、环保产品政策的审核等。建立采购进口产品或变更采购方式的专家论证制度及严格的内部审核制度,以及向上级主管部门报批报备及公告登记管理制度。

(三)加强对采购活动的控制

通过竞争方式择优选择政府采购业务代理机构。在制定采购文件、签订合同及组织重大采购项目的验收过程中应当聘请技术、法律、财务等方面的专家共同参与,确保需求明确、翔实,采购文件和合同条款完备、合法。单位在采购活动中要严格执行对评审专家登记、评审过程记录、专家评价管理规定,要对代理机构直接或代为收取的投标保证金和履约保证金进行严格管理,确保保证金按法律制度规定及时返还供应商或上缴国库。

(四)加强采购项目的验收管理

根据规定的验收制度和采购文件,由独立的验收部门或指定专人对所购物品的品种、规格、数量、质量和其他相关内容进行验收,出具验收证明。对重大采购项目要成立验收小组。对验收过程中发现的异常情况,负责验收的部门或人员应当立即向有关部门报告;有关部门应查明原因,及时处理。

(五)建立采购业务质疑投诉管理制度

采购活动组织部门要与采购需求制定部门建立协调机制,共同负责答复供应商质疑。答复质疑应当采用书面形式,答复及时,内容真实、客观、清晰。

(六)加强采购业务的记录控制

妥善保管采购业务的相关文件,包括采购预算与计划、各类批复文件、招标文件、投标文件、评标文件、合同文本、验收证明、质疑答复文件、投诉处理决定等,完整记录和反映采购业务的全过程。定期对采购业务的信息进行分类统计,并在单位内部进行通报。

(七)大宗设备、物资或重大服务采购业务需求

对于大宗设备、物资或重大服务采购业务需求,应当由医院领导班子集体研究决定,并成立由医院内部资产、财会、审计、纪检监察等部门人员组成的采购工作小组,形成各部门相互协调、相互制约的机制,加强对采购业务各个环节的控制。

（八）加强涉密采购项目安全保密管理

涉密采购项目应当严格履行安全保密审查程序,并与相关供应商或采购中介机构签订保密协议或者在合同中设定保密条款。

（九）重点关注的项目和内容

医院内部应当定期和不定期检查、评价采购过程中的薄弱环节,如发现问题,应当及时整改。重点关注内容包括:①是否按照预算和计划组织采购业务。②对于纳入政府集中采购目录的项目,是否按照规定委托集中采购机构实行集中采购。③是否存在拆分政府采购项目逃避公开招标的情形。④采购进口品或变更采购方式的项目是否履行了审批手续。⑤涉及节能、环保、安全产品的项目是否执行了相关政策。⑥是否按时发布了采购信息。⑦对采购限额标准以上公开招标数据标准以下的政府采购项目,是否按照法定要求选择采购方式。⑧是否按照规定履行验收程序。⑨与采购业务相关的其他情形。

四、重要项目控制

（一）资产控制

1.货币资金控制

医院应当按照《行政单位国有资产管理暂行办法》《事业单位国有资产管理暂行办法》及相关法律、法规的规定,建立健全符合本规范要求和医院实际情况的资产管理制度和岗位责任制,强化检查和绩效考核,加强对资产安全和有效使用的控制。

(1)建立健全货币资金管理岗位责任制,合理设置岗位,不得由一人办理货币资金业务的全过程,确保不相容岗位相互分离和定期轮岗规定落实到位。

(2)担任出纳的人员应当具备会计从业资格。出纳不得兼任稽核、票据管理、会计档案保管和收入、支出、债权、债务账目的登记和对账工作。医院不得由一人办理货币资金业务的全过程。办理货币资金业务的人员,要有计划地进行岗位轮换。医院门诊和住院收费人员要具备会计基础知识和熟练操作计算机的能力。

(3)严禁一人保管支付款项所需的全部印章。财务专用章应当由专人保管,个人名章应当由本人或其授权人员保管。每位负责保管印章的人员要配置单独的保险柜等保管设备,并做到人走柜锁。

(4)建立严格的货币资金业务授权批准制度。明确被授权人的审批权限、审批程序、责任和相关控制措施,按规定应当由有关负责人签字或盖章的经济业务与事项,必须严格履行签字或盖章手续,审批人员按照规定在授权范围内进行审批,不得超越权限。使用财务专用章必须履行相关的审批手续并进行登记。

(5)货币资金纳入信息化管理。已实现财务信息化管理的单位,货币资金的收付流程要全面纳入信息系统管理,禁止手工开具资金收付凭证。按照规定的程序办理货币资金收入业务。货币资金收入必须开具收款票据,保证货币资金及时、完整入账。

(6)货币资金支付控制。货币资金必须按规定程序办理。①支付申请:用款时应当提交支付申请,注明款项的用途、金额、预算、支付方式等内容,并附有有效经济合同或相关证明及计算依据。②支付审批:审批人根据其职责、权限和相应程序对支付申请进行审批。对不符合规定的货币资金支付申请,审批人应当拒绝批准。③支付审核:财务审核人员负责对批准的货币资金支付申请进行审核,审核批准范围、权限、程序是否合规;手续及相关单证是否齐备;金额计算是否准确;支付方式、收款单位是否妥当等,经审核无误后签章。④支付结算:出纳人员根据签章齐全的支付申请,按规定办理货币资金支付手续,并及时登记现金日记账和银行存款日记账。签发的支票应进行备查登记。其中:按照《现金管理暂行条例》的规定办理现金的收支业务。不属于现金开支范围的业务应当通过银行办理转账结算。实行现金库存限额管理,超过限额的部分,必须当日送存银行并及时入账,不得坐支现金。出纳人员每天要登记日记账、核对库存现金、编制货币资金日报表,做到日清月结。加强对现金业务的管理与控制。按照《支付结算办法》等有关规定加强银行账户的管理。严格按照规定开立账户、办理存款、取款和结算;定期检查、清理银行账户的开立及使用情况;加强对银行结算凭证的填制、传递及保管等环节的管理与控制。严禁出借银行账户。

(7)加强货币资金的核查控制。指定不办理货币资金业务的会计人员不定期抽查盘点库存现金,抽查银行对账单、银行日记账及银行存款余额调节表,核对是否账实相符、账账相符。对调节不符、可能存在重大问题的未达账项应当及时向会计机构负责人报告。

加强与货币资金相关的票据的管理,明确各种票据的购买、保管、领用、背书转让、注销等环节的职责权限和程序,并专设登记簿进行记录,防止空白票据的遗失和被盗用。

(8)货币资金控制重点内容。医院内部应当定期和不定期检查、评价货币资金管理的薄弱环节,如发现问题,应当及时整改。重点关注:①货币资金业务相关岗位设置情况。②是否存在违反《现金管理暂行条例》的情形。③是否存在违规开立、变更、撤销银行账户的情形及其他违反《人民币银行结算账户管理办法》《支付结算办法》的情形。④对以前检查中发现的违规情况,是否及时进行整改。⑤与货币资金管理相关的其他情形。

2.药品及库存物资控制

(1)建立健全库存物资控制制度。医院应当建立健全物资保管、领用审批、登记记录、盘点清查等专项制度,明确内部相关部门和岗位的职责权限,确保请购与审批、询价与确定供应商、合同订立与审核、采购与验收、采购验收与会计记录、付款审批与付款执行等不相容职务相互分离,合理设置岗位,加强制约和监督。防止物资被盗、过期变质、毁损和流失。医院不得由同一部门或一人办理药品及库存物资业务的全过程。

(2)制定科学规范的药品及库存物资管理流程。明确计划编制、审批、取得、验收入库、付款、仓储保管、领用发出与处置等环节的控制要求,设置相应凭证,完备请购手续、采购合同、验收证明、入库凭证、发票等文件和凭证的核对工作,确保全过程得到有效控制。

(3)加强药品及库存物资采购业务的预算管理。具有请购权的部门按照预算执行进度办理请购手续。

(4)健全药品及库存物资采购管理制度。药品和库存物资由单位统一采购。对采购方式确定、供应商选择、验收程序等做出明确规定。纳入政府采购和药品集中招标采购范围的,必须按照有关规定执行。

根据药品及库存物资的用量和性质,加强安全库存量与储备定额管理,根据供应情况及业务需求,确定批量采购或零星采购计划,具体做到以下几点:①确定安全存量,实行储备定额计划控制。②加强采购量的控制与监督,确定经济采购量。③批量采购由采购部门、归口管理部门、财务部门、审计监督部门、专业委员会及使用部门共同参与,确保采购过程公开透明,切实降低采购成本。④小额零星采购由经授权的部门对价格、质量、供应商等有关内容进行审查、筛选,按规定审批。

(5)加强药品及库存物资验收入库管理。根据验收入库制度和经批准的合同等采购文件,组织验收人员对品种、规格、数量、质量和其他相关内容进行验收并及时入库;所有药品及库存物资必须经过验收入库才能领用;不经验收入库,一律不准办理资金结算。

(6)加强物资保管与领用控制。除物资管理部门及仓储人员外,其他部门和人员接触或领用物资时,应当由授权部门和授权人批准;大批物资和属于贵重物品、危险品或需保密的物资,应当单独制定管理制度,规定严格的审批程序和接触限制条件。

(7)加强物资的记录和核算控制。物资管理部门应当建立物资台账,保持完整的物资动态记录,并定期对物资进行清查盘点,确保账实相符。财会部门要根据审核无误的验收入库手续、批准的计划、合同协议、发票等相关证明及时记账。财会部门的物资明细账与物资台账应当定期进行相互核对,如发现不符,应当及时查明原因。保证账账、账实相符。

药品及库存物资的储存与保管要实行限制接触控制。指定专人负责领用,制定领用限额或定额;建立高值耗材的领、用、存辅助账。

(8)健全药品及库存物资缺损、报废、失效的控制制度和责任追究制度。完善盘点制度,库房每年盘点不得少于一次。药品及库存物资盘点时,财务、审计等相关部门要派人员监督。

3.固定资产控制

(1)建立健全固定资产管理岗位责任制。明确内部相关部门和岗位的职责权限,加强对固定资产的验收、使用、保管和处置等环节的控制。确保购建计划编制与审批、验收取得与款项支付、处置的申请与审批、审批与执行、执行与相关会计记录等不相容职务相互分离,合理设置岗位,加强制约和监督。医院不得由同一部门或一人办理固定资产业务的全过程。

(2)制定固定资产管理业务流程。明确取得、验收、使用、保管、处置等环节的控制要求,设置相应账卡,如实记录。

(3)建立固定资产购建论证制度。按照规模适度、科学决策的原则,加强立项、预算、调整、审批、执行等环节的控制。大型医用设备配置按照准入规定履行报批手续。

(4)加强固定资产购建控制。固定资产购建应由归口管理部门、使用部门、财务部门、审计监督部门及专业人员等共同参与,确保购建过程公开透明,降低购建成本。

(5)固定资产验收控制。取得固定资产要组织有关部门或人员严格验收,验收合格后方可交付使用,并及时办理结算,登记固定资产账卡。验收控制包括:①建立固定资产信息管理系统,及时、全面、准确反映固定资产情况,统计分析固定资产采购预算编制的合理性及资产使用的效果和效率。②明确固定资产使用和保管责任人,贵重或危险的固定资产,以及有保密等特殊要求的固定资产,应当指定专人保管、专人使用。建立固定资产维修保养制度。归口管理部门应当对固定资产进行定期检查、维修和保养,并做好详细记录。严格控制固定资产维修保养费用。③明确固定资产的调剂、出租、出借、处置及对外投资的程序、审批权限和责任。固定资产的调剂、出租、出借、对外投资、处置等必须符合国有资产管理规定,进行可行性论证,按照规定的程序和权限报批后执行,并及时进行账务处理。出租、出借、对外投资固定资产的合同副本应当交存财会部门备案。④固定资产管理部门应当建立固定资产台账,保持完整的固定资产动态记录,并定期对固定资产进行清查盘点,确保账实相符。财会部门的固定资产明细账与固定资产台账应当定期进行相互核对,如发现不符,应当及时查明原因。加强固定资产处置管理制度。明确固定资产处置(包括出售、出让、转让、对外捐赠、报损、报废等)的标准和程序,按照管理权限逐级审核报批后执行。

4.对外投资控制

(1)建立健全对外投资业务的管理制度和岗位责任制。明确相关部门和岗位的职责、权限、确保项目可行性研究与评估、决策与执行、处置的审批与执行等不相容职务相互分离。

(2)建立对外投资决策控制制度。加强投资项目立项、评估、决策环节的有效控制,防止国有资产流失。所有对外投资项目必须事先立项,组织由财务、审计、纪检等职能部门和有关专家或由有资质的中介机构进行风险性、收益性论证评估,经领导集体决策,按规定程序逐级上报批准。决策过程应有完整的书面记录及决策人员签字。严禁个人自行决定对外投资或者擅自改变集体决策意见。

(3)加强无形资产的对外投资管理。医院以无形资产对外投资的,必须按照国家有关规定进行资产评估、确认,以确认的价值进行对外投资。

(4)严格对外投资授权审批权限控制,不得超越权限审批。建立对外投资责任追究制度。对出现重大决策失误、未履行集体审批程序和不按规定执行的部门及人员,应当追究相应的责任。

(5)加强对外投资会计核算控制。建立账务控制系统,加强对外投资会计核算核对控制,对其增减变动及投资收益的实现情况进行相关会计核算。

(6)建立对外投资项目的追踪管理制度。对出现的问题和风险及时采取应对措施,保证资产的安全与完整。

(7)加强对外投资的收回、转让和核销等处置控制。对外投资的收回、转让、核销,应当实行集体决策,须履行评估、报批手续,经授权批准机构批准后方可办理。

(8)对外投资应当由单位领导班子集体研究决定,投资活动和投资范围应当符合国家有关投资管理规定。单位应当建立对外投资信息管理系统,及时、全面、准确地反映对外投资的价值变动和投资收益情况,财会部门应当及时进行会计核算。

5.重点关注的内容

医院内部应当定期和不定期检查、评价实物资产管理的薄弱环节,如发现问题,应当及时整改。重点关注内容包括:①不定期抽查盘点报告并实地盘点实物资产,查看是否存在账实不符、核算不实、入账不及时的情形,对已发现的资产盘盈、盘亏、毁损,是否查明原因、落实并追究责任。②结合资产、收支等账簿记录和资产保险记录、资产租赁经济合同等原始凭证,检查是否存在少计资产或账外资产的情形。③是否存在资产配置不当、闲置、擅自借给外单位使用等情形。④与实物资产管理相关的其他情形。

(二)建设项目控制

医院应当建立健全建设项目管理制度和廉政责任制度。通过签订建设项目管理协议、廉政责任书等,明确各方在项目决策程序和执行过程中的责任、权利和义务,以及反腐倡廉的要求和措施等。合理设置岗位,明确相关部门和岗位的职责权限,确保项目建议和可行性研究与项目决策、概预算编制与审核、项目实施与价款支付、竣工决算与竣工审计等不相容职务相互分离。建设项目的控制从以下几方面入手。

1.建设项目立项

建设项目立项、概预算编制和招标等应当严格遵循国家有关法律、法规的要求,符合国家政策导向和医院实际需要,经内部职能部门联合审核后,由领导班子集体决策,重大项目还应经过专家论证。

任何部门不能包办建设项目全过程,严禁任何个人单独决策或者擅自改变集体决策意见。

决策过程及各方面意见应当形成书面文件,与相关资料一同妥善归档保管。

建立工程项目相关业务授权批准制度。明确被授权人的批准方式、权限、程序、责任及相关控制措施,规定经办人的职责范围和工作要求。严禁未经授权的机构或人员办理工程项目业务。

按照国家统一的会计制度的规定设置会计账簿,对建设项目进行核算。如实记载业务的开展情况,妥善保管相关记录、文件和凭证,确保建设过程得到全面反映。

国库支持项目的控制:实行国库集中支付的建设项目,应当按照财政国库管理制度相关规定,根据项目支出预算和工程进度办理资金支付等相关事项。

按照审批单位下达的投资计划(预算)专款专用,按规定标准开支,严禁截留、挪用和超批复内容使用资金。

建立工程项目概预算控制制度。严格审查概预算编制依据、项目内容、工程量的计算和定额套用是否真实、完整、准确。

2.建设项目施工

(1)加强工程项目质量控制。工程项目要建立健全法人负责制、项目招投标制、工程建设监理制和工程合同管理制,确保工程质量得到有效控制。

(2)建立工程价款支付控制制度。严格按工程进度或合同约定支付价款。明确价款支付的审批权限、支付条件、支付方式和会计核算程序。对工程变更等原因造成价款支付方式和金额发生变动的,相关部门必须提供完整的书面文件和资料,经财务、审计部门审核并按审批程序报批后支付价款。

3.建设项目竣工

项目竣工后应当按照规定的时限办理竣工决算,并根据批复的竣工决算和有关规定办理建设项目档案和资产移交等工作。

经批准的投资概算是工程投资的最高限额,未经批准,不得突破,单位应当杜绝超规模、超概预算现象的发生。

加强项目竣工决算审计工作。未经竣工决算审计的建设项目,不得办理资产验收和移交手续。

4.建设项目控制重点内容

应当定期和不定期检查、评价建设项目管理的薄弱环节,如发现问题,应当及时整改。重点关注:①是否违反规定超概算投资。②工程物资采购、付款等重要业务的授权批准手续是否健全,是否符合《中华人民共和国招投标法》《中华人民共和国政府采购法》及相关法规、制度和合同的要求。③是否存在已交付使用的建设项目长期不结转入账的情形。④是否存在建设项目结余资金长期挂账的情形。⑤是否存在与施工方协同操作套取预算资金的情形。⑥是否存在不按照规定保存建设项目相关档案的情形。⑦与建设项目相关的其他情形。

(三)债权和债务控制

严格遵循国家有关规定,根据单位的职能定位和管理要求,建立健全债权和债务管理制度,明确债务管理部门或人员的职责权限。确保业务经办与会计记录、出纳与会计记录、业务经办与审批、总账与明细账核算、审查与记录等不相容职务相互分离。

加强债权控制。明确债权审批权限,健全审批手续,实行责任追究制度,对发生的大额债权必须要有保全措施。建立清欠核对报告制度,定期清理,并进行债权账龄分析,采取函证、对账等形式加强催收管理和会计核算,定期将债权情况编制报表向单位领导报告。

建立健全的应收款项、预付款项和备用金的催收、清理制度,严格审批,及时清理。建立健全患者预交住院金、应收在院患者医药费、医疗欠费管理控制制度。主要内容包括:①每天进行住院结算凭证、住院结算日报表和在院患者医药费明细账卡的核对。②每月核对预收医疗款的结算情况。③加强应收医疗款的控制与管理,健全催收款机制,欠费核销按规定报批。

单位大额债务的举借和偿还属于重大经济事项,单位应当进行充分论证,并由单位领导班子集体决策。要充分考虑资产总额及构成、还款能力、对医院可持续发展的影响等因素,严格控制借债规模。

经办人员应当在指定职责范围内,按照单位领导班子的批准意见办理债务的举借、核对、清理和结算。不得由一人办理债务业务的全过程。

按照国家有关规定设置各类账簿,核算债务资金来源、使用及偿还情况,妥善保管相关记录、文件和凭证,按照规定及时向有关部门上报债务情况。

建立债务授权审批、合同、付款和清理结算的控制制度。加强债务的对账和检查控制。定期与债权人核对债务余额,进行债务清理,防范和控制财务风险。医院内部应当定期和不定期检查、评价债务管理的薄弱环节,如发现问题,应当及时整改。防范和控制财务风险。

五、经济合同控制

医院应当指定经济合同归口管理部门,对经济合同实施统一规范管理。

(一)建立经济合同授权制度

(1)建立与经济合同相关的授权批准制度,严禁未经授权擅自以单位名义对外签订经济合同;严禁违反相关规定签订担保、投资和借贷合同。

(2)采购业务应当订立经济合同。医院授权采购代理机构代为签订政府采购业务经济合同的,应当签订授权委托书。

(3)加强经济合同订立控制。合同订立前,单位应当充分了解合同对方的主体资格、信用情况等有关内容,确保对方当事人具备履约能力。

(4)对于影响重大、涉及较高专业技术或法律关系复杂的合同,应当组织法律、技术、财会等专业人员参与谈判,必要时可聘请外部专家参与相关工作。

(5)应当指定相关职能部门或聘请外部专家对合同文本进行严格审核,重点关注合同的主体、内容和形式是否合法,合同双方的权利和义务、违约责任和争议解决条款是否明确等。

医院订立政府采购合同的,应当在中标、成交通知书发出后 30 天内签订。

(二)加强经济合同履行控制

合同履行过程中,因对方或自身原因导致可能无法按时履行的,应当及时采取应对措施,并向医院有关负责人汇报。

(1)应当建立政府采购合同履行监督审查制度。对政府采购合同履行中签订补充合同,或变更、中止或者终止合同等情形应按政府采购法及相关制度规定的条件进行审查和控制。

(2)财会部门应当根据经济合同条款办理结算业务。未按经济合同条款履约的,或应签订书面经济合同而未签订的,或验收未通过的业务,财会部门有权拒绝付款,并及时向单位有关负责人报告。

（三）加强经济合同登记控制

经济合同要进行登记，经济合同副本应当交存单位财会部门备案；政府采购合同副本还应当于签订之日起7个工作日内交所属主管部门备案。

应当定期对合同进行统计、分类和归档，详细登记合同的订立、履行和变更情况，实行合同的全过程封闭管理。

（四）加强经济合同的安全工作

应当加强经济合同信息安全保密工作，未经批准，不得以任何形式泄露合同订立与履行过程中涉及的国家机密或商业秘密。

（五）经济合同纠纷控制

应当加强经济合同纠纷控制。经济合同发生纠纷的，应当在规定时效内与对方协商谈判并向单位有关负责人报告。经双方协商达成一致意见的纠纷解决方法，应当签订书面协议。纠纷经协商无法解决的，经办人员应向单位有关负责人报告，并依经济合同约定选择仲裁或诉讼方式解决。

六、财务电子信息化控制

（一）建立健全财务电子信息化管理制度和岗位责任制

应用专门的授权模块，明确相关部门和岗位的职责、权限，确保软件开发与系统操作、系统操作与维护、档案保管等不相容职务相互分离，合理设置岗位，加强制约和监督。

财务电子信息系统凡涉及资金管理、物资管理、收入、成本费用等部分，其功能、业务流程、操作授权、数据结构和数据校验等方面必须符合财务会计内部控制的要求。

门诊收费和住院收费系统必须符合《医院信息系统基本功能规范》的要求，实时监控收款员收款、交款情况；提供至少两种不同的方式统计数据；系统自动生成的日报表不得手工修改；预交款结算校验；开展票据稽核管理、欠费管理、价格管理、退款管理。

（二）加强财务电子信息系统的应用控制

建立用户操作管理、上机守则、操作规程及上机记录制度。加强对操作员的控制，实行操作授权，严禁未经授权操作数据库。监控数据处理过程中各项操作的次序控制、数据防错、纠错有效性控制、修改权限和修改痕迹控制，确保数据输入、处理、输出的真实性、完整性、准确性和安全性。

（三）加强数据、程序及网络安全控制

设置和使用等级口令密码控制，健全加密操作日志管理，操作员口令和操作日志加密存储，加强数据存储、备份与处理等环节的有效控制，做到任何情况下数据不丢失、不损坏、不泄露、不被非法侵入；加强接触控制，定期监测病毒，保证程序不被修改、损坏和病毒感染；采用数据保密、访问控制、认证及网络接入口保密等方法，确保信息在内部网络和外部网络传输的安全。

建立财务电子信息档案管理制度，加强文件储存与保管控制。数据要及时双备份，专人保管，并存放在安全可靠的不同地点。

（高毅静）

第四节　医院财务会计内部控制的评价与监督

一、内部控制评价制度

应当根据规范的要求和单位的实际情况,制定内部控制评价制度,对内部控制设计和运行的有效性进行评价。

(一)内部控制评价的组织机构

由内部审计机构或者指定专职人员具体负责财务会计内部财务控制制度执行情况的监督检查,确保财务会计内部控制制度的有效执行。

医院可聘请中介机构或相关专业人员对本单位财务会计内部控制制度的建立健全及实施进行评价,并对财务会计内部控制中的重大缺陷提出书面报告。对发现的问题和薄弱环节,要采取有效措施,改进和完善内部控制制度。

(二)内部控制评价的要求

内部控制评价工作应当与内部控制设计与实施工作保持独立性,评价的方法、范围和频率由单位根据本单位的性质、业务范围、业务规模、管理模式和实际风险水平确定。

常用的评价方法包括穿行测试、实地查验、问卷调查、抽样和比较分析、专题讨论等。

(三)内部控制评价结果

内部控制评价的结果应当形成书面报告,对执行内部控制成效显著的内部机构和人员提出表彰建议,对违反内部控制的内部机构和人员提出处理意见;对发现的内部控制设计缺陷,应当分析其产生的原因,提出改进方案。内部控制评价报告经单位负责人签字后应当报送同级财政部门。

二、内部控制的监督

国务院财政部门和县级以上地方各级人民政府财政部门应当根据《中华人民共和国会计法》和内部控制规范,对本行政区域内各单位内部控制的建立和运行情况进行监督检查。

财政部门等在依法检查、处理、处罚财政违规行为时,应当同时检查确定是否存在造成财政违规行为的内部控制缺陷,并跟踪有关单位内部控制缺陷的整改情况,巩固检查成果。

国务院审计机关和县级以上地方各级人民政府审计机关对单位进行审计时,应当对单位特定基准日内部控制设计和运行的有效性进行审计,在实施审计工作的基础上对内部控制的有效性发表审计意见。

已经按有关规定接受注册会计师审计的单位,接受委托的会计师事务所应当对单位特定基准日内部控制设计和运行的有效性进行审计,在实施审计工作的基础上对内部控制的有效性发表审计意见。

(高毅静)

第十五章

医院审计管理

第一节 审计的概念

一、审计的定义

审计是独立检查会计账目,监督财政、财务收支真实、合法、有效的行为。该定义指明了审计是与经济行为相关的监督检查活动,同时突出了这种监督检查的独立性特征。因而审计的基本含义应该是独立的经济监督。

二、审计的对象

(一)审计主体和审计客体

审计对象同审计主体、审计客体是息息相关的,审计主体通常是指审计关系中的审计人,即实施审计的主体,包括国家审计机关、部门或单位内部审计机构、社会审计组织。

审计客体是接受审计人审计的经济责任承担者和履行者,即被审单位,包括国务院各部门、地方各级政府及其所属单位部门、财政金融机构、企业事业组织等。

(二)审计对象

审计对象是审计客体因承担和履行经济责任而发生的事前、事中、事后的经济活动。而这些经济活动的载体是原始凭证、记账凭证、账薄、财务报表等会计资料,还有文件、统计报表、业务核算、经济合同、磁带软盘等有关资料。从审计具体过程来看,审计的对象可分为两个层次:第一个层次是被审计单位的会计资料,第二个层次是被审计单位的财政财务收支及其有关经济活动。

三、审计的职能

审计职能是审计本身固有的、体现审计本质属性的内在功能。它是不以人们的意志为转移的客观存在。审计具有经济监督、经济鉴证和经济评价的职能。

(一)经济监督职能

经济监督职能是审计的基本职能,它主要是通过审计、监察和督促被审计单位的经济活动,在规定的范围内沿着正常的轨道健康运行;检查受托经济责任人忠实履行经济责任的情况,借以揭露违法违纪、制止损失浪费、查明错误弊端,判断管理缺陷,进而追究经济责任。

审计要充分发挥其监督职能,就要依法独立行使审计监督权,不受其他行政机关、社会团体和个人的干涉。作为内部审计机构和内部审计人员,要在本单位负责人的领导下,依照国家法律、法规和政策的规定,对本单位及本单位下属的财务收支及其经济效益进行内部审计监督。

(二)经济鉴证职能

经济鉴证是指审计人员对审计单位的会计报表及其他经济资料进行检查和验证,确定其财务状况和经营成果的真实公允性、合法性,并出具证明性审计报告,为审计授权人或审计委托人提供确切的信息,并取信于社会公众。审计报告体现了审计的经济鉴证职能。

(三)经济评价职能

经济评价是指审计人员对被审计人的经济资料及经济活动进行审查,并依据相应的标准对所查明的事实作出分析和判断,肯定成绩、揭露矛盾、总结经验,从而改进工作,提高效益和效率的途径。审计人对被审计人的内部控制系统是否健全、有效,各项经济资料是否真实可靠,以及各项资源的利用是否合理、有效等诸多方面所进行的评价,都可以作为提出改善管理的依据,在现代审计实务中,经济效益审计最能体现审计的经济评价职能。

四、审计的任务

审计的任务是国家根据审计的职能和我国社会经济状况,以及国家进行宏观调控的需要确定的。依照审计条例,我国社会主义审计的任务可以归纳为以下 8 个方面。

(一)对各级政府的财政、财务收支和财政决算进行审计监督

各级政府是各级财政的执行者,对他们进行审计监督,就是要审查是否如实地执行各级人大批准的财政预算,积极地组织财政收入,合理地、节约地分配财政支出,做出的财政决算是否真实,有无虚伪。各级政府为进行其本职工作,需要国家拨付一定的经费,经费的使用是否正当,是否符合节约的原则,有无违反有关规定的经费支出等,这是审计的一项任务。

(二)对银行信贷计划的执行及其结果进行审计监督

银行信贷是国家动员资金和分配资金的一种形式,信贷平衡是稳定经济的主要条件,是宏观调控的主要手段。对银行信贷计划的执行及其结果进行审计时,要审查银行是否按计划扩大存款,贷款方向是否符合国家对宏观经济进行调整的有关方针政策,有无以贷款谋私等问题。

(三)对企事业单位的财务收支及经济效益进行审计监督

企事业单位进行经营活动和完成各自的工作任务,必然要发生财务收支,这些财务收支活动是社会资金运动的重要组成部分。企事业单位财务收支是否正常,不仅影响本身的经济活动和事业任务的完成,而且还影响着宏观经济的正常运行。对企事业单位财务收支进行审计监督,就是要对其以财务收支为主要形式的经济活动的合法性和效益性进行审查。

(四)对被审计单位国有资产的管理情况进行审计监督

国家行政机关、企事业单位的国有资产,是社会主义国家全体人民的财富,是这些部门完成其工作任务和进行经营活动不可缺少的物质条件。对国家资产管理情况进行审计,一方面要审查这些单位有无健全完整并能认真实施的管理制度,同时要审查这些财产是否安全完整,有无因管理不善造成的损失,有无化公为私和贪污盗窃等现象。对国家资产管理情况进行审计即是维护国家利益的需要,也是保证机关、企业事业单位正常工作的有力措施之一。

(五)对被审计单位的内部控制系统进行监督评价

健全完善的内部控制系统可以防止错误和弊端的发生,可以有助于提高经济效益和工作效率。对被审计单位的内部控制系统进行全面的审查评价,对其不健全、不完善、不合理之处提出改进意见,是建立和加强被审计单位内部自我约束机制,实现管理目标的重要途径。在审计工作中,首先对被审计单位的内部控制系统进行审查,有利于审计人员发现薄弱环节,以确定审计工作的重点和方向。

(六)对严重损害国家利益的违反财经法纪的行为进行专项审计

社会经济生活中,侵占国家资产,严重损失浪费,严重损害国家利益等行为,是发展生产力的一大障碍。它严重地败坏社会风气,破坏经济体制改革。坚决有力地打击这些行为是当前审计工作的主要任务,也是审计工作贯彻"调整经济结构,整顿经济秩序"方针的具体表现。

(七)对基本建设和更新改造项目的财务收支及其经济效益进行审计监督

基本建设和更新改造投资,是社会扩大再生产的主要形式。为了保持国民经济持续、健康稳定的发展,扩大再生产的投资规模必须与国家的资源和各方面的能力相适应。改革开放以来,我国基本建设的规模一直在迅速扩大,监督有关单位压缩基建规模,调整投资结构,促进降低工程成本,缩短建设周期,提高投资效益是审计的任务之一。

(八)对国家专门规定的建设项目的财务收支及其使用效果进行审计监督

审计部门要对国家利用国际金融组织贷款的建设项目、联合国及其专门机构援建项目的财务收支以及资金使用效果进行审计监督。

卫生经济审计是一种行业审计,以上各项任务除第一、第二两项以外,均属卫生审计涉及的范围。依据上述原则,医院内部审计任务的具体内容如下。

(1)对医院贯彻执行国家财经法令、方针、政策、制度情况进行监督检查,维护财经纪律。

(2)对财务收支计划、经费预算、经济合同等的执行情况及其经济效益进行审查。

(3)对资金、财产的完整安全进行监督检查。

(4)对会计资料的真实、合法、正确、合规性进行审计,并签署意见。

(5)对严重违犯财经法规,严重损失浪费,以及损害国家经济利益的行为,进行专案审计。

(6)评价单位承包经营责任的履行情况。

(7)对内部控制系统的健全有效情况进行检查。

(8)对基本建设和更新改造工程的监督审计。

(9)对单位主管领导及主要负责人的离任及任期内经济责任审计。

(10)办理单位领导、上级内部审计机构交办的审计事项,配合国家审计机关对本部门、本单位进行的审计。

五、审计与会计的区别和联系

(一)审计与会计的区别

1.性质不同

会计属于经济管理范畴,是经济管理的一部分;审计属于经济监督范畴。虽然会计也具有监督职能,但是审计是对会计监督的再监督,是直接对最高统治者负责的监督系统。哪个时期审计从财务的管理中独立出来,其审计作用就大,经济秩序就好,如审计丧失其独立性,就失去了审计存在的意义。

2.对象范围不同

会计对象是以资金运动为表现形式的经济活动。审计对象不仅包括全部会计对象,还扩大到全部经营活动和管理活动,乃至宏观经济活动,都在它的监督视野之内。

3.地位不同

会计是行政机关、企业事业单位之内的职能部门,它参与本单位的管理与决策,是会计资料及其所反映的经济业务的当事人。而审计是独立于被审计单位和部门之外,内部审计机构也不直接管理财产物质,只行使监督权。

4.审计与会计进行工作的依据不同

会计进行工作的依据是会计法、会计制度、会计原理和会计基本准则;审计依据则是除上述会计依据外,还主要以宪法、审计法和一切有关财经法规,作为进行审计工作的依据。

(二)审计与会计的联系

1.审计与会计同属经济范畴

审计虽处于监督地位,但仅限于经济监督,与会计同属经济范畴。

2.审计和会计的根本目的一致

审计的根本职能是监督,会计的职能之一也是监督,它们都是通过对经济活动的监督,达到维护法纪,纠正弊端,保证国家财产的安全完整,提高经济效益的目的。

3.会计资料和会计行为是审计的主要对象

由于审计工作首先对会计资料的真实性和合法性进行审查,对会计工作形成一个经常性的监督,从而对会计行为有保证和促进作用。

4.会计原理和会计制度是审计的依据之一

审计在审查会计资料的正确性时,要以会计原理和会计制度为衡量标准。

(高毅静)

第二节 医院内部审计概述

一、医院内部审计的概念

医院审计属单位内部审计,医院内部审计机构在本单位主要负责人的直接领导下独立行使内部审计监督权,对本单位负责并报告工作;业务上受上级审计机构的指导,并办理本单位领导和上级审计机构交办的审计事项,以及配合国家审计机关对本单位进行审计。

二、医院内部审计的特点

(一)审计对象的单一性和审计目的的内向性

审计对象是单一的,只能是本部门、本单位的经济活动,有助于内部审计人员深入了解情况,抓住主要矛盾。医院内部审计机构工作的主要目的在于促进医院经营管理和医院基本目标的实现,是为医院内部服务的,因而,具有明显的内向性特征。

（二）工作的相对独立性

注册会计师审计具有比较强的独立性，因为作为审计主体的会计师事务所既独立于被审计单位又独立于委托人。医院内部审计机构虽然独立于被审计的部门，但它是医院内部的机构，是在本医院主要负责人的领导下进行的，因而其独立性具有明显的相对性。

（三）审查范围的广泛性

医院内部审计主要是为医院经营管理服务的，决定了内部审计的范围必然涉及医院内部财务收支、内部控制及医院经营管理活动的各方面。而且内部审计人员对本单位的情况比较熟悉，因而可以比外部审计更深入更细致地进行。

（四）审计实施的及时性和经常性

医院内部审计的目的是为了完善自我约束机制、建立健全内部控制制度、维护财经法纪、改善经营管理、提高社会效益和经济效益等，因此内部审计的重点是管理审计、经营审计和效益审计。同时，它可以随时发现问题，随时解决问题，所以它比外部审计更有条件进行事前、事中及事后审计。

（五）医院内部审计的局限性

要搞好内部审计，要求审计人员必须掌握执行审计工作所需要的各种专业知识及完成审计任务的技能。医院内部审计人员非专业出身的居多，素质普遍较低，难以胜任较复杂的审计任务，搞不好会流于形式。因此，必要时需请外部审计组织协助，不可简单从事，否则就失去了审计监督的严肃性和有效性。

三、医院内部审计的分类

医院内部审计按活动内容不同，可分为4类。

（一）财务审计

财务审计指对财务报表（如资产负债表、现金流量表、损益表及内部报表等）进行的审计，对医院财务状况、经营管理成果、现金流量进行全面审计及针对财产物资、成本费用、债权债务、经营损益等实施单项审计，财务审计是医院内部审计最原始、最基本的内容。

（二）经济/社会效益审计

经济/社会效益审计指对医院重要事项的经济性、效率性、效果性按一定标准加以评价，确定提高效益（社会效益/经济效益）的差距和潜力。在现代市场竞争环境下，效益审计越来越受到重视，甚至发展成为内部审计的重要内容。

（三）内控系统评价

内控系统评价是指对医院内部控制系统设计的合理性、运用的有效性进行评价。

（四）经济责任审计

经济责任审计指对医院内部机构、人员在一定时期内从事的经济活动进行评价，以确定其经济业绩，明确其经济责任。在反腐倡廉的现阶段，医院内部审计的这项职能正发挥着重要作用。

四、医院内部审计的职能

（一）监督评价职能

监督评价是医院内部审计工作的传统职能，也是履行其他职能的基础。内部审计在履行监督职能的基础上以履行评价职能为首要内容。两者结合保证为实现医院目标所从事的一切经营管理活动合法、合规、合理、有效。在当前形势下,发挥内部审计的监督职能,强化源头防腐,对医院内部的廉政建设有重要意义。

(二)管理控制职能

医院内部审计是医院内部控制系统的一个重要组成部分,它能全面、独立、客观、权威地衡量和评价其他内部控制的适当性和有效性,是对其他控制的一种再控制,其管理功能超然于其他职能部门。

(三)服务咨询职能

内部审计旨在增加价值和改善组织的运营,医院内审工作通过行使监督评价和管理控制职能,其最终目的是帮助管理层改善控制、经营过程和风险管理,发现风险因素,挖掘增值潜力,保证医院以一种合法、有效(包括效率和效果)的运作方式实现其各项目标。因此,内部审计要本着"一审、二帮、三促进"的原则开展工作,把为被审单位服务的思想贯穿于审计全过程。

五、医院内部审计的作用

传统内部审计的作用主要是查错防弊,保护财产安全。而现代审计的作用则扩大到对外维护社会整体利益,维护财经法纪的遵循,对内当好组织机构的参谋,为提高经济效益发挥作用。

(一)防护性作用

建立健全有效的内部控制提供合理的保证,避免因管理和控制的缺陷带来的各项损失,揭露和制止已经发生和正在发生的贪污舞弊和欺诈行为。保证会计资料的真实、正确、及时、合理合法的事实。因此,医院审计部门通过常规审计,对财务收支及经济运行情况进行监督,保证国有资产的安全、完整,可增加领导的法制观念,保证医院各项经济活动健康进行和资金的良性循环,内部审计便是一剂良方。

(二)建设性作用

审查评价医院管理和控制制度的健全和有效性,纰漏薄弱环节,解决存在的问题,完善内部控制制度,堵塞漏洞。针对医院控制系统的缺陷,提出符合成本效益原则并且切实可靠的控制措施,使其控制成本最低。推荐更有效、更经济的资源使用方法,帮助医院管理者优化资源配置,扩大业务范围,提高经济效益,增强医院的竞争能力。

六、医院内部审计机构和人员

根据《卫生系统内部审计工作规定》和《综合医院分级管理标准(试行草案)》要求,二、三级医院应设有与财务机构相平行的审计机构或者职级相应的专职审计人员,人员编制合理,具备执行审计工作所需要的各种专业知识及完成审计任务的技能,并保持相对稳定。

医院内部审计人员,在本单位主要负责人直接领导下依法行使职权,受法律保护,任何人不得打击报复。坚持原则、实事求是、忠于职守、秉公办事、不滥用职权、不徇私舞弊、不泄露机密,是每个内部审计人员必须严格遵守的行为准则。

七、医院内部审计机构的任务

根据《综合医院分级管理标准(试行草案)》和《卫生系统内部审计工作规定》,医院内部审计机构的工作和应负的职责,主要有以下内容。

(1)对财务计划或预算的执行情况和决算进行审计监督。

（2）对财务收支及有关的经济活动实行经常性审计监督。

（3）对资金、财产的完整、安全进行监督检查。

（4）对内部控制制度的健全、有效及执行情况，进行监督检查。

（5）对卫生、科研、教育和各类援助等专项经费的管理和使用情况，进行审计监督。

（6）经常检查、评估资金、财产的使用效益，提出改进建议。

（7）经济责任审计。

（8）对建设项目的预（概）算和决算进行审计。

（9）对严重违反财经法纪的行为进行专案审计。

（10）贯彻执行国家审计法规，制定或参与研究本单位有关的规章制度。

（11）办理本单位领导和上级内部审计机构交办的审计事项，配合国家审计机关对本单位进行的审计。

八、医院内部审计机构的职权

根据审计部门和卫生行政部门有关规定，医院内部审计机构在其职务范围内的权力，主要有以下几项。

（1）要求被审计单位按时报送财务计划、预算、决算、会计报表，检查会计凭证、账簿、报表、决算、资金、财产，查阅有关的文件和资料。

（2）参加有关的会议。

（3）对审计中发现的问题，向有关单位和人员进行调查并索取证明材料。

（4）提出制止、纠正和处理违反财经法纪事项的意见，以及改进管理、提高效益的建议。

（5）对严重违反财经法纪和严重失职造成重大经济损失的人员，向领导提出追究其责任的建议。

（6）对阻挠、拒绝和破坏内部审计工作的，必要时，经领导批准，可采取封存账册和资财等临时措施，并提出追究有关人员责任的建议。

（7）对审计工作中的重大事项，应向上级内部审计机构反映，或向国家审计机关反映。

（高毅静）

第三节　医院审计程序和方法

一、医院内部审计程序

内部审计程序指内部审计工作从开始到结束的整个过程，包括审定审计计划、审查和评价审计资料、报告审计结果、进行后续审计。

根据审计部门和卫生行政部门关于内部审计工作的有关规定，医院内部审计工作的程序如下。

（1）根据上级部署和本单位的具体情况，拟订审计工作计划，报经本单位领导批准后，制订审计方案，进行审计工作。

（2）对审计中发现的问题，可随时向有关单位和人员提出改进意见，审计终了应提出审计报告，在征求被审计单位的意见后，报送本单位领导，重要的应同时报送上级内部审计机构。

（3）对重大审计事项作出的处理决定必须报经本单位领导批准；经批准的处理决定被审计单位必须执行。

（4）被审计单位对处理决定如有异议，可在15天内向本单位负责人或上级内部审计机构提出申诉；单位负责人和上级内部审计机构应在接到申诉30天内做出复审结论和决定。申诉期间原审计处理决定照常执行。

二、一般审计程序

一般审计程序是指审计组织进行审计活动时通常所采用的工作程序。一般可分为4个阶段。

（一）审计准备阶段

实施就地审计是审计程序中的第一个阶段，即从确定审计项目起到抵达现场实施审计前的工作阶段。一般情况下，准备阶段的主要工作包括确定审计项目、制订审计工作计划、收集必要的资料、调查审计对象的情况、制订审计实施方案、委派审计人员、签发审计通知书等。

审计工作计划的主要内容包括：审计的目标、审计的依据、审计的内容、审计的方法、审计工作的步骤、审计工作的日程安排、审计人员的具体分工、其他应注意的审计事项等。

审计工作方案是指确定了审计项目之后，审计小组按照审计计划所拟定的审计工具实施计划。审计工作方案主要内容、范围、方式、工作时间及编制的依据等。

审计通知书是指审计机关根据审计工作方案向被审计单位发出的书面通知，内容主要包括审计的内容、范围、方式、时间、要求和审计人员名单。

（二）审计实施阶段

实施就地审计是审计程序中的第二个阶段，即从审计组织到达现场开始审查至审查完毕的工作阶段。实施阶段的基本步骤是检查－取证－分析－评价。一般情况下，财务审计的主要工作包括以下内容。

（1）会见被审计单位领导，说明审计目的。

（2）由被审计单位负责人及有关职能部门介绍情况。

（3）集中审计资料。

（4）编制查账试算表。

（5）审查凭证账簿、报表，检查现金、实物，查阅有关的文件、资料，并向有关人员调查。

（6）根据审计目标，对各项业务具体进行审查并做好审计记录。

（7）按审计工作底稿归纳的问题与被审计单位交换意见，以便进行总结报告。

（三）审计报告阶段

实施就地审计是审计程序中的第三个阶段。审计实施阶段完毕，各项审计目标已经达到，便进入报告阶段。报告阶段的主要工作，是对审计过程中发现的问题、各种证明材料及有关资料进行综合分析，编写审计报告。审计报告草稿完成后应征求被审计单位意见，取得一致意见后编写正式报告，报送委派领导。被审计单位如有不同意见，应在报告中说明。

审计报告的主要内容包括被审计单位（审计项目）、审计范围和内容、审计中发现的问题、评价和结论、处理意见和建议。审计报告必须附有证明材料和有关资料，对问题定性要准确，提出的处理意见要适当。

(四)审计后续阶段

实施就地审计是审计程序中的最后阶段。审计机构在做出审计报告和决定后,为考察被审计单位的执行情况和审计效果,相隔一段时间应进行后续审计检查。一般情况下,后续阶段的主要工作包括以下内容。

(1)检查审计决定的执行情况。

(2)考察审计效果。

(3)进一步解决存在的问题,落实各项措施。

(4)发现和弥补原来审计中的不足和错误。

(5)根据新的情况提出新的建议和措施,扩大审计效果。

三、医院内部审计的方法

审计方法是指收集审计证据,达到审计目的的手段。按审查程序可分为顺查法和逆查法;按审查范围可分为详查法和抽查法。在具体审查过程中,还可根据需要运用审计的各种技术方法,包括复核法、核对法、审阅法、盘点法、调查法和分析法等。

随着管理审计和经济效益审计的发展,审计分析的内容和方法有了新的变化。分析的内容除了传统的财务审计分析的内容以外,又增加了对计划、方案的可行性分析,计划、方案执行情况的分析,经营成果和经济效益的分析,长期投资及其效益的分析,重大事故、决策失误等经济损失分析,以及生产、经营管理过程中的经济效果、效率的分析等新的内容。分析的方法除了传统的财务分析外,大量地应用现代化企业管理中的数量经济分析方法和经济活动分析方法,以及管理会计中的各种分析方法,如本量利分析、成本效益分析等。

(高毅静)

第四节 审计证据和审计工作底稿

一、审计证据

(一)审计证据的概念

审计证据是审计人员为表明审计意见而在审计过程中获取的证明被审单位经济活动及经济资料的真实性、合性法和有效性的一系列事实和资料。

(二)审计证据的作用

(1)审计证据是编制审计报告、作出审计结论和审计决定的重要依据。

(2)审计证据是支持审计意见的依据。

(3)审计证据是解除和肯定行为人经济责任和法律责任的依据。

(4)审计证据是审计小组负责人控制审计工作质量的依据。

(三)审计证据的内容

(1)被审计单位的会计凭证、账簿、报表等资料。

（2）被审计单位的现金、材料、药品、固定资产等实物财产的盘点资料。

（3）各单位邮来的各种对账单据,如银行存款对账单、往来款项对账单等。

（4）对外调查的各种资料和证明材料。

（5）社会各界人士检举揭发的材料。

（6）被审计单位登记的各种辅助记录。

（7）被审计单位领导的有关正式谈话记录。

（8）被审计单位的有关会议记录。

（9）内部控制制度的测试记录。

（10）其他记录和资料。

(四)审计证据的收集方法

收集审计证据是审计人员的一项重要工作。审计人员在审计工作过程中,必须按照审计程序,采取各种方法收集能证明审计项目的各种证据。

（1）向被审计单位索取有关资料。

（2）通过参加实地盘点收取证据。

（3）通过做好观察、面询、函询等调查工作获取证据。

（4）抽查会计记录。

（5）对不能取得原始证据的可采用现代技术将原始证据进行复印、照相、录音、录像,这样能保证原始证据的原貌,使其具有与原始证据相同的作用。

二、审计工作底稿

(一)审计工作底稿的概念

审计工作底稿有广义和狭义之分。广义的审计工作底稿是指审计人员的一切记录,包括审计计划、审计档案、目录、索引在内的所有记录。狭义的审计工作底稿是指审计人员为了编制审计报告,在审计实施阶段中完成一系列工作的记录的总称,包括审计实施阶段中审计人员自己编写的各种文件、记录以及从被审计单位和其他地方取得的各种资料和证据等所做的记录。

(二)审计工作底稿的作用

（1）在审计准备阶段,它可为编制审计计划与审计方案提供重要参考资料。

（2）在审计实施阶段,它可为组织及协调审计工作提供情况。

（3）审计工作底稿是编制审计报告的基础,所以审计报告的结论是以审计工作底稿作为佐证和说明的。

（4）审计结束后,审计工作底稿能够提供永久性的历史记录。

(三)审计工作底稿应具备的条件

（1）内容完整、精练。

（2）每份审计工作底稿必须有事实和审计意见两部分。

（3）力求清晰,易懂。

（4）格式设计必须适用、合理。

（高毅静）

第五节 审计报告和审计档案

一、审计报告

(一)审计报告的概念

审计报告是审计人员对被审单位经济活动,包括财务情况、经济效益和遵守财经法纪情况,进行综合评价,提出意见和建议,做出审查结论的书面文件。审计报告按内容不同分财务收支审计报告、财经法纪审计报告、经济效益审计报告等不同种类,按表达形式不同分审计报告书、审计证明书、审计决定。

(二)审计报告的总体结构

1.标题

一般包括被审单位名称、审计内容、审计范围等,如《关于××医院 2022 年度财务收支的审计报告》。

2.正文

报告表述的基本内容。

3.结尾

即落款,包括编写审计报告主体的名称和写作时间或通过时间。如为审计小组编写,还要注明审计小组全体成员的姓名,并由组长签字或盖章。单位撰写的审计报告,此处要加盖公章。

(三)审计报告的基本内容

不同种类的审计报告,内容有区别。

1.财务收支审计报告

财务收支审计报告,一般分为简式和详式。简式的主要包括审计范围、审计依据、审计过程和审计意见 4 项内容,详式的一般包括审计概况、主要问题、处理意见、改进建议和审计附件 5 部分内容。

2.财经法纪审计报告

一般包括审计过程、审计事实、审计结论和审计附件 4 部分内容。

3.经济效益审计报告

一般包括基本评价、主要经验、存在问题和改进建议 4 部分内容。

(四)审计报告的编制程序

审计报告的编写过程,一般分以下几个步骤。

1.整理材料,问题归类

从着手编写审计报告开始,先把所掌握的情况、资料、审出的问题、分析、研究的结果等,进行整理,然后按具体的问题归类为经济、技术、管理及其他等方面。

2.精选材料,确定重点

对整理好的材料和已归类的问题进行去伪存真、去粗取精、由此及彼、由表及里的分析、研究、讨论及筛选,确定重点问题和要纳入报告的资料。

3.复查数据，拟定提纲

对已确定的重点问题及有关资料要进行复查，以保证数据的可靠性和问题的真实性。然后拟定审计报告提纲，简要地列出报告的内容。

4.选材构思，撰写报告

根据拟定的审计报告提纲，对有关方面的材料进行挑选，选取有针对性的、最能说明问题的、最有说服力的有关资料，构思如何撰写，怎样写好。可一人写，也可分头写，最后由一人统稿。

5.征求意见，定稿上报

审计报告写完后，不能马上上报，要征求被审单位的意见。被审单位可以口头或书面的形式，对审计报告中有异议的地方与审计小组商议。如果被审单位的意见是合理的，应予以采纳并修改报告；如果被审单位的意见与审计报告意见不一致，而审计人员经过复议或复审，认为报告的内容是正确的，则可在报告后加注说明。经过征求意见，酌情修改后，方可送审计机构有关领导审阅定稿，再将审计报告打印报出。

二、审计档案

(一)审计档案的概念

审计档案是国家审计机关、内部审计机构和社会审计组织在进行审计活动中直接形成的、具有保存价值的、各种形式的历史记录。

(二)审计档案归档文件材料的范围

凡记录和反映审计机关在履行审计职能活动中直接形成的文件、电报、信函、凭证、笔录的原件及其复印件，照片、音像磁带以及与审计事项有关的其他文件材料，均应收集齐全，立卷归档。

(三)审计档案的立卷原则

审计档案立卷工作，实行谁审计谁立卷，边审计边收集整理，审结卷成的原则。立卷归档工作应列入项目审计计划，由审计组指定专人负责文件材料的收集、整理和立卷工作，做到边审计、边收集整理、审结卷成。

同时，还要认真贯彻审计监督和行政管理两类文件材料分开立卷的原则，一般不得将两类文件材料混合立卷或在审计案卷与文书案卷中重复立卷，以保证审计档案的完整性、系统性和便于利用。

(四)审计档案的立卷组合方法

审计文件材料立卷，采用按职能分类、按项目立卷、按单元排列的方法。

1.按职能分类

就是立卷时，先划清审计监督和行政管理活动所形成的两种不同文件材料之间的界限，分别按各自的要求立卷。

2.按项目立卷

就是对应立卷归档的文件材料，根据审计项目的不同情况和便于管理的需要，采用不同的方法立卷，如专案审计、以项目为单位进行立卷；定期审计、按被审计单位和年度立卷；审计调查、按专题立卷；承包经营责任审计、按单位、人名和审计年度分别立卷。

3.按单元排列

就是卷内文件的排列顺序，一般采用单元排列法。即将需立卷归档的文件材料先分为三个单元，第一单元是结论性文件材料，逆审计程序结合重要程序排列；第二单元是证明性材料，按其

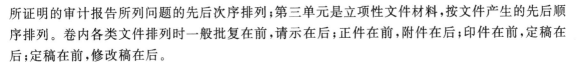

所证明的审计报告所列问题的先后次序排列;第三单元是立项性文件材料,按文件产生的先后顺序排列。卷内各类文件排列时一般批复在前,请示在后;正件在前,附件在后;印件在前,定稿在后;定稿在前,修改稿在后。

上年度的审计文件材料立卷后,应于本年6月底以前向机关档案室移交,统一保管。

（高毅静）

第六节　医院专项审计

一、医院货币资金的审计

医院货币资金审计是指对库存现金、银行存款、外币、挂号处、收费处、住院处等资金的审查监督。在医院为患者服务过程中,必须保持一定数额的货币资金,同时会引起很多货币资金的收付业务,通过对货币资金的审计,揭示在货币资金管理方面存在的问题,促使医院正确地核算货币资金,真实地反映货币资金的收支和结存情况,认真执行国家有关货币资金的制度规定,保护货币资金的安全完整。

审计人员审查医院货币资金的目的,主要是证实货币资金余额的真实存在性、完整性,有无虚列和故意漏记;证实货币资金收、付业务的合法性,有无按照国家有关制度规定,是否超范围、超标准收费;证实货币资金业务计算和账务处理的正确性,是否按医院会计制度规定,正确记入相应账户中。

(一)内部控制系统测试

审计人员应通过询问、观察、阅读被审计单位的规章制度等方式,调查了解医院货币资金内部控制系统的设置情况,并将其流程及控制环节记录在审计底稿上,进行实地审查。并对其内控制度的健全性、有效性作出评价,分析其薄弱环节和失控点,向医院提出改进管理的建议。

1.不相容职务的划分

任何一项货币资金业务处理过程,都必须由几个人分别做,以达到相互制约的目的。有些职务是不相容职务,如登记现金日记账和银行日记账与核对银行账工作,支票保管与印章保管工作等必须分离。

2.审批授权手续

货币资金各项业务,都必须由部门或单位负责人审查批准、签字盖章以示授权后方可办理。各级领导有多大的权限,要有明确的制度规定,审计人员要验证货币资金支出的审批签章人,是否符合授权的层次和范围。如需领用支票,应在支票登记薄及支票存根上签字。

3.审核制度

办理各项货币资金收付业务和进行账务处理时,都必须经过严格的审核。要设凭证审核员,在办理货币资金收付业务时,审核原始凭证的真实性、合法性;进行账务处理时,审核记账凭证的正确性、完整性,审核后要签字盖章。

4.及时入账及定期对账制度

出纳员应根据审核后的原始凭证所编制的记账凭证,及时登记现金日记账和银行日记账,作到日清月结。会计与出纳员应定期核对日记账和总账,保证账账一致;主管会计要定期与银行对账,编制银行存款调节表,保证医院银行存款账与银行账相符;财务负责人应定期或不定期地监查库存现金,保证账实相符。

5.货币资金安全的管理

为保证货币资金的安全,医院内部的现金收付应尽可能集中办理,要限制出纳员以外的其他人接近现金,收到现金后应及时解缴银行。

(二)实质性审查

1.库存现金的清查

对库存现金清查一般采用实地突然式盘点进行审查。首先由出纳员将全部现金放入保险柜封存,结出当日现金账余额,填写"现金余额表"后,应在会计主管人员和审计人员在场的情况下,由出纳员自点,审计人员只是监盘。要注意有无利用借条或收据抵库现象。清点后填制"库存现金清点表"需被审部门出纳员、主管会及、审计人员共同签字,确认盘点数额,作为审计工作底稿。

2.现金收付业务的审查

审计人员应抽查至少1个月的现金日记账,审阅现金日记账摘要栏,看现金收付业务是否合法,有无超出结算规定的范围;审阅现金日记账金额栏,看现金收付金额是否过大,有无超过国家规定限额;审阅现金日记账余额,看是否超过银行审批的备用金限额;审查有无收入现金未解缴银行而直接用于支出的作支现象。

3.银行存款的审查

审查银行存款的重要业务,审阅银行存款日记账的摘要栏和金额栏,验证经济业务发生的合法性,是否存在出借银行账号现象,有无套取现金的情况;抽查与银行存款有关的往来账户,查明有无进行非法及贪污的情况。审查银行存款账目余额,核对银行存款调节表,证实银行存款与对账单是否一致。

4.外币业务的审查

审查外币业务应首先检查医院外币业务是否有完备的账务记录与有关部门的批准文件,是否存在收支不入账行为,即真实性;核对原始凭证及外汇收支明细账,审查有无套汇、逃汇等违法行为,即合法性;审查外币折算及汇兑损益计算的正确性。

二、医院库存物资审计

库存物资是指医院在开展业务活动及其他为耗用而储存的资产,包括材料、燃料、包装物和低值易耗品等,是医院流动资产的重要组成部分。《医院财务制度》规定"库存物资要按照计划采购,定额定量供应"的办法进行管理。加强对库存物资的审查,控制材料消耗、降低费用、减少浪费,是医院加强经济管理必不可少的手段。

审计人员审查医院库存物资的目的,主要是确认库存物资的真实存在性、完整性,有无虚列和漏列库存物资,财务报表反映不完整的情况;查明库存物资的所有权是否属于本医院;证实库存物资计价、分类和账务处理的正确性。

(一)内部控制系统测试

审计人员应通过查阅医院关于物资采购、保管、领用等方面的规章制度,实地考察采购部门、仓库及财会部门的库存物资管理流程,了解内控制度的建立和执行情况。

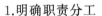

1.明确职责分工

库存物资控制系统中的采购、验收、保管、发货、盘存等职责都应有明确的分工,并建立健全岗位责任制。采购与验收、采购与保管等职务必须分离,不可同一人担任。审计人员查看岗位责任制及出入库单及验收单,确认不同岗位的分工负责及相互牵制情况是否有效。

2.实行授权管理

医院的库存物资无论购入还是发出,都必须层层授权,经过严格的批准手续才可办理。如库存物资的领用应由每个使用科室固定人员办理,采购应由管理科室按照采购计划统一购买。审计人员应查看审批范围与手续是否符合制度规定。

3.健全验收、保管与出库手续

库存物资的收、存、发过程要有严格的审核、计量、验收等完备手续,及时进行账务处理,保证正确反映库存物资的实际情况。审计人员应观察管理制度的落实情况,库存明细账及出入库手续是否健全,账、卡是否及时登记。

4.定期盘点与稽核

医院库存物资要合理确定储备定额,定期进行盘点,年终必须进行全面盘点清查。定期盘点的工作应由物资管理部门组织实施。同时应坚持定期稽核,财务部门的明细账、总账要与仓库的明细账、卡片核对,保证账账、账卡的一致。审计人员应抽查若干月份的盘点记录,确认盘点结果与账面余额的一致性。

(二)实质性审查

库存物资的审查主要应从其收、存、发,即采购、保管、领用方面进行审查。

1.库存物资采购的审查

审查订货合同确定合同的合法性,是否有法人资格,内容是否合法;合同条款是否明确,审查合同的规范性;计算的正确性。审查验收和入库的手续是否齐全,数量及质量问题的账务处理是否正确。审查库存物资采购成本核算的合法性、准确性。账务处理的及时性、正确性。

2.库存物资保管的审查

审查库存物资的具体方法是盘点。可抽查盘点记录并结合实地盘查部分实物,以确认物资的存在性、完整性;鉴别其所有权,对于产权不明确的应加以必要的询证和核实;将实物与库存物资明细账核对,证实账实是否相符,如出现不符,应作出盘盈、盘亏记录;库存物资盘盈、盘亏的账务处理要按照《医院会计制度》执行;查验库存物资质量,有无过期、失效、损毁或材质下降的物资,造成库存物资价值不实。

3.库存物资领用的审查

审查各项领用制度是否健全,并有效执行,使用科室有无专人负责领物,对丢失、损坏物品有无赔偿、处罚制度;领用的一次性物品、消耗物品是否与科室二级核算结合,控制超计划使用。

三、医院药品及再加工材料审计

药品是医院为了开展正常医疗业务工作,用于诊断、治疗疾病的特殊商品。药品的消耗占医院各种消耗的比重很大,药品的储备与周转是医院资金运动的重要组成部分,所以药品资金管理工作的成效,直接关系到医院的社会效益和经济效益,加强药品的进销存管理是医院经济管理的重点,也是审计工作的重点。药品管理应遵循"定额管理,合理使用,加速周转,保证供应"的原则。实行"核定收入,超收上缴"的管理办法。

(一)内部控制系统测试

审计人员应通过查阅被审计单位的药品管理制度,询问药剂科、住院处、收费处、财务科,了解进、销、存的全部管理流程及核算控制环节,并进行实地观察,对药品内控制度的健全性、有效性进行客观评价,分析薄弱环节,提出改进工作建议。

1.明确职责分工

药品管理控制系统中的采购员、检验员、药库药房保管员、药品会计等相关人员,都应建立明确的岗位责任制。采购员与保管员、采购员与药品检验员等职务必须分离。审计人员应查看出入库单及验收单,确认不同岗位的分工负责及相互牵制是否有效。

2.实行授权管理

医院药品的购入要有采购计划,并由授权人批准后,才可从规定的进货渠道购买药品;出库药品必须遵照医嘱与处方,由药剂人员准确发放。审计人员要查看药品采购计划的审批、药剂人员的资格是否符合制度规定。

3.健全验收、保管与出库手续

药品的收、存发过程要有严格的审核、计量、验收等完备手续,保管员要经常查看药品有效期;药品会计应及时行赊药、结账、报损等的账务处理,保证正确反映库存药品的实际情况。审计人员应观察管理制度的落实情况,查看库存明细账及出入库手续是否健全,账、卡能否及时登记,药品进销差价核算范围准确。

4.定期盘点与稽核

医院药品要根据使用量和药品有效期合理确定储备定额,防止积压;加强交接清点管理,防止丢失;定期进行盘点,年终必须全面盘点清查,药品定期盘点的工作应由药剂科组织实施。同时应坚持每月与财务科稽核,财务部门的总账、分类账,要与药库、药房的明细账、卡片核对,保证账账、账卡、账实相符。审计人员要抽查数次药品盘点表,及每月药品收、支、存表,评价盘点与稽核制度的执行情况。

(二)实质性审查

1.药品购入的审查

审计人员应审查药品是否按计划采购,有无超计划购入,造成积压、变质、浪费;审查进货渠道,是否按照卫生部门指定的国有主渠道进货;审查药品供应商付的药品让利款,是否正确记入"药品进销差价"科目,有无记入其他收入或存留账外;审查医院是否执行物价部门规定的标准价格,并正确计算加成率;审查医院是否及时调整物价部门新颁布的药品价格,维护消费者权益;审查赊销药品的账务处理是否及时准确,应付账款是否按每个药品供应商为债权单位设置明细账;审查药品计价的准确性,药品入账价值不应该含采购费、运输费等。

2.药品管理的审查

审查药品出、入库单是否有负责人、保管员和领药人签字;审查月末是否凭出、入库单做汇总,与财务科核对;审查病房医嘱与处方核对制度的执行情况;审查药房是否经常清点、检查有无应退未退及积压过久的药品,避免损失和浪费;审查药品盘盈、盘亏的审批手续是否合规,正常损耗与非正常损耗的账务处理是否正确;审查药品价格调整,账务处理是否及时准确。

3.药品消耗的审查

药品消耗主要指药品费的支出。药品消耗必须实耗实销,不能以存代销,以领代销。要根据各药房月末统计的实际处方金额,按药品加成率或药品差价率计算出药品费支出。审计人员应

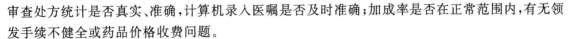

审查处方统计是否真实、准确,计算机录入医嘱是否及时准确;加成率是否在正常范围内,有无领发手续不健全或药品价格收费问题。

4.药品收入定额管理的审查

药品实行"核定收入,超额上缴"的管理办法。审查财政和主管部门给被审计医院核定的药品收入总额,超出核定数部分,是否按规定上缴卫生主管部门。

5.在加工材料的审查

"在加工材料"一般指医院炮制药品、制剂等,核算中涉及"药品""药品进销差价"科目较多,所以要在审查药品管理时注意在加工材料的审查。审计人员应审查委托加工材料是否有严格的出入库手续,成品入库是否经过验收,剩余材料是否退库;审查加工材料的成本核算与结转情况,检查其成本是否包括原材料与加工费和运费,收回的剩余材料是否冲减加工成本。

四、医院固定资产审计

固定资产是指一般设备单位价值在 500 元以上,专用设备单位价值在 800 元以上,使用价值在一年以上,并在使用过程中基本保持原有物质形态的资产。医院为开展医疗服务活动购置和建设上述各种房屋、设备、仪器的投资,形成固定基金,而固定基金的实物形态则是固定资产,固定资产价值在医院全部资产价值中占用相当的份额,因此,固定资产审计是审计重要组成部分。

审计人员审查固定资产的目的,主要是证实固定资产的真实存在性、完整性,查固定资产的实际数量与价值,防止虚挂账或遗漏;确定固定资产所有权的归属,剔除无产权的固定资产;证实固定资产分类、计价、修购基金提取及账务处理的正确性。

(一)内部控制系统测试

审计人员可以通过审阅固定资产管理制度、固定资产盘点表及有关文件,询问有关人员及实地观察等方式了解医院内部固定资产的管理情况。

1.固定资产全面管理,严格审批

固定资产要从投资方案的论证、决策、设计、建筑(购建)、使用、维修到清理整个周期全过程进行管理。要相应填写"固定资产请购单""可行性分析方案""固定资产验收清单""固定资产报废单"等,并要经管理部门调研后,主管领导审批方可进行固定资产的购置与清理等增加与减少运作。

2.固定资产的三级管理、三账一卡制度

医院固定资产实行财务三级管理制度,即财务部门、固定资产管理部门(总务科、设备科)、使用科室。并建立相应的三账一卡:财务科设总账及按照《医院财务制度》规定分五类账(房屋及建筑物、专业设备、一般设备、图书、其他),管理部门设明细账,使用科室要建立固定资产卡片,实行总账、分类账、明细账、卡片等三账一卡相互制约的管理制度。

3.固定资产的定期盘点

医院对固定资产应当定期或不定期地进行清查盘点,尤其是在年度终了前,必须进行一次全面的清查盘点。盘盈、盘亏要及时、正确进行账务处理,保证账账、账实相符。及时发现堵塞管理中的漏洞,制定相应的改进措施,保证固定资产的安全完整。

(二)实质性审查

1.固定资产购入的审查

审计人员要审查固定资产购入前的可行性论证及调研情况证实资金投入的合理性;审查固

定资产中专控商品是否经过控办审批;审查固定资产购置过程中的本单位审批权限的落实,是否有使用科室的申请,有关部门的调研及有关领导的批示。

2.固定资产入账的审查

根据《医院财务制度》规定,固定资产应当按照取得时的实际成本入账。由于取得固定资产的渠道不同和方式不同,其实际成本的确定与构成内容也不同。审计人员要根据不同情况,具体审查。要注意捐赠的固定资产按同类资产的市场价格入账;审查固定资产入账前的质量验收制度的建立与落实情况。

3.固定资产的报废、清理

医院固定资产要执行国有资产管理条例,对于应报废的固定资产,使用科室提出报残意见,技术及管理部门出具鉴定意见,报请院领导和上级主管审批后,方可进行冲减固定基金的工作;审查固定资产的有偿转让收入、残值收入是否全部记入专用基金——修购基金中,有无私自留存及私分现象。

4.固定资产结存的审查

审查固定资产的真实存在性,要经过固定资产盘点加以证实,可以查阅以往的固定资产盘点报表,并结合重点抽查验证;审查固定资产三账一卡的建立及定期核对制度的执行情况,做到账账、账实相符;审查固定资产盘盈、盘亏的账务处理是否符合财务规定。

5.在建工程的审查

医院自行建造、改扩建固定资产,都需要通过“在建工程”科目核算,完工后转入“固定资产”。审计人员要审查在建工程的合法性,是否经有关部门批准;审查预付工程价款支付的合理性,是否按照合同规定的进度和比例支付;审查工程价款支付的手续是否健全,有无非正式票据抵账;审查工程结算的正确性,是否遵守预算定额标准,计算额正确,账务处理准确。

6.提取修购基金的审计

修购基金是指医院按固定资产账面价值的一定比例提取或由固定资产报废和转让所取得的变价净收入转入的,用于固定资产的更新和大型修缮的专用基金。提取方法为平均年限法和工作量法。审计人员要审查修购基金的提取比例是否符合《医院财务制度》规定的医院专用设备提取年限的标准,有无因效益指标原因,人为调整提取标准;审核提取修购基金的账务处理是否正确。

五、医院业务收入审计

医院收入是医院在完成医疗、教学、科研、预防任务过程中劳动消耗的价值补偿。差额预算补助单位除部分经费由国家补贴外,其余均为医院业务收入,包括医疗收入、药品收入和其他收入。医院实现、归集业务收入的经济活动主要体现在4个途径上:门诊挂号收入、门诊诊疗化验和药费收入、住院各类收入、急救车及培训等其他收入。医院业务收入审计是对医院为服务对象提供医疗服务过程中收取费用的真实性、合法性、合理性所进行的审查。

(一)内部控制系统测试

审计人员通过对住院处、收费处、挂号处等有收入科室的调查询问,查阅有关规章制度,了解医院业务收入的流程及主要控制环节,实地观察制度落实和环节控制情况,评价内部控制系统的健全性、有效性。

1.岗位职责控制

为了防止收费业务中错误和弊端的发生,应当在合理分工和协作的基础上,严格划分有关部门及部门内部成员之间的权限及职责,严格执行不相容职务的分离,充分发挥内部牵制的功能,以达到在业务进行过程中避免发生和自动纠正错误和弊端的能力。

2.票据控制

医院各种票据,含预交金收据、医院住院收费收据、挂号收据、医院门诊收费收据等,都是收付款的凭证和会计核算的原始凭证。医院各部门必须依据《中华人民共和国发票管理办法》对各种票据的购买、领用、开具、销号、保管等进行严格控制,并保证其合法性、真实性和正确性。

3.发药控制

为保证医院业务收入的完整性,应建立健全药品及其他物品的发出制度,并严格执行。现在许多医院实现了收费处与药房的计算机联网后,杜绝了发药中的漏洞,但还应加强核对收入与处方的工作,对于安全完整收回医疗费用有着重要作用。

4.账务处理控制

为保证业务收入核算的合规性和正确性,医院应按照《医院会计制度》的要求,合理地设置会计科目、账簿和建立完整的核算流程,按规定的控制程序和方法进行账务处理,并检验其执行的正确性。

(二)实质性审查

1.医院业务收入合法性审计

医院收入合法性审计主要是两点:对医院的经营范围和经营内容合法性的审计,查看业务收入是否超出经营范围收费。对医院的各类服务项目的收费标准的合法性审计,查看医院执行的收费标准是否符合《收费许可证》及所辖有关文件要求。审计人员要审查挂号费收费标准和应诊医师职别是否符合规定;审查药品加成率核算是否正确,零售价是否符合规定;审查各种检查、治疗、手术项目是否经过批准,是否执行正确标准,有无分解收费,超标准收费问题;审查自制药品是否符合制剂定价原则,售价是否经过物价部门批准等。

2.医院业务收入合理性审计

医院业务收入合理性审计,主要审查医院是否有因追求医院经济利益,而造成收费不合理的问题,如:床位费即收入院日,又收出院日床费的;已明确诊断又重复做检查的;一瓶药剂多人使用,多人都全额收费的;等等。

3.医院业务收入真实性审计

医院业务收入真实性审计,主要审查医院在实现、归集业务收入的过程,能否反映医院经济活动的真实情况。审计人员应索取票据存根,审阅账簿,确定被审计单位是否按照《医院会计制度》要求正确确认和核算业务收入;审查各类收据,是否有隐匿收入和短款现象,影响收入的真实性;审查有关凭证、账簿报表是否于实际收入内容、时间一致,是否有记错或人为变动记账期,而影响收入真实性的。

4.医院有价票据审计

审查票据管理制度的落实情况,各种票据都应由财务部门统一购买、登记、发放,票据用完回交时应有专人复核,保证足额交款;销号手续健全,防止收据、票据丢失。

六、医院业务支出审计

医院支出是医院开展业务活动和其他活动过程中发生的各种资金耗费和损失。除财政专项支出外,其余均为医院业务支出,主要包括医疗服务业务支出、药品业务支出、管理费用、其他支出。医院业务支出审计是对医院支出的管理制度、手续、开支标准和范围,资金渠道的划分和资金使用效果等进行审计,以判断支出管理的真实性、合法性、效益性。

(一)内部控制系统测试

审计人员应通过查阅被审计单位有关业务支出的规章制度,询问财务科有关人员,了解医院业务支出的流程、主要控制环节和授权情况,并考察制度落实情况,评价内部控制系统的健全性、有效性。

1.计划、预算控制

医院应根据事业单位财务规定,结合本单位实际情况制定业务支出计划、预算,以及相应的管理制度,从时间、数量、用途等方面对医院业务支出进行控制。

2.审核、授权控制

医院的任何业务支出,最终要体现在货币支出中,只有层层严格的授权管理,强化财经纪律,才能促进增收节支,保证流动资金正常周转,提高医院的经济效益。所以任何费用都要经主管人员审核批准后才能开支。

3.职责划分控制

有业务支出的各部门,应按规定的审批权限和程序进行审批、报销;财会部门的审查、稽核、记账应由不同人员分管,实行内部牵制。

4.账务处理控制

经审核的各项开支,应及时、准确记入各有关账户以保证账务处理的正确性。

(二)实质性审查

管理费用支出按内容分为工资、补助工资、其他工资、职工福利费、社会保障金、业务费、卫生材料、药品费、修缮费、购置费、业务招待费和其他费用等。审计人员在评价医院业务支出的内控系统的基础上,着重审查。

1.审计工资、补助工资

工资是职工的劳动报酬,工资核算的政策性很强。审计人员应审查有无健全的工资管理制度和核算制度;审查工资的计算和发放;审查工资资料是否归档,妥善保管。

2.审计职工福利费

审查医院是否按规定的范围和标准计提职工福利费;审查职工福利费的使用是否符合财务制度规定的范围。

3.审计业务费

审计水、电、煤、汽油等的能源消耗开支是否合理、准确;职工培训开支是否有计划、有审批手续;办理印刷及管理印刷品的制度是否健全,有无浪费和积压现象等。

4.审计修缮费、购置费

修缮费和购置费是按固定资产原值的一定比例提取修购基金时形成的,审计人员应审查提取方法的正确性及核算的准确性,有无为了调节收支结余,而减少或增加提取的现象。

还有邮电费、业务招待费、宣传费、差旅费等,都是应审查的内容。

七、医院往来业务审计

医院在医疗服务的经济活动中,需要和患者、药品供应商、协作单位等,不同对象形成债权债务关系。加强对医院往来业务的审计对有效使用预收款、暂存款,充分发挥资金作用,提高医院经济效益是非常有意义的。

医院往来业务主要有"应收在院患者医药费""应收医疗款""其他应收款""应付账款""预收医疗款""其他应付款"等,审计人员审查往来业务的目的是要确认这些债权、债务的真实性存在性;确认往来账项金额的准确性;证实账务处理的正确性。

(一)内部控制系统测试

审计人员通过向财务科、药剂科、住院处的调查询问,查阅有关规章制度,了解医院对往来业务财务核算的内部控制系统的健全、有效性。

1.明确职责分工

医院应对下述职责加以分离,并明确各自的职责,即药库保管员、药品会计、出纳员、收费员、会计记录、账目核对等,互不相容,应互相牵制。

2.催收欠款及时

财务科应会同住院处定期编制应收款项账龄分析表,经常催缴及时收回欠款。

3.坏账的审批与注销

医院确认"应收医疗款"不能收回时,应经有关部门批准后方能注销,但要留备查簿永可追溯,防止不法分子利用坏账注销,贪污应收账款。

4.账务处理及时

收回账款要及时计入相应的应收账款,防止账务混乱不清或发生舞弊。

(二)实质性审查

(1)审计人员要到住院处索取"应收在院患者医药费""应收医疗款""预收医疗款"明细表,总数进行验算,与总账进行比较,如有差异,寻找原因。

(2)审计人员要取得或编制应收款项(应收医疗费、其他应收款)的账龄分析表,确定应收款项的可实现价值。

(3)审计人员要审查坏账准备的提取与使用,是否符合《医院会计制度》要求。

(4)"应付账款"主要是由赊药形成的债务,审计人员要到药剂科索取"应付账款"明细表;查看是否按每药品供应商为单位,建立明细账;加总验算,与财务科总账核对金额的一致性。

(5)审计人员要向财务科索取"其他应付款"明细账,确认债务的真实性,防止将应记入医疗收入或其他收入的款项串记,造成报表的债务不真实。

八、物资采购审计

(一)物资采购审计含义及目的

物资采购审计是指医院内部审计机构及人员根据有关法律、法规、政策及相关标准,按照一定的程序和方法,对物资采购各部门、环节和内部控制等所进行的独立监督和评价活动。

物资采购审计的目的是改善物资采购质量,降低采购费用,维护医院的合法权益,促进价值的增加及目标的实现。

在物资采购审计过程中,内部审计人员既要对物资采购的合法性和合规性进行审计,以达到纠错防弊的目的,又要对物资采购的效率性、经济性进行审查,以达到使医院尽可能以较低的成本取得质量较好物资的目的,促进物资采购活动效率和效果的提高。

(二)物资采购审计特点

1.时效性

对外物资采购审计具有极强的时效性。一方面,医院计划采购的项目是在一定时期内维持医院正常运转或进一步提高医疗质量和效益所需要的物资、服务,推迟采购就会影响医院的正常运转和发展。需要内部审计部门在一定时限完成对外物资采购审计。否则,迟到的审计对医院运作和发展来讲,不仅是无效的,甚至是有害的。另一方面,内部审计机构如果不能在一定期限内完成对外物资采购价格审计工作,可能会引发医院内部矛盾,加大审计的风险,对内部审计机构造成不利影响。

2.效益性

物资采购审计可以通过降低采购成本来提高医院的经济效益。

3.综合性

物资采购审计涉及的领域范围较广,不仅要掌握财务、会计、审计等专业知识,还要熟悉医疗设备报价体系、药品报价体系、招标投标法等专业知识。

(三)确定物资采购审计项目应考虑的因素

1.重要性

应当优先选择采购数量较大、采购次数频繁、采购价格较高、采购价格变化频繁、质量问题突出的物资,或者员工反映普遍、领导关注、内部控制薄弱和出现错弊概率较高的部门、环节作为审计项目。

2.内部审计机构的人力资源和审计时间

内部审计机构在确定物资采购审计项目,应当考虑内部审计人员的数量和素质、可以利用的审计时间等方面的资源。

(四)物资采购审计要点

1.物资采购方式及供应商选择的合理性审计

物资采购方式有定点采购和非定点采购,具体方式包括市场选购、电子商务采购、招标采购、委托加工等,其中市场选购和招标采购是两种最主要的采购方式;供货商有定点供货商和非定点供货商。

2.市场选购审计

应该重点审查采购时是否有货比三家的记录,是否进行了比质比价,内部审计机构可以要求经办部门必须经过货比三家程序并将有关资料一并报审;审查采购是否考虑了付款条件、售后服务及供货商的信誉等因素;市场选购的最终确定是否经集体决策等。

3.招标采购审计

应该重点审查以下内容:在招标过程中有无违反规定程序;审计招标文件的条款,招标方式的选择是否合理,招标信息发布范围是否具有广泛性;招标控制价是否合理;招标文件必须按照内部审计机构的审计意见修改后才能正式发布;中标后审计采购合同,采购合同按审计意见修改后才能正式签订。

4.定点供货商选择审计

应该重点审查选择的合理性,包括供货商选择评价程序是否规范,有无明确的供货商选择目录和评价标准;是否经集体决策进行供货商选择,有无过度依赖特定供应商。

(五)物资采购价格审计

物资采购价格审计包括采购申报价格审计和实际采购价格审计。采购申报价格审计是对采购价格申报内容的完整性、价格的合理性和申报程序的规范性等方面进行审计。

在采购申报价的合理性方面,从以下方面审查:审查采购部门是否进行了货比三家的工作;审查采购申报价有无高估虚报问题,采购申报价的构成是否齐全,是否进行了综合比价,物资采购价格包括采购物资的买价、运杂费、保险费、运输费等;审查采购申报价格有否超过采购计划价格。

采购申报价格审计的方法主要有:市场询价法、成本测算法、参与招标法、计算机辅助审计法等,内部审计人员应根据实际情况选择合适的审计方法。

实际采购价格审计:审查实际采购价格是否与采购申报价格、合同价一致,如有变动是否合理,是否经审核。

1.物资验收情况审计

(1)审查物资验收程序是否合理,有无适当措施防止采购人员、验收人员与保管人员串通舞弊。

(2)审查物资的规格、型号、数量等与采购价格申报单是否相符。

2.物资采购后续审计

物资采购后续审计是内部审计人员在提交了物资采购审计意见后,针对采购项目进行的跟踪审计,应关注的风险领域包括物资超储积压或储备不足风险、物资使用质量低劣风险、物资价格失控风险、资信低的供货商定点供货风险和审计建议无效风险等。

(六)物资采购审计中应注意的问题

1.医院领导重视是开展物资采购审计的前提

物资采购审计会揭露采购价格领域的过错、舞弊现象,必然会遭到相关部门的百般阻挠,不配合审计工作,因此只有医院领导重视,并给予充分支持,物资采购审计工作才能开展,取得成效。

2.建立多种询价渠道和健全的价格信息库是开展物资采购审计的基础

物资采购审计涉及广泛的价格信息,且市场价格不断变化,同一时期、同一品种的货物,不同渠道供应的价格也不一样。为了掌握实时的市场价格信息,内部审计机构必须有通畅的询价渠道和建立价格信息库。

3.完善的物资采购审计制度是物资采购审计的保障

医院应当按照公开公正、比质比价和监督制约的原则,建立健全采购管理监督的各项制度,可以在医院内部审计工作规定中制定完善的物资采购审计细则,使物资采购审计有章可循、操作规范。

4.高素质的内部审计人员是物资采购审计成功的保障

物资采购审计涉及财务、管理和市场等方面的知识,而且还又可能牵涉到相关部门和相关人员的利益,这就要求内部审计人员具有廉洁奉公、坚持原则、维护医院利益等素质,还要有认真的工作作风及较强的业务能力,才能在开展审计工作的同时处理好方方面面的关系。

九、建设项目审计

(一)建设项目审计的概念

建设项目审计是指医院内部审计机构依据国家有关法律、法规和医院内部规章制度,按照一定的审计程序,运用审计技术和方法,对医院的建设项目全过程管理及其经济技术活动的合法、合规性以及相关工作的效率、效果,进行审查、监督和评价。

(二)建设项目审计的范围和特点

建设项目涵盖基建项目、技术改造项目和其他建设项目,包括建筑物新建、改建、扩建、大修、修缮、装饰项目等。建设项目审计范围包括审查和评价医院基建管理内部控制制度和执行情况;监督、评价建设项目全过程的经济活动控制及其效果。

1.阶段性、专业性强

建设项目一般包括前期工作、设计、施工招标、施工合同、施工、竣工验收、结算及评价等阶段,各阶段所涉及的法规、工作内容专业性很强,内部审计机构须配备工程专业审计人员才能顺利开展建设项目审计工作。

2.工程跟踪审计

建设项目的实施过程本身具有环节多、不可重复的特殊性,因此内部审计机构必须对建设项目的各阶段进行跟踪审计,注重建设项目事前管理环节的有效性,尤其建设项目前期阶段工作的质量,对整个项目具有决定性的作用。

3.效益性

建设项目涉及的投资额大,建设项目审计能在项目实施过程的各环节为医院节约成本,降低支出,维护医院利益。

(三)建设项目审计的内容和重点

1.对医院基建管理内控制度审计

建设项目在实施过程中能否达到预期效果,与医院在基建管理方面的内部流程和内部控制制度息息相关,因此建设项目审计工作首先从基建管理的流程和内部控制制度着手,重点审核以下内容。

(1)审查基建管理内控制度的健全性、合理性及执行情况。审查医院是否建立基建管理制度,内部控制制度是否符合内部控制原则,在内容上是否健全、严密、有效,管理流程是否合理、可操作和有效,可通过基建项目的实施过程检查管理流程中各相关部门的职能执行情况。

(2)审查各部门工作衔接情况。各部门工作是否有职责重叠、管理薄弱环节、"管理真空",内部审计机构对项目管理中发现的问题进行分析、归纳,预测存在风险,提出整改建议。

(3)审查是否建立相互制约机制。项目管理的不同部门或同一部门不同人员之间应当建立相互制约机制,在业务授权、执行、监督等方面都有明确的分工,根据不相容职务分离的原则,不得由同一个部门或同一个人同时负责上述任何两项工作。

2.投资立项审计

投资立项审计是指内部审计人员对已立项建设项目的决策程序和可行性研究报告的真实性、完整性和科学性进行的审查与评价。

(1)可行性研究报告内容审计。主要审计可行性研究部报告是否具备行业主管部门发布的《投资项目可行性研究指南》规定的内容,审查该报告的真实性、科学性。

(2)决策程序的审计。即审查决策程序是否符合民主化、科学化要求,评价决策方案是否经过分析、选择、实施、控制等过程;检查决策是否符合国家宏观政策及医院的发展战略,检查有无违反决策程序及决策失误的情况等。

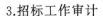

3.招标工作审计

招标工作审计是指内部审计人员对建设项目的勘察设计、施工等各方面的招标和工程承包的质量及绩效进行的审查和评价。

(1)招标前准备工作的审计。

审查是否建立、健全招标的内部控制，其执行是否有效；审查招标项目是否具备相关法规和制度中规定的必要条件；审查是否存在人为肢解工程项目、规避招标等违规操作风险；审查招标的程序和方式是否符合有关法规和制度的规定，审查是否公开发布招标公告，对潜在投标人的选择及资质审查是否公平公正；审查是否存在因有意违反招标程序的时间规定而导致的串标风险。

(2)招标文件及招标控制价的审计。

招标文件的审计：招标文件的条款对投标报价、合同条款、变更计价、结算办法等有很大的约束力，招标文件中评标方法的选择对评标、中标也有影响；工程量清单、材料清单的准确性会影响投标报价及招标控制价的准确性。这些条款都能影响基建项目的投资额，所以内部审计机构要在招标文件发布前详细审核招标文件、工程量清单、材料清单。

招标文件的审核内容：合同条款，尤其涉及工程质量、计价、工期及索赔方面的条款。工程款的支付也是合同条款的重要内容，支付的比例即要保证工程施工所需要的资金又要防止付超。评标方法则要根据每个项目的特点来选择，对于普通项目，首选经济评审合理低价法作为评标方法；对于有特种技术要求的项目，则要选择考虑经济、技术两方面的综合评审合理低价法，并选择恰当的经济、技术得分比例，减少人为中标的因素。

工程量清单的编制水平对工程造价有很大的影响，所以在审核工程量清单时要注意以下方面：①工程量清单中的项目名称要准确，能清楚描述该项目的工作内容、项目特征，尤其对报价有影响的项目特征必须标明，避免中标后对中标综合单价所含内容有争议。②避免清单项目漏项，若漏项较多会使结算价与中标价相差较远。③材料清单中的材料品牌、规格型号一定要明确，为材料进场验收、结算提供依据。

招标控制价的审计：施工招标时，内部审计部门审核招标控制价，对控制招标项目的价格水平能起到很好的效果。设置招标控制价的原因：目前工程招标均采用工程量清单方式招标，投标方所报的综合单价作为中标后结算的单价。鉴于目前工程招标中存在的某些漏洞，中标结果有可能出现对招标方不利的情况：投标方抬高报价也有可能中标（施工单位串通抬高报价时会出现这种结果）；通过设置招标控制价可以把投标报价控制在合理的范围以内。设置招标控制价既不能太高又不能太低，太高给医院造成损失，太低施工单位或者不参与投标或产生废标，使招标工作无法正常进行。

4.工程合同管理审计

(1)勘察设计合同的审计。勘察设计合同审计应审查合同是否明确规定建设项目的名称、规模等，审查合同是否明确规定勘察设计的工作范围、进度、质量和勘察设计文件份数；审查勘察设计费的计费依据、收费标准及支付方式是否符合有关规定。

(2)施工合同的审计。严密的合同条款，可以全面的制约承包商，防止承包商以各种借口增加工程费用。工程量清单计价的模式下，施工合同多为单价包干合同，工程量按实结算，工程量的变动使工程结算造价存在很大的不确定，这一风险由招标人承担。在签订合同时，可与施工单位协商，把一些在总造价中所占比例比较小的费用实行总价包干，如技术措施项目费等。这样可以节约工程费用，也减少工程量变动引起工程费用增加的风险。

（3）委托监理合同的审计。审查监理公司的监理资质与建设项目的规模是否相符；检查合同是否明确建设项目的名称、规模，审查监理的业务范围和责任是否明确；审查监理费的计算方法和支付方式是否符合有关规定；审查合同有无规定对违约责任的追究条款。

（4）合同变更的审计。审查合同变更的原因及医院是否建立合同变更的相关内部控制程序；审查合同变更程序执行的有效性及索赔处理的真实性、合理性；审查合同变更的原因及变更对工程造价、工期及合同付款的影响的处理是否合理；审查合同变更后的文件处理工作有无影响合同继续生效的漏洞。

（5）合同履行的审计。检查合同履行是否全面、真实；审查合同履行中的差异及产生差异的原因；审查有无违约行为及其处理结果是否符合有关规定。

（6）终止合同的审计。审查终止合同的已执行情况和验收情况；审查最终合同费用及其支付情况；审查合同签订、履行分析、跟踪监督及合同变更、索赔等一系列资料的收集和保管是否完整。

5.工程施工管理审计

工程施工管理审计是指内审人员对建设项目施工过程中的材料设备进场、变更、签证、进度等环节及时进行跟踪审计。

（1）工程材料设备审计。在施工过程中，内审人员对材料设备进场验收进行审计，审查施工用材和设备是否按合同签订的质量、规格型号，是否有健全的验收、记录、入库和保管制度，审查验收记录的真实性、完整性、有效性，审查设备和材料的验收程序是否规范。

（2）工程变更、签证审计。审查和评价建设项目工程变更、签证环节内部控制及风险管理的适当性、合法性和有效性；工程变更依据的充分性和合理性；工程签证的真实性、合法性和有效性，变更、签证的程序是否符合规定。内部审计机构要及时审核变更部分的造价，尽量做到先审核后变更。签证单要及时办理以减少事后补签证，发生多签、重签的现象，对于造价较高的签证工程量、隐蔽工程，审计人员还必须到施工现场核准签证内容及工程量。

（3）工程进度及付款跟踪审计。内部审计人员在工程施工过程中，应依据施工图纸、设计变更通知单、会议纪要、合同等对工程的进度及时进行跟踪审计，并对进度的付款进行审计。

6.工程造价审计

工程造价审计是指内部审计人员对建设项目全部成本的真实性、合法性进行的审查和评价。工程造价审计主要包括：设计概算审计、施工图预算审计（或招标控制价）、合同价审计、变更造价审计、进度款审计、结算审计。

工程造价审计要点：工程量的审核；材料价格的审核；定额套用的合理性；各项取费基数、取费费率的合理性和准确性。

（四）建设项目审计的工作程序

（1）由医院经办部门在项目实施各阶段事前报审，对于招标项目，报审事项包括招标前期事项、招标代理合同、招标文件（含清单）、招标控制价、合同、进度款、变更、结算、付款，对于非招标项目，报审事项包括预算、合同、结算、付款。

（2）审计项目需要委托社会中介机构进行审计的，由内部审计机构负责办理，由委托的中介机构出具审计报告并对其真实性、合法性和有效性负责和承担相应的法律责任。

（3）内部审计机构对审计事项出具审计意见，经办部门应当执行。审计意见的执行情况，应在执行的同时及时反馈内部审计机构。内部审计机构对审计项目可以进行后续审计，检查审计

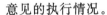

意见的执行情况。

(五)建设项目审计应注意的问题

1.事前审计

内部审计机构对建设项目各阶段进行事前审计,实行"先审计,后招标""先审计,后结算"和"先审计,后付款"的原则。应按内部审计机构审核的结果进行各阶段的工作;按审定的招标控制价进行招标,按审定的进度金额支付进度款,按审定的结算价支付结算款。

2.具备适当的审计条件和人力资源

招标文件、招标控制价、合同、变更、进度款、结算等都是专业性强且决定着项目的最终投资额,内部审计机构必须具备完整的终审条件和配备专业的内部审计人员才能开展基建项目审计,否则面临的风险很大。

3.全过程跟踪审计引起的审计风险

全过程跟踪审计涉及基建项目施工过程各个环节,若医院内部控制制度不健全、医院现场管理人员缺乏基建专业知识、敬业精神和责任感、施工单位高估冒算等,都会使基建项目审计存在较大的审计风险。

控制这种风险,应合理界定医院各管理部门的职责。内部审计机构在基建管理中的职能是监督和增加内部控制环节。经办部门承担基建项目各环节的经办职责,内部审计机构的审计行为并不替代经办部门的职责。通过合理界定各管理部门职责,降低审计风险。

十、合同审计

(一)合同审计的相关概念

合同审计是指医院内部审计机构依据国家有关法律、法规和医院内部管理制度,按照一定的审计程序,运用审计技术和方法,对合同的签订、履行、变更、终止各过程及合同管理进行的审计监督。

从涉及部门划分,合同审计分为对总务、设备、信息及劳资等部门的合同审计。从发生的时间划分,分为合同签订前,事前、事中、事后审计。从审计的范围划分,分为合同管理全面审计、某类合同管理专项审计、某项合同审计。内部审计机构可依据医院内部情况选择合适的审计方式。

(二)合同审计的一般原则

(1)内部审计机构进行合同审计,必须坚持"依法审计、实事求是、客观公正、保守秘密"的原则。

(2)签订合同,应坚持"不经审计,不得签约;不经审计,不得付款"的原则,应在医院的合同管理制度或内部控制制度中体现此原则。

(三)合同审计的范围和特点

1.合同审计的范围

(1)买卖合同。出卖人转移标的物的所有权于买受人,买受人支付价款的合同。买卖合同是承诺、双方义务、有偿合同,如设备、耗材、试剂等买卖合同。

(2)借款合同。

(3)租赁合同。出租人将租赁物交付承租人使用、收益,承租人支付租金的合同。如物业租赁合同。

(4)融资租赁合同。

(5)建设工程合同。承包人进行工程建设,发包人支付价款的合同。包括工程勘察、设计、施工合同。

(6)运输合同。

(7)技术合同。当事人就技术开发、转让、咨询或者服务订立的确立相互之间权利和义务的合同。

(8)委托合同。委托人和受托人约定,由受托人处理委托人事务的合同。如监理合同、造价咨询合同。

(9)赠与合同。

2.合同审计的主要特点

(1)合同审计内容的广泛性。合同涉及生产经营管理的各个方面,涵盖医院对外经济活动的各个方面,决定了合同审计的广泛性。

(2)合同审计的专业性。合同本身具有很强的专业性,不同的经济活动有不同的特点,内部审计机构必须配备经济、工程、审计、会计等多方面专业人员,与合同审计的专业性相适应。

(3)合同审计的复杂性。合同审计涉及专业广泛、内容多,需要临床、采购、行政、后勤、财务等相关部门配合工作。

(4)合同审计的法规性。合同审计的主要依据是法律、法规、部门规章、地方政府规章,如审计建筑合同要依据合同法、建筑法、招标投标法、地方政府规章。

(四)合同审计的内容

1.合同签订前审计

合同签订前审计是指当事人就相关经济事项协商达成一致,合同条款基本确定,但双方尚未签字所进行的审计。合同签订前审计是合同审计的重点和关键,合同签订过程中的任何失误都可能造成损失或带来风险。合同签订前审计的主要内容如下。

(1)审核合同签订的必要性。合同项目是否在财务预算范围内,项目立项审批等程序是否完成。

(2)审核合同的合法性、合规性。①合同内容是否符合国家法律和行政法规的规定。②合同的订立是否符合法律规定的形式和程序,涉及法律裁决的条款是否完善。③签订合同的当事人是否具备合法资格。④合同的订立是否遵守平等公平、诚实信用、不损害社会公共利益原则。⑤对有规范合同文本的,所签合同是否采用规范文本。

2.合同主要条款的审计

(1)数量条款审核。在大多数合同中,数量是必备条款,须审核合同标的数量是否明确、具体,计量单位、计量方法和计量工具是否恰当。

(2)质量条款审核。质量是标的的内在素质和外观形态的综合,一般以品种、型号、规格、等级和工程项目的标准等体现出来。合同中必须对质量明确加以规定,国家有强制性标准规定的,必须按照规定的标准执行。如有多种质量标准的,应尽可能约定其适用的标准。有的合同还须约定质量检验的方法、质量责任的期限和条件,对质量提出异议的条件与期限。

(3)价款或报酬审核。价款作为主要条款,在合同中应当明确规定其数额、计算标准、结算方式和程序;价款包含的内容是否明确;基建合同中的费率基数、取费认定是否符合规定;分期支付价款及预留保修金的,是否合理确定支付期限、支付条件和支付金额。

(4)履行期限、地点和方式的审核。标的物的支付方式和价款结算方式是否具体。

(5)违约责任条款审核。违约责任条款规定是否明确、切实可行。

3.合同履行过程的审计

主要审计双方在合同执行过程中权利、义务的履行情况,重点审核以下几个方面。

(1)双方是否按合同约定全面履行义务。

(2)合同价款和酬金是否依合同约定支付。

(3)对分批、分次履行的合同,有无提前、超付、多付的情况。

(4)不能按期履行或不履行合同的原因、责任及造成的损失。

(5)合同的变更理由是否充分,是否符合法定条件,是否按约定的程序进行,手续是否完备。

4.合同管理审计

主要对合同管理内部控制的健全性、科学性和有效性进行审计,主要审核以下几个方面。

(1)单位是否建立、健全合同管理办法,合同管理制度是否完备、有效,有无重大合同变更的风险防范措施。

(2)合同订立的内部控制是否完善、有效,订立程序是否符合规定,订立手续是否完备。

(3)合同履约付出款项是否有严格的程序控制和授权批准。

(4)对所有的合同变动是否进行适当确认、记录和控制。

(五)合同审计的工作程序

(1)经办部门与对方洽商后,初步确定合同条款(招标项目则按招标文件确定合同条款),经相关程序后报送内部审计机构。

(2)内部审计机构对合同进行审核,与经办部门沟通后和对方进行谈判,内部审计机构根据最终谈判结果出具审计意见(或报告)。

(3)经办部门根据审计意见(或报告)修改合同,按合同签订程序与对方签订合同。

(4)跟踪审计,合同执行中,根据需要,审计人员对合同执行结果进行跟踪审计,了解合同履行情况,审查有无违约行为。为了确保审计意见(或报告)得到执行,合同的付款须经内部审计机构出具意见后,财务部门依据审计意见付款。

(六)合同审计的要点

1.合同送审材料提供

合同审计时,内部审计机构应要求经办部门报送的材料如下。

(1)合同书。

(2)与合同立项有关的文件、材料。

(3)项目评估、可行性论证有关材料。

(4)价款或酬金计算依据有关数据、公式等材料。

(5)招标项目还需有中标通知书、投标书、招标文件等材料。

(6)其他与合同审计有关的材料。

2.价款和酬金审核要点

(1)凡有政府定价或指导价的,按定价或指导价执行。

(2)无政府定价或指导价的,但有市场价格的,参照市场价格执行。

(3)既无定价又无市场价格的,根据产品或劳务的成本及费用,加上合理利润确定。

3.工程建设项目合同的审核要点

(1)固定总价。工期较短、变更少、技术简单且图纸齐备的工程,可采用固定总价合同方式。

(2)固定单价。在合同中约定综合单价包干的风险范围,在约定的风险范围内综合单价不再调整;风险范围以外的综合单价调整方法,应当在合同中约定。

(3)可调价格。可调价格包括可调综合单价和措施费等,双方应在合同中约定综合单价和措施费的调整方法。

4.合同价款支付方式

(1)工程预付款的金额、支付时限及抵扣方式。

(2)工程进度款的支付方式、金额及时限。

(3)工程价款的结算及支付方式、金额及时限。

(4)工程质量保修金的金额、预扣方式及时限。

(5)安全文明措施费及其支付方式。

(6)工期提前或拖延的奖惩办法。

5.工程设计变更价款调整

(1)施工中工程发生变更,承包人按照发包人认可的变更设计文件,进行变更施工。

(2)在工程设计变更确定后在规定时间内,设计变更涉及工程价款调整的,由承包人向发包人提出,经发包人审核同意后调整合同价款。

(七)合同审计风险

合同审计风险是内部审计机构在合同审计工作中,由于出具违背客观事实的审计结论意见,可能给医院造成损失,而由此承担审计责任的可能性。一般而言,合同审计风险大于一般审计风险,这是由合同审计的特点决定的。因此内部审计机构在合同审计中要注意防范和降低审计风险。

1.内部控制制度不健全引起的审计风险

如果医院缺少具体某个环节的内部控制制度,或对有关环节审批权限规定不明确,这样就存在较大的合同审计内在风险和控制风险。

控制这类审计风险关键是医院应制定完善的控制制度。主要包括合同档案管理控制制度、组织机构控制制度、合同签订授权审批控制制度、相应业务控制制度,还应建立合同审计控制制度。

2.合同价款变化引起的审计风险

合同价款审计,常用的方法是市场调查法。但在市场经济条件下,价格信息纷繁复杂,不断变化,影响内部审计人员正常的职业判断,形成价格审计风险。控制这种风险,内部审计人员应充分了解各种价格信息,为形成审计结论提供充足支持。同时,应合理定位合同审计职能,立足于审核监督,以有效地控制和防范审计风险。

3.财务结算引起的审计风险

合同履行过程,结算是最后一关,也是最重要的一道关口。财务付款审批过程存在隐含的审计风险。如合同的结算付款经内部审计机构审核并出具付款意见后,财务部门见到付款意见才能付款,这样,财务部门在结算中只是履行结算手续,财务结算的责任将全部由内部审计人员承担,从而加大审计风险。

控制这种风险,应合理界定医院各管理部门的职责。结算付款是由经办部门经过审核后报送内部审计机构,内部审计机构审核后出具付款审计意见,财务部门根据付款审计意见并从财务角度进行审核,最后确定付款。这样经办部门、财务部门都承担相应环节的把关责任,内部审计机构的审计行为并不替代经办部门的职责,只是增加付款程序中的监督环节。通过合理界定有关管理部门职责,降低了审计风险。

(高毅静)

第十六章

医院经济管理

第一节　医院经济管理的概念

一、医院经济管理的概念与现状

医院经济管理是现代医院管理的重要组成部分,包含医院管理机制、运行机制、医院形象建设、品牌推广以及财务管理等内容,我们通常所说的医院经济管理是以财务管理为核心的医院内部经济管理,是指医院管理者运用经济手段,促使医院合理地使用人力、物力、财力,组织好医疗、预防、教学、科研等各项工作,并与行政管理、业务技术管理有机结合,妥善处理国家、医院、职工个人三者利益关系,充分调动医院和职工的积极性,建立、健全科学的管理制度,以取得较好的医疗效果和经济效果的系统方法。其核心目标是降低医疗成本、提高工作效率、改善工作绩效。为了便于论述,本节主要以公立医院(政府医院或非营利性医院)为主,探讨以财务管理为核心的医院内部经济管理的理论与实践。

医院经济管理的实践是结合医疗卫生行业的特点,伴随医疗卫生体制改革,借鉴企业经济管理的经验逐步开展起来的。随着医院经济管理的实践,医院管理者对医院经济管理的认识在不断深化和完善,经济管理的理论和方法也在医院管理中发挥越来越重要的作用。但是由于经济体制和卫生体制仍在不断完善之中,很多传统思想的影响依然根深蒂固,以及我国医院所处的特殊发展阶段决定了医院经济管理的意识需要进一步强化、管理方法需要进一步规范、管理水平还有待提高。总体来看,目前我国医院经济管理存的不足主要表现在以下几个方面。

(一)医院经济管理意识不强

由于长期受计划经济体制的影响,很多医院仍然只注重业务管理和行政管理,缺乏经济管理的意识,还存在"等、靠、要"的思想。医院管理中粗放浪费,不重视医院规划和成本核算,医院的决策缺少科学的财务分析作基础,仍停留在"经验管理"的阶段。医院内部没有形成有效的激励机制,绩效评估还以"人评人"的主观、定性评价体系为主,缺少科学、客观的量化评价体系。这些都是医院管理者缺乏现代医院经济管理的意识所导致的,其最终使医院与现代医院经济管理手段脱节,不符合经济发展的客观规律,有限的医疗资源得不到充分的利用,造成了资源的浪费,阻碍了医院的发展。

(二)医院经济管理不规范

医院经济管理是伴随着我国经济体制改革逐步开展起来的,由于改革初期缺乏统一的规范和有效的监管,部分公立医院的经济管理使医院出现了逐利倾向,失去了公益性,一切以经济效益为主导,导致了医疗成本增加、效率下降。一些民营医院为追求效益最大化,进行不当竞争和虚假宣传造成了医疗市场秩序的混乱,为人民群众的就医带来不便,增加了群众医疗消费的成本和经济负担。这种现象的出现是医疗卫生事业发展历史阶段的产物,既有社会经济体制的影响,同时也是医院管理者对医疗卫生服务的性质认识出现偏差的结果,政府的监管缺失也是一个主要因素。总之,这样的经济管理是不符合人民群众利益和社会发展需要的,因此建立"以患者为中心"的科学、规范的医院经济管理体系是现代医院经济管理的最终目标。

(三)医院经济管理水平不高

医院经济管理是以规范的经济管理制度、完善的经济管理组织机构、合理的经济管理流程、现代化的医院信息管理系统以及高素质的医院经济管理人才为基础的。由于我国医院经济管理刚刚起步,经济管理制度和组织机构还不健全,经济管理的流程还不顺畅,现代化的医院信息管理系统还没有建成,特别是缺乏一系列专业的经济管理人才,这些决定了我国医院经济管理仍处在一个较低水平,很多医院的经济管理活动还处在探索阶段,经济管理活动还处在应急状态,缺少科学的规划,特别是现代化信息技术的滞后使医院经济管理处于手工劳动的阶段,严重制约了医院经济管理水平的提高。

医院经济管理是个系统工程,这些问题不是一朝一夕就能解决的,也正是这些问题的存在使得在当今加强医院经济管理、建立科学的医院经济管理体制、提高医院经济管理水平具有重要的现实意义。

二、医院经济管理的意义

(一)加强医院经济管理,适应医疗卫生体制改革

作为一种公共产品,医疗卫生事业发展需要体制支撑、财政支撑、科技支撑、人才支撑、道德文化支撑和国际合作支撑体系的不断完善。医院作为医疗卫生服务体系的中坚力量,是卫生资源相对集中的地方,是医疗卫生体制改革的交汇点。因此医院要不断适应医疗卫生改革的需求,优化运营机制。医院在完善行政管理和技术业务管理的同时,加强医院经济管理将成为适应改革需求,促进医院内涵建设与和谐发展的有效手段。通过加强医院经济管理将使医院管理从粗放式经验管理向集约式科学管理转变;通过加强医院经济管理使医院从单纯地追求扩大规模、提高收入向努力降低医疗成本、提高医疗资源利用效率转变。通过加强医院经济管理能够使医院充分利用好体制支撑、财政支撑、科技支撑、人才支撑、道德文化支撑和国际合作支撑体系提供的有利条件,更有效地使用好公共资源,提供更优质的医疗产品,促进医院的发展更好地满足人民群众的健康需求。最终,也通过医院运营机制的不断完善促进医疗卫生体制改革的深化,促进医疗卫生事业在社会发展中的作用。

(二)加强医院经济管理,完善医院内部运营机制

医疗卫生体制改革为医院的运营机制提供了大的背景,如何实现医院的社会功能是医院运营机制需要解决的课题。现代医院经济管理不再局限为一个部门或一个组织的单一功能,也不再被视同于财务会计等具体工作,医院的经济管理已从过去一种被动的、弱化的、机械的具体工作逐渐转变并强化为一种主动的、有效的且广泛应用的医院管理方式贯穿到医院管理的每一个

环节,因此完善医院运营机制,必须加强医院的经济管理。通过加强医院经济管理,使医院的计划、组织、领导、控制过程建立在科学的预算、战略成本核算、详细的财务分析和有效的绩效评估基础上,从而使医院的运营切实建立在科学管理的基础上。通过加强经济管理,优化服务流程和管理流程,提高决策的科学性,加强管理控制的效力,降低因流程复杂、决策失误和控制不力导致的资源浪费,降低医院的系统运营成本。通过加强经济管理,以绩效评估和综合目标管理等量化管理手段,促进公平分配,提高员工工作积极性和团队合作能力,促进工作效率的提升。通过加强经济管理,逐步树立起成本意识、节约意识,营造符合医院经济管理要求的文化氛围并确立医院经济管理的战略目标和长远规划,从而使医院运营机制不断得到完善。反之,医院运营机制的不断完善也为医院经济管理的实施提供了良好的发展平台。

(三)加强医院经济管理,拓展医院管理职能

随着科学技术的进步、医疗卫生体制的改革、医院运营机制的不断完善,医院管理的职能和地位也不断加强。由于医疗行业的特殊性,医院的管理模式一直以"专家管理"为主,一直重视的是行业管理和行政管理,而弱化了经济管理的作用。医院经济管理作用的发挥和日益加强,促进了医院管理的专业化和职业化,促进了管理职能的拓展和医院管理地位的提升,一批专业的管理人才加入医院管理队伍,一些先进的医院管理理念和方法融入医院管理实践中,使医院管理的实践不断丰富,医院管理在医院发展中的价值和作用更加显著,同时也促进了医院质量管理和行政管理水平的提高。医院的经济管理机构和职能也突破了单纯的会计职能、财务管理职能,正在不断完善,更加注重于医疗需求和服务供给的分析及预测,注重在医院战略和规划中发挥作用,注重在医疗服务流程改造、医疗质量管理中提供决策支持。总之,医院经济管理正在合理配置和利用资源,控制医疗成本,提高服务绩效,追求医院与经济社会协调发展等方面拓展着现代医院管理的职能。

三、医院经济管理的原则

医院是承担一定福利职能的社会公益事业单位,不以营利为目的的组织。现阶段医疗卫生体制改革的总体要求仍然是要坚持医疗卫生服务的公益性,加强政府的职能和作用。因此医院实行经济管理总的原则是必须坚持公益性原则,坚持"以人为本"的原则。

(一)坚持公益性原则

医疗卫生服务是政府提供的一项基本社会服务,是一项公共产品。由于过去医疗改革设计上的问题以及财政投入的不足,我国医疗卫生领域的一些方面出现了过度市场化倾向,部分公立医院由"公益"转向"功利",群众"看病难、看病贵"现象加剧。目前我国经济持续快速发展,财政收入增加较快,政府有能力通过努力让全体人民享有基本医疗保障,并且开始注重政府在医疗卫生服务中的作用,在加强领导和监督管理的同时,加大对医疗卫生事业供需双方的保障投入,努力推动医改回归公益性轨道,强化医疗卫生事业公益性质。在这样的大背景下,医院经济管理必须适应这一要求,坚持公益性的原则,不以盲目追求经济效益为目标,而是从降低医院运行成本、提高服务效率入手,关注医院在经济发展和社会发展中发挥有效的作用,以最合理的成本为人民群众提供最优质的服务。但是,坚持公益性不等于回归计划经济时代,搞大锅饭,而是要通过科学的和量化的管理手段,在内部建立合理的激励和约束机制,保证医疗服务的公平与效率。

(二)坚持"以人为本"的原则

医院提供医疗服务是以人与人的交往为基础的,医疗服务的对象是人,服务的系统设计和服务的传递都离不开医患双方的参与,所以医院经济管理要坚持"以人为本"的原则。在医疗服务中,"人"应被分为两个方面,即"需方"——患者和被服务对象,"供方"——医务人员和医疗服务提供者。这是两类特点和需求完全不同的人群,因此,坚持"以人为本"的经济管理首先就要不断了解患者的需求,根据患者的需求来确定医院经济管理的目标,设计经济管理的体系。不了解患者的需求,医院经济管理的方向就会出现偏差。其次,医务人员是医疗服务生产的核心资源,充分调动其积极性是实现经济管理目标的重要保障,不了解现实社会状况下医务人员的需求,就不可能全面落实"以人为本"的宗旨。医院经济管理要根据医务人员的需求并在医务人员广泛参与下建立医院经济管理的控制、激励和约束机制,最终确保医院经济管理目标的实现。

四、医院经济管理的内容与形式

医院经济活动的本质就是合理投入卫生资源,生产医疗服务产品的过程。医院经济管理就是针对医院经济活动的计划、组织、领导和控制。所以医院经济管理的内容应该包括对医疗卫生资源的筹集与管理、医疗服务过程的控制与管理、医疗服务绩效的评价与改进。医院经济管理的形式主要包括预算管理、成本核算、资产管理、物价与收费管理、财务分析和绩效评估等,通过以上多种形式的综合运用,最终实现医院经济社会效益的平衡与医院的可持续发展。

(一)医院经济管理内容

1.医疗卫生资源的筹集与管理

医疗卫生资源是一切用于生产医疗服务产品的人、财、物等各种物质要素的总称。医院要根据医疗卫生服务需求和实际业务需要对医疗卫生资源实行规划和定额管理制度,根据区域卫生规划,定任务、定床位、定人员编制、定业务技术指标、定经费补助,并制订相应的定额标准和管理制度。加强药品材料的管理,对药品要实行"金额管理、数量统计、实耗实销"的管理办法,防止损失浪费。加强医院的财产物资管理,建立健全管理制度,对大型设备的引入等要进行科学的论证,既保证业务工作需要,又避免重复配置,浪费医疗资源。制订各种物资消耗定额,要在保证业务工作需要的前提下,努力降低消耗,节约支出。要对政府拨款或医疗收入等资金进行合理利用和分配,严格专项支出,保障各项业务需要。

2.医疗服务过程的控制与管理医院要严

严格遵守党和国家的有关方针、政策、法令、收费标准和财经纪律,组织合理的医疗收入,加强物价和收费管理。制订合理的绩效考核和激励机制,防止片面追求经济收入的倾向。严格执行预算,加强预算控制,堵塞漏洞,修旧利废,挖掘潜力,减少资源浪费。医院要逐步建立成本核算制度,开展医院经济活动分析工作,为医院发展决策提供可靠的财务信息。最后要加强财务监督,保障财务安全,通过预算控制、成本核算、财务分析、绩效评估和财务监督等手段提高医院的综合经济管理水平。同时要把经济管理与行政管理、业务管理有机结合,保证医疗质量安全和服务品质。

3.医疗服务绩效的评估与改进

医院经济管理的最终目标是通过一系列管理手段和过程实现医疗服务绩效的持续改进,绩效是服务的结果,也是医疗卫生资源的产出。没有评估就没有管理,医疗服务绩效的评估是改进医院经济管理的依据,因此也是医院经济管理的重要内容。其中医疗服务绩效包括医院的绩效、科室的绩效和员工的绩效三个层次。

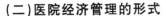

(二)医院经济管理的形式

1.医院预算管理

医院进行预算管理是贯彻《中华人民共和国会计法》,强化医院内部控制的要求,是适应财政部部门预算改革的要求。《医院财务制度》第五条规定医院财务管理的主要任务之一,即"合理编制预算,统筹安排各项资金"。预算管理是现代医院经济管理的主要形式,预算管理使医院能够按计划调控医院的各项医疗资源,应对多变的经营环境,适应社会发展的需求,使医院朝着既定的战略目标前进。

2.医院成本核算

成本核算是指"在生产和服务提供过程中对所发生的费用进行归集和分配并按规定的方法计算成本的过程"。医院成本核算是近年来吸取企业的成本核算经验逐步开展起来的,并逐渐成为医院经济管理的重要形式之一。通过成本核算,可以检查、监督和考核预算和成本计划的执行情况,反映成本水平,对成本控制的绩效以及成本管理水平进行检查和测量,评价成本管理体系的有效性,研究在何处可以降低成本,进行持续改进,最终提高医疗卫生资源的投入产出效益,促进医院的发展。

3.医院资产管理

医院的资产包括固定资产、流动资产、有形资产、无形资产等,这些资产是医院持续发展的保障,是提供医疗服务的物质基础。医院资产管理主要指固定资产和有形资产的管理,随着资产意义的扩大,无形资产的有形化,医院还要加强流动资产和无形资产的管理,通过建档、立账等对现有资产进行管理维护,通过科学的分析和论证报废和更新资产,杜绝浪费,减少成本负担,提高资产使用效率。

4.物价与收费管理

医院物价管理工作既关系到患者的个人利益,也关系到医院的社会信誉。做好医院物价和收费管理是一项政策性很强的工作,如何严格遵守政府价格管理政策,合理合法地组织医疗收入,同时严格控制医疗费用增长,是医院经济管理工作面临的矛盾。

5.财务分析

财务分析是以财务报告资料及其他相关资料为依据,采用一系列专门的分析技术和方法,对经济组织过去和现在有关筹资活动、投资活动、经营活动、分配活动的盈利能力、营运能力、偿债能力和增长能力状况等进行分析与评价的经济管理活动。医院财务分析是医院经济管理的关键职能,通过财务分析为医院管理者了解医院的过去、评价医院现状、预测医院未来,做出正确决策提供准确的信息或依据。

6.医院绩效评价

医院绩效评价侧重于组织绩效的评估而区别于人力资源管理的员工和岗位评估。医院作为一种提供公共产品的组织机构,医院绩效评估通过一定的绩效信息和评价标准,对医院所提供医疗服务的成本、效率和质量进行控制和监测活动,是一项全面的管理措施。医院绩效评估是医院经济管理结果的一种检验,是改进经济管理的依据。

五、医院经济运行精细化管理的概念

(一)医院经济运行精细化管理的作用

现代医院的管理目标是通过科学、合理、有效地使用卫生资源,向社会提供优质的医疗服务,满足人民群众的医疗需求。医院的医疗、科研、教学等活动最终都可以反映到经济活动上来。通过对医院经济的管理活动,可以最大限度地增收节支,提高社会及经济效益,也可以检验、衡量医院管理的水平,促进医院管理系统的改善。

我国医院经济运行管理长期以来缺乏系统性、规范性的培训,加之《医院财务制度》只是概念性框架,在实际的业务中,许多医院在经济管理方面还存在许多问题,以至于每家医院有每家医院的做法。为了使经济管理工作的各项具体操作及部门内部管理井然有序、有据可依,医院必须建立、健全经济运行体系。医院经济运行涉及的内容很多,要想将所有的工作都落到实处,就必须将管理工作精细化,构建规范化、格式化、标准化、统一的经济运行管理体系。

精细化管理是一种理念,一种文化。它是源于发达国家(日本 20 世纪 50 年代)的一种企业管理理念,它是社会分工的精细化,以及服务质量的精细化对现代管理的必然要求,它是一种管理理念和管理技术,是通过规则的系统化和细化,运用程序化、标准化、数据化和信息化的手段,组织管理各单元精确、高效、协同和持续运行,以获得更高效率、更高效益和更强竞争力。"精"就是切中要点,抓住运营管理中的关键环节;"细"就是管理标准的具体量化、考核、督促和执行。精细化管理的核心在于,实行刚性的制度,规范人的行为,强化责任的落实,以形成优良的执行文化。

实施精细化管理对于促进医院的发展具有重要作用,表现在以下几方面。

(1)通过精细化管理,可以进一步落实医院的经济管理目标,细化医院成本费用指标管理,量化医院成本费用标准,实现责、权、利相结合的考核,实现医院经营目标。

(2)实施精细化管理,可以促进医院实现人力、资金、物资、信息、技术等资源全方位的优化组合,科学整合、高效利用医疗卫生资源。

(3)实施精细化管理,可以提高医院员工的节约意识,加大医院内部挖潜、开源节流、增收节支的力度,降低医疗成本,提高经济效益,提升医院的赢利能力和市场竞争力。

(4)实施资金周转和现金流量的精细化管理,可以抵御和防范医院财务风险,避免因现金匮乏,或因资金周转不灵影响医院正常运行。

(5)实施精细化管理,可以拓展医院管理工作的广度和深度,以科学的管理制度和管理手段为平台,制定和实施各项管理制度和措施,建立起切实可行的工作规范和督察机制,细化岗位职责和健全医院内部管理制度。

(二)医院经济运行精细化管理的原则

精细化管理是建立在常规管理的基础上,并将常规管理引向深入的基本思想和管理模式,是一种以最大限度地减少管理所占用的资源和降低管理成本为主要目标的管理方式。精细管理的本质意义就在于它是一种对战略和目标分解细化和落实的过程,是让医院的战略规划能有效贯彻到每个环节并发挥作用的过程,同时也是提升医院整体执行能力的一个重要途径。

1.全面性原则

经济运行精细化管理的全面性原则体现在四个层面。①全方位覆盖,就是要把精细化管理覆盖到医院全部经济活动范围,从医院的预算、收入、支出、物资等到绩效、项目等多环节各方面都能网络化覆盖,没有盲点,不留空白,确保任务落到实处,工作取得实效。②全过程管控,就是对医院经济运行的全过程进行有效的管理和控制,精细化不是个别环节、个别程序的特殊规定,应贯穿于一切工作的始终,在时间上实现事前科学决策、事中有效掌控、事后及时总结提炼升华的全过程精细。建立从预算执行、药品及材料供应、收入、成本、绩效评价等一整套的管理控制体系,对每一个环节都严格把关,进而达到控制成本、保证质量、提高效益的目的。③全体系联动,

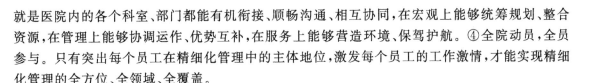

就是医院内的各个科室、部门都能有机衔接、顺畅沟通、相互协同,在宏观上能够统筹规划、整合资源,在管理上能够协调运作、优势互补,在服务上能够营造环境、保驾护航。④全院动员,全员参与。只有突出每个员工在精细化管理中的主体地位,激发每个员工的工作激情,才能实现精细化管理的全方位、全领域、全覆盖。

2.细化原则

经济运行精细化管理具体是把工作做细,管理做细,流程管细,其主要体现在3个层面。①要做到目标清晰化,就是清晰地设定医院总体目标、中期目标、年度目标、阶段目标,并通过细化、量化和标准化,分解为具体的、可操作的子目标,落实到每个部门、每个科室、每个成员,纵向到底横向到边,不留死角。②指目标系统化,就是系统地设置医院经济运行的各项指标,全面反映考核对象的主要内容,通过各项指标之间的有机联系,达到统筹兼顾,整体最优,促使医院实现发展目标。③操作精细化,就是要用具体明确的量化标准取代笼统、模糊的管理要求,把管理内容逐一分解、量化为具体数字、程序、责任,使每项工作都能看得见、摸得着、说得准。

3.创新性原则

创新是医院发展的不竭动力。精细化管理的创新主要是理念创新、技术创新、方法创新,要步步领先,追求卓越。要建立完善医院经济管理的创新体系,充分利用互联网技术实现医院经济管理过程的信息化、自动化管理;同时要充分相信群众,尊重群众的首创精神,并积极重视、支持、鼓励员工创新成果的传播、推广。

4.严肃性原则

精细化管理严肃性原则主要体现对管理制度和流程的执行与控制要严格考核,严明纪律、严谨作风、严格考核就是要根据经济管理的目标来量化指标,根据指标来科学制定考核办法,动态监控,奖罚分明,严格兑现,将干部的使用与考核挂钩,将员工的薪酬与绩效挂钩,最大限度地克服考核中的主观性,坚决避免随意性。严明纪律,就是要从严治院,加强组织性、计划性、准确性和纪律性,严格执行经济管理法规、制度、规定、流程等,坚决纠正管理松懈、作风松散、纪律松弛等现象。严谨作风,就是对待工作要认真细致、周到严谨,完成任务兢兢业业、高度负责,处理事务秉公办事、坚持原则,从事管理要恪尽职守、执行标准。

5.持续性原则

精细化管理的本质意义就在于它是一种对战略和目标分解细化和落实的过程,是让医院的战略规划能有效贯彻到每个环节并发挥作用的过程,同时也是提升医院整体执行能力的一个重要途径。因此,精细化管理始终不能停歇、间断,要形成连续性的规范动作与良好习惯,达到制度化、程序化、规范化。

(三)医院经济运行精细化管理框架体系

医院在开展医疗、科研、教学的过程中,需要耗费一定的人、财、物等资源,医院的医疗、科研、教学等活动最终都可以反映到经济活动上来。医院功能发挥的过程也就是资源耗费的过程,有效利用卫生资源就是医院经济管理的主要内容。精细化经济管理的本质意义就在于它是一种对战略和目标分解细化和落实的过程,是让医院的战略规划能有效贯彻到每个环节并发挥作用的过程。一所医院在确立了建设"精细管理工程"这一带有方向性的思路后,重要的就是结合医院的现状,按照"精细"的思路,找准关键问题、薄弱环节,分阶段进行,每阶段性完成一个体系,便实施运转、完善一个体系,并牵动修改相关体系,只有这样才能最终整合全部体系,实现精细管理工程在医院发展中的功能、效果、作用。

医院经济管理所包含的内容很多,从经济管理的过程来看,包括资源的获取、使用与产出的效果,如药品、卫生材料、设备等的购置与使用,基本设施的建设、人员的配置等,以及所投入的资源的使用效果及其合规、合法性。医院经济的精细化管理应该涵盖整个经济运行的全过程。按照新的《医院财务制度》与《会计制度》及《关于加强医疗机构财务部门管理职能、规范医院经济核算与分配管理的规定》,结合医院经济管理的具体要求,医院经济精细化管理应包括以下内容:预算管理、资金管理、卫生耗材管理、药品管理、招标采购及经济合同管理、固定资产管理、收入管理、成本管理、支出管理、投资管理、物价收费管理、医疗保险管理、绩效管理、内部审计管理、财务报告与分析管理、经济运行精细化管理信息系统构建,如图16-1所示。

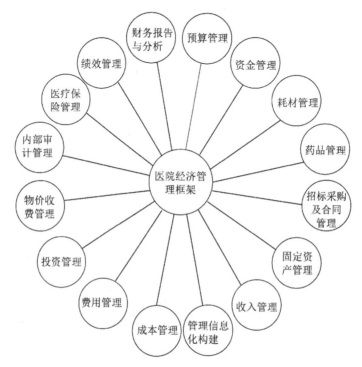

图16-1　医院经济管理框架

(四)医院经济运行精细化管理维度设计

精细化管理,它是一种管理理念和管理技术,是通过规则的系统化和细化,运用程序化、标准化、数据化和信息化的手段,组织管理各单元精确、高效、协同和持续运行,以获得更高效率、更高效益和更强竞争力。"精"就是切中要点,抓住运营管理中的关键环节;"细"就是管理标准的具体量化、考核、督促和执行。精细化管理的核心在于实行刚性的制度,规范人的行为,强化责任的落实,以形成优良的执行文化。因此,按照精细化概念的精髓,的构建应该从以下六个维度来展开。如图16-2所示。

1.岗位职责

岗位职责指一个岗位所要求的需要去完成的工作内容以及应当承担的责任范围。岗位是医院为完成某项任务而确立的,由工种、职务、职称和等级内容组成。职责是职务与责任的统一,由授权范围和相应的责任两部分组成。岗位职责是医院考核的依据,有助于规范操作行为,有效地防止因职务重叠而发生的工作扯皮现象,提高工作效率和工作质量。

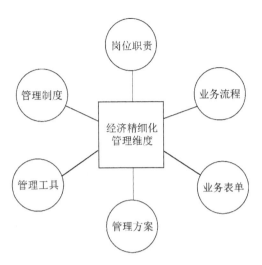

图 16-2　经济运行精细化的管理维度

2.管理制度

管理制度是医院对管理活动的制度安排,是医院员工在医院医疗活动中共同遵守的规则和准则的总称。良好的医院管理制度不仅可以保障医院经济运行的有序、规范,降低医院的运作成本,而且可以使经济管理有据可依,防止管理的随意性,实现医院的经营目标。

3.业务流程

业务流程是为达到特定的价值目标而由不同的人共同完成的一系列活动。活动之间不仅有严格的先后顺序,而且活动的内容、方式、责任等也都有明确的界定,以使不同挥动在不同岗位角色之间转手交接成为可能。业务流程是对医院经济管理业务的一种描述,设计时主要以流程图的方式进行。业务流程图则是以适当的符号表示全部工作事项,来描述工作活动流向顺序的。业务流程图由一个开始节点、一个结束阶段及若干中间环节组成,中间环节的每个分支要设有明确的分支判断条件。

4.管理工具

管理工具是指管理思想、处理方法、创新思维等,是医院处理经济管理问题的有效方法。医院成功的关键在于科学的管理,强化医院的管理已经成为人们的共识,医院的管理需要高素质的管理者,而具备先进管理思想和掌握科学管理方法的人备受青睐。管理工具的本质是管理规律发生作用所需条件的物化准备,是管理者人体功能器官的延伸和放大。管理工具是管理者最好的帮手,是管理者管理水平高低的标志。

5.业务表单

业务表单是指医院在经济管理过程中需要用到的各项表单。做好表单管理是使医院经济管理标准化、规范化、流程化最基本的步骤,做好表单管理也便于监控,便于实施管理。

6.管理方案

管理方案是医院进行经济管理工作的具体计划或对某一问题制定的规划一般有指导思想、主要目标、工作重点、实施步骤、相关措施、具体要求等项目,是对医院经济管理工作做出的全面、具体而又明确安排的计划类文件。

（高毅静）

第二节　医院经济管理的必要性

我国医院的经济管理,以党的十一届三中全会为分水岭。十一届三中全会之前,我国卫生事业依照苏联模式,更多强调卫生事业的福利性,医疗机构是国家办,医院的经济运转靠国家计划,预算拨款(从全额到差额)。医院负责提供价格低于实际医疗成本的卫生服务,医院不计成本,不讲究经济核算,医院的经济管理局限于行政事业单位式的简单收付型管理。十一届三中全会后,卫生部门在解放思想、实事求是的精神指引下,指出卫生部门也要按经济规律办事,狠抓医院服务质量,积极推进经济核算,努力提高社会效益和经济效益,医院经济管理逐步走向科学和规范。在推进医药卫生事业现代化建设的进程中,要从我国的实际情况出发,充分利用卫生资源,发挥现有人力、物力、财力等经济资源的作用。为此,加强医院经济管理有着十分重要的意义。在医院实际工作中,将医院和科室的经济利益与个人经济利益相结合,确实起到了较好的激励效果,在一定程度上提高了工作效率和效益。做好医院奖金的分配工作,对于调动全院人员的积极性,合理有效地利用各种卫生资源,创造更好的社会效益和更多的经济效益,满足广大患者对医疗、保健的需求都有着重要意义。医院加强经济管理的必要性有以下几个方面。

一、医院的性质决定其必须加强经济管理

医院是满足人们医疗保健需求服务的单位,是一个知识密集的单位,分工严密,又联系密切,需要各部门各科室和全体职工的协作和努力,为了使每个职工都积极配合,密切合作,发挥最优整体功能,就必须加强经济管理。

二、社会主义基本经济规律要求加强经济管理

医院在社会主义市场条件下,经济规律在医院一定程度地发挥着作用,要求医院运用经济手段,对医疗活动的投入产出进行有效的管理,充分发挥现有设备和人力的潜力,扩大医疗服务范围、降低各种消耗,更好地完成各项工作任务。

三、加强经济管理是医院经济活动的需要

医院的各项医疗业务离不开经济活动,包括劳动的消耗和补偿、卫生资源的合理利用、流动资产和固定资产的管理、医疗成本的构成与升降。

四、加强经济管理是协调各种分配关系的重要手段

医院要正确处理,国家、单位和个人之间的物质利益关系,同样要求医院加强经济管理,遵循客观经济规律和按劳分配的原则,用经济手段调整三者之间的利益关系。

五、经济管理是市场经济条件的要求

医院处于社会主义市场的大环境之中,医院同其他部门发生经济交往时,必须按价值规律,进行记录、计算、核算、控制和监督。

六、加强经济管理是提高社会效益和经济效益的需要

加强经济管理,建立和健全各项规章制度,运用经济杠杆,有利于调动广大职工的积极性,促进增收节支,降低成本,减轻患者负担,促使社会效益和经济效益同步提高。

（高毅静）

第三节　医院经济管理的内容

传统医院财务管理和科级核算两部分内容分属两个不同部门进行管理,因关注对象、统计口径、统计节点不同,造成财务数据失准,难以直接用于管理和绩效分配。医院经济管理模式实行大财务管理,把院级财务管理和科级核算合并为一个财务运营部,依托数字化医院平台,从组织建设、流程优化、财务人员角色定位等方面进行全方位改革,使服务寓于管理、管理服务于运营,促进医院全面、协调、可持续发展。

一、计划管理和定额管理

实行计划管理和定额管理制度,是搞好医院经济管理的基础。为此,医院要在国家和地方政府的计划指导下,上下结合实行五定,即:定任务、定床位、定人员编制、定业务技术指标、定经费补助,并制定相应的定额标准和管理制度。

(一)计划管理

医院计划管理是指医院在努力提高医疗服务质量、医院工作效率和不断满足社会人群对医疗保健需求的基础上,科学地编制计划,组织实施和检查评估,指导本单位各构成部分的全部医疗服务和经济活动,充分利用医院人力、物力和财力资源,为社会提供优质,高效,低耗和适量的医疗保健服务,提高社会效益、工作效益和经济效益。

由于医院具有技术性强、分工细的特点。因此,医院计划管理具有涉及面广,计划内容差别大,但相关性又强的特点。这一复杂性,对确定计划管理内容,划分计划内容带来一定困难。一般来说,医院应根据自己的管理基础,确定管理内容,管理基础好的,可管得细一点,深一点,计划内容范围可广一些,深一些;反之,线条则可粗一些。通常医院计划是按技术大类或按部门工作性质分类编制的。

医院计划的主要内容大致如下。

1.医疗业务计划

医疗业务计划是医院计划的中心计划。医疗业务计划规定医院在计划年度内所要完成的主要业务指标,包括医疗服务所要达到的数量和质量。它是编制其他计划的依据,是医院计划的核心。

2.医技服务计划

医技服务主要是指医疗技术部门为临床第一线提供的各项检查、检验,提供各项治疗手段。医技服务计划是医院计划的主要计划之一。根据医疗业务计划的规模和要求,编制医技服务计划,为医疗第一线提供服务,保证医疗业务计划的实施,它是医疗业务计划的辅助计划。广义的

医疗业务计划包含医技服务计划。

3.设备维修更新计划

为了使医疗手段始终保持良好的技术状态,必须对医疗仪器设备进行必要的维护修理。其主要内容包括计划期内仪器设备的维护、保养和大修理的期限、工作量及备用配件的准备任务等。同时,为了使医院设备经常保持先进水平,还必须用工作效率高、性能好的新仪器设备,去更换已经陈旧、报废或虽可使用,但不能保证医疗质量,在经济上又极不合理的设备。这类设备维修及更新计划一般由设备科制订。

4.基建和零星土建计划

为改善医院建筑状况,对新建或改建装修项目,要根据基建技术管理程序,从医院业务特点出发全面考虑,综合规划,编制基本建设和零星基建计划。此计划一般由基建科或总务科编制。

5.后勤服务与物资供应计划

根据在计划期内为完成医疗业务计划、仪器设备更新维修计划等的需要,提供后勤服务及全部医用卫生材料、燃料、动力、外购件、配套件等的数量和供应来源、期限以及合理的储备量等,它从后勤保障及物力方面为完成医疗业务等计划提供保证。此计划由总务科负责编制。

6.劳动组合与人员工资计划

这是医院综合计划中的重要度计划提供人力方面的保证。其主要内容包括职工人数需要量计划,专业技术设置计划,工作定额计划,医疗服务劳动生产率的提高计划;工资及奖金分配计划和职工培训计划等。由人事部门负责编制。

7.财务计划

这是医院一切货币收支的计划,反映医院全部经济活动所需要货币资金的来源和用途。其主要内容包括预算收入计划、预算支出计划、大修理大购置计划、专项资金计划、医疗成本计划和医院流动资金周转计划等。它以货币形式反映医院全部经济活动和财务成果,从财力方面保证医疗服务任务的完成。它由财务部门负责制定。

(二)定额管理

"五定"和各项定额的确定,应根据《医院工作条例》和《医院工作制度、医院工作人员职责试行草案》并参照《综合医院编制原则试行草案》等有关规定的要求,充分发动群众,根据各方面的条件进行科学的分析计算,实事求是,区别对待,做到既积极可靠,又留有余地,不搞一刀切。"五定"指标报上级卫生主管部门核定。

1.定任务

要根据医院的性质和历来承担的工作范围,以医疗为中心,并结合安排好卫生预防、医学教育、科学研究等各项业务工作,提出明确的要求。

2.定床位

要根据现有床位使用情况和房屋面积、技术力量、医疗设备等条件,确定床位数。床位数确定之后,如再增设床位,必须有相应的条件保证,并列入国家和地方发展医院床位年度计划,经上级卫生主管部门批准。为了保证正常医疗秩序,临时增加病床要有所控制。

3.定人员编制

要根据现有人数和医疗、预防、教学、科研等任务和床位设置,核定人员编制数。增加人员要列入国家大、中专毕业生分配、招工年度计划,并经过上级卫生部门批准。对超编人员,要逐步加以调整。凡是未经上级卫生部门批准的人员或医院不需要的人员,有关部门不得硬性分配,医院有权拒绝接收。

4.定业务技术指标

要根据医院的规模、任务和技术水平,参照医院近几年的实际情况和历史最高水平及本地区医院的平均先进水平,确定工作效率和质量指标。

5.定经费补助

国家对卫生部门、地方财政对地方卫生部门,应继续实行现行的补助办法。卫生主管部门对医院可实行"全额管理、定额补助、结余留用"的制度。补助定额的确定,要根据各类医院的不同情况,区别对待。要考虑医院的职工工资、补助工资、职工福利费等方面的实际需要,以及财力的可能,并注意保持稳定。补助的款额,可以根据实际病床数,也可以实行一部分按工资、一部分按床位或完成任务的数量和质量确定。如因任务调整、人员编制增减、国家规定的开支标准改变、调整物价,以及其他特殊原因,而影响医院收支较大时,主管部门对所属单位的补助经费可适当调整。

对患者欠费基金、大型设备购置、房屋大修专款,不包括在定额补助之内,每年根据财力可能专项安排。

退职退休人员经费,从第二年起按实际需要编列预算。

对经济管理工作搞得好,有结余的单位,不应减少补助,要鼓励它们加强经济管理的积极性。

二、医院财务管理

医院财务管理是通过货币形式,对医院资金筹集、分配、收回、循环周转情况的反映和监督。我国的医院是社会主义的公益性事业单位,它所拥有的一切财产、物资和货币,都是医院的资金。医院的房屋建筑、设备、器械、药品材料、货币资金,各有自己的存在形式和运动规律,又都以货币的形式存在于会计记录之中,这些资金的存在形式和运动,构成了医院财务的基础。医院的财务活动富于医院的业务活动之中。因此我们可以说,医院财务管理是围绕医院资金活动的一切管理工作,是利用价值形式进行医院经营管理的一个重要方面。

医院进行经营活动,首先必须有资金。没有资金的运动,就没有医院的经营活动。医院要有房屋、设备这样的固定资金,也要有药品材料以及用来作为交换和交付手段的货币这样的流动资金。这些资金的筹集、使用、收回、补偿、管理就是医院财务管理的内容。就是说,医院资金运动的内容就是财务管理的内容。搞好医院财务管理,必须建立和健全科学的管理制度。正确执行医院会计制度和财务制度,实行定额管理,制定符合本单位实际的考核奖惩制度,从而提高医院的科学管理水平。根据卫生主管部门的有关规定和要求,医院应实行定任务、定人员、定业务技术指标、定床位、定经费补助的五定制度,逐步实现对医院的等级管理。

医院资金的运动比较复杂,一般来说有不断循环和周转的经营资金,有按规定提取的专项资金,有国家拨给的预算资金。近几年来、随着医院的不断发展与改革,医院资金构成的比例有变化,医院经营资金的比重有所上升,预算资金的比重有所下降。主要是近些年全国各地对原来极不合理的医疗收费标准作了适当调整。但是,在社会主义初级阶段,医院的发展主要靠国家经济的发展和国家预算资金的支持,这是医院具有社会主义公益性的性质所决定的。医院财务管理的主要内容有以下几方面。

(一)预算管理

医院是差额预算管理单位,国家对医院实行"全额管理,差额(定额、定项)补助,超支不补,结余留用"的预算管理办法。医院的各项收支均纳入预算管理。

医院根据事业计划和工作任务编制年度预算,以预算为依据,对医院各项业务活动进行管理和监督,这是促进医院完成事业计划和工作任务的一种管理办法,也叫计划管理。要以货币形式反映和监督医院各项任务的执行情况,对医院管理提供可靠的资料,对充分发挥医院资金的使用效益,促进各项任务的完成有着重要的作用。

1.医院预算编制的原则

(1)医院预算是国家预算的组成部分。医院根据国家的有关方针、政策,按照主管部门下达的事业计划指标、任务,本着收支平衡的原则,编制医院预算。

(2)医院在编制预算时,收入预算要参考上年预算执行情况和对预算年度的预测编制。支出预算要量入为出,要正确处理好需要与可能的关系,分别轻重缓急,把有限的资金安排到最重要的地方。

(3)要坚持勤俭办事业的原则,开源节流,增收节支,挖掘内部潜力,努力提高资金使用效果。

2.医院预算编制的内容

(1)医院收入预算的编制,应参考上年度实际收入水平,结合预算年度医院事业发展和工业任务计划,以及医疗收费标准等因素决定。

(2)医院支出预算的编制应本着既要保证医疗业务活动需要,又要合理节约的精神,根据预算年度事业发展计划、工作任务、人员编制、有关开支定额标准和物资供应计划及价格变化因素等情况计算编制。

(3)专用基金收支预算的编制。医院的专用基金包括一般修购基金、大型设备更新维护基金、事业发展基金、福利基金、职工奖励基金、院长基金等。应根据有关规定,按提取的比例、额度及专项用途编制预算。

3.医院年度决算的编制

医院应按下列要求,认真、及时、准确地编报年度决算。

(1)要认真总结医院预算安排及执行情况、财务管理及资金使用效果等方面的经验教训,并系统地整理、分析财会基础资料。

(2)医院在编报财务决算时,必须做好各项基础工作,做到账实、账证、账账相符。

(二)收入管理

医院是向患者提供医疗服务的卫生事业单位,必须按照收费标准收取医疗服务费用,用以补偿医疗服务消耗。医院的收入管理是指按计划按政策对各项收入进行反映和监督。医院收入主要为医疗收入、药品收入、制剂收入和预算补助等,这是医院收入的主要来源。此外还有超额医疗服务收入和业务医疗服务收入等。对这些收入必须加强管理,严格执行有关政策规定,在医院统一领导和组织下进行。

1.医院收入管理的原则

(1)要认真执行国家物价政策应收则收,应收不漏。

(2)医院要本着救死扶伤的精神,正确处理好治病和收费的关系。对危重患者在不影响抢救治疗的前提下,及时收取医疗费用。要及时结算住院患者的医疗费用。

(3)要坚持因病施治,合理用药、检查、治疗的原则,不断改善服务态度,提高医疗质量。

(4)要充分挖掘和利用现有人力、设备和技术条件的潜力,扩大医疗服务项目,增加业务收入。

(5)医院新开展的各项检查、治疗服务项目的规定,实行按成本(不含工资)收费。

2.医院收入管理内容

(1)为了切实加强门诊、住院的收费管理工作,医院要健全各项收费管理制度,积极合理地组织收入。

(2)要切实加强涉外医疗收费的管理工作。

(3)建立健全收入凭证的管理制度。

(4)凡是医院从医药部门购入的药品,其零售价格应按国家规定的加成率计算。

(5)医院为保障资金周转的需要,应建立住院患者预交金制度。

(6)医院开展的家庭病床、各种形式的承包责任制、业余医疗服务、横向医疗联合、咨询服务等所得收入,均纳入预算内管理,医院统一核算。

(7)要加强患者医疗欠费管理和催收工作,经核实无法收回的自费患者医疗欠费,在核定的医疗欠费基金中核销。

(三)支出管理

医院的支出是医疗业务活动正常开展所必需的物质保证。支出的管理要根据国家的有关方针、政策和财政规章制度,按照主管部门核定的预算,本着少花钱、多办事、事办好的原则,合理安排使用。

1.医院支出的管理原则

(1)必须严格按照批难的预算和计划所规定的用途,建立健全必要的支出管理制度和手续,讲求资金使用效果。

(2)严格执行国家规定的财政、财务制度和开支标准及开支范围。

(3)各项资金的使用要划清资金渠道,分别列支。

(4)医院购置大型、贵重仪器设备和大型修缮,要事先进行可行性论证和专家评议,并提出两个以上方案,上报卫生主管部门审批后,专项安排支出预算。一般性购置和修缮,要经常进行,以保证医疗工作的需要。

(5)医院要积极开展科室核算和医疗成本测算工作,有条件的应进行成本核算。

2.支出管理的要求

(1)统一领导。医院的各项支出要在院长统一领导下,由财会部门统一安排、掌握使用。

(2)分级归口管理。医院根据批准的预算,分级归口由有关职能部门负责,按有关制度规定及定额标准,实行指标控制。各项支出报销凭证要由有关部门负责人签署意见,以资证明。

(3)医院各职能科室预算内的开支,要事先提出使用计划交财会部门审核后执行。涉及开支计划调整,在预算范围内的由财会部门审批;超预算或计划外开支,要由有关科室提出书面报告,交财会部门审核后,由院长审批执行。

(四)财产物资管理

医院的财产物资是完成医疗各项任务所必需的物质条件。随着医疗事业的不断发展,医院的财产物资不仅数量上不断增加,而且质量也显著提高。因此,加强医院财产物资的管理,提高财产物资的使用效果,发挥其各自的最佳效能,就显得越来越重要。医院财产物资管理包括固定资产管理、低值易耗品管理、药品管理、卫生材料管理、其他材料管理和专项物资管理。

(五)货币资金管理

货币资金的管理主要是指现金和银行存款的管理,还包括周转金管理、往来款管理,专项资金管理。它是医院开展业务活动必需的资金条件。加强货币资金管理必须严格划清资金渠道，认真贯彻国家金融政策法令，合理制定周转金定额，及时清理往来款项，防止资金积压浪费，做到合理调度资金，加速资金周转，提高资金使用效果。

1.银行(专项)存款管理

(1)医院银行(专项)存款要严格遵守银行的有关制度，接受银行的监督。

(2)医院的银行(专项)存款管理要做好如下工作：银行(专项)存款的收支要在取得凭证后立即入账，并每天结出余额；财会人员及时进行银行(专项)存款对账工作，定期编制银行(专项)存款调节表，并及时清理未达账项；严格加强支票管理，不得签发空白、空头、远期支票，作废支票妥善保管和处理；不许向外单位、个人转借账户或代存、代领现金。

2.现金管理

(1)医院收入现金要当日存入银行，不许坐支。库存现金不得超过规定限额，不得以白条抵现金。

(2)现金必须按规定的范围使用。凡超出现金支出限额的支出，必须通过银行划拨。

3.往来款的管理。

(1)往来款项是待结算资金，医院要加强对往来款项的管理，及时处理债权、债务。

(2)对应收款项要及时收回，对长期呆账确认无法收回的，要经过清查，分清责任，经卫生主管部门核准后核销。个人不得挪借公款。

4.周转金管理

周转金是医院为维持正常业务活动而设置的具有专门用途，可以不断循环使用的资金，主要包括药品、材料和结算周转金等。

(1)药品、材料周转金的核定方法。一般以上年度最高两季度的药品、材料实际消耗金额为计算基础，求出每天消耗，再乘以规定的储备天数计算。储备天数的确定应根据前后两次供应间隔期，再加上一定的保险储备期计算。

(2)结算周转金的核定方法。一般根据上年的各类应收款和暂付款的每月平均余额，减去各类预收款和暂付款的每月平均余额乘以规定的周转期确定。

5.专项资金管理

专项资金是指由国家拨入的专项补助款，由医院内部形成的专用基金，以及其他方式取得的具有专门用途的资金。专项资金的管理应遵循"专户储存、专款专用"的原则。

(六)财务分析与监督检查

医院的财务分析与监督检查是财务管理的重要组成部分。为了促进医院更好地完成各项工作任务，财会机构应统一负责，积极组织各有关部门对经济活动资料进行收集和分析。分析结果应及时反馈给医院领导和有关部门。

1.财务分析的主要内容

预算执行情况分析、收入、支出及资金运用情况分析等。通过财务分析反映医院业务活动和经济活动的效果。

2.财务分析指标

职工平均工作量指标；公务费占业务支出的比重；周转金周转次数；药品加成率；病床与人员之比，病床与门诊人次的比例；病床周转次数及使用率；患者平均经济负担水平；病床占用固定资产数；按床位计算的差额预算补助水平；大型仪器设备使用率等。

3.医院的财务分析

一般采用指标对比法、因素分析法等。财务监督、检查要以国家有关方针、政策和财政制度、财经纪律以及主管部门的有关规定为依据,实事求是,严肃认真地对单位财务收支、财产物资管理、各种专项资金的使用,以及医疗收费制度执行情况进行监督、检查。

三、药品经济管理

(一)药品经济管理的方法

为了改进和加强医疗单位药品经济管理,依据《医院财务管理办法》,应加强药品材料的管理。根据《关于改进医疗机构药品管理的通知》,对药品要实行"金额管理、重点统计、实耗实销"的管理办法,设专职或兼职的药品会计,并建立相应的管理制度,保证患者用药安全,防止损失浪费。药库和药房要分别管理。

1.金额管理

金额管理是药品经济管理改革的主要环节和主要内容,是按购进价或零售价进行金额核算,控制药品在医院流通的全过程。医院的药库、药房、各科室等单位药品的入库、出库、消耗、库存都要按价格(入库按购进批发价、出库按零售价)记载金额,进行金额核算。

2.重点统计

重点统计指药房对各种毒、麻、剧、限及稀缺贵重药品的领退、销售、消耗、结存都必须按数量进行统计。具体统计的品种和范围,由上级卫生主管部门根据实际情况确定。

3.实耗实销

实耗实销指药房必须根据实际销售、消耗的药品按金额列报支出,做到实耗实销,账物相符。这是加强药品经济管理所要达到的目的。其中,金额管理是中心环节,重点统计是保证金额管理的辅助环节,实耗实销是加强药品管理所要达到的核算目的。医院药品管理办法的改革,有利于增强药剂人员的责任心,加强经济管理,提高管理水平;有利于掌握药品的金额、数量以及实耗实销情况,做到心中有数;有利于防止药品的积压、变质、失效,减少损失浪费,堵塞漏洞,节约资金,保证医疗质量和医院合理收入,提高经济效益和社会效益。

(二)药品经济管理制度

医疗机构实行"金额管理、重点统计、实耗实销"的药品管理办法,必须建立相应的药品管理制度和核算办法。

1.确定药品储备定额

医疗单位在进行医疗服务过程中,对所使用的中、西药品,必须按品种在药库中保持一定的储备,以保证医疗业务的需要。储备药品需要有相应的资金,药品储备的多少,要有一个合理的储备定额。药品储备定额的确定,既要防止储备过少,影响防病治病工作,又要防止储备过多,占用资金,造成药品的呆滞、积压、变质、失效和浪费。药品的储备以保证医疗工作正常需要为目的,尤其是保证急症抢救的需要。医疗单位应根据近几年来药品的使用情况及今后的医疗任务,确定药品储备定额。药品的储备期一般不超过3个月。药品每天消耗量,以上年度最高两季度的药品实际消耗金额为计算基础(特殊情况除外)。根据《关于〈医院财务管理办法〉、〈医院会计制度(试行)〉的补充规定》,药品周转金的计算公式为:

药品周转金=上年度药品平均每天消耗定额×计划储备天数×(1+计划年度医疗任务增减幅度%)

2.制订药品采购、验收、入库的管理制度

医疗单位采购药品,一定要有计划地进行。药库应同有关用药部门,在有关科室和医护人员的配合下,根据实际需要和库存情况,在核定的储备金额范围内,按月编制药品采购计划。药品采购计划的制定,一定要根据医疗业务的需要,确定需要采购药品的品种、数量、规模等,医药双方要互相配合,互通信息。防止由于医师不知道药房有什么药和药房不知道医师需要什么药,盲目采购,造成积压,浪费资金。

在采购药品时,要严格按计划进行,严格防止盲目进药和搭配药品,并要按质量逐一盘点,认真验收。在药品采购过程中,还要组织好运输,要注意节约运输费用,防止运输途中的损耗、丢失,尽可能就近就地采购。

药品入库时,药库保管员要根据"发货单"(副发票)按品名、规格、数量、质量、单价等逐一认真验收。如发现质量不合格或数量缺少,应及时查明原因,进行处理,验收合格的药品,由保管员在采购员填制的"药品验收单"上签名,以示验收合格。

3.规定药品保管、领用、消耗的具体办法

药品入库后,一定要保管好,防止积压、损耗、丢失、变质和失效等。为了保证医疗工作的顺利进行,确保用药安全,按国家规定,药库、药房应对毒药、剧药、限剧药和麻醉药品严加管理。一般均应将这些药品分别贮存在剧毒药柜内,由专人加锁保管,取用时要进行详细登记及检查核对。

在药品的保管工作中,对药品的上架、入柜、分装、补充等,都应仔细进行检查核对,发现有疑问时,要详细进行鉴别,有条件的要进行化学分析,决不能马虎从事,以免发生"错药"事故。对有失效期限的药品,要单独建立账卡保管,或在统一账卡上作出明显标记,在药品上也要有明显记号,标明失效日期,或专柜保存,以便查找。

在药品的保管工作中,药库、药房应按药品类别立户,分别建立"库存药品数量明细账"和"库存药品金额账"。同时,药品再放处还要按药品品名建立"药品进销存数量卡"。药品入库、出库时,药库记账员和保管员应及时记载账卡。

在医疗单位,从药库领出药品,主要是药房领取用于门诊和住院患者医疗方面的药品,此外,各科室还要直接领用一些专用药品,制剂室也需要领取供制剂用的原料药品,还有转让拨给其他单位的药品。一切从药库领用的药品在出库时,由药库保管员填制"药品材料调拨单",并经经领人清点无误后,在调拨单上签字盖章,以明责任。

制剂室向药库领取的药品将调拨给其他单位时,应凭"药品材料调拨单"作销售处理;各科室向药库领用的专用药品,在领用时,即可由药库凭"药品材料调拨单"向会计部门报列业务支出;药房从药库领用的药品,由于药房需要经常保持一定的药品存量,因此,药品由药库调往药房属于药库药品的转移,不能在药房领用时作为业务支出,而应把它作为药品库存的一部分,等到一定时期(一般在每月月终)再根据药房药品实际消耗(按处方逐日统计数)进行账务处理。

在实行"金额管理、数量统计、实耗实销"的药品管理情况下,药库的药品应按批发价进行核算,药房药品应按零售价核算。药品从药库调往药房时,调拨单上必须填写药品名称、规格、数量、单价(零售价)、总价。相应地,药房除应建立"药品金额登记簿"以登记药品金额外,对于剧毒、麻醉、贵重、紧俏药品以及新药特药药品应有专人管理,实行"数量统计",并按药品品名立户,建立"药品数量登记簿"。

4.药房药品销售的处理

用于门诊和住院患者的药品,在销售时,药房要以药品的零售价在"处方笺"上划价,收款员收现金或记账后由药剂人员发药治疗。每天业务终了,药房应根据当日配方处方签汇总装订,加记处方张数和金额。收款处收款员应将当日处方收费存根按"现金""银行""记账"汇总,编制业务收入日报表,药房与收款处两方核对相符后,填制处方封面相互签字盖章。

由于药房向药库领取的药品出库时不做业务支出,而是作为库存药品的转移。因此,月末要根据当月药品收入总额转销一次药品费,其办法是先根据库存金额和批零差金额求出药品综合加成串,再求出本月药品销售额中所合的成本金额,然后将本月药品收入总额减去本月药品收入中药品成本,得出实际的批零差价,药品收入成本作为药品费支出。

5.药库、药房药品的盘存和调价

药库、药房的库存药品应定期盘点,并根据盘点结果填写"药品盘存明细表"。如有盈亏,应查明原因,报请医院领导审批后,进行相应的财务处理。同时,还应当根据盘存情况,分别计算出药品损耗率,作为药库、药房管理工作的一项考核指标。

医疗单位药品发生调价时,应用药库、药房法规定执行日期的药品库存数量编制"药品调价单",经领导批准后送会计部门做账务处理。

6.药品的会计核算

根据《医院会计制度规定(试行)》,在医院会计核算上,医院会计应设置"药库药品""药房药品""药品进销差价"三个总账科目,药库药品按批发价或实际购进价计价,药房药品按零售价计价,药品管理部门设药品会计,对药品的增减情况进行核算和监督。正确计算每天处方销售额并与收款核对。

四、医疗设备经济管理

医疗设备经济管理是医院经济管理的重要组成部分,与医院的经营管理密切相关。医疗设备的经济管理包括前期投资预测分析(或称投资决策分析)、中期(使用期)成本-效益分析、后期报废残值回收和设备的更新。

(一)投资决策分析

医院在引进大型医用设备前,应充分利用财务管理资料及其他相关信息,对固定资产投资运用专门方法进行科学的计算和比较分析,预测设备的寿命周期和获利能力,权衡利弊,扬长避短,筛选出最优投资方案。

1.现值法

是把不同时间内支付的费用一律折为现值,使其具有可比基准的一种方法。现值寿命周期费用最低的设备是总费用真正最低的设备。

计算公式:

$$P=S[1/(1+i)^n]\ 或\ S=P\times d$$

式中:P—现值;S—n时期后的费用;n—年数;i—利率或贴现率;d—现值系数。

2.内含报酬率法

若内含报酬率大于资金成本,则该方案可行;若内含报酬率小于资金成本,则该方案不可行。

内含报酬率要求:

$$未来报酬总现值=原投资额的现值$$
$$各年现金净流量\times年金现值系数=原投资额的现值$$
$$年金现值系数=原投资额的现值/各年现金净流量$$

然后在现值表中找出与上述年金现值系数相邻近的较大与较小的两个折现率,采用插值法计算出该项投资方案的内含报酬率近似值。

3.回收期法

计算公式:

$$预期回收期＝原投资额/(收益－经营费用)$$

要求所得回收期≤1/2,设备经济寿命为可取。

实际工作中,可以把上述三种方法综合起来加以运用。

(二)大型设备成本-效益分析

成本-效益分析,也称为投资效益分析,是一种经济学评价指标,是系统分析各种方案的投入与产出,从而最优化地配置利用资源,保证资源利用的质量和效率的方法。

1.固定资产折旧

固定资产在使用过程中,因逐年磨损而转移到医疗成本中,从医疗收入中取得补偿的那部分价值,称为折旧。

(1)使用年限法(直线法)。

$$某项固定资产年折旧额＝[原值－(预计残值－预计清理费)]/使用年限$$

$$月折旧额＝年折旧率/12$$

$$年折旧率＝固定资产折旧额/固定资产原值×100\%$$

$$月折旧率＝年折旧率/12$$

(2)加速折旧法。

余额递减折旧法:

$$折旧率＝\sqrt[n]{预计残值/固定资产原值}×100\%$$

年数总和折旧法:

$$固定资产使用1＋2＋3＋4＋5\cdots＋n年$$

$$折旧份数＝n(n＋1)/2$$

双倍余额递减法:先用直线法计算出折旧率,然后将折旧率加倍即为双倍余额递减法。

2.固定资产成本

固定资产成本内容如下。

(1)固定资产折旧费和大修理费。

(2)医用材料费(包括试剂、卫生材料)、低值易耗品消耗费。

(3)业务费(包括水电费、印刷品费、医疗杂支费等)。

(4)公务费(相关科室办公费等)。

(5)劳务费(相关人员的各项指出,包括工资、奖金、养老金、公积金、医疗保险各单位承担部分、其他补贴等)。

3.成本-效益分析方法

即成本×业务量×利润分析法。

计算公式:

$$盈利或亏损＝(单价－单位变动成本)×业务量－固定成本$$

当盈利为零时,固定成本＝(单价－单位变动成本)×业务量,这一点即为盈亏平衡点。

（三）残值回收

大型医用设备根据有关规定报废后，应由相关人员，包括院领导、设备管理人员、工程技术人员、资产评估人员、财会人员等，共同对该设备寿命周期内的费用进行总结，然后根据国家有关规定及医院本身的管理制度，最终确定设备的残值和清理费用，并作账务处理。

（四）设备更新

设备的更新是指当原有设备经过多次损耗、修复，在技术上已不能再继续使用，或在经济上经过分析计算已不宜再继续使用时，医院购置新的同类设备或技术上、经济上更加完善的新设备来代替原有设备，以便维持和提高医疗质量和医疗服务能力。

我们通常所说的设备更新有两种情况，一种是原型更新，即简单更新，就是用结构相同的新设备去更换有形损耗严重而不能继续使用的旧设备。这种更新主要是解决设备的损坏问题，不具有更新技术的性质。

另一种设备更新，就是以结构更先进、技术更完善、效率更高、性能更好和原材料消耗更少的新型设备来代替那些技术上陈旧、遭到无形损耗、在经济上不宜继续使用的旧设备。通常所说的设备更新主要是指后一种更新，它是技术发展的基础。

（侯　　敏）

第十七章

医院筹资管理

第一节　医院自有资金筹集

医院自有资金的筹集主要是通过内部积累及吸收直接投资等方式筹集资金,如果是股份制医院则还可以通过发行股票等方式筹集。

一、医院内部积累

医院内部积累方式主要是依靠医院本身扩大医疗卫生服务范围,提高医疗卫生服务质量,利用自身优势发展卫生第三产业,通过合理收费,实现医院资金的良性循环而形成的内部积累资金。合理收费:医院开展医疗卫生活动所消耗的资金主要补偿方式是向患者收费,即按照国家核定的医疗收费标准收取费用。医疗收费价格确定一般要遵循以下几种原则:收费价格要以医疗成本消耗为依据。收费价格水平要考虑群众有支付能力的卫生消费需求。收费价格水平要考虑政府财政的承受能力。

若是公立医院,由于不以营利为目的,所以定价要素中不应含利润和税金。因此,公立医院要想筹集更多的自有资金,必须扩大医疗卫生服务,积极发展卫生第三产业。另外,盘活医院内部存量资金筹资也是内部积累筹资的一种特殊形式。目前我国部分边远地区的中、小型医院和少数城市医院由于医疗技术薄弱、病源少加之经营不善,往往是一方面资金短缺,但另一方面又存在着严重的资产闲置与低效率运行,被人称为"捧着金碗要饭吃"。在这种情况下,医院进行筹资活动应首先考虑如何积极进行内部融资。即可以通过合理调度盘活内部的停滞资金加速资金周转次数,加速医疗卫生行业集团化进程,充分发挥医疗集团财务公司的作用,合理调配各项资源,利用各项资金的时间差与空间差,总体有效利用资金。调整医院的经济结构,改善医院经营管理等措施,盘活医院的存量资产,实现结构优化,流动加速,闲置资产变现,低效资产变高效,对医疗集团来说无疑是一种成本最低,且卓有成效的筹资方式。

二、吸收直接投资

吸收直接投资是指医院直接吸收国家、法人、个人投入资金的一种筹资方式。吸收直接投资与收益留存等都是医院筹集自有资金的重要方式,按现行会计制度,直接投资者都是医院的所有者,他们对医院具有经营权和管理权,同时对医院的亏损甚至倒闭承担相应的经济责任。

目前我国国有非营利性医院吸收直接投资的来源主要是国家财政拨款,还有一小部分是其他单位或个人的捐款。国家财政拨款是指国家根据区域卫生发展规划的要求和政府财力的可能,对医院开展医疗卫生活动的一种资金补偿。营利性医院吸收直接投资是指医院以协议合同等形式吸收国家、其他医院、个人和外商等直接投入资金,形成医院资本金的一种筹资方式,它不以股票为媒介,是非股份制营利性医院筹集自有资金最主要的形式。吸收直接投资可以采用多种方式,从出资者的出资形式看主要有吸收现金投资和吸收非现金投资。吸收非现金投资又可以分为:①吸收实物资产投资,即投资者以房屋、建筑物、设备等固定资产和材料、商品等流动资产作价投资;②吸收无形资产投资,即投资者以专利权、商标权、非专有技术、土地使用权等无形资产投资。吸收直接投资方式的优点是:吸收直接投资所筹资本属于主权资本,它与借入资本相比,能提高医院对外偿债的能力;吸收直接投资方式,其程序相对简单,筹资速度相对较快。其缺点是吸收直接投资方式的成本较高。

三、普通股与优先股筹资

目前医疗卫生行业筹资渠道和筹资方式均较为单一,大多数医疗卫生单位仍然延续计划经济时期的筹资模式,等靠国家资金的注入。在国有投资相对减少的今天,很多医院出现资金短缺,医院自身的补偿机制低下,严重影响医院正常业务的开展和高新技术的发展,在当前医疗卫生市场,国有公立医院尚无发行上市股票的事例,然而部分民营和私立医院在其成立时就已实行股份制,虽然这种股份制医院的筹资形式与发行上市股票筹资有着一定的区别,但它毕竟是医院筹资渠道和形式的一种值得尝试的方法。

股票筹资在市场经济日渐完善的条件下,不失为今后医院的发展过程中筹资的重要渠道和形式。股票属于股份制医院为筹集自有资金而发行的有价证券,是股份制医院签发的证明股东所持股份的凭证,它代表了股东对股份医院的所有权。发行普通股是筹集权益资金最常见的方式。普通股是股份制机构发行的代表股东享有平等的权利、义务,不加特别限制且股利不固定的股票,它是最基本的股票。普通股股东具有以下权利:公司经营管理权;剩余财产的要求权;新股发行的优先认股权;红利分配权。优先股则是股份制机构发行的优先于普通股东分得股息和剩余财产的股票。与其他证券相比,它兼有普通股票和债券的一些特征,因此,习惯被称为混合证券。它具有以下基本特征。优先股具有普通股的一些基本特征,表现在:优先股筹资构成股本,在大多数情况下没有到期日,没有固定的股息支付义务,股息从税后收益中支取,能分配公司剩余财产,并承担有限责任。同时,优先股还兼有债券筹资的一些特性,表现为:股息固定,不受股份制机构经营状况和盈利水平的影响;没有表决权和管理权。

对于国有医疗卫生单位股票筹资还是一种新型的筹资形式,其涉及资本市场运作和国家相关政策等各方面的内容,医疗卫生部门的财务人员,特别是财务管理人员应对这一筹资形式做深入的了解。

(高毅静)

第二节 医院负债资金筹集

一、概述

负债筹资是指通过负债筹集资金。负债是医院一项重要的资金来源,目前负债筹资还不是国有公立医院的筹资主要来源,但几乎所有的医院均不同程度地利用负债资金筹资。负债筹资的特点是:筹集的资金具有使用上的时间性,需到期偿还;无论医院运营好坏,需固定支付债务,从而形成医院的固定负担。按照所筹资金偿还期限的长短,负债筹资可分为流动负债筹资和非流动负债筹资。

(一)流动负债筹资

流动负债筹资所筹资金的可使用时间较短,一般不超过一年。流动负债筹资具有:筹资速度快,容易取得;筹资富有弹性;筹资成本较低;筹资风险较高。流动负债筹资最主要形式有商业信用和短期借款。商业信用指在商品交易中由于延期付款或预收款项所形成的单位间的借贷关系,这种负债筹资方式占医院的流动负债筹资的较大比重,医院商业信用的具体形式有应付账款、预收账款等。短期借款按目的和用途分为周转借款、临时借款、结算借款等;按利息支付方式分为收款法借款、贴现法借款和加息法借款等。医院负债筹资按来源可以分为银行借款、应付账款、预收款项、融资租赁、发行债券及其他方式。

(二)非流动负债筹资

非流动负债筹资是指占用资金期限超过一年的负债筹资,该类筹资可以解决医院长期资金的不足。同时由于非流动负债归还期限较长,医院可对债务的归还作长期安排,还债压力及风险相对较小。但非流动负债筹资一般筹资成本较高,负债限制较多,从而形成对债务单位的种种束缚。在我国,公立医院原则上不得借入非流动负债,确需借入或融资租赁的,应按规定报主管部门(或举办单位)会同有关部分审批,并原则上由政府负责偿还。

二、银行借款

银行借款是指医院根据借款合同从有关银行或非银行金融机构借入的需要还本付息的款项。目前大、中型医院由于技术力量较好,自身补偿能力和抵御风险能力较强,有较好的信用保证,较为容易获得银行等金融机构的信用贷款;而小型医院在各个方面均远不如大、中型医院,因而较难获得信用贷款;从部分省市医疗卫生机构对贷款的需求看,更多的医院更愿意利用政府(国家)贴息贷款这一新颖的贷款形式。

按照借款期限的长短可分为短期借款和长期借款。长期借款按是否提供担保又分为抵押借款和信用借款。由于信用借款风险比抵押借款大,其利率通常较高。银行为了保护其自身权益,保证到期能收回贷款,一般要求借款单位拥有良好的财务状况,这就是借款协议中的保护性条款。借款协议使得银行拥有干预借款人行为的法律能力。银行借款程序一般分为以下几个步骤:医院提出借款申请;银行审查借款申请;签订借款合同;医院取得借款;借款的到期归还本息。银行借款的缺点是财务风险较大,特别是长期借款必须定期还本付息,在经营不利的情况下,可能会产生不能偿付的风险,甚至会导致医院的破产。

三、应付账款

应付账款是指医院购买货物暂未付款而欠供货方的款项,由于目前在药品、医疗器械、医疗设备等市场均是需方市场,在这种情况下,医院处在相当主动的地位,尤其是国有中、大型综合性医院。在这一市场环境下,医院利用应付账款进行短期筹资是非常有利的。通常医院享受的是免费信用,几乎没有任何筹资成本。而对于一般医院而言,若要获得一定期限的免费信用,必须要付出相当的成本,主要是放弃现金折扣。

四、预收款项

预收款项是卖方在交付款项前向买方预先收取部分或全部款项的信用形式。目前医院的预收账款的主要方式是住院患者预交金,在大、中城市医院患者住院通常需交一定数额的住院预交金,这部分资金实际就是医院利用预收账款而形成的短期筹资,只有在少数经济落后的县级或县级以下医院患者住院不交纳住院预交金。因此,这种筹资形式对医院有普遍的实用意义。

预收账款相当于享受了交款方的借款,一定程度上缓解了医院的资金需求,预收账款的期限具有强制性,但通常不需要花费代价。

五、融资租赁

融资租赁通常是一种长期租赁,可解决医院对资产的长期需要。其特点是一般由承租人向出租人提出正式申请,由出租人融通资金引进用户所需设备,然后再租给用户使用,租期较长。一般为租赁财产寿命的一半以上,租赁合同比较稳定。在融资租赁期内,承租人必须连续支付租金,非经双方同意中途不得退租。租赁期满后,可选择以下几种办法处理租赁财产:将设备作价转让给承租人;由出租人收回;延长租期续租等。在租赁期间内,出租人一般不提供维修和保养设备方面的服务。

利用融资租赁筹资的最大缺点是代价成本较高。其固定的租金是一项较沉重的负担。以上几种筹资方式或多或少都对医院所在地的医疗市场状况、医院的经营情况、技术水平、患者来源等均有所要求。对于地方经济活跃、经营较好、水平较高、病源充足的大、中型医院几种筹资方式都可进行。但对于当地经济落后、医院水平较低、经营状况不好、患者来源不足的小型医院,几种筹资方式对其均存在限制。而往往这类医院所在地恰好是缺医少药的老、少、边、穷地区,急需资金提高医疗水平。

前面所提到的政府(国家)贴息贷款模式,作为一种新颖的筹资方式,其目的就是在于提高有限的政府投资的利用效率,利用较少的政府贴息撬动较大的金融贷款,以解决目前部分地区医疗卫生行业筹资方式、渠道单一、急需资金投入的状况。

六、债券

医院可以通过发行债券的方式来融资,这种融资方式不用担心控制权会改变,也不需要担心公立医院的公立性质会改变,医院只需要定期支付债券利息即可。不过这种融资方式同银行贷款一样面临着到期不能偿付利息的风险。

目前医院发行债券的相关前提为发行债券必须是营利性医院或民营、私立医院,国有公立医

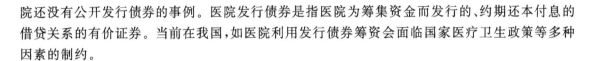

院还没有公开发行债券的事例。医院发行债券是指医院为筹集资金而发行的、约期还本付息的借贷关系的有价证券。当前在我国,如医院利用发行债券筹资会面临国家医疗卫生政策等多种因素的制约。

七、其他方式

(一)回租租赁

回租租赁同融资租赁一样,均属于金融租赁范畴,其不同之处是租赁方有区别,融资租赁出租方是医用设备生产厂家,回租租赁出租方是租赁公司。生产厂家将设备卖给租赁公司,租赁公司再将设备租赁给医院。回租租赁方式对生产厂家、租赁公司、承租三方大有裨益。对企业来说,将自己现有产品卖给租赁公司兑现,用以增加设备的投资;对租赁公司来讲,利用充足的资金购买先进医疗设备再将其租给医院,通过定期收取租金达到资金升值的目的;从医院方面看,可以投入很少资金就使用先进的医疗设备。采用回租租赁方式,医院花很少的资金就能使用先进的设备。这是一个很大的潜在市场。

(二)或有租金租赁

或有租金租赁是租赁公司与医院之间的一种契约关系,与回租租赁不同之处,它不是以固定或者浮动的利率作为确定租金的依据,而是以租赁设备的收益来确定承租方向出租方所交纳的租金。

(三)国际银团贷款

国际银团贷款也称为辛迪加贷款,是指由一家或几家银行牵头由不同国家银行参加,联合向借款者共同提供巨额资金的一种贷款。贷款金额从几亿美元到数十亿美元不等。辛迪加贷款的贷款期限一般为5~10年,有时甚至更长。目前医疗卫生行业主要是世界银行贷款和世界银行贴息贷款方式。

(四)ABS 融资

ABS——"Asset Backed Security"即资产支持证券,ABS 筹资是将某一项目的资产所产生的独立的、可识别的未来收益(现金流量或应收账款)作为抵押(金融担保),据以在国际资本市场发行具有固定收益率的高档债券来筹集资金的一种国际项目融资方式。我国目前这种筹资方式在很大程度上还受政策和法律限制。

(五)DR 筹资

DR 是 Depositary Receipts 的简称,即证券存托凭证。是一种推动国际股票市场全球化,广泛吸引投资者,进一步消除国际资本流动障碍的新的股权筹资方式。

(六)负债调换融资

负债调换融资于 20 世纪 80 年代初出现在欧洲债券市场,指两个借款人相互交换各自的债务的一种筹资方式。

(高毅静)

第三节 医院资金需求量预测与营运资金政策

一、资金需求量预测

医院在筹资前,应当采用一定的方法预测资金需求量,只有这样,才能使筹集来的资金既能保证医院正常运行的需要,又不会有过多地闲置。

(一)定性预测法

定性预测法是指利用直观的资料,依靠经验和主观分析、判断能力,预测未来资金需求量的方法。通常在医院缺乏完整、准确的历史资料的情况下才采用。定性预测法不能揭示资金需求量与有关因素之间的数量关系。

(二)比率预测法

比率预测法是在以一定财务比率为基础的条件下,预测未来资金需求量的一种方法。

(三)资金习性预测法

资金习性是指资金的变动同收入变动之间的依存关系。根据资金习性可以把资金分为不变资金、变动资金和半变动资金。

资金习性预测法是根据资金习性预测未来资金需求量的一种方法。这里需要指出的是不变资金、变动资金和半变动资金的划分是相对的,相对于一定的业务收入变化范围。近几年,随着医疗卫生事业迅猛发展,资金需求量加大与政府投资不足之间的矛盾日渐突出,医院的基本建设、基础设施改造、基础医疗保障压力很大,资金不足已成为制约医疗卫生事业发展的重要因素,因此,医院在这种情况下,必然要借助负债筹资这种筹资形式,借入适量资金用于医疗事业的发展,解决医院资金周转的困难,这对医院合理配置资源,提高资金使用效益,提高医疗水平具有十分重要意义。同时,医院引入"负债"观念,有助于医院树立经营意识和风险意识,防止因盲目扩大债务规模而影响医院正常业务的开展。

适度负债筹资是医院以银行借款、商业信用和融资租赁等方式吸引适量资金或实物资产投入医院,通过财务杠杆作用,实现医院资源利用的最优化,以充分提高医院经济效益的一种发展形式。需要说明的是,利用商业信用筹资实际上绝大部分是院内融资,由于医院各类预收款、应付账款、科研经费等数额一般较大,有相当数量的间歇资金沉淀在医院,医院可利用这部分资金进行融资,用于医院临时周转,其方式风险较小,但由于受到资金总量的限制,资金融通规模有限。医院租赁融资主要是设备租赁,通过设备租赁可以解决大型设备采购资金不足且使用效益不高的矛盾。

二、营运资金政策

营运资金政策包含了营运资金持有政策和营运资金筹集政策。

(一)营运资金持有政策

营运资金概念包括流动资产和流动负债两部分,是日常财务管理的重要内容。流动资产随着医院业务量的变化而变化,业务量越大,其所需流动资产也越多。但两者的关系并非呈线性关系,这是由于规模经济、资金使用效率等因素的作用。

营运资金持有量的高低,影响着医院的收益和风险。在固定资产、流动负债和业务量一定时,较高的营运资金持有量,意味着流动资金较高。这会使医院财务风险较小。从而保证医院经营活动平稳地进行,风险较小。然而流动资产的收益性一般低于固定资产,所以,较高的总资产拥有量和较高的流动资产比重会降低医院资金使用率和收益率。较低的营运资金持有量会带来相反的结果,即医院有较高的资金使用率和收益率,但财务和经营风险加大。

因此,营运资金持有量的确定,就是在收益和风险之间权衡。营运资金持有量较高的宽松营运资金政策,其收益和风险都较低;营运资金持有量较低的紧缩营运资金政策,其收益和风险都较高。介于两者间的适中的营运资金政策对于医院和投资者而言是理论上最佳的选择。但通常情况下适中的营运资金政策的资金持有量却难以量化,这是因为影响营运资金政策的资金持有量的多种因素共同作用的结果。

所以,医院应当根据自身的具体情况和经济环境条件,按照适中的营运资金政策的原则,确定适当的营运资金持有量。

(二)营运资金筹集政策

营运资金筹集政策就是研究营运资金的筹集政策,重点是分析营运资金两要素——流动资产和流动负债。

1.流动资产和流动负债分析

周转期较短(通常在一年以下)的资产为流动资产,包括货币资金、应收账款、库存物资等。周转期较短(通常在一年以下)的负债为流动负债,包括短期借款、应付账款等。

2.流动资产和流动负债的配合

营运资金筹集政策,主要是如何安排临时性流动资产和永久性流动资产的资金来源而言,通常可以区分为3种:配合型筹资政策、激进型筹资政策和稳健型筹资政策。

(1)配合型筹资政策的特点:对于临时性流动资产,运用临时性负债筹集资金满足其资金需要;对于永久性流动资产和固定资产,运用长期负债、自发性负债和权益资本筹集资金满足资金需要。配合型筹资政策要求临时负债筹资纠划严密,实现现金流动与预期安排相一致,这种筹资政策的基本思想是将资产与负债的期间相配合,以降低医院不能偿还到期债务的风险和尽可能降低债务的资金成本。

(2)激进型筹资政策的特点:临时性负债不但融通临时性流动资产的资金要求,还解决部分永久性资产的资金需求。

(3)稳健型筹资政策的特点:临时负债只融通部分临时性资产的资金需求,另一部分临时性流动资产和永久性资产,则由长期负债、自发性负债和权益资本作为资金来源。一般而言,如果医院能够驾驭资金的使用,采取收益和风险配合是较好的筹资政策。

(高毅静)

第十八章

公 共 卫 生

第一节　公共卫生的体系与职能

公共卫生体系一直是一个模糊的概念。普遍倾向疾病预防控制机构、卫生监督机构、传染病院(区)构成了公共卫生体系。

一、发达国家公共卫生体系

美国提出公共卫生的3项基本职能,即评估→政策发展→保证,并进一步具体化为10项基本服务。基本服务的概念与其他国家/组织提出的基本职能概念相似。在此框架下,美国疾病预防控制中心(CDC)与其他组织联合开展了国家公共卫生绩效标准项目研究,设计了3套评价公共卫生体系绩效的调查问卷,分别用于州公共卫生体系、地方公共卫生体系和地方公共卫生行政管理部门的绩效评估。调查问卷规定了每一项基本服务的内涵,并制定有具体的指标和调查内容。澳大利亚提出了公共卫生9项基本职能,阐述了每条职能的原有的和新的实践内容。

美国提出的公共卫生体系定义:在辖区范围内提供基本公共卫生服务的所有公、私和志愿机构、组织或团体。政府公共卫生机构是公共卫生体系的重要组成部分,在建设和保障公共卫生体系运行的过程中发挥着关键的作用。但是,单靠政府公共卫生机构无法完成所有的公共卫生基本职能,公共卫生体系中还应包括:医院、社区卫生服务中心等医疗服务提供者,负责提供个体的预防和治疗等卫生服务;公安、消防等公共安全部门,负责预防和处理威胁大众健康的公共安全事件;环境保护、劳动保护、食品质量监督等机构,保障健康的生存环境;文化、教育、体育等机构为社区创造促进健康的精神环境;交通运输部门,方便卫生服务的提供和获取;商务机构提供个体和组织在社区中生存和发展的经济资源;民政部门、慈善组织等,向弱势人群提供生存救助和保障以及发展的机会。

公共卫生基本职能是影响健康的决定因素、预防和控制疾病、预防伤害、保护和促进人群健康、实现健康公平性的一组活动。公共卫生基本职能需要卫生部门,还有政府的其他部门以及非政府组织、私营机构等来参与或实施。

公共卫生基本职能的范畴大大超出了卫生部门的管辖范围,在职能的履行过程中卫生部门发挥主导作用。卫生部门负责收集和分析本部门及其他部门、民间社团、私人机构等的信息,向政府提供与人群健康相关的、涉及国家利益的综合信息;卫生部门是政府就卫生问题的决策顾问,负责评价公共卫生基本职能的履行情况;同时,向其他部门负责的公共卫生相关活动提供必要的信息和技术支持,或展开合作;负责健康保护的执法监督活动。

二、我国公共卫生体系的基本职能

结合我国的现状,我们总结出 10 项现代公共卫生体系应该履行的基本职能,其中涉及三大类的卫生服务提供:①人群为基础的公共卫生服务,如虫媒控制、人群为基础的健康教育活动等。②个体预防服务,如免疫接种、婚前保健和孕产期保健。③具有公共卫生学意义的疾病的个体治疗服务,如治疗肺结核和性传播疾病等,可减少传染源,属于疾病预防控制策略之一;再比如治疗儿童腹泻、急性呼吸道感染、急性营养不良症等。在此基础上,我国现代公共卫生体系的基本职能应包括以下 10 个方面。

(一)监测人群健康相关状况

(1)连续地收集、整理与分析、利用、报告与反馈、交流与发布与人群健康相关的信息。

(2)建立并定期更新人群健康档案,编撰卫生年鉴。其中与人群健康相关的信息包括:①人口、社会、经济学等信息。②人群健康水平,如营养膳食水平、生长发育水平等。③疾病或健康问题,如传染病和寄生虫病、地方病、母亲和围生期疾病、营养缺乏疾病、非传染性疾病、伤害、心理疾病以及突发公共卫生事件等。④疾病或健康相关因素,如生物的、环境的、职业的、放射的、食物的、行为的、心理的、社会的、健康相关产品的。⑤公共卫生服务的提供,如免疫接种、农村改水改厕、健康教育、妇幼保健等,以及人群对公共卫生服务的需要和利用情况。⑥公共卫生资源,如经费、人力、机构、设施等。⑦公共卫生相关的科研和培训信息。

(二)疾病或健康危害事件的预防和控制

(1)对正在发生的疾病流行或人群健康危害事件,如传染病流行,新发疾病的出现,慢性病流行,伤害事件的发生,环境污染,自然灾害的发生,化学、辐射和生物危险物暴露,突发公共卫生事件等,开展流行病学调查,采取预防和控制措施,对有公共卫生学意义的疾病开展病例发现、诊断和治疗。

(2)对可能发生的突发公共卫生事件做好应急准备,包括应急预案和常规储备。

(3)对有明确病因或危险因素或具备特异预防手段的疾病实施健康保护措施,如免疫接种、饮水加氟、食盐加碘、职业防护、婚前保健和孕、产期保健等。

上述第一项和第二项内容包括,我国疾病预防控制机构常规开展的疾病监测、疾病预防与控制、健康保护、应急处置等工作。

(三)发展健康的公共政策和规划

(1)发展和适时更新健康的公共政策、法律、行政法规、部门规章、卫生标准等,指导公共卫生实践,支持个体和社区的健康行动,实现健康和公共卫生服务的公平性。

(2)发展和适时更新卫生规划,制定适宜的健康目标和可测量的指标,跟踪目标实现进程,实现连续的健康改善。

(3)多部门协调,保证公共政策的统一性。

(4)全面发展公共卫生领导力。

(四)执行公共政策、法律、行政法规、部门规章和卫生标准

(1)全面执行公共政策、法律、行政法规、部门规章、卫生标准等。

(2)依法开展卫生行政许可、资质认定和卫生监督。

（3）规范和督察监督执法行为。

（4）通过教育和适当的机制，促进依从。

（五）开展健康教育和健康促进活动

（1）开发和制作适宜的健康传播材料。

（2）设计和实施健康教育活动，发展个体改善健康所需的知识、技能和行为。

（3）设计和实施场所健康促进活动，如在学校、职业场所、居住社区、医院、公共场所等，支持个体的健康行动。

（六）动员社会参与，多部门合作

（1）通过社区组织和社区建设，提高社区解决健康问题的能力。

（2）开发伙伴关系和建立健康联盟，共享资源、责任、风险和收益，创造健康和安全的支持性环境，促进人群健康。

（3）组织合作伙伴承担部分公共卫生基本职能，并对其进行监督和管理。

第（三）～（六）项融合了国际上健康促进的理念，即加强个体的知识和技能，同时改变自然的、社会的、经济的环境，以减少环境对人群健康及其改善健康的行动的不良影响，促使人们维护和改善自身的健康。第（四）项的职能与1986年《渥太华宪章》中提出的健康促进行动的5项策略相吻合，即"制定健康的公共政策、创造支持性的环境、加强社区行动、发展个人技能、重新调整卫生服务的方向和措施"。

（七）保证卫生服务的可及性和可用性

（1）保证个体和人群卫生服务的可及性和可用性。

（2）帮助弱势人群获取所需的卫生服务。

（3）通过多部门合作，实现卫生服务公平性。

（八）保证卫生服务的质量和安全性

（1）制定适当的公共卫生服务的质量标准，确定有效和可靠的测量工具。

（2）监督卫生服务的质量和安全性。

（3）持续地改善卫生服务质量，提高安全性。

第（七）项和第（八）项是对卫生服务的保证，即保证卫生服务的公平和安全性。

（九）公共卫生体系基础结构建设

（1）发展公共卫生人力资源队伍，包括开展多种形式的、有效的教育培训，实现终身学习；建立和完善执业资格、岗位准入、内部考核和分流机制；通过有效的维持和管理，保证人力资源队伍的稳定、高素质和高效率。

（2）发展公共卫生信息系统，包括建设公共卫生信息平台；管理公共卫生信息系统；多部门合作，整合信息系统。

（3）建设公共卫生实验室，发展实验室检测能力。

（4）加强和完善组织机构体系，健全公共卫生体系管理和运行机制。

本项是对公共卫生体系基础结构的建设。公共卫生体系的基础结构是庞大的公共卫生体系的神经中枢，包括人力资源储备和素质、信息系统、组织结构等。公共卫生体系的基础结构稳固，整个公共卫生体系才能统一、高效地行使其基本职能。

（十）研究、发展和实施革新性的公共卫生措施

（1）全面地开展基础性和应用性科学研究，研究公共卫生问题的原因和对策，发展革新性的公共卫生措施,支持公共卫生决策和实践。

(2)传播和转化研究结果,应用于公共卫生实践。

(3)与国内外其他研究机构和高等教育机构保持密切联系,开展合作。这项职能为公共卫生实践和公共卫生体系的可持续发展提供科学支撑。

上述这 10 项职能的履行又可具体分解为规划、实施、技术支持、评价和质量改善、资源保障(包括人力、物力、技术、信息和资金等)等 5 个关键环节。不同的环节需要不同的部门或机构来承担。

三、卫生体系内部职能

疾病预防控制体系建设研究课题组对我国疾病预防控制机构应承担的公共职能进行了界定,共 7 项职能、25 个类别、78 个内容和 255 个项目。我国颁布的《关于疾病预防控制体系建设的若干规定》和《关于卫生监督体系建设的若干规定》,分别明确了疾病预防控制机构和卫生监督机构的职能。这些工作对我国疾病预防控制体系和卫生监督体系的建设具有重要的意义。

公共卫生体系是包括疾病预防控制体系、卫生监督体系、突发公共卫生事件医疗救治体系等在内的一个更大的范畴。首先应该将公共卫生体系作为一个整体来看待,明确其职能,避免体系中的各个成分如疾病预防控制体系、卫生监督体系等各自为政。这样将有助于实现公共卫生体系的全面建设,保证部门间的协调与合作,提高公共卫生体系总体的运作效率。

另外,公共卫生基本职能的履行必须有法律的保障。公共卫生体系的构成、职权职责及其主体都应该是法定的,做到权责统一,并应落实法律问责制。至今为止,我国已颁布了 10 部与公共卫生有关的法律,如母婴保健法、食品卫生法、职业病防治法、传染病防治法等,以及若干的行政法规和部门规章,这些对我国公共卫生事业的发展起到了重要的保障作用。

(许　丛)

第二节　公共卫生的主要内容

传统公共卫生是在生物医学模式下,以传染病、地方病和职业病的防治作为工作重点,提供以疾病为中心的公共卫生服务。按照行政区划设置的公共卫生机构,执行同级卫生行政部门的指令,独立开展辖区内的公共卫生工作。随着公共卫生实践与认识的重大变化,公共卫生的内容也逐渐丰富和完善。

一、公共卫生体系建设

公共卫生体系建设是我国卫生改革与发展面临的重要问题。医疗卫生体制改革的重点之一就是加强公共卫生体系的建设,保证绝大多数人的健康,提高疾病预防控制能力,让大多数人不得病、少得病、晚得病。按照 WHO 的相关定义,基本医疗服务应纳入公共卫生的范畴,因此公共卫生体系建设应覆盖到医疗机构。因为传染病疫情一旦发生,医疗机构就处在疾病预防控制的第一线。

在公共卫生体系的建设过程中,应以系统的观念统筹规划、平衡发展。应综合考虑卫生资源的投入与分配,以最大限度地发挥公共卫生体系的作用。在体系建设中,应着重考虑如何确定正确的目标规划、完善的基础设施、灵敏的信息系统、科学的决策指挥和有效的干预控制策略。

加强疾病预防控制能力建设是公共卫生体系建设的核心内容。疾病预防控制能力,是指履行疾病预防控制、突发公共卫生事件处置、疫情报告和健康信息管理、健康危害因素干预和控制、检验评价、健康教育与健康促进、科研培训与技术指导等公共职责的能力。在公共卫生体系建设过程中,应完善机制、落实职责,加强能力建设,加大人才队伍建设的力度,以推动公共卫生工作不断发展。

当前,我国已在公共卫生体系建设方面取得了成功经验,使公共卫生水平得到了不断提高。我国已建立了比较全面的公共卫生体系,提供的公共卫生服务从中央辐射到省、市、县,并建立了县、乡、村"三级农村卫生网络"。我国将政府的承诺和意愿与专家技术结合起来,促进了公共卫生体系的发展,为其他国家提供了较好的范例。通过不断建立和完善全国传染病疫情和突发公共卫生事件信息网络,我国已实现对传染病疫情、健康危害因素监测、死因监测等重要公共卫生数据的实时管理,传染病控制和应急反应能力明显提高。

公共卫生体系建设和完善是一个长期的庞大的系统工程,事关国民健康、国家安全大局,涉及每个人的健康、安全利益。公共卫生体系建设中的各种项目的设立和决策的正确与否,直接影响到公众的健康和安全。为保证公众公共卫生安全,建设和完善我国的公共卫生体系,需要大力提倡公共卫生体系建设的战略和战术研究。

循证公共卫生决策学的兴起为我国公共卫生体系的建设和完善准备了新型的科学工具,应该充分地利用新工具的优点,不断地学习和加强循证公共卫生决策的能力。高效、可靠、科学的公共卫生体系应来自对科学技术、公众交流、公众健康需求和各种政治意愿的高度整合。

二、健康危险因素的识别与评价

能对人造成伤亡或对物造成突发性损害的因素,称为危险因素;能影响人的身体健康,导致疾病或对生物造成慢性损害的因素,称为有害因素。通常情况下,对两者并不加以区分而统称为健康危险因素。

健康危险因素包括物理性因素、化学性因素、生物性因素以及社会-心理-行为因素。如果能够早期识别到危险因素,并加强自我保健与防护,可以有效避免受到危险因素的侵害。采用筛检手段在"正常人群"中发现无症状患者是一种有效的预防策略,如果及时采取干预措施,阻断致病因素的作用,可以防止疾病的发生。由于人体有很强的自我修复功能,如果能及时发现和识别影响健康的危险因素,并及早采取适当的措施,阻止危险因素的作用,致病因素引起的疾病病程即可出现逆转,症状即可消失,并有可能恢复健康。当致病因素导致疾病发生后,要采取治疗措施并消除健康危险因素,改善症状和体征,防止或推迟伤残发生,减少劳动能力丧失。如果由于症状加剧,病程继续发展,导致生活和劳动能力丧失,此时的主要措施是康复治疗,提高其生命质量。

临床医学服务的起始点是在患者出现症状和体征后主动找医师诊治疾病,而健康危险因素评价是在症状、体征、疾病尚未出现时就重视危险因素的作用,通过评价危险因素对健康的影响,促使人们保持良好的生活环境、生产环境和行为生活方式,防止危险因素的出现。在危险因素出现的早期,可以测评危险因素的严重程度及其对人们健康可能造成的危害,预测疾病发生的概率,以及通过有效干预后可能增加的寿命。健康危险因素评价的重点对象是健康人群,开展的阶段越早,意义越大,因此它是一项推行积极的健康促进和健康教育的技术措施,也是一种预防和控制慢性非传染性疾病的有效手段。

三、疾病的预防与控制

疾病预防与控制是公共卫生的核心内容之一。我国疾病预防控制机构的主要职责包括:①为拟定与疾病预防控制和公共卫生相关的法律、法规、规章、政策、标准和疾病防治规划等提供科学依据,为卫生行政部门提供政策咨询。②拟定并实施国家、地方重大疾病预防控制和重点公共卫生服务工作计划和实施方案,并对实施情况进行质量检查和效果评价。③建立并利用公共卫生监测系统,对影响人群生活、学习、工作等生存环境质量及生命质量的危险因素进行营养食品、劳动、环境、放射、学校卫生等公共卫生学监测,对传染病、地方病、寄生虫病、慢性非传染性疾病、职业病、公害病、食源性疾病、学生常见病、老年卫生、精神卫生、口腔卫生、伤害、中毒等重大疾病发生、发展和分布的规律进行流行病学监测,并提出预防控制对策。④处理传染病疫情、突发公共卫生事件、重大疾病、中毒、救灾防病等公共卫生问题,配合并参与国际组织对重大国际突发公共卫生事件的调查处理。⑤参与开展疫苗研究,开展疫苗应用效果评价和免疫规划策略研究,并对免疫策略的实施进行技术指导与评价。⑥研究开发并推广先进的检测、检验方法,建立质量控制体系,促进公共卫生检验工作规范化,提供有关技术仲裁服务,开展健康相关产品的卫生质量检测、检验,安全性评价和危险性分析。⑦建立和完善疾病预防控制和公共卫生信息网络,负责疾病预防控制及相关信息搜集、分析和预测预报,为疾病预防控制决策提供科学依据。⑧实施重大疾病和公共卫生专题调查,为公共卫生战略的制定提供科学依据。⑨开展对影响社会经济发展和国民健康的重大疾病和公共卫生问题防治策略与措施的研究与评价,推广成熟的技术与方案。⑩组织并实施健康教育与健康促进项目,指导、参与和建立社区卫生服务示范项目,探讨社区卫生服务的工作机制,推广成熟的技术与经验。

此外,各级疾病预防控制机构还负责农村改水、改厕工作技术指导,研究农村事业发展中与饮用水卫生相关的问题,为有关部门做好饮用水开发利用和管理提供依据;组织和承担与疾病预防控制和公共卫生工作相关的科学研究,开发和推广先进技术;开展国际合作与技术交流,引进和推广先进技术等。

四、公共卫生政策与管理

公共卫生是一个社会问题,其实施涉及社会的方方面面,是单个机构无力承担,短期内难以获得回报却又关系到国家整体利益和长远利益的社会工程。从某种角度来说,公共卫生的实质是公共政策问题,要靠政府的政策支持和法律法规的保障。公共卫生政策是国家政策体系的一个重要组成部分,公共卫生政策的制定是一个复杂的过程,受众多因素的影响,包括意识形态、政治理念、传统价值观念、公众压力、行为惯性、专家意见、决策者的兴趣与经验等。

公共卫生管理的长效机制必须建立在法治的基础上。要建立公共卫生的法治机制,必须加强公共卫生的立法,并提高立法的质量。构建公共卫生管理机制,应建立职责明确、相互协调、有财政保障的公共卫生管理机构,建立完善的法制化的公共卫生管理制度,并建立起稳定的、持久的公共卫生管理长效机制。

五、突发公共卫生事件与公共卫生危机管理

突发公共卫生事件(公共卫生危机事件)是指突然发生,造成或者可能造成公众健康严重损害的重大传染病、群体性不明原因疾病、重大中毒、放射性损伤、职业中毒,以及因自然灾害、事故灾难或社会安全事件引起的严重影响公众身心健康的事件。公共卫生危机事件大多表现为突发性事故危机,其特点表现为:①危机的不可预见性,危机产生的诱因难以预测,危机的发生、发展和造成的影响难以预测。②危机的多发性、多样性和复杂性。③危机的紧迫性,使得迟缓的危机管理可能导致严重后果。④危机的危害性,公共卫生危机已经突破了地区界限,某一国家或地区的危机处理不当,就有可能在短时间内发展为全球危机。

公共卫生危机管理主要是指政府、卫生职能部门和社会组织为了预防公共卫生危机的发生,减轻危机发生所造成的损害并尽早从危机中恢复过来,针对可能发生和已经发生的危机所采取的管理行为。主要包括危机风险评估、危机监测、危机预防、信息分析、危机反应管理和危机恢复等。公共卫生危机管理的基础工作应贯穿于危机管理全过程,主要包括危机管理的组织机构、社会支持和公共卫生人力资源等。

公共卫生危机管理应遵循公众利益至上、公开诚实和积极主动的原则。政府和相关职能部门必须把公众利益放在首位,所采取的一切行动和措施都必须优先保障公众利益。在危机出现的第一时间采取有效措施,及时公开危机的相关信息,否则会导致政府公信度降低,造成不应有的混乱。公共卫生危机一旦发生,就会成为公众舆论关注的焦点,地方政府和职能部门必须快速反应,积极沟通协调,主动寻求社会各界的理解和支持,积极控制和掌握发言权。

六、公共卫生安全与防控

公共卫生安全如同金融安全、信息安全一样,已成为国家安全的重要组成部分,需要引起足够的重视和关注。在全球化时代,既要重视传统安全因素,也要重视非传统安全因素。

非传统安全是相对于传统安全而言的,是一个泛化的概念,其内容涵盖政治安全、经济、文化、科技、生态环境、人类健康和社会发展等。非传统安全更加关注人类安全和社会可持续发展,是对非军事化安全的理解,即公众更加关注经济、社会、环境、健康等发展问题,甚至将其提高到与军事、政治问题同等的位置,从而使人们的安全观更加非国界化。

在分享全球化带来的好处的同时,务必要防范全球化带来的更多的不确定因素和风险。例如,传染病跨国界传播的可能性大大增加,很多以前局限于特定地区的未知病毒或细菌以及已知的传染病可能随着人流、物流迅速传播到全球;随着食品等与健康相关的产品贸易日趋活跃,境外食品污染流入的可能性不断增加,食品的微生物、化学和放射性污染问题一旦在某一国家或地区出现,就可能在全球范围内长距离、大面积地迅速波及蔓延;全球化带来的国际产品结构调整,可能促使污染密集型产业向发展中国家转移,导致职业病危害从经济发达地区向经济发展较慢的地区转移;生物恐怖带来的威胁明显增大,生物技术的迅猛发展使制造强杀伤性生物武器的能力大为提高。因此,有效预防和控制各类突发性公共卫生事件,确保公共卫生安全,保护公众的健康是现代公共卫生工作的重要任务。全球化加剧了公共卫生安全的危险因素,迫使人们要更加重视非传统安全因素。加强公共卫生安全必须强化政府对公共卫生的领导责任,建立突发性公共卫生事件应急处理机制,加强公共卫生领域的国际合作。

公共卫生安全是非传统安全的重要组成部分,也是构建和谐社会的重要内容,应从国家安全

的高度考虑公共卫生问题。在突发公共卫生事件、突发伤害事件、突发环境污染事件、突发灾害事件以及恐怖袭击事件的处置过程中，应积极防治各种潜在风险，还应积极构建能够迅速调动社会资源的应急处理系统，并通过加强法律、制度建设以及平战结合系统的建设，合理配置和使用应急储备物资和资源。

七、公共卫生伦理

伦理学是人类行动的社会规范，伦理学根据人类的经验确定某些规范或标准来判断某一行动是否应该做，应该如何做。"道德"与"伦理学"均为人类行动的社会规范。道德是一种社会文化现象，体现在教育、习俗、惯例、公约之中，传统道德依靠权威，无须论证，"道德"偏重于讲做人。而伦理学是道德哲学，必须依靠理性的论证，现代"伦理学"更强调做事。科学告诉我们能干什么，而伦理学则告诉我们该干什么。

公共卫生伦理是公共卫生机构和工作人员行动的规范，包括有关促进健康、预防疾病和伤害的政策、措施和办法等。在人群中所采取的促进健康、预防疾病和伤害行动，公共卫生伦理起指导作用，其行动规范体现在公共卫生伦理的原则之中。

公共卫生伦理的原则是评价公共卫生行动是否应该做的框架，可概括为4个方面：①公共卫生行动产生的结果要实现利益最大化，即公共卫生行动要使目标人群受益，避免、预防和消除公共卫生行动对目标人群的伤害，受益与伤害和其他代价相抵后盈余最大。②公正性原则，包括分配公正和程序公正，即受益和负担公平分配（即分配公正）和确保公众参与，包括受影响各方的参与（程序公正）。③对于人的尊重，即尊重自主的选择和行动，保护隐私和保密，遵守诺言，信息透明和告知真相。④建立和维持信任，即公共卫生机构和工作人员与目标人群之间应建立信任关系，公共卫生行动应取信于民。

按照公共卫生伦理的原则，公共卫生行动也是对公众应尽的义务，但这些义务并不是绝对的，而是初始义务。初始义务是指假设情况不变时必须履行的义务。也就是说，如果情况有变，就不履行初始义务。其理由是，为了要完成一项更重要的义务时，不可能同时履行此初始义务。在公共卫生工作中发生原则或义务冲突的情况下，就面临一个伦理难题。例如，在疫情防控期间，保护公众和个人健康与尊重个人自主性发生矛盾。对传染病患者、疑似患者以及接触者必须采取隔离的办法，这对保护公众以及他们的健康都是不可少的，这种情况下不能履行尊重个人自主性和个人自由的初始义务。但如果情况没有改变，而不去履行初始义务，就违反了伦理学的规范。

八、公共卫生领域的国际合作

在现代社会中，伴随着科技的发展、通信与交通工具的发达，各种传染病在短时间内迅速蔓延，不仅严重危害着公众的生命安全，而且严重损害着疾病来源国的国际形象、经济发展与社会稳定，其影响已经远远超出了公共卫生领域，在国家安全问题上应受到高度的重视。经济上的国际合作为其他社会生活领域中的国际合作奠定了基础，国际合作是各国实现发展的迫切需要。

在面对全球性的公共卫生问题时，主权国家不可能去他国实施自己的政策，这样就促生了公共卫生领域的国际合作。在面对公共卫生领域内的全球问题上，只有国际合作才是正确的选择。例如，通过采取隔离措施，可以抑制疫情的迅速蔓延，但在由飞鸟带来的禽流感病毒的防治上，隔离却起不到任何作用。可见，隔离并不能解决全球性的公共卫生问题，唯有国际合作才能有效地解决全球性的公共卫生问题。

公共卫生领域的国际合作,涉及新国际卫生条例下的全球公共卫生监测系统、传染病的实验室研究与诊断和治疗、国际合作的公共卫生应急机制的建立、公共卫生安全、高级卫生行政人员和专业技术人员的培训、公共卫生管理国际培训项目等诸多领域。自 20 世纪末期以来,全球在非洲抗疟疾行动、艾滋病防治、禽流感全球行动以及中国-东盟自由贸易区公共卫生安全合作机制、东亚公共卫生合作机制、国际公共卫生实验室网络建设等方面的国际合作堪称典范。

(许 丛)

第三节 职业卫生

一、职业性损害

职业性有害因素在一定条件下对劳动者的健康和劳动能力产生不同程度的损害,称为职业性损害。劳动者接触职业性有害因素不一定发生职业性损害,只有当劳动者个体、职业性有害因素及有关的作用条件联系在一起,并达到引起职业性损害的条件时,才会造成职业性损害。职业性有害因素的致病模式如图 18-1 所示。

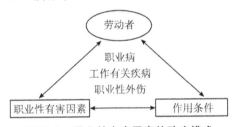

图 18-1　职业性有害因素的致病模式

作用条件:①接触机会,如在生产过程中,劳动者是否经常接触某些职业性有害因素。②接触方式,即劳动者以何种方式接触职业性有害因素,其可影响职业性有害因素进入人体的途径以及损伤部位。③接触时间包括每天、每周、每年,甚至一生中累积接触职业性有害因素的总时间。④接触职业性有害因素的浓度(强度)。后两种因素是决定机体接受有害因素剂量(强度)的主要因素。

在同一工作场所从事同一种作业的劳动者中,由职业性有害因素所产生职业性损害的机会和程度可能有较大差别,这取决于劳动者本身的个体因素,包括遗传因素、年龄性别、健康状况、行为生活方式等。

职业性损害包括职业病、工作有关疾病和职业性外伤三大类。

(一)职业病

广义上讲,职业病是指与工作有关并直接与职业性有害因素有因果关系的疾病,即当职业性有害因素作用于人体的强度和时间超过机体所能代偿的限度时,其所造成的功能性和/或器质性病理改变,并出现相应的临床征象,影响劳动能力,这类疾病统称为职业病。由于社会制度、经济条件和科学技术水平以及诊断、医疗技术水平等的不同,各国均规定了各自的职业病名单,并用法令的形式所确定,即"法定职业病"。我国职业病诊断名词术语(GBZ/T157-2009)中所下的定义为企业、事业单位和个体经济组织的劳动者在职业活动中,因接触粉尘、放射性物质和其他有毒、有害物质等职业病危害因素而引起的疾病。根据我国政府的规定,凡诊断为法定职业病的必须向主管部门报告,而且凡属法定职业病者,在治疗和休假期间及在确定为伤残或治疗无效而死亡时,应按劳动保险条例有关规定给予劳保待遇。

(二)工作有关疾病

不是由职业性有害因素引起的特定疾病,而是由职业性有害因素使得一些常见病的发病率升高,潜在疾病显现或现有疾病恶化。职业因素是该病发生和发展中的许多因素之一,但不是唯一直接的病因。例如,接触二硫化碳可加剧动脉硬化的进展,接触噪声增加高血压的发病机会等。

(三)职业性外伤

职业性外伤属于工作中的意外事故,常在急诊范围内,较难预测。如高处坠落、机械外伤等。

二、职业性损害的预防和控制

(一)基本原则

职业性损害是人为所致,在整个防制工作过程应遵循"三级预防"原则和"安全第一,预防为主"安全生产原则。

1."三级预防"原则

(1)第一级预防,又称病因预防,即采取有效的措施,从根本上消除或最大可能地减少对职业性有害因素的接触和对职业人群健康的损害作用,也是职业性有害因素防制工作中最有效的措施。例如,通过生产工艺改革和生产设备改进,合理利用防护设施和个人防护用品,使劳动者尽可能不接触或少接触职业性有害因素,或通过制订职业接触限值等,控制作业场所有害因素在职业安全卫生标准允许限度内。针对高危个体进行职业禁忌证检查。职业禁忌证,是指劳动者从事特定或者接触特定职业病危害因素时,比一般职业人群更易于遭受职业病危害和罹患职业病或者可能导致原有自身疾病病情加重,或者在从事作业过程中诱发可能导致对他人生命健康构成危险的疾病的个人特殊生理或者病理状态。对有职业禁忌证者,不应参加相关的作业。

(2)第二级预防,又称临床前期预防。当第一级预防措施未能完全达到要求,职业性有害因素开始损及劳动者健康时,对作业人群实施职业健康监护,早期发现职业损害,及时合理处理,并进行有效治疗,防止损害的进一步发展。

(3)第三级预防,又称临床预防。当第一、第二级预防措施未能有效地防止和控制好职业性有害因素对劳动者健康的影响,有些劳动者已发展成职业病或工伤的患者,此时,应及时作出正确诊断和处理,包括脱离接触、实施合理有效治疗、预防并发症、促进患者尽快康复等。

从病因学上角度,职业性损害是完全可以预防的,故必须强调"预防为主",着重抓好第一级和第二级预防。

职业性损害可累及各器官、系统,涉及临床医学的各个分科,如内科、外科、神经科、皮肤科、眼科、耳鼻喉科等。所以,需要牢固掌握和充分运用临床多学科的综合知识和技能,处理职业性损害的早期诊断、治疗、康复,以及职业禁忌证、劳动能力鉴定等问题。

2."安全第一、预防为主"原则

"安全第一,预防为主"作为我国安全生产管理的方针,为政府和企业的生产安全管理,提供

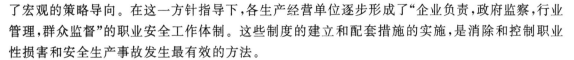

了宏观的策略导向。在这一方针指导下,各生产经营单位逐步形成了"企业负责,政府监察,行业管理,群众监督"的职业安全工作体制。这些制度的建立和配套措施的实施,是消除和控制职业性损害和安全生产事故发生最有效的方法。

(二)防制措施

根据以上原则,职业性损害的防制措施应包括法律措施、组织措施、技术措施和卫生保健措施等几个方面。

1.法律措施

2001 年 10 月 27 日第九届全国人大常委会第二十四次会议正式通过了《中华人民共和国职业病防治法》,并从 2002 年 5 月 1 日起实施。自《职业病防治法》实施以来,国务院卫生行政主管部门又制定、发布了多个配套规章,制修订职业卫生标准六百余项,针对重点职业病危害,还制定了大量职业卫生技术规范。国务院于 2009 年 8 月印发了《国家职业病防治规划(2009－2015 年)》,在分析我国职业病防治现状及问题的基础上,提出我国职业病防治的指导思想、基本原则、规划目标、主要任务以及保障措施。我国职业病防治法律法规和标准体系已初步建立。

职业卫生监督是指国家授权工业卫生监督机构,对辖区内的企业、事业单位或部门贯彻执行国家有关工业劳动卫生的法令、法规、条例、办法和工业卫生标准情况所进行的监察、督促,并对违反法规及规章事件进行处理的一种执法行为,是工业卫生机构代表国家依法行使保护职工健康权力的一种管理方式。职业卫生监督是依法对职业卫生和职业病防治进行管理的重要手段之一,可分为经常性卫生监督、预防性卫生监督和事故性卫生监督。

(1)预防性卫生监督。属于预测和控制职业危害的前瞻性监督,指涉及所有生产设施的新建、改建、扩建、续建,以及技术改造和技术引进等工业企业建设项目的全过程进行卫生审查与评价,包括工业企业建设项目的可行性研究、初步设计、施工设计阶段的卫生审查,施工过程中一切卫生防护设施与主体工程同时设计、同时施工、同时投产使用,使之符合卫生学要求。对申请验收的建设项目,依据经卫生行政部门认证的业务单位所进行的调查、监测与卫生学评价结果进行竣工验收。根据劳动卫生工作规范以及卫健委有关文件的规定,预防性卫生监督实行分级管理。

(2)经常性卫生监督。经常性卫生监督是指对企业在日常和生产过程中贯彻国家和地方劳动卫生法规、卫生标准的情况进行监督检查。主要包括监督企事业单位贯彻执行国家和地方劳动卫生法规、标准,不断改善劳动条件、对企事业单位进行分级监督管理、根据作业场所有害因素测定与职业性体检结果,对企事业单位提出卫生监督意见等。

(3)事故性职业卫生监督。包括现场调查与取证、事故分析、立案上报,并提出监督处理意见及作出案件的结案报告。凡是有死亡或同时发生三名以上急性职业中毒或发生职业性炭疽的,应限期治理或停产整顿。对违反国家劳动卫生法规受到行政处分或罚款处理、追究刑事责任的及其他须立案的,均可作为事故性监督的立案条件,按照事故性职业卫生监督程序进行及时的监督。

2.组织措施

(1)领导重视。用人单位(企业)负责人树立"企业经济效益与职工安全卫生同步发展"的观念,严格按有关职业卫生法规、条例和标准组织生产,履行控制职业病危害的承诺和义务,保障职工的合法权益。

(2)加强人员培训和健康教育。更新观念和知识,给广大劳动者以"知情权",让他们了解有关职业性有害因素对健康的影响和防护办法,以增强自我保护意识,并积极参与职业性有害因素和职业病危害的控制。

(3)建立健全合理的职业卫生制度。在组织劳动生产过程中,用人单位应根据有关的法律法规和单位的实际情况,建立起合理的职业卫生和劳动制度。

3.技术措施

(1)改革工艺过程,消除或减少职业性有害因素的危害。如在职业中毒的预防时,采用无毒或低毒的物质代替有毒物质,限制化学原料中有毒杂质的含量。如喷漆作业采用无苯稀料,并采用静电喷漆新工艺;在酸洗作业限制酸中砷的含量;在机械模型铸造时,采用无声的液压代替噪声高的锻压等。

(2)生产过程尽可能机械化、自动化和密闭化,减少工人接触毒物、粉尘及各种有害物理因素的机会。加强生产设备的管理和检查维修,防止毒物和粉尘跑、冒、滴、漏及防止发生意外事故。对于噪声,可使用一些材料和装置将噪声源封闭等。

(3)加强工作场所的通风排毒除尘。厂房车间内的气流影响毒物、粉尘的排出,可采用局部抽出式机械通风系统及除尘装置排出毒物和粉尘,以降低工作场所空气中的毒物粉尘浓度。

(4)厂房建筑和生产过程的合理设置。有生产性毒物逸出的车间、工段或设备,应尽量与其他车间、工段隔开,合理地配置,以减少影响范围。

(5)其他技术措施。如矿山的掘进采用水风钻,石英粉厂的水磨、水筛,铸造厂的水爆清砂。在风道、排气管口等部位安排各种消声器,用多孔材料装饰车间内表面吸收反射声,以降低噪声强度等。

4.卫生保健措施

(1)开展职业卫生技术服务。

建设项目职业病危害预评价和职业病危害控制效果评价。这是职业卫生监督的重要内容,是预防、控制和消除职业病危害,从源头控制或消除职业病危害,防制职业病,保护劳动者健康。建设项目职业病危害预评价的目的是识别、分析建设项目可能产生的职业病危害因素,评价危害程度,确定职业病危害类别,为建设项目职业病危害分类管理提供科学依据。建设项目职业病危害控制效果评价的目的是明确建设项目产生的职业病危害因素,分析其危害程度及对劳动者健康的影响,评价职业病危害防护措施及其效果,对未达到职业病危害防护要求的系统或单元提出职业病防制措施的建议,并针对不同建设项目的特征,提出职业病危害的关键控制点和防护的特殊要求,为卫生行政部门对建设项目职业病防护设施竣工验收提供科学依据,为建设单位职业病防制的日常管理提供依据。

工作场所职业病危害因素的检测与评价。目的在于及时发现和动态掌握工作场所中潜在的职业性有害因素的种类、存在形式、浓度(强度)、消长规律等,为改善劳动条件和实施有效的干预措施提供依据。

职业健康监护。指以预防职业病为目的,根据劳动者的职业史,通过定期或不定期的健康检查和健康相关资料的收集,连续性地监测劳动者的健康状况,分析劳动者健康变化与所接触的职业病危害因素的关系,并及时地将健康检查资料和分析结果报告给用人单位和劳动者本人,以便采取干预措施,保护劳动者健康。职业健康监护主要内容包括医学监护、接触控制和信息管理。①医学监护:指对职业人群进行医学检查和医学试验以确定其处在职业危害中是否出现职业性疾病。职业健康检查包括上岗前、在岗期间(定期)、离岗时和应急健康检查,应由省级卫生行政部门批准从事职业卫生检查的医疗卫生机构承担。主要内容包括就业前健康检查、定期健康检查、离岗或转岗时体格检查和职业病健康筛查。就业前健康检查是指对准备从事某种作业人员进行的健康检查,目的在于了解受检查者原来的健康状况和各项基础,可发现职业禁忌证,防止接触劳动环境中的有害因素而使原有疾病加重,或对某种有害因素敏感而容易发生职业病。职业禁忌证在我国《职业病范围和职业病患者处理办法》中作出明确的规定。定期健康检查是指按一定时间间隔对从事某种有害作业的职工进行健康状况检查。目的在于及时发现职业性有害因素对职业人群的健康损害和健康影响,对作业者进行动态健康观察,从而使作业者得到及时治疗或适当的保护措施,对作业场所中职业性有害因素能及时采取预防措施,防止新的病例继续出现,同时,也为生产环境的防护措施效果评价提供资料。关于定期检查的间隔时间,一般可根据毒物的特性、接触方式、接触程度以及劳动条件等情况而定。职业性有害因素所致职业病的特殊体检项目根据国家颁布的《职业病诊断标准及处理原则》中的有关规定执行。离岗或转岗时体格检查是指职工调离当前工作岗位时或改换为当前工作岗位前所进行的检查。目的是为了掌握职工在离岗或转岗时的健康状况,分清健康损害责任,同时为离岗从事新岗位的职工和接受新岗位的职工的业主提供健康与否的基础资料。要求根据作业者拟从事工种和工作岗位,分析其可能存在的职业性有害因素及其对人体健康的影响,确定特定的健康检查项目。应考虑到有些职业性有害因素的健康危害效应是远期的,健康损害可能出现较晚,因此,还需要对接触这些有害因素的作业者进行离岗后的医学观察。职业病健康筛查是指对接触职业性有害因素的职业人群进行的筛选性医学检查。目的在于早期发现某种职业性疾病的可疑患者或发现过去没有认识的可疑的健康危害,并进一步进行确诊和早期采取干预措施或治疗措施,评价暴露控制措施及其他初级预防措施效果。②接触控制:主要包括职业环境监测和接触评定。职业环境监测是对作业者作业环境进行有计划、系统的检测,分析作业环境中有害因素的性质、浓度(强度)及其时间、空间的分布及消长规律。职业环境监测是职业卫生的重要常规工作,按照《职业病防治法》要求,企业应该根据工作规范,定时地监测作业环境中有毒有害因素。通过职业环境监测,既可以评价作业环境的卫生质量,判断是否符合职业卫生标准要求,也可以估计在此作业环境下劳动的作业者的接触水平,为研究接触-反应(效应)关系提供基础数据,进而确认安全的接触限值。接触评定与效应评定相对应,是通过对毒理学测试、环境监测、生物监测、健康监护和职业流行病学调查的研究资料进行综合分析,定性和定量的认定和评定职业性有害因素的潜在不良作用,并对其进行管理,为评价接触-反应(效应)关系及危险度分析提供依据。接触评定的内容主要包括接触人群特征分析,包括接触人群的数量、性别、年龄分布等,接触途径及方式评定,接触水平的估测。除采用作业环境监测和生物监测的资料来估算接触水平外,还应注意所研究人群通过食物、饮水及生活环境等其他方式的接触。③信息管理:信息管理是为了有效地开发和利用信息资源,以现代信息技术为手段,对信息资源进行计划、组织、领导和控制的社会活动。健康监护信息管理在于对职业健康监护的环境监测资料和有关个人健康资料,如劳动者的职业史、职业病危害接触史、职业健康检查结果和职业病诊疗等建立健康监护档案,并及时进行整理、分析、评价和反馈,实现职业健康监护工作信息化,利于职业病的防制。

其他职业卫生技术服务:如职业病防护设施与职业病防护用品效果评价、化学品毒性鉴定、放射卫生防护检测与评价等。取得职业卫生技术服务机构资质的单位,通过这些职业卫生技术服务,可为企业提供一系列职业病危害因素控制的资料和建议,也为有效地消除或控制职业病的危害提供依据。

(2)合理使用个体防护用品。个体防护用具主要有防毒防尘面具、防护服装及防护油膏等。

防毒防尘面具包括各种口罩和面具,防护服装包括安全帽(或头盔)、工作服、手套、围裙、长筒靴、防护眼镜等。

(3)合理供应保健食品和饮料。如对接触职业性毒物的劳动者,应根据所接触毒物的毒作用特点,在保证平衡膳食的基础上,补充某些特殊需要的营养成分(如维生素、无机盐、蛋白质等)。

三、职业中毒的预防和控制

近年来,我国职业中毒危害有不断加重的趋势,呈现以下特点:急性中毒明显多发,恶性事件有增无减;硫化氢、一氧化碳等窒息性气体以及苯中毒问题比较突出;新的职业中毒不断出现;中小企业和个体作坊的职业中毒呈上升趋势;农民工成为职业中毒的主要受害者。我国职业中毒人数在职业病发生人数中占有相当大的比例,是职业病防制的重点。

(一)职业中毒的表现与诊断

职业中毒可累及全身多系统的变化,其临床表现较为复杂,与中毒类型、毒物的靶器官有明显关系。例如,有些毒物(如一氧化碳、硫化氢、氯气、光气等),因其毒性大、蓄积性作用不明显,在生产事故中常引起急性中毒;有些毒物(如重金属类毒物),在产生环境条件下,常表现为慢性中毒。同一种毒物,不同中毒类型对人体的损害有时可累及不同的靶器官,如急性苯中毒主要影响中枢神经系统,而慢性苯中毒主要引起造血系统的损害。

1.职业中毒的表现形式

(1)急性职业中毒。通常是指在一次或一个工作日内接触生产中有害因素而引起的职业中毒。可在接触毒物后立刻发病(如吸入高浓度硫化氢)或数小时后发病(如吸入光气、氮氧化物等)或1~2天后发病(如吸入高浓度溴甲烷、四乙基铅等)。

(2)慢性职业中毒。由于长期受到职业有害因素的影响所导致的职业中毒。常为低浓度、长期接触,往往在接触毒物几个月,甚至数年后才发病。

(3)亚急性中毒。介于急性中毒和慢性中毒之间,一般在接触毒物1个月内发病,如急性铅中毒。

2.职业中毒的主要临床表现

职业中毒按主要受损系统而具有不同的表现。

(1)神经系统。多种职业有害因素可选择性地作用于神经系统而导致损害,如金属、类金属及其化合物、窒息性气体、有机溶剂和农药等。临床表现为中毒性脑病、多发性神经炎和神经衰弱综合征。

(2)呼吸系统。引起呼吸系统损害的毒物主要是刺激性和窒息性气体,如氯气、光气、氮氧化物、二氧化硫、硫酸二甲酯等。一次大量吸入某些气体(如氨、氯、二氧化硫),可引起喉痉挛、声门水肿,甚至发生肺水肿,严重时可发生呼吸道机械性阻塞而窒息死亡;有些高浓度刺激性气体(如氯气),可使鼻黏膜内神经末梢受到刺激,引起反射性呼吸抑制;麻醉性毒物及有机磷农药可直接抑制呼吸中枢;有些毒物(如二异氰酸甲苯酯)可引发过敏性哮喘;一些毒物(如砷、铬等)还可引起肺部肿瘤及肺纤维化、肺气肿等。

(3)血液系统。许多毒物对血液系统具有毒性作用。例如,苯和三硝基甲苯、有机氯农药可损伤造血功能,引起白细胞、血小板减少,甚至再生障碍性贫血;苯的氨基、硝基化合物及亚硝酸盐可导致高铁血红蛋白;砷化氢、锑化氢、硒化氢、有机磷农药、苯胺、苯肼、硝基苯等可引起溶血性贫血。

(4)消化系统。消化系统的损伤包括口腔病变、胃肠病变和肝损伤。例如,汞中毒可引起口腔炎;汞盐、三氧化二砷急性中毒导致急性胃肠炎;四氯化碳、氯仿、砷化氢、三硝基甲苯中毒导致急性或慢性中毒性肝病。

(5)循环系统。有些毒物以心脏作为靶器官之一,引起循环系统的损害。例如,锑、铊、有机汞农药、四氯化碳和有机溶剂等可直接损害心肌;镍通过影响心肌氧化与能量代谢,引起心功能降低、房室传导阻滞;某些氟烷烃(如氟利昂)可使心肌应激性增强,诱发心律失常,促使室性心动过速或引起心室颤动;亚硝酸盐可导致血管扩张,血压下降;一氧化碳、二硫化碳与冠状动脉粥样硬化有关,使冠心病发病增加。

(6)泌尿系统。职业性泌尿系统损害主要表现为急性中毒性肾病、慢性中毒性肾病、中毒性泌尿道损害以及泌尿道肿瘤。例如,四氯化碳、砷化氢、铅、汞、镉等可引起泌尿道损害;β-萘胺、联苯胺可引起泌尿系统肿瘤。

(7)生殖系统。毒物对生殖系统的损害包括毒物对接触者和对后代发育的影响。其中,毒物对接触者生殖系统的影响包括对生殖器官的损害和对内分泌系统的影响;对后代发育的影响是指胎儿结构异常,发育迟缓,功能缺陷甚至死亡等。例如,铅对男性可引起精子数量减少、畸形率增加和活动能力减弱;对女性则引起月经周期和经期异常、痛经和月经血量改变等。

(8)皮肤。毒物对皮肤的损害包括接触性皮炎(如有机溶剂)、光敏性皮炎(如沥青、煤焦油)、职业性痤疮(如矿物油类、卤代芳烃化合物)、皮肤黑变病(如煤焦油、石油)、职业性皮肤溃疡(如铬的化合物、铍盐)、职业性疣赘(如沥青、煤焦油)、职业性角化过度和皲裂(如脂肪溶剂、碱性物质)等。有的毒物还可以引起皮肤肿瘤,如砷、煤焦油等。

3.职业中毒的诊断

职业中毒属于国家法定职业病范畴,而法定职业病的诊断及诊断程序国家均有明确的规定。2002年5月1日开始实施的《中华人民共和国职业病防治法》《职业病目录》中规定的56种职业中毒以及以国家标准形式确定的职业病诊断标准,是正确诊断职业中毒的依据。正确的诊断,不仅仅是医学上的问题,而且直接关系到劳动者能否享受劳动保险待遇和正确执行劳动保护政策。

对于职业中毒的正确诊断,应考虑下列因素。

(1)患者的职业史。定性和定量地获取有关工种、接触职业有害因素的机会和接触程度、工作环境条件资料、工龄等接触史资料。必要时,对职业中毒者的有害因素接触史和现场危害进行现场调查和评价。

(2)体格检查。根据劳动者接触的职业有害因素所致疾病的特点和临床表现,有针对性地进行体格检查。

(3)实验室检查。对于临床表现不明显的职业中毒,应依靠实验室的检查结果进行正确诊断。实验室检查包括:测定生物材料中的有害物质,以检测体内有害物质的符合水平,如尿、发、指甲中的重金属含量;测定毒物代谢产物,如接触苯之后,可测定尿中酚、马尿酸或甲基马尿酸;测定机体受毒物作用后的生物学或细胞形态的改变,如接触苯之后,可检查血常规,必要时检查骨髓象等。根据上述资料,经过综合分析,得出诊断结论。对于慢性职业中毒,往往需要长期动态随访,才能作出最后判断。在职业中毒的诊断中,应排出职业因素以外的因素所导致的疾病,可通过职业流行病学的方法予以鉴定。没有证据否定职业中毒危害因素与患者临床表现之间的必然联系的,在排出其他致病因素后,应当诊断为职业病。承担职业病诊断的医疗卫生机构在进行职业病诊断时,应当组织三名以上取得职业病诊断资格的执业医师集体诊断。

(二)职业中毒的调查与处理

为了规范职业病危害事故的调查处理,及时有效地控制职业病危害事故,减轻职业病危害事故造成的损害,根据《中华人民共和国职业病防治法》,国务院卫生行政主管部门于 2002 年制定了《职业病危害事故调查处理办法》(自 2002 年 5 月 1 日起施行)。县级以上卫生行政部门负责本辖区内职业病危害事故的调查处理。重大和特大职业病危害事故由省级以上卫生行政部门会同有关部门和工会组织,按照规定的程序和职责进行调查处理。

职业病危害事故调查处理的主要内容包括:①依法采取临时控制和应急救援措施,及时组织抢救急性职业病患者。②按照规定进行事故报告。③组织事故调查。④依法对事故责任人进行查处。⑤结案存档。

1.准备工作

为确保职业中毒发生时能够及时开展现场调查处理工作,有效地控制和减少职业中毒造成的危害和影响,在平时做好充分的各项应急准备工作是十分必要的。

(1)组织、指挥和通信等工作的准备。①组织和人员:卫生监督机构和疾病预防控制部门应组建相应的急性职业中毒应急处理小组,小组应包括有关领导、卫生监督员、卫生专业技术人员、有关医务技术人员、检验技术人员等。②分工:急性职业中毒调查处理小组人员必须有明确的职责分工,互相配合,并指定有关科室和人员进行业务值班。③车辆:要保证急性职业中毒调查处理小组的交通车辆的配备或优先使用权。④通信:有条件的单位应配备必要的通信工具。

(2)调查表及文书的准备。包括:①"急性职业中毒患者现场劳动卫生学调查表"。②"职业中毒报告卡"。③"急性职业中毒个案调查表"。④"现场采样记录表"。⑤有关样品"送检单"。⑥有关卫生监督执法文书等。

(3)现场调查采样仪器设备的准备。应装备急性职业中毒现场监测必需的采样仪器设备,并做好的专人保管和准备工作,以便急用。

主要的现场监测必需的采样仪器设备包括:①现场快速监测检验仪器,如快速检气管、快速气体采样仪、采气袋、100 mL 采气针筒等。②便携式、直读式的气体监测仪器,如一氧化碳测定仪、硫化氢气体测定仪、二氧化碳测定仪、氮氧化物测定仪等专用仪器,以利于在较短的时间内明确发生中毒的原因。③充电式的个体气体和粉尘测定仪。④直读式干湿温度计、风速仪和气压表。⑤各种采样脚架、吸收管、橡胶管、橡皮膏、砂轮、采样箱等必备物品。

(4)防护器材的准备:为保护现场调查人员的身体健康,防止发生意外中毒事故,便于开展现场第一线的调查处理工作,调查处理小组应配备一些必需的个人防护设备,如安全帽、防护手套、防护眼镜、防护鞋、防护衣、防护口罩、具有针对性的有效防毒面具、供气式防护面具等。

(5)急救治疗药品的准备:有条件开展现场急救处理工作的卫生监督执行机构和疾病预防控制部门,应配备一些现场急救和治疗需要的药品和器材。①氰化物解毒剂:亚硝酸异戊酯、3%亚硝酸钠、4-二甲氨基苯酚等。②高铁血红蛋白还原剂:亚甲蓝。③有机磷解毒剂:解磷定、氯解磷定、阿托品等。④金属络合剂:EDTA、喷替酸钙钠、二巯基丙磺酸钠、二巯丁二钠、青霉胺等。⑤其他如便携式输氧设备、听诊器、注射器材等。

2.职业中毒的报告

发生职业中毒事故时,用人单位应当立即向所在地县级卫生行政部门和有关部门报告。县级卫生行政部门接到职业中毒事故报告后,应当实施紧急报告:①特大和重大事故,应当立即向同级人民政府、省级卫生行政部门和国务院卫生行政主管部门报告。②一般事故,应当于6小时内向同级人民政府和上级卫生行政部门报告。接收遭受职业中毒患者的首诊医疗卫生机构,应当及时向所在地县级卫生行政部门报告。

职业病中毒事故报告的内容应当包括中毒事故发生的地点、时间、发病情况、死亡人数、可能发生原因、已采取措施和发展趋势等。

地方各级卫生行政部门按照《卫生监督统计报告管理规定》,负责管辖范围内职业中毒事故的统计报告工作,并应当定期向有关部门和同级工会组织通报职业病中毒事故发生情况。职业病中毒事故发生的情况,由省级以上卫生行政部门统一对外公布。任何单位和个人不得以任何借口对职业病中毒事故瞒报、虚报、漏报和迟报。

3.现场调查

到达中毒现场后,应与事件处理现场负责人取得联系,并获得配合。如果中毒现场尚未得到控制,应根据获悉的资料和调查得到的资料,立即就中毒事件的现场控制措施、中毒患者人数统计、检伤以及急救处理、救援人员的个体防护、现场隔离带设置、人员疏散等提出建议,并在确保调查人员安全的情况下开展调查工作;如果中毒现场已经得到了控制,应先了解中毒事件的概况(时间、地点、中毒人数、救治情况等),再进行现场勘察。

急性职业中毒的现场调查工作主要开展以下几项内容的调查工作,并填写急性职业中毒患者现场调查的相关表格。

(1)一般情况调查。主要调查发生急性职业中毒的单位名称、性质及隶属情况、单位地址、联系电话、引起职业中毒的原因、接触人数、中毒人数、死亡人数、发生中毒的时间、地点(车间)、产品名称及生产多长时间、有无各类规章制度、中毒发生时的现场状态、中毒者的主要症状和体征等。

(2)职业史的调查。主要调查接触工人、中毒者和死亡者的职业史及可能接触的有毒有害物质情况等。

(3)工艺过程。了解简单的生产工艺过程,对生产过程中的有关化学物质要进行了解、记录,并调查其简单的化学反应式。

(4)中毒经过和原因的调查。急性职业中毒的经过,包括从发生中毒前的操作情况、操作人员情况、使用的仪器设备、原料、产品及机器运行情况以及中毒发生时的情况和发生后的情况等。同时,应向临床救治单位进一步了解相关资料(如中毒者状况、抢救经过、实验室检查结果等),并采集中毒者的生物样品留待检验。

(5)防护情况的调查。调查生产环境有无有效的防护设备和防护措施,了解工人个体的防护情况、工人卫生情况和安全生产教育情况等。防护情况、工人卫生情况和安全生产教育情况等。

4.现场监测

为及时了解发生急性职业中毒的原因,为急性职业中毒的诊断提供依据,要进行现场监测工作,对可疑毒物进行浓度监测并采集样品留至实验室分析。现场空气或其他样品的毒物浓度即使已被稀释也应监测,必要时可在事后模拟现场进行检测作为参考。

(1)样品采集。在了解毒物种类和估测逸散数量及事件发生的具体过程和发生地情况后,再采集有代表性的样品,采样量应足够满足多次重复测定的需要。①环境样品:当毒物以气态和蒸气态形式存在时,使用吸收管、固体吸附剂管、采气瓶或采气袋进行采集,采集方法以集气法为主;当毒物以气溶胶形式存在时,使用滤料(如微孔滤膜、过滤乙烯滤膜等)、采样夹和冲击式吸收管采集;当存在形式不明时,可使用采气瓶或采气袋采集;当毒物呈固态或液态时,一般直接用适宜的工具采入有螺丝扣盖子的玻璃或无色的聚乙烯、聚四氟乙烯容器中,4 ℃冷藏保存。②生物样品:主要为中毒患者或中毒死亡者的血液、尿液。一般情况下,血液样品采集量为10 mL,尿液样品采集量为50～100 mL。

(2)现场快速检测。急性职业中毒事件中常用的现场快速检测方法主要有以下4种。①检气管法:具有简便、快捷、直读等特点,可根据检气管变色柱的长度测定出被测气体的浓度。可快速检测一氧化碳、氨气、氯气、二氧化碳、二氧化硫、甲醛、砷化氢、苯、甲苯、二甲苯、甲醇、乙醇、乙烯等多种有毒气体。②比色试纸法:具有简便、快速、便于携带的特点,适用于各种状态的有害物质的测定。常用比色试纸检测的物质包括氨气、有机氯农药、一氧化碳、光气、氢氰酸、硫化氢、甲醛、乙醛、二氧化氮、次氯酸、过氧化氢等。③气体检测仪:具有操作简便、快速、直读、精确度高、可连续检测等特点。适于检测的气体包括一氧化碳、二氧化碳、氧气、氢气、臭氧、一氧化氮、二氧化氮、氯乙烯、肼、二氧化氯、甲烷、乙烷、氮气、氯气、二氧化硫、氟化氢、硫化氢、砷化氢、光气、磷化氢、氰化氢、甲苯等。④气相色谱/质谱分析仪和红外线谱仪:精确度高、检测范围广,适用于未知毒物和多种混合毒物存在的现场。可为车载式或其他能够现场使用的分析仪,用于各种挥发性有机物的检测。

5.职业中毒事故的处理

(1)用人单位应采取的处理措施。发生职业中毒事故时,用人单位应当根据情况立即采取以下紧急措施。①停止导致职业病中毒事故的作业,控制事故现场,防止事态扩大,把事故危害降到最低限度;低限度。②疏通应急撤离通道,撤离作业人员,组织救险。③保护事故现场,保留导致职业病中毒事故的材料、设备和工具等。④对遭受或者可能遭受急性职业中毒的劳动者,及时组织救治、进行健康检查和医学观察。⑤按照规定进行事故报告。⑥配合卫生行政部门进行调查,按照卫生行政部门的要求如实提供事故发生情况、有关材料和样品。⑦落实卫生行政部门要求采取的其他措施。

(2)卫生行政部门应采取的处理措施。卫生行政部门接到职业中毒事故报告后,根据情况可以采取以下措施。①责令暂停导致职业中毒事故的作业。②组织控制职业中毒事故现场。③封存造成职业中毒事故的材料、设备和工具等。④组织医疗卫生机构救治遭受或者可能遭受急性职业中毒的劳动者。

(3)职业中毒事故调查组及其职责。职业中毒事故发生后,卫生行政部门应当及时组织用人单位主管部门、公安、安全生产部门、工会等有关部门组成职业中毒事故调查组,进行事故调查。事故调查组成员应当符合下列条件:①具有事故调查所需要的专业知识和实践经验。②与所发生事故没有直接利害关系。

职业中毒事故调查组的职责。①进行现场勘验和调查取证,查明职业中毒事故发生的经过、原因、人员伤亡情况和危害程度。②分析事故责任。③提出对事故责任人的处罚意见。④提出防范事故再次发生所应采取的改进措施的意见。⑤形成职业病事故调查处理报告。

(4)卫生行政部门对职业中毒事故的处理。职业中毒事故调查组进行现场调查取证时,有权向用人单位、有关单位和有关人员了解有关情况,任何单位和个人不得拒绝、隐瞒或提供虚假证据或资料,不得阻碍、干涉事故调查组的现场调查和取证工作。卫生行政部门根据事故调查组提出的事故处理意见,决定和实施对发生事故的用人单位的行政处罚,并责令用人单位及其主管部门负责落实有关改进措施建议。职业中毒事故处理工作应当按照有关规定在90天内结案,特殊情况不得超过180天。事故处理结案后,应当公布处理结果。

(三)职业中毒的综合防制措施

预防职业中毒必须采取综合治理措施,从根本上消除、控制或尽可能减少毒物对劳动者的损害。应遵循"三级预防"原则,推行"清洁生产",重点做好"前期预防"。通过改进生产工艺和生产设备,合理利用防护设施及个人防护用品,以减少劳动者接触毒物的机会和程度。

1.根除毒物或降低毒物浓度

从生产工艺中消除有毒物质,可用无毒或低毒的物质代替有毒或高毒的物质,如用无苯材料代替苯和二甲苯;降低毒物浓度,减少人体接触毒物水平;严格控制毒物逸散,避免直接接触。对于逸出的毒物,要防止其扩散,采取密闭生产和局部通风排毒,以减少接触毒物的机会;经通风排出的毒物,必须加以净化处理后方可排放,或直接回收利用。

2.合理安排工艺和生产工序布局

采用的生产工艺、建筑与生产工序的布局应符合职业卫生要求。对于有毒物逸散的作业,应在满足工艺设计要求的前提下,根据毒物的毒性、浓度和接触人数等对作业区实行区分隔离,以免产生叠加影响。有害物质的发生源应布置在主要作业场所的下风侧。

3.加强个体防护

加强个体防护是防制职业中毒的重要措施。劳动者在生产过程中应准确选用和使用个人防护用品。个人防护用品包括呼吸防护器、防护帽、防护眼镜、防护面罩、防护服、皮肤防护用品等。在有毒物质作业场所,应设置必要的卫生设施,如盥洗设备、淋浴室、更衣室和个人专用衣箱等。此外,还应教育劳动者养成良好的卫生习惯,制定工作场所的卫生防护制度,以减少职业中毒的发生。

4.健全职业卫生服务

健全的职业卫生服务在预防职业中毒中极为重要。应按照国家的规定,定期或不定期监测作业场所空气中毒物浓度,将其控制在国家标准浓度以下。对接触有毒物质的劳动者实施上岗前体格检查,排除职业禁忌证。对于已经上岗的劳动者进行定期健康监护检查,发现早期的健康损害,以便及时处理。因地制宜地开展各种体育锻炼,组织劳动者进行有益身心健康的业余活动,以增强劳动者的体质。

5.强化安全卫生管理

企业的各级领导必须强化法制观念,在工作中认真贯彻执行国家有关预防职业中毒的法规和政策。企业要重视职业中毒的防治工作,结合企业内部接触毒物的性质和使用状况,制定预防措施和安全操作规程。建立相应的安全、卫生和处理应急事故的组织领导机构。做好管理部门与作业者职业卫生知识的宣传教育,使有毒作业人员充分享有职业中毒危害的知情权,企业安全卫生管理者应尽"危害告知"义务,共同参与职业中毒危害的预防与控制。

(许　丛)

第十九章

公共卫生政策研究与评价技术

第一节 公共卫生政策研究的基本理论与方法

一、公共卫生政策研究的基本理论

卫生政策研究是跨越社会科学与自然科学、医学、管理学、经济学、计量经济学、社会学、法学和政治学等的统合学科。公共卫生政策研究的理论既包括上述领域的基础理论又涉及政府公共卫生管理和医疗服务等多领域的基础理论。

社会经济成本与效益的理论是卫生政策学的重要理论根据之一。社会经济成本是指开展某项活动,提供某项服务或生产某个产品占用和消耗的经济资源。社会经济效益是指所提供的产品与劳务满足人民群众需要的程度,在卫生经济学概念中,通常用效度表示。社会经济成本与效益的理论是建立在经济学基本理论(劳动价值理论、选择理论、机会成本理论、福利经济学公共选择理论)的基础上。劳动价值理论是马克思关于商品价值的理论,是指在社会标准的生产条件下,用社会平均的熟练程度和强度,生产任一使用价值所需要的劳动时间。选择理论是解决多方案的合理选择问题,选择的标准需要根据社会经济成本和社会经济效益的分析与评价,要考虑效率、公平与稳定。机会成本的概念是指一个资源使用在此项目时,就失去了在其他项目使用的机会,因而它的成本是另一种可得到的最好决策的价值。福利经济学认为,增进社会经济福利的途径有 2 个:资源的最优配置与收入均等化。资源的最优配置就是要克服外部效应所引起的资源配置低效率状态。

管理学中的古典管理理论、行为科学理论、现代管理理论都可用在公共卫生政策的研究过程中。

为了改善公共卫生决策系统,提高公共卫生政策质量,从本质上掌握与认识事物的规律与基本特征,了解社会错综复杂因素对公共卫生政策的影响,进行公共卫生政策研究时,模型理论是必不可少的。管理学的理论模型(SWOT 分析法)、波特的五力(供应商和购买者的讨价还价能力、潜在进入者的威胁、替代品的威胁、同行业企业间的竞争)模型、双因素理论(保健因素和激励因素)、期望理论、政策学的理论模型(理论决策模型、有限理性模型、渐进决策模型、综合决策模型、精英决策模型、集团决策模型、系统决策模型)及计量经济学模型对于公共卫生政策理论模型的建立都提供了理论依据。

二、公共卫生政策研究的方法

公共卫生政策研究方法指公共卫生政策研究过程中所采取的一切方法和技巧的综合,涉及医学、公共政策学、管理学、经济学、图书情报学、社会学等学科研究方法的综合运用。具体研究方法主要有以下两种分类。

(一)根据研究目的的不同进行分类

公共卫生政策研究的目的通常有构建政策问题、政策预测分析、政策规划分析、决策分析和政策效果评估等。根据研究目的的不同,方法略有差异。例如,以构建政策问题为目的的研究,所采用的方法主要有态势分析法、边界分析法、类别分析法、层次分析法、类比综述法、头脑风暴法、德尔菲法、多角度分析法、假设分析法、文献计量分析法;以政策预测分析为目的的研究,采用的方法主要有趋势外推法、回归分析法、成本效益分析法、系统分析法、态势分析法、德尔菲法、交叉影响分析;以政策规划分析为目的的研究用到的方法有线性规划分析法、动态规划分析法、情景分析法、系统分析法;以决策分析为目的的研究用到的方法有博弈分析、决策树法、头脑风暴法、利益分析法;以政策效果评估为目的的研究用到的方法主要有成本效益分析法、情景分析法、模糊综合评价法、层次分析法、德尔菲法、回归分析法。此处,笔者只针对几个常用方法进行阐述。

态势分析法又称优劣势分析法或 SWOT 分析法,是指通过对组织的内部环境和外部条件的系统分析,找出内部环境所具有的优劣势及外部环境所面临的机遇与风险,进而制定相关的发展策略。该方法广泛地应用于管理效果分析,分析过程直接列举 S、W、O、T 4 个方面的表现,因此具有直观、操作简便等特点。当然,SWOT 分析法的缺点也不容忽视,即主观性较强。因此在采用该方法的时候应与定量的数据分析方法相结合。

头脑风暴法是一种无限制的自由联想和讨论,是指组织具有某些专业知识的专家共同探讨某一问题并汇总意见的方法,头脑风暴法有利于激发创新性观念的产生。头脑风暴法在组织过程中,要集中有关专家召开专题会议,并由主持者以明确的方式向所有参与者提出问题,说明规则。

多角度分析法是指通过多个角度,如个人、组织及技术三方面的知识来取得对问题及其潜在方案的更深认识的方法。

(二)根据研究资料的属性进行分类

根据研究资料属性的不同,我们将公共卫生政策研究的方法分为定性研究、定量研究、定性定量相结合的研究方法。

1.定性研究

顾名思义,以定性资料为研究内容。定性研究通常适用于无法进行定量描述的研究资料。通常用到的方法有类别分析法、类比综述法、多角度分析法、态势分析法、定性比较、利益相关者分析、分析和综合、归纳和演绎等方法。此处仅针对类比综述法和相关利益者分析法进行阐述。

类比综述法是通过对不同类别的问题进行对比、分析和信息综合,是一种用来提高对相似问题的认识的方法,但该方法的基础是对相似问题进行分类,因此要求问题与问题之间具备同一性或相似性的假设。

利益相关者是指与作用对象具有一定利益关系的个人或组织群体。利益相关者分析法是指对政策问题的各种冲突性假设进行创造性合成,分析卫生政策利益相关者的知识、利益、权利、立

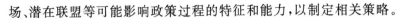

场、潜在联盟等可能影响政策过程的特征和能力,以制定相关策略。

2.定量研究

定量研究是获取研究资料量的特征的研究。常用到的方法有系统动力学分析、文献计量学分析、线性规划分析法、动态规划分析法、成本效益分析法等。其中,文献计量学分析法是指采用数学、统计学方法定量研究文献信息(文献量、作者书、词汇数)的分布和变化规律的方法。该方法的研究对象是文献,因此要先针对研究目的选择合适的文献,从而对文献中信息分布进行研究。而成本效益分析常见于卫生经济学评价,在公共卫生政策研究中也有涉及,主要是将政策制定和实施需要的费用与其获取的效果进行比较,从而有针对性地对该政策进行调整。

3.定性定量相结合的研究

定量研究经常用于政策制定之后的评估、修正等,而定性研究才是政策产生的关键,是决策者智慧、经验、创造力的结晶。在公共卫生政策研究过程中,单一的研究方法通常不能够全面的解释某问题,因此可以将定性研究和定量研究结合起来应用。

(王彩霞)

第二节 公共卫生政策的评价与标准

一、公共卫生政策评价

(一)概念

公共卫生政策评价是公共卫生政策研究的一部分,是公共卫生政策运行过程中的一个重要环节。它指研究者根据特定标准对公共卫生政策的效果、效率、有效性等方面展开评估活动,包括判断政策本身是否具有价值以及价值如何。

(二)评价意义

(1)通过对现行政策、计划、项目的评价,改进管理,提高管理水平和效率,进一步完善政策。目前,我国仍然是重政策制定,轻过程管理。对于公共卫生政策评价还只是停留在立项评审、验收和成果鉴定方面,对于政策效果的评价以及完善方面做的还不够。因此在我国建立系统的评价机构,形成评价标准对于公共政策系统的发展具有极大的推进作用。

(2)向公众反馈政府责任和义务完成的情况。在我国,评估结果多数不对外公开,但在一些发达国家该评估结果被应用于评价政府工作效果。例如,在日本有专门的公共政策评价系统,他们的公共政策评价结果是对公众公开的,公众可以根据该评价结果评判政府在这一段时间为民众付出的努力和收到的成果。因此,公共卫生政策评价也可以被用于评估卫生事业改革的过程中,政府责任和义务的完成情况。

二、公共卫生政策评价标准

公共卫生政策评价标准直接决定评估的方向和结果是否正确、是否科学,是否符合实际。然而到目前为止,对于公共卫生政策评价,相关机构还未列出一个金标准。但是关于政策评价标准的研究却有着较多共识。例如,美国政治学家 P·狄辛将人类社会所追求的物种理性作为政策评价的标准即技术理性、经济理性、法律理性、社会理性、实质理性。有些国内的学者认为政策评价标准可被概括为工作量、绩效、效率、充分性、公平性、适当性、执行力、社会发展总体指标。还有部分国内学者认为政策评估标准分为基本标准(利益标准、生产力标准)和具体标准(政策投入、政策效益、政策效率、政策回应)两大类。总而言之,公共卫生政策评价标准可被归纳为存在合理性标准、投入产出标准、系统功能标准和社会功能标准四类。

(一)存在合理性标准

政策的制定需要建立在一定社会需求的基础之上,同时应该遵循合法、合理、可行的标准和要求。其中合法性首当其冲,在法治社会的大环境下,依法决策和依法行政是首要原则。

(二)投入产出标准

政策实施的过程中势必投入了各种资源。该标准主要用于了解政策的制定、实施过程中各类资源投入的权重及数量、使用情况。而产出主要看该政策是否达到了预期的效果,产出与投入情况相比是产出大于投入还是不及投入。

政策投入主要包括人力、物力、财力的来源和投入情况,信息资源的调配与使用情况。政策产出是以投入为基础的,它的实际产出是否到达预期结果,也就是说看该政策是否达到了最初制定的目标,以及该目标的完成程度。公共卫生政策由于其工作领域、内容的特殊性,投入和产出并不是非常直观,需要专业人士进行系统评价之后才能定夺。

(三)系统功能标准

系统功能标准是公共政策系统内部自治的标准,主要用于评价单项政策与整个政策系统的关系和协调程度。

公共卫生政策作为政策系统内的一个政策,应该同时具有特异性和普遍性。特定的性质和功能是该项政策的特异性功能,同时政策的投入实施应该同时具有政策系统内各政策应具有的共性。因此在评价某项政策的系统功能时应该同时兼顾其特异性与普遍性,了解所评价政策的特异性和普遍性的好坏程度,政策本身实施过程中的情况,以及该政策在公共政策体系中的地位和作用。

(四)社会功能标准

这里所说的社会功能主要包括社会公平性和发展标准。该标准是为了衡量政策的实施造成社会资本和效果在不同人群中的分配情况、公平性以及政策实施前后社会发展变化情况。

一般来说,社会公平性和发展标准是一致的,即资本、效益、效果分配公平,人群积极性提高,社会发展不言而喻。

(王彩霞)

第三节　公共卫生政策的研究与评价步骤

公共卫生政策评价的目的主要是为决策者提供意见和建议,检测政策效果及发展情况,同时找出其不足,逐步对其进行完善。公共卫生政策评价大致可分为以下几个步骤。

一、制订评价方案

(一)明确评价目的,制订评价标准

这是评价方案的重要步骤,应根据评价期望解决的问题制订评价目的。评价目的与评价对象息息相关,也是整个评价过程的主线。在评价过程中要始终坚持评价目的这个初衷才能得到更加精确的评价结果。同时,还要根据评价目的,通过文献综述及经验总结制订出合理的评价标准用以衡量政策的优劣。

(二)确定评价对象

明确评价对象是卫生政策评价的关键环节。卫生政策的评价对象具有多样性和抽象性的特点。多样性是指对政策的评价从哪一个具体角度入手,例如政策的可行性评价,政策实施效果评价,政策实施的群众满意度评价等。抽象性是指卫生政策通常较为抽象,它需要被转化为具体的直接或间接指标才能反映政策的属性。

(三)确定评价手段

评价手段主要包括评价的角度,评价的指标以及具体的评价方法。适当的角度可决定问题结果的好坏,合理的评价指标能恰当的反映政策的属性,并拥有良好的灵敏度和特异度。

1.评价角度

评价角度主要包括政策主体、政策实施效果、政策效率和政策实施公平性4个方面。政策主体主要是从政策的目的性、系统性、可行性、可持续发展能力等角度对该政策进行评价。效果是指被评价政策的自然结果,通过结果的自然单位来表达,例如提高的保护率等。效率是指为了达到期望的结果而耗费资源的多少。公平性是指被研究政策在不同地区或人群的实施是否存在差异,并对差异进行分析。不同评价角度的具体手段和方法不同,而不同角度之间又存在交互作用。因此在评价过程中要尽可能的明确角度。

2.评价指标

(1)评价指标的确定方法。根据项目的目标和具体活动内容,提出评价的基本框架;在广泛的文献查阅、现场调查、专家意见咨询等工作基础上,根据指标的重要性、相关性、科学性和可行性等原则,构建项目评价的原始指标库,并对其进行初步筛选;运用多种统计和数学方法,对初选指标体系进行再筛选(德尔菲法、层次分析法、变异系数法、主成分分析法、相关系数法、因子分析法和聚类分析法);确定合理、适宜的指标权重。

(2)评价指标确定的具体步骤。确定利益相关者,提出关注的问题并开展调查,确立项目评价目标,再确定评价过程中需要回答的问题,并选择适当的评价指标。

3.评价设计

常用的评价设计包括横断面研究、队列研究等。横断面研究在公共卫生政策研究中的应用相对较广泛,针对政策产生的效果在人群进行横断面调查,对不同对象特征的群体进行对比研究,了解政策效果。无论是哪种研究都需要解决抽样方法(普查或抽样调查)、问卷的信度和效度研究以及偏倚的控制等问题。

二、实施评价过程

1.资料的收集

在评价过程中,资料收集方法一经确定就不可以再变更,这等同于流行病学调查的相关内

容,从而保证资料的同质性。常用的资料收集方法有直接法和间接法。直接法例如调查问卷收集资料。间接法例如通过网络或是有效记录等获取资料。资料收集过程中应注意调查员的培训,制定统一标准,尽可能地避免偏倚。

2.资料的整理与汇总

评价过程所获得的资料应该首先进行完整性和逻辑性的核实,填补缺漏,并对明显逻辑错误予以修改;对资料根据某种特征进行归类核实;根据研究方法不同对资料进行整理。

三、控制评价偏倚

卫生政策评价中不可避免的存在偏倚,主要有选择偏倚、信息偏倚和混杂偏倚 3 种。卫生政策评价中还有其特有的偏倚,称为效果评价偏倚。该偏倚主要来源于政策效果的不确定性以及不同政策的交互作用,因此控制此类偏倚主要从方法设计和评价执行入手,保证评价质量。不同偏倚有不同的控制方法,在此不做详尽说明。

四、根据评价结果对卫生政策进行调整

依据卫生政策评价的目的对所收集资料进行整理分析,根据政策评价的结果,对实施中的现行政策进行补充、修改和完善。

（王彩霞）

第四节　卫生政策评价的影响因素

卫生政策评价受多方面因素影响,各因素联合作用决定了卫生政策评价的结果。卫生政策评价的影响因素主要包括以下几个方面。

一、主体因素

主体因素主要是指卫生政策本身的目的、性质等影响政策评价的效果。主要包括卫生政策目标的不确定性,卫生政策效果的不确定性以及因果关系的不确定性。卫生政策目标的不确定性包括政策制定部门目标含糊、政策实行过程中的渐进修改(对政策目标的修改致使被修正的目标越来越接近于实际目标)、政策目标的多元化等。卫生政策效果的不确定性,例如政策效果的显现通常需要一个较长的时间,而政策的制定通常是为了解决某一问题,但由于政策所作用对象的复杂性,政策的效果通常并不符合最初制定的目标,同时政策影响具有广泛性和普遍性的特点,因此效果难以综合全面考量。因果关系的不确定性,例如政策与政策间的重叠作用导致评估者误判效果或原因,难以排除其他政策对所评价政策目标实现的贡献等。政策主体因素通常较难控制。

二、卫生政策制定者及决策者因素

卫生政策制定者及决策者因素是指卫生政策制定者及执行者对评估过程主观认识过程的不同及行动干预。卫生政策制定者往往主观偏向个人所制定的政策,并期望其向着事先规划的方

向发展,但政策的效果往往存在不确定性,因此评价过程中可能由于政策制定者和决策者的主观干预而导致评价结果不佳。卫生政策制定者及决策者因素可通过不干预的方法尽量避免其对政策进行评价。

三、评估者因素

评估者因素是由于评估者的主观态度与卫生政策制定者的主观态度之间的差异造成的,在政策评价过程中也起到一定的作用。评估者因素主要包括主观的希望评价结果与政策目的一致,主观的希望评价结果与政策目的有异。例如评估者先验地认为被评价卫生政策具有某种效应,从而导致整个评价过程的主观偏倚;卫生政策对象中的支持者与不支持者数量不匹配,信息的不对称性,数据资料的不全面性等都会导致评价结果失之偏颇。因此在评价过程中应始终保持客观、公正的态度。

(王彩霞)

参 考 文 献

[1] 刘文清.医院信息化管理[M].哈尔滨:黑龙江科学技术出版社,2020.

[2] 杨有业.现代医院管理创新理念与实践[M].北京:科学技术文献出版社,2019.

[3] 李晓艳,王咏梅,马凤霞,等.医院管理实践与经济管理[M].哈尔滨:黑龙江科学技术出版社,2021.

[4] 郑艳华.现代医院管理[M].北京:科学技术文献出版社,2020.

[5] 钱庆文.医院财务管理[M].北京:中国对外翻译出版公司,2021.

[6] 赵健,张惠琴,刘佃涛.医院人力资源绩效管理研究[M].北京:九州出版社,2021.

[7] 沈红玲.现代医院管理理论与实践[M].北京:科学技术文献出版社,2020.

[8] 张英,陈化.医院人力资源管理与文化建设[M].北京:清华大学出版社,2021.

[9] 蒋飞.现代医院管理精要[M].北京:科学技术文献出版社,2019.

[10] 莫言娟.现代医院管理与医院经济运行[M].天津:天津科学技术出版社,2020.

[11] 吴兆玉,陈绍成.实用医院医疗管理规范[M].成都:四川科学技术出版社,2019.

[12] 阚瑞宏.现代医院人力资源管理探析[M].北京:航空工业出版社,2019.

[13] 王晓锋.现代医院管理模式与实用操作[M].北京:科学技术文献出版社,2020.

[14] 吕丽红.医院人力资源管理模式与策略研究[M].延吉:延边大学出版社,2019.

[15] 赵文.精编现代医院管理规范[M].哈尔滨:黑龙江科学技术出版社,2021.

[16] 张硕.新时代医院管理模式创新探索[M].北京:九州出版社,2020.

[17] 钱东福,鲁翔.医院管理理论与案例[M].北京:科学出版社,2019.

[18] 黄俊谦,喻允奎,高杰,等.现代医院综合管理实践[M].哈尔滨:黑龙江科学技术出版社,2018.

[19] 杜桂霞.医院内部控制管理实务[M].南昌:江西科学技术出版社,2020.

[20] 吴丹,孙治国,姜岩.医院管理与公共卫生服务[M].北京:中国纺织出版社,2019.

[21] 郭启勇.现代医院管理新论[M].北京:人民卫生出版社,2018.

[22] 陈英博.现代医院财务管理探索[M].北京:现代出版社,2020.

[23] 孙良仁.现代医院管理实践[M].北京:科学技术文献出版社,2019.

[24] 田绪荣.现代医院管理[M].北京:科学技术文献出版社,2018.

[25] 兰芳.现代医院财务管理研究[M].延吉:延边大学出版社,2020.

[26] 李为民.现代医院管理理论、方法与实践[M].北京:人民卫生出版社,2019.

［27］赵海专,杨有业,金华,等.现代实用医院管理［M］.北京:科学技术文献出版社,2018.

［28］王咏梅.医院人力资源管理实践研究［M］.北京:现代出版社,2020.

［29］王成增,张建功.现代医院管理理论与实务［M］.北京:科学出版社,2018.

［30］张乃龙.医院文化建设及医院管理研究［M］.延吉:延边大学出版社,2019.

［31］李峰,牛江平,张英.现代医院管理制度建设实践［M］.北京:清华大学出版社,2019.

［32］梁成锋.医院经济管理及其精细化研究［M］.长春:吉林科学技术出版社,2020.

［33］杨继红.现代医院管理概要［M］.上海:上海交通大学出版社,2019.

［34］胡光云.新编医院管理实务［M］.昆明:云南科技出版社,2019.

［35］刘春阳.医院经济管理及其精细化研究［M］.长春:吉林科学技术出版社,2020.

［36］崔旭.大数据时代医院档案管理信息化的创新路径分析［J］.档案管理,2022(2):121-122.

［37］朱文韬.云技术在医院档案管理中的应用研究［J］.档案管理,2020(4):79-80.

［38］杨艳双,杨洋,耿佳赛.医院病历档案管理数字化转型研究——评《病案管理实务》［J］.中国油脂,2022,47(6):163.

［39］孙凯洁,曲颖,黄宇,等.基于人力资源成熟度模型搭建医院人力资源管理体系研究［J］.中国医院,2022,26(3):65-67.

［40］李立丹.医院内部审计促进医院财务管理效率提升——评《医院会计实务》［J］.中国油脂,2022,47(5):165.